疾病与生命科学前沿研究丛书

线粒体医学与健康

刘健康　王学敏　主　编
龙建纲　缪明永　副主编

科学出版社
北　京

内 容 简 介

线粒体生物学与医学的研究是当前生命科学中的热点问题。本书以作者及其研究团队的新近研究成果为基础，围绕衰老、运动、线粒体功能相关疾病（如阿尔茨海默病、帕金森病、心脑血管病、糖尿病、肿瘤等），阐述了线粒体在生成、降解、动态变化等方面的基本规律和研究现状，并探讨了药物、营养素等在线粒体相关疾病的靶向干预中的作用机制。本书内容不仅有助于了解线粒体生物学与医学中的基本科学问题和研究现状，对于延缓衰老，建立衰老相关疾病、2型糖尿病等重要的线粒体功能相关疾病的防治策略，也具有重要的参考价值。

本书适合于生命科学领域，特别是线粒体生物学与医学领域的科研人员使用，此外，对于关注衰老及上述线粒体功能相关疾病的普通读者，也可作为参考读物。

图书在版编目（CIP）数据

线粒体医学与健康/刘健康，王学敏主编．—北京：科学出版社，2012
(疾病与生命科学前沿研究丛书)
ISBN 978-7-03-035258-3

Ⅰ.①线… Ⅱ.①刘… ②王… Ⅲ.①线粒体-医学-研究 Ⅳ.①R329.2

中国版本图书馆 CIP 数据核字（2012）第 183886 号

责任编辑：夏　梁　岳漫宇　贺窑青/责任校对：钟　洋
责任印制：钱玉芬/封面设计：王　浩

科学出版社 出版
北京东黄城根北街 16 号
邮政编码：100717
http://www.sciencep.com

北京凌奇印刷有限责任公司 印刷
科学出版社发行　各地新华书店经销
*
2012 年 8 月第　一　版　开本：787×1092　1/16
2012 年 8 月第一次印刷　印张：18 1/2　插页：2
字数：418 000

POD定价：　75.00元
（如有印装质量问题，我社负责调换）

《线粒体医学与健康》编委会

主　编　刘健康　王学敏

副主编　龙建纲　缪明永

编　委（按姓氏汉语拼音排序）

Bruce N Ames	崔　杨	丁树哲	贾海群
蒋　平	孔令洪	李雪森	缪明永
刘健康	刘中博	龙建纲	罗　成
时　多	孙立娟	沈伟利	唐　颖
王学敏	吴　静	杨生生	赵　琳
朱克军			

序　言

线粒体是包括人类在内所有真核生物细胞质中特别重要的细胞器，对它的研究已经经历了一个多世纪。从生命进化和真核细胞起源的渊源关系上来看，线粒体是来源于“内共生”的古好氧细菌，它保留的遗传基因（mtDNA）为核基因组（nDNA）复杂化和真核生物进化作出了独特贡献①。作为细胞呼吸和能量转换的“电力站”，生物能力学成为20世纪线粒体研究的时代主旋律，世界各国上百位著名生物化学家，包括多位诺贝尔奖获得者，先后在线粒体呼吸链氧化磷酸化领域作出了重大发现和巨大贡献。P. Mitchell（1961）提出“化学渗透学说”，阐明呼吸链电子传递生成的质子跨膜电化学梯度（ΔP）由跨膜电位 $\Delta\Psi$ 和跨膜 ΔpH 组成（统称质子驱动力 PMF），是线粒体氧化磷酸化合成 ATP 的能量中介。经过20年的所谓“氧化磷酸化大战”，“化学渗透学说”的基本原理终于获得多方面实验验证和理论支持的同时完全否定了盛行长达1/4世纪的 Slater“化学偶联学说”② 假想的“∽P 高能化合物”的实际存在，因而Mitchell获得了1978年诺贝尔奖化学奖。实际上，虽然在合成 ATP 的能量中介 ΔP 问题上仍然有“非区域化 ΔP”（离位 ΔP 质子）与“区域化 ΔP”（膜表面 ΔP 质子）的长期争论，近年来有新实验证明是跨膜表面 ΔP 质子（ΔpH^s），而不是其质子跨膜电位差（$\Delta\Psi$），与线粒体的 ATP 合成呈线性相关③；但“化学渗透学说”的原理和它所涵盖四大组成系统（膜、矢量酶和泵、特异跨膜渗透途径和离子通道或载体、膜表两边界面相）构成的完整理论和实验体系，为阐明生物体的中间代谢和溶质跨膜转运及分配之间的内在能量偶联提供了分子、细胞和生理功能的物理化学基础，它所强调的有关代谢与转位的换能偶联的“矢量代谢”原理，可广泛应用于内分泌、神经和肌肉生理、药理、病理及医学等范畴④。因此，揭示生物能量转换机理的“化学渗透学说”和阐明生物遗传机制的“DNA 双螺旋理论”被誉为20世纪生命科学中的两大里程碑⑤。

20世纪90年代以来，由于线粒体作为细胞死亡调控中心和活性氧生成中心的地位被证实，它在细胞代谢网络和细胞信号网络中的主导和调控作用也被广泛认同，线粒体又被冠以“细胞信号转导细胞器”和“细胞死亡之马达”的称号。加之线粒体结构的动态性，使它在细胞中的不断分裂和融合、增殖和降解，以及其在生物发生的双遗传系统控制时密切联系着细胞多种功能并适应机体的不同生理需要，因而构成了线粒体学与生物的生长、发育、生殖、遗传、代谢、衰老、死亡及人类线粒体疾病的相互

---

① Lane N, Martin W. The energetics of genome complexity. Nature, 2010, 467: 929-934.

② Slate E C. Mechanism of phosphorylation in the respiratory chain. Nature, 1953, 172: 975-8

③ Xiong J W, Zhu L P, Jiao M X, et al. Evidence for ΔpH surface componenet（ΔpH^S）of proton motive force in ATP synthesis of mitochondria. Biochem Biophys Acta, 2010, 1800: 213-222.

④ Garland P B. Chemiosmotic system in Medicine, Biosci. Rep, 1991, 11: 445-475.

⑤ Nick I. Power, Sex, Suicide: Mitochondria and the Meaning of Life. Oxford: Oxford University Press, 2006.

关系，也促进了线粒体疾病和医学及相关领域的独立发展。因此，“线粒体是 21 世纪细胞生物学的中心”① 和“生命科学和基础分子医学中的新前沿”②；线粒体活性氧研究使衰老的自由基学说发展成为“线粒体自由基的衰老理论”③；“线粒体涉及生命科学的所有基本问题”④ 等，逐渐发展成为 21 世纪生物医学界的广泛认知。总之，线粒体学已从 20 世纪的经典生物能力学时代进入 21 世纪的生命科学和分子医学的基础和前沿，而线粒体就自然成为新时期生物医学新舞台上“生命之剧”的主角！著名生物能力学家，诺贝尔奖得主 Szent Goergi 在其《电子生物学和癌》Electronic Biology and Cancer，A new theory of cancer（1976）一书的前言中直言，“活动在生物大分子上的‘荷电粒子’才是‘生命之剧’的主角，而各种生物大分子是为它们提供多姿多彩的活动舞台”。“化学渗透学说”中有关线粒体（及叶绿体和细菌细胞质膜）的呼吸链氧化磷酸化反应中的“矢量电子”和“矢量质子”在细胞生命的能量和信息转换中的巨大作用，不但体现了 Szent Goergi 深远的科学洞察力和伟大预见，也为生物能力学和线粒体生物医学之间的内在联系和自然发展提供了化学渗透学说的理论框架和实验基础！

线粒体疾病主要是指病变发生在人体各种器官和组织的细胞线粒体内，是 mtDNA 和（或）nDNA 编码的线粒体蛋白基因变异引起的线粒体结构和呼吸链氧化磷酸化功能损伤的遗传性疾病。从 20 世纪 90 年代至今，已发现 129 个 mtDNA 突变位点与人类线粒体疾病相关。近年又发现大量核基因编码线粒体蛋白突变和线粒体缺陷与神经退行性疾病、衰老及肿瘤相关。线粒体疾病在人体不同器官和部位的临床表现多达 100 多种，是导致神经肌肉疾病，导致记忆、视力、听力丧失和体力下降，造成心血管疾病、糖尿病、肠胃病、酒精中毒症、神经退行性疾病（AD、PD）及肿瘤等多种疾病的重要病因。20 世纪后 10 年，国际上发表了 2.6 万篇有关线粒体的论文，而线粒体医药学就有 6000 篇之多。1995 年美国线粒体研究会（MRA）和线粒体医学研究会（MDA）在匹兹堡成立了联合线粒体医学基金会（UMMF），设立了专门的研究基金和网站。1999 年以来，《生物能力学》（*Bioenergetics*）发行了三版，《衰老的线粒体理论》、《线粒体疾病》、《线粒体和细胞死亡》及《衰老的线粒体自由基理论》等有关理论专著相继出版。线粒体药学、线粒体疾病诊断和治疗及线粒体研究方法等书籍也相应得到发展。2001 年 MRA 开始出版 *Mitochondrion* 作为其学术期刊，正是顺应了这种发展趋势。

我国线粒体学的研究最早开始于 20 世纪 50～60 年代，规模较小，主要由我国老一辈生物化学家王应睐、邹承鲁、汪静英在中国科学院上海生物化学研究所进行线粒体呼吸链酶系（如琥珀酸脱氢酶等）的研究。60 年代后，伍钦荣、林其谁等继续在上海生物化学所开展线粒体氧化磷酸化和呼吸链酶系（如胆碱脱氢酶等）研究。同一时期，北京中国医学科学院（于树玉）、中国科学院生物物理所（杨福愉）和动物研究所（刘树森）等也相继开展了线粒体氧化磷酸化、能量转换 ATP 酶、线粒体生物发生及

① de Grey A D N J. The Mitochondrial Free Radical Theory of Aging. Austin：R. G. Landes Company，1999.

② Kiberstis P A. Mitochondria make a comeback. Science，1999，5407（283）：1475-1475.

③ Balaban R S，Nemoto S，Finkel T. Mitochondria，oxidants，and aging. Cell，2005，120：483-495.

④ Nick L. Power，Sex，Suicide：Mitochondria and the Meaning of Life. Oxford：Oxford University Press，2006.

活性氧生成调控等基础研究。1964 年国家科学技术委员会关于发展国家重大课题分子生物学规划中的“膜结构与能量转换”及 1970 年中国科学院重大基础课题“细胞起源”中“线粒体与生物膜进化”等项目的启动，对上述的基础研究注入了新推力；1984 年邹承鲁等在北京组织了“生物能力学与生物膜”的国际学术讨论会。无疑所有这些努力都对我国线粒体研究事业的创始、延续和发展起着重要奠基石的作用。在 20 世纪后 20 年，我国线粒体医学的基础研究也迅速起步，如心肌缺氧损伤与线粒体氧自由基和能量转换、线粒体与脑衰老性疾病、烧伤与线粒体功能、线粒体能量代谢与运动医学、各种疾病（包括肿瘤、甲亢、糖尿病）和地方病（如克山病等）对线粒体的损伤及线粒体靶向药物研究等。上述新研究方向也都与我国原有线粒体生物能力学和氧自由基生物学等基础研究相互协作和相互促进，从而对我国线粒体科研的传承和迅速更新，为线粒体科研队伍的发展起着十分重要的作用。根据中国学术期刊网络出版总库统计，1979～2008 年，我国共发表国内线粒体论文约 6000 篇（其中博士学位论文 144 篇，硕士学位论文 406 篇）。同时，21 世纪的一个重要事件是 2005 年“中国线粒体研究协会（Chinese-Mit）”的组织成立，其从“Chinese-Mit 2005”到“Chinese-Mit 2011”国际学术会议连续多次的成功召开，展示了我国年青一代线粒体研究队伍已开始迅速成长！

Chinese-Mit 的出现是一个标志性事件，标志着我国 21 世纪的线粒体研究已开始融入亚洲并走向世界，是我国线粒体学在跨越 20 世纪后半期的艰难前进后开始飞跃的新起点。在国家自然科学基金委员会的支持下，中国科学院动物研究所生物膜与膜生物工程国家重点实验室、温州医学院浙江省医学遗传重点实验室及天津体育学院市运动医学和健康科学重点实验室，后又扩大到包括南开大学生命科学学院、浙江大学生命科学学院和西安交通大学生命学院共 6 个单位联合组织和共同主办了 Chinese-Mit 国际学术会议。从 2005 年开始，主办了第一届 Chinese-Mit 2005：“线粒体决定生命的生存与死亡”（北京）；第二届 Chinese-Mit 2006：“线粒体与健康”（温州）；第三届 Chinese-Mit 2008：“线粒体：从生物能力学到细胞生物学和医学”（天津）；第四届 Chinese-Mit 2011：“线粒体营养与医学”（西安）。其中，天津第三届 Chinese-Mit 2008 是与“第五届亚洲线粒体研究与医学（ASMRM）国际会议”联合主办的。这些会议的成功，不但整合了国内的科研力量，提高了我国广大青年科学工作者的兴趣和热情，同时也广泛地加强了与亚洲及欧美等国际科学家的交流和互动，推动了我国线粒体生物医学的新发展。Chinese-Mit 的主要领导成员（刘树森、徐建兴、管敏鑫、陈佺、张勇和刘健康等）同时也都是 ASMRM 常务理事会的成员，他们除办好 Chinese-Mit 会议外，还积极参加在首尔、东京、天津、台北和福冈等亚洲各地召开的历届 ASMRM 国际会议，并担负起和亚洲线粒体学人加强合作共谋发展的职责。作为“亚洲线粒体研究与医学会”主要支柱之一的“中国线粒体研究协会”，由于其领导成员中的大部分都成长在新世纪，因而 Chinese-Mit 的健康成长也必将影响我国线粒体研究的未来！

笔者在应邀向读者介绍该书的序言中，一方面，以自己的视角，简述了一个多世纪以来国际线粒体生物医学研究的巨大成就及其进一步发展的科学内涵和社会前景；并特别向读者叙述了曾经是 20 世纪中期开始席卷全球的“氧化磷酸化大战”这段动人心弦、发人深省的线粒体研究史！另一方面，也记述了在20世纪的半个世纪内有关我国线粒体研究的基本历程。由于笔者自20世纪60年代后大都亲身参与了而且还一直经历着线粒体研究的具体实践和国内外有关活动，除了想和读者分享这段辛勤耕耘后的个人思想收获和学习心得外，更希望表达对新时期我国线粒体研究的未来发展的更高期待。此刻，作为中国线粒体研究协会Chinese-Mit领导成员之一的刘健康教授及其合作者，适时地向笔者推荐了他们编著的《线粒体医学与健康》一书，使我倍感欣慰，它的出版好像是送给新生Chinese-Mit的一份献礼。显然，为了加强线粒体生物医学研究在我国的发展和壮大，我们需要更多的中国读者，特别是生命科学及医学方面的本科大学生和研究生，以及有志于研究与人类疾病和健康相关领域的科技工作者对线粒体生物医学的关注。因此，一本能够帮助读者认识了解线粒体的基本知识及其与人类健康关系的参考书就显得十分迫切和必要。如该书前言所述，该书作者从线粒体医学和健康的观点出发，在简述人体线粒体基本生物学当前主要研究进展的基础上（第一章、第二章），着重介绍线粒体与衰老问题及其与衰老相关疾病的关系（第三章、第四章），讨论了这些疾病预防和治疗的线粒体的途径和机理（第五章），最后（第六章）主要介绍了有关从动物细胞组织中分离制备线粒体和检测其呼吸及能量代谢的若干基本实验方法，这对初学者了解有关线粒体呼吸代谢的基本功能是有益的。由于经典的生物化学、细胞生物学和基础医学等教科书中的有关内容早已远远不能反映当前线粒体进展的全貌，不能满足广大读者的需要；同时，由于该书主要涉及人的衰老及其相关疾病，包括大家常见熟知的心脑血管疾病、糖尿病和阿尔茨海默病等神经退行性疾病等；加之，由于该书对营养剂干预线粒体代谢功能及其在疾病的预防和治疗中的可能意义也有所述及，因而也有利于在营养卫生战线和对线粒体疾病相关知识的传播和普及。这就为该书将拥有较为广泛的读者群提供了可能。

希望有更多的读者喜爱《线粒体医学与健康》这本书，也期待出现更多从事线粒体医学与健康科学研究的学者！

刘树森

2011年9月16日于北京

前　言

线粒体是细胞内的关键细胞器，除了为细胞提供能量外，还是细胞内自由基生成及调控细胞凋亡的最重要细胞器。大量实验证据提示，线粒体的结构与功能改变、动态变化等与神经退行性病变，如阿尔茨海默病、帕金森病及代谢型疾病（如肥胖、2 型糖尿病）等关系非常密切。而该类疾病的预防和治疗是我国社会步入老龄化阶段所面临的重大卫生保健问题。因此，线粒体相关研究成为生命科学研究的前沿热点问题。本书围绕线粒体生物学与医学的基础问题，揭示线粒体在生成、代谢、动态变化、退变、降解等方面的基本科学问题，同时，针对衰老及相关疾病和代谢性疾病中的线粒体退变，研究营养素靶向于线粒体及修复线粒体损伤的机制。这些研究的开展和深入不仅有助于揭示线粒体生物学与医学中的基本规律，而且对开发安全、有效、低价的能广泛运用到人民大众的线粒体营养素类保健产品，对线粒体相关疾病的危险人群进行预防和早期治疗提供重要的科学依据。

虽然近年来线粒体领域的研究文献飞速增长，但从线粒体医学与健康角度来阐述研究现状的书籍还十分缺乏。我们在本书编写过程中，注重保持本书的以下特色：①在反映该领域最新进展的同时，以作者及其研究团队在线粒体研究领域的百余篇国际期刊研究论文为基础，完整阐述相关重要发现和基础理论贡献；②线粒体研究领域相对较为广泛，本书侧重作者所从事的研究领域，介绍线粒体与衰老和相关疾病的关系，以及该类疾病防治的线粒体机制；③参与本书编写的作者均为多年从事线粒体研究的研究者，熟悉本领域的研究现状，对所撰写的内容有较深入地研究。

本书主要面向生命科学和医学方向的本科生、研究生及相关领域的研究工作者。在编著过程中，除了各位编委的工作外，研究团队中彭韵桦、刘静、王辉、侯晨、李华等博士生和硕士生为本书的校对工作付出了大量的努力，以力求使本书能够较为准确、深入地向读者反映本领域的研究现状和前沿方向，但因时间和水平等方面的局限，书中难免存在不妥和遗漏。欢迎读者和同行批评指正。我们的初衷是让本书起到一个抛砖引玉的作用，衷心希望线粒体研究领域的学者编写出更多更好的教材和书籍，推动我国线粒体生物学与医学的发展。

刘健康　王学敏

2012 年 4 月 6 日

目　录

第一章　正常人线粒体

线粒体（mitochondria）是一种具有半自主性的细胞器（semiautonomous organelles），它有自身独特的遗传系统。进行有氧呼吸的酵母、原生动物和高等动植物细胞都有线粒体，但很多哺乳动物的成熟红细胞却例外，它们的线粒体在红细胞发育成熟的过程中逐步退化消失。生物体内的生物合成、呼吸、分泌及机械运动等全部细胞活动所需要的化学能都是由线粒体提供的。通过十分复杂而又相互关联的一系列综合反应和电子传递，线粒体利用糖和脂肪酸氧化过程中所释放的自由能，将二磷酸腺苷（ADP）和无机磷酸转变为三磷酸腺苷（ATP）。线粒体至少具有 70 种以上的酶，这些酶按精确的顺序合理分布于线粒体的不同部位。这是生物学中结构与功能完美结合的一个突出实例。

人们开始描述线粒体大约可以追溯至 1850 年，1890 年 R. Altaman 首次将线粒体命名为 bioblast，以为它可能是共生于细胞内独立生活的细菌。期间曾有数十个不同的线粒体名称，如 blepharoblasts、chondriokonts、chondriomites、chondrioplasts、chondriosomes、chondriospheres、fila、fuchsinophilic granules、Korner、Fadenkorper、mitogel、parabasal bodies、plasmasomes、plastochondria、plastosomes、vermicules、sarcosomes、interstitial bodies、bioblasts 等。1898 年 Benda 首次将这种颗粒命名为 mitochondrion。Mitochondrion 是由希腊字根 mitos（线，thread）与 chondrion（颗粒，granule）合并而成，但当时并未广泛地被学者们接受[1]。

1900 年 L. Michaelis 用 Janus Green B 对线粒体进行染色，发现线粒体具有氧化作用；1948 年 Green 证实线粒体含有所有三羧酸循环的酶；1949 年 Kennedy 和 Lehninger 发现脂肪酸氧化为 CO_2 的过程是在线粒体内完成的；1976 年 Hatefi 等纯化和鉴定了氧化磷酸化 5 个复合体，Mitchell（1961～1980 年）提出了氧化磷酸化的化学偶联学说；1963 年 Nass 等发现了线粒体 DNA；20 世纪 90 年代以来线粒体的功能不断得到拓展，发现线粒体参与细胞内许多信号转导整合，并初步揭示了线粒体与细胞凋亡的关系[1]。

随着对线粒体研究的不断深入，线粒体已从生物能力学逐步向线粒体生物医学过渡，一些关注问题，如生物能力学与代谢，活性氧与细胞信号，线粒体移动与动态变化，线粒体病与病理生理，线粒体与健康、衰老、疾病和细胞死亡以及线粒体 DNA 与进化等已成为今后研究热点，这些问题的研究和突破必将对生物医学产生重要影响。

第一节　线粒体结构

一、形态与分布

线粒体一般呈粒状或杆状，但随生物种类和生理状态而异，可呈环形、哑铃形、线状、分叉状或其他形状（图 1-1）。一般直径 0.5～1μm、长 1.5～3.0μm，在胰脏外分泌细胞中可长达 10～20μm，称巨线粒体。

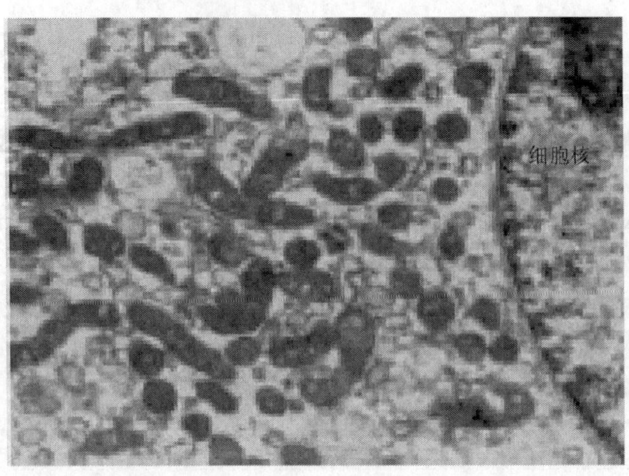

图 1-1　3T3－L1 前脂肪细胞中呈粒状或杆状的线粒体（透射电镜，×10 000）[2]

每一个细胞中的线粒体确切数量是难于计算的，其数量常因细胞类型的不同而异。一般未分化的细胞、淋巴细胞和表皮细胞中线粒体数量比较少，成纤维细胞、分泌细胞含有中等数量的线粒体，而肝细胞、胃壁细胞、肾近端小管细胞和肾上腺皮质细胞中的线粒体数量往往很多。每一个正常肝细胞中约含 1000～2000 个线粒体，约占细胞总体积的 1/5。处于再生过程的肝细胞，其线粒体的数量常会减少。肝癌细胞中的线粒体数量也明显地减少，这可能与肿瘤细胞氧化作用的降低、酵解作用的增加有一定关系。与此相反，有时在一些肿瘤细胞中（如人支气管黏液脓肿瘤细胞）的线粒体却非常密集，几乎充满了整个细胞质，在这些线粒体内通常缺少基质颗粒，有人认为这些线粒体在生物化学上可能有缺陷，因此出现线粒体代偿性增生。许多哺乳动物成熟的红细胞中无线粒体。

此外，线拉体的数量和细胞的机能状态有关。例如，分泌活动增强时，唾液腺细胞中线粒体的数量增多。豚鼠怀孕期间子宫肌层细胞中的线粒体数量增多、体积增大和脊密度加大。重复给以甲状腺素处理的实验动物，其肌肉线粒体数量会明显增加。临床观察表明，甲状腺功能亢进患者肌肉中的线粒体数量比正常人肌肉中的增多。

线粒体分布可因细胞生理状态不同而改变。大量的线拉体通常结合在微管上，分布在细胞功能旺盛的区域（图 1-2）。例如，线粒体在肝细胞中呈均匀分布；在肾细胞中靠近微血管，呈平行或栅状排列；肠表皮细胞中呈两极性分布，集中在顶端和基部；在精子中分布在鞭毛中区。活细胞中的线粒体为一种运动活跃、柔软可塑的结构。同时，线粒体自身不断旋转、扭曲和延伸，在形态上连续发生各种各样的变化。线粒体的运动方式有以下 4 种：①交替伸展和收缩；②形成叉枝；③波浪蠕动；④局部收缩和扩张。线粒体在细胞质中运动迁移，微管是其导轨，由马达蛋白提供动力。线粒体在细胞质内的方位或多或少是定向的。在圆柱状细胞中，线粒体的长轴和细胞的长轴通常是平行的，它们的指向是一致的。白细胞中的线粒体围绕中心粒辐射排列。在极性明显的上皮分泌细胞中的线粒体，其长轴总是朝向分泌面，或与分泌物运输的方向相同。一般认为线粒体的方位与细胞物质扩散运动的方向和细胞质基质的组织结构有一定关系。

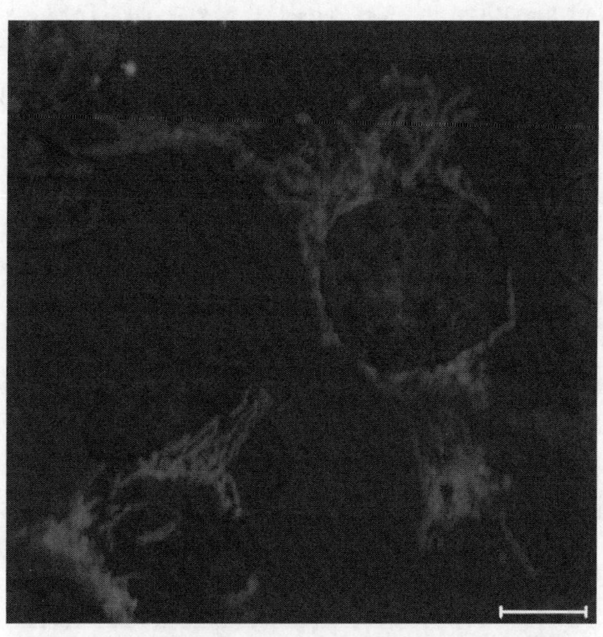

图 1-2　HEK293 细胞中线粒体分布于核周（另见彩版）

红色．线粒体；蓝色．细胞核。单位刻度．10 μm

二、超微结构

线粒体由内、外两层膜封闭，包括外膜、内膜、膜间隙和基质 4 个功能区隔（图 1-3）。在肝细胞线粒体中各功能区隔蛋白质的含量依次为：基质 67%、内膜 21%、外膜 8%、膜间隙 4%。

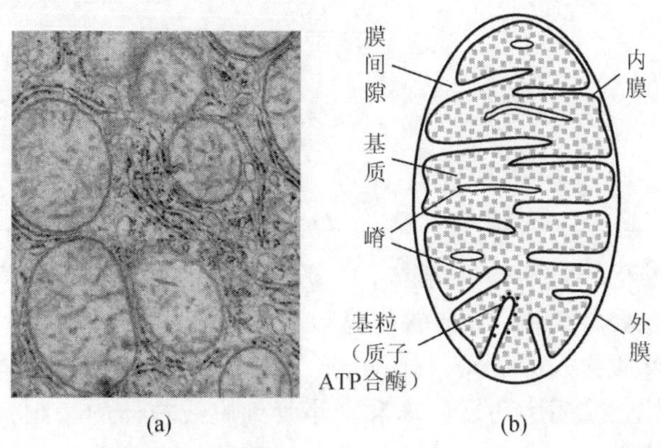

图 1-3　(a) 大鼠肝线粒体透射电镜照片（×15 000）；(b) 线粒体结构模型

（一）外 膜

线粒体外膜（out membrane）含40%的脂类和60%的蛋白质，厚约7nm，含有多套运输的孔蛋白（porin），构成脂类双层膜上水溶性物质可以穿过的通道。外膜好似一个网状体，分子质量为10 000Da以下的分子（包括一些小蛋白质分子）均可以从网孔自由穿过而进入胞质。外膜的标志酶为单胺氧化酶。

（二）内 膜

线粒体内膜（inner membrane）厚7～8nm，含100种以上的多肽，蛋白质和脂类的比例高于3∶1。内膜心磷脂（cardiolpin）的含量非常高，占磷脂成分的20%，这是内膜高度特化的特性之一，心磷脂与离子的不可渗透性有关。内膜缺乏胆固醇，类似于细菌。内膜对多数物质的通透度很低。仅允许不带电荷的小分子物质（≤1500Da）通过，线粒体内各种代谢物和各种离子需借助于其内膜上各种不同的运输蛋白选择性地进行线粒体内外的转移（表1-1）。

表1-1 线粒体代谢物转运载体

转运蛋白	胞浆	转运功能	基质
α-酮戊二酸转运蛋白	苹果酸	⇄	α-酮戊二酸
酸性氨基酸转运蛋白	谷氨酸	⇄	天冬氨酸
磷酸盐转运蛋白	$H_2PO_4-H^+$	⇄	$H_2PO_4-H^+$
腺苷酸转运蛋白	ADP	⇄	ATP
丙酮酸转运蛋白	丙酮酸	⇄	OH^-
三羧酸转运蛋白	苹果酸	⇄	柠檬酸
碱性氨基酸转运蛋白	鸟氨酸	⇄	瓜氨酸
肉碱转运蛋白	脂酰肉碱	⇄	肉碱

线粒体氧化磷酸化的电子传递链位于内膜，因此从能量转换角度来说，内膜起主要作用。内膜的标志酶为细胞色素c氧化酶。

内膜向线粒体基质褶入形成嵴（cristae），嵴伸入基质的长度变异很大，肝细胞线粒体的嵴多数仅延伸到基质中心；肌肉和肾小管细胞线粒体的嵴则较长，有时可突伸到对侧，与对侧内膜相连。由于线粒体切片角度不同，有时未能显示嵴与内膜的连续关系。线粒体内膜由于卷折形成许多嵴，所以内膜的面积大增（达5～10倍），占整个细胞（包括各种细胞器）膜结构总面积的1/3。

1964年Fernandez-Moran[3]利用负染技术在嵴内膜上发现重复出现一些呈纽扣状的小颗粒，称为基粒（elementary particle），其通过小柄与内膜相连，这种颗粒由三部分组成，即头部（相当于ATP合酶的F_1，其直径约为9nm）、小柄（5nm×3nm）和基部（相当于ATP合酶的F_0，F_0嵌入线粒体内膜）。线粒体共有10^4～10^5个单元。

（三）膜　间　隙

线粒体膜间隙（intermembrane space）是内外膜之间的腔隙，延伸至嵴的轴心部，腔隙宽6～8nm。由于外膜具有大量亲水孔道与细胞质相通，因此膜间隙的pH与细胞质的pH相似。膜间隙的标志酶为腺苷酸激酶。

（四）基　　质

线粒体基质（matrix）为内膜和嵴包围的空间。除糖酵解在细胞质中进行外，其他生物氧化过程都在线粒体中进行。催化三羧酸循环、脂肪酸和丙酮酸氧化的酶类均位于基质中。基质的标志酶为苹果酸脱氢酶。

基质具有一套完整的转录和翻译体系，包括线粒体DNA（mtDNA）、70S型核糖体、tRNA、rRNA、DNA聚合酶、氨基酸活化酶等。

基质中还含有纤维丝和电子密度很大的致密颗粒状物质，内含Ca^{2+}、Mg^{2+}、Zn^{2+}等。

（缪明永）

第二节　线粒体氧化磷酸化

糖、脂肪、蛋白质等营养物质在活细胞内彻底氧化生成CO_2和水、释放能量的过程称生物氧化（biological oxidation）。此过程需耗氧、排CO_2，故又称为细胞呼吸（cellular respiration）。生物氧化主要在活细胞线粒体中进行，所释能量用于合成ATP和维持体温。线粒体外也进行氧化，但能量主要供非营养物质的生物转化使用，不生成ATP。生成ATP的线粒体生物氧化分4个阶段（图1-4）：①营养物质在线粒体外分解为其基本单位（葡萄糖、脂肪酸和氨基酸等），释放的能量约为总能量的1%以下，以热能散发；②基本单位分解为其相关代谢中间产物，进入线粒体，转变为乙酰辅酶A（CoA），释放的能量约为总能量的1/3，部分合成ATP；③乙酰CoA经三羧酸循环（TAC）脱羧产生CO_2，脱氢产生还原当量（NADH＋H^+、$FADH_2$）；④还原当量进入氧化呼吸链，再经传递电子，泵出质子，最终与氧结合成水，释出大量能量用于合成ATP和维持体温。这个阶段就是线粒体的氧化磷酸化。

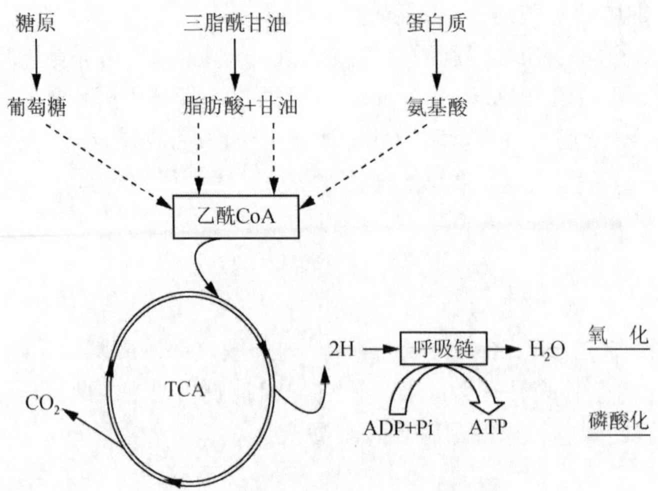

图 1-4　营养物质分解产能基本过程

一、呼　吸　链

呼吸链镶嵌在线粒体内膜上的一系列递氢体（hydrogen transfer）和递电子体（electron transfer）按一定的顺序排列所组成的连续反应体系称为呼吸链。其本质是一些酶和辅助因子，能将代谢物脱下的成对氢原子逐步传递，最后与氧结合生成水，同时伴有 ATP 生成。

（一）呼吸链组成

呼吸链电子载体主要有烟酰胺嘌呤二核苷酸、黄素蛋白、细胞色素、铜原子、铁硫蛋白、CoQ 等。

（1）烟酰胺腺嘌呤二核苷酸（nicotinamide adenine dinucleotide，NAD）（图 1-5）：为体内很多脱氢酶的辅酶，是连接作用物与呼吸链的重要环节，分子中除含尼克酰胺（维生素 PP）外，还含有核糖、磷酸及一分子腺苷酸（AMP），NAD^+ 的主要功能是接受从代谢物上脱下的 2H（$2H^+ + 2e$），然后传给另一个传递体黄素蛋白。在生理 pH 条件下，尼克酰胺中的氮（吡啶氮）为五价氮，它能可逆地接受电子而成为三价氮，与氮对位的碳也较活泼，能可逆地加氢还原，故可将 NAD^+ 视为递氢体。反应时，NAD^+ 的尼克酰胺部分可接受一个氢原子及一个电子，尚有一个质子（H^+）留在介质中。

此外，也有不少脱氢酶的辅酶为尼克酰胺腺嘌呤二核苷酸磷酸（$NADP^+$），又称辅酶Ⅱ，它与 NAD^+ 不同之处是在腺苷酸部分中核糖的 2′位碳上羟基的氢被磷酸基取代而成。当此类酶催化代谢物脱氢后，其辅酶 $NADP^+$ 接受氢而被还原生成 $NADPH+H^+$，它需经吡啶核苷酸转氢酶（pyridine nucleotide transhydrogenase）作用将还原当量转移给 NAD^+，然后再经呼吸链传递，但 $NADPH+H^+$ 一般为合成代谢或羟化反应提供氢。

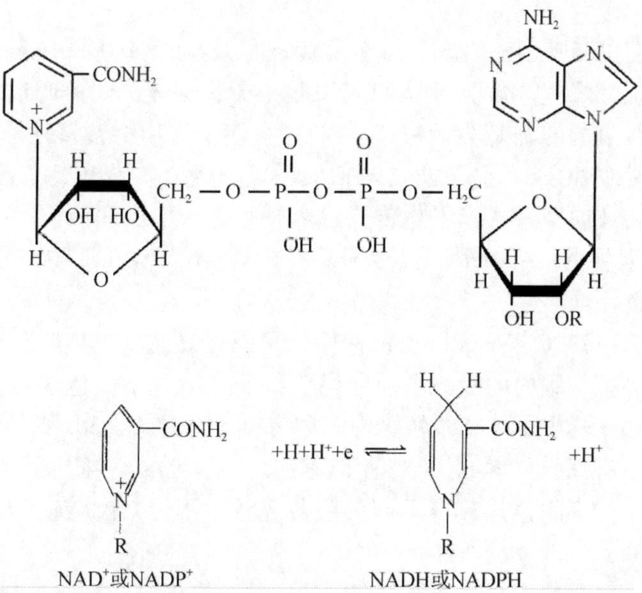

图 1-5　NAD（P）的结构和功能（NAD$^+$：R＝H，NADP$^+$：R＝$-PO_3H_2$）

（2）黄素蛋白（flavoprotein）：黄素蛋白种类很多，其辅基有两种，一种为黄素单核苷酸（FMN），另一种为黄素腺嘌呤二核苷酸（FAD），两者均含核黄素（维生素 B_2），此外 FMN 尚含一分子磷酸，而 FAD 则比 FMN 多含一分子腺苷酸（AMP），在 FAD、FMN 分子中的异咯嗪部分可以进行可逆的脱氢加氢反应（图 1-6）。

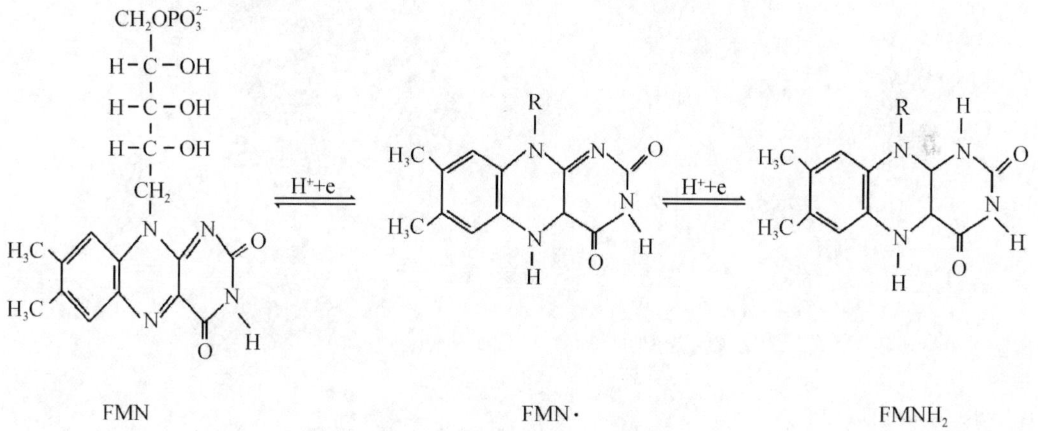

图 1-6　FMN 分子结构与功能

FAD 或 FMN 与酶蛋白之间是通过非共价键相连的，但结合牢固，因此氧化与还原都在同一个酶蛋白上进行，故黄素核苷酸的氧化还原电位取决于与它们结合的蛋白质，所以有关的标准还原电位指的是特定的黄素蛋白，而不是游离的 FMN 或 FAD；在电子转移反应中它们只是在黄素蛋白的活性中心部分，而其本身不能作为作用物或产物黄素蛋白：含 FMN 或 FAD 的蛋白质，每个 FMN 或 FAD 可接受 2 个电子、2 个质子。呼吸链上具有 FMN 为辅基黄素蛋白是 NADH 脱氢酶，以 FAD 为辅基的是琥珀酸脱氢酶。

多数黄素蛋白参与呼吸链组成，与电子转移有关，如 NADH 脱氢酶以 FMN 为辅基，是呼吸链的组分之一，介于 NADH 与其他电子传递体之间；琥珀酸脱氢酶、线粒体内的甘油磷酸脱氢酶的辅基为 FAD，它们可直接从作用物转移还原当量（$H^{+}+e$）到呼吸链，此外脂肪酰 CoA 脱氢酶与琥珀酸脱氢酶相似，也属于以 FAD 为辅基的黄素蛋白类，也能将还原当量从作用物传递进入呼吸链，但中间尚需另一个电子传递体称为电子转移黄素蛋白（electron transferring flavoprotein，ETFP，辅基为 FAD）的电子传递参与才能完成。

（3）细胞色素：1926 年 Keilin 首次使用分光镜观察昆虫飞翔肌振动时，发现有特殊的吸收光谱，并把细胞内的吸光物质定名为细胞色素。细胞色素是一类含有铁卟啉辅基的色蛋白，属于递电子体。线粒体内膜中有细胞色素 b、c_1、c、aa_3，肝脏、肾脏等组织的微粒体中有细胞色素 P_{450}。细胞色素 b、c_1、c 为红色细胞素，细胞色素 aa_3 为绿色细胞素。不同的细胞色素具有不同的吸收光谱，不但其酶蛋白结构不同，辅基的结构也有一些差异。

细胞色素 c（Cyt c）为一个外周蛋白，位于线粒体内膜的外侧。细胞色素 c 比较容易分离提纯，其结构已清楚。哺乳动物的细胞色素 c 由 104 个氨基酸残基组成，并对其从进化的角度作了许多研究。细胞色素 c 的辅基血红素（亚铁原卟啉）通过共价键（硫醚键）与酶蛋白相连（图 1-7），其余各种细胞色素中辅基与酶蛋白均通过非共价键结合。

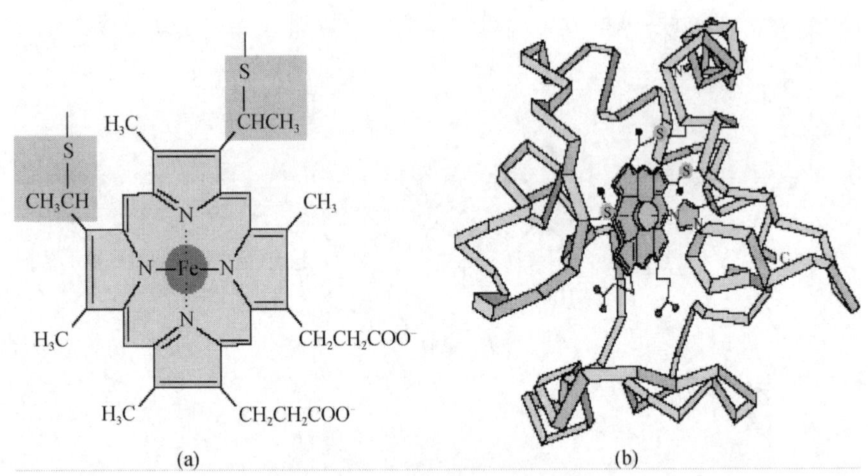

图 1-7　血红素 c（a）和细胞色素 c（b）的结构

细胞色素 a 和细胞色素 a_3 不易分开，统称为细胞色素 aa_3。与细胞色素 P_{450}、b、c_1、c 不同，细胞色素 aa_3 的辅基不是血红素，而是血红素 A。细胞色素 aa_3 可将电子直接传递给氧，因此又称为细胞色素氧化酶。

铁卟啉辅基所含 Fe^{2+} 可有 $Fe^{2+} \rightleftharpoons Fe^{3+} + e$ 的互变，因此铁卟啉辅基起着传递电子的作用。铁原子可以与酶蛋白及卟啉环形成 6 个配位键。细胞色素 aa_3 和细胞色素 P_{450} 辅基中的铁原子能与酶蛋白及卟啉环形成 5 个配位键，还能与氧再形成一个配位键，将电子直接传递给氧，也可以与 CO、CN^-、H_2S 或叠氮化合物形成一个配位键。细胞色素 aa_3 与氰化物结合能阻断整个呼吸链的电子传递，导致氰化物中毒。

(4) 铜原子：位于线粒体内膜的一个蛋白质上，形成类似于铁硫蛋白的结构，通过 Cu^{2+} 和 Cu^+ 的变化传递电子。

(5) 铁硫蛋白（iron sulfur protein，Fe-S）：又称铁硫中心，其特点是含铁原子。铁是与无机硫原子或蛋白质肽链上半胱氨酸残基的硫结合，常见的铁硫蛋白有 3 种组合方式：①单个铁原子与 4 个半胱氨酸残基上的巯基硫相连；②两个铁原子、两个无机硫原子组成（2Fe-2S），其中每个铁原子还各与两个半胱氨酸残基的巯基硫结合；③由 4 个铁原子与 4 个无机硫原子相连（4Fe-4S），铁与硫相间排列在一个正六面体的 8 个顶角端；此外 4 个铁原子还各与一个半胱氨酸残基上的巯基硫相连（图 1-8）。

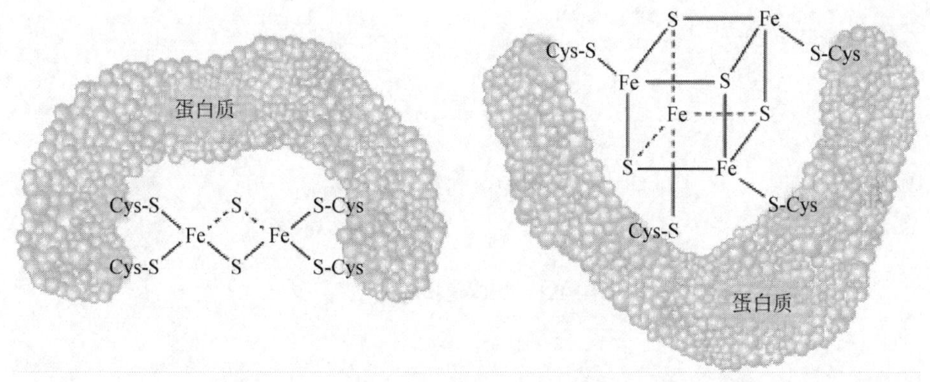

图 1-8　铁硫蛋白的结构

铁硫蛋白中的铁可以呈两价（还原型），也可以呈三价（氧化型），由于铁的氧化、还原而达到传递电子的作用。在呼吸链中它多与黄素蛋白或细胞色素 b 结合而存在。

(6) 辅酶 Q（coenzyme Q 或 ubiquinone，CoQ）：又称泛醌，为一脂溶性苯醌，带有一个很长的侧链，是由多个异戊二烯（isoprene）单位构成的，不同来源的泛醌其异戊二烯单位的数目不同，在哺乳类动物组织中最多见的泛醌其侧链由 10 个异戊二烯单位组成，称 CoQ_{10}。

泛醌接受一个电子和一个质子还原成半醌，再接受一个电子和质子则还原成二氢泛醌，后者又可脱去电子和质子而被氧化恢复为泛醌。有三种氧化还原形式，即氧化型醌（Q）、还原型氢醌（QH_2）和介于两者之者的自由基半醌（QH）（图 1-9）。

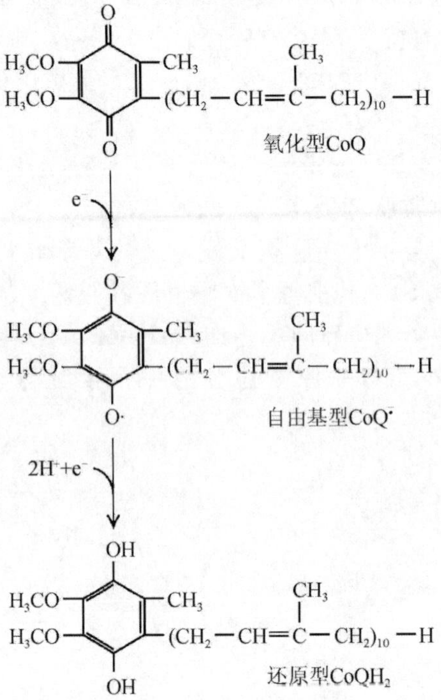

O
H_3CO
H_3CO
CH_3
CH_3
$(CH_2-CH=C-CH_2)_{10}-H$
O
氧化型CoQ
e^-
O^-
H_3CO
H_3CO
CH_3
CH_3
$(CH_2-CH=C-CH_2)_{10}-H$
O·
自由基型CoQ·
$2H^++e^-$
OH
H_3CO
H_3CO
CH_3
CH_3
$(CH_2-CH=C-CH_2)_{10}-H$
OH
还原型$CoQH_2$

图 1-9　CoQ 结构与功能

（二）呼吸链的复合物和电子传递

利用脱氧胆酸（deoxycholate，一种离子型去污剂）处理线粒体内膜，分离出呼吸链的 4 种复合物，即复合物Ⅰ、复合物Ⅱ、复合物Ⅲ和复合物Ⅳ，CoQ 和细胞色素 c 不属于任何一种复合物。CoQ 溶于内膜；细胞色素 c 位于线粒体内膜的 C 侧，属于内膜外周蛋白（图 1-10）。

细胞色素c
e
胞液侧
Ⅲ
e
e
Q
e
e
线粒体内膜
Ⅰ
Ⅱ
e
e
Ⅳ
基质侧
$NADH+H^+$
延胡索酸
H_2O
$1/2O_2+2H^+$
NAD^+
琥珀酸

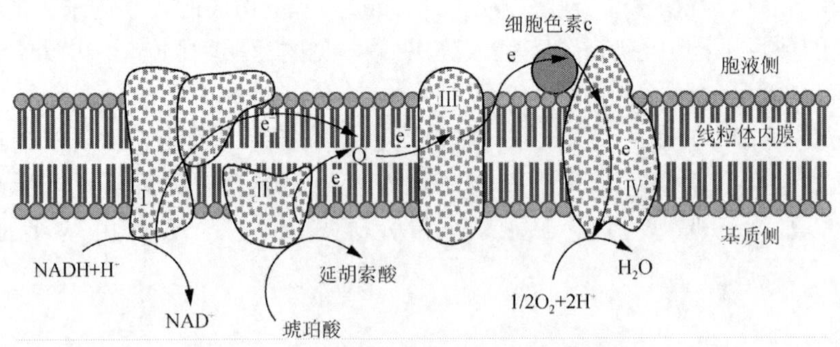

图 1-10　线粒体内膜上呼吸链模式图

（1）复合物Ⅰ：即 NADH 脱氢酶又称为 NADH-CoQ 还原酶，哺乳动物的复合物Ⅰ由 42 条肽链组成，呈 L 型，含有 1 个 FMN 和至少 6 个铁硫蛋白，分子质量接近 1MDa，以二聚体形式存在，其作用是催化 NADH 的 2 个电子传递至 CoQ，同时将 4

个质子由线粒体基质（M 侧）转移至膜间隙（C 侧）。电子传递的过程为：NADH→FMN→Fe-S→Q（图 1-11）。

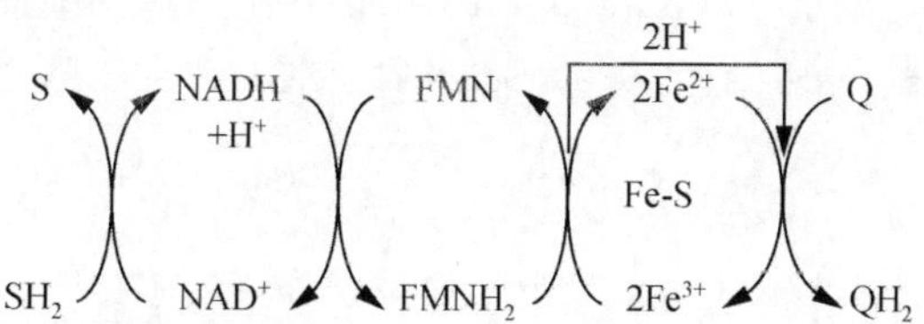

图 1-11 复合物Ⅰ电子传递

（2）复合物Ⅱ：即琥珀酸脱氢酶又称为琥珀酸-CoQ 还原酶，至少由 4 条肽链组成，含有一个 FAD、2 个铁硫蛋白，其作用是催化电子从琥珀酸转至 CoQ，但不转移质子。电子传递的方向为：琥珀酸→FAD→Fe-S→Q（图 1-12）。

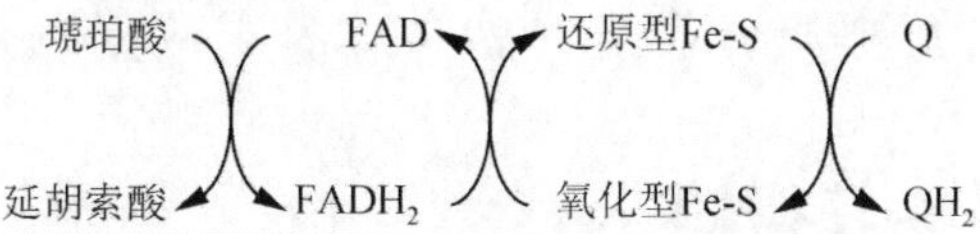

图 1-12 复合物Ⅱ电子传递

（3）复合物Ⅲ：即细胞色素 c 还原酶又称为 $CoQH_2$-细胞色素 c 还原酶，由至少 11 条不同肽链组成，以二聚体形式存在，每个单体包含 2 个细胞色素 b（b_{562}、b_{566}）、1 个细胞色素 c_1 和 1 个铁硫蛋白。其作用是催化电子从 CoQ 传给细胞色素 c，每转移一对电子，同时将 4 个质子由线粒体基质泵至膜间隙。电子传递的过程为 QH_2→细胞色素 b_{562}→细胞色素 b_{566}→Fe-S→细胞色素 c_1→细胞色素 c（图 1-13）。

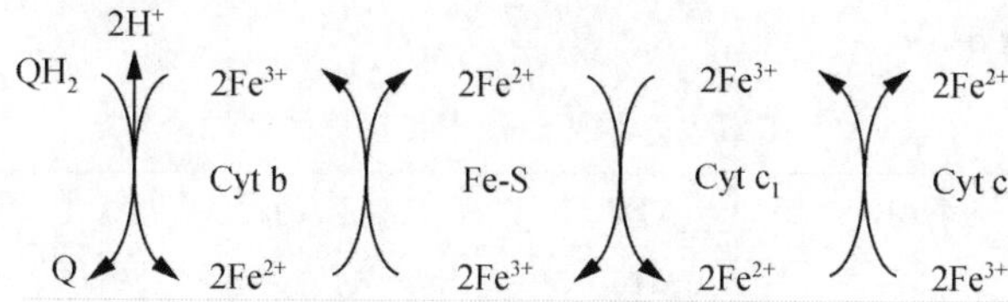

图 1-13 复合物Ⅲ电子传递

复合物Ⅲ的电子传递比较复杂，和“Q 循环”有关。CoQ 能在膜中自由扩散，在内膜 C 侧，还原型 CoQ（氢醌）将一个电子交给 Fe-S→细胞色素 c_1→细胞色素 c，被氧化为半醌，并将一个质子释放到膜间隙，半醌将电子交给细胞色素 b_{566}→细胞色素 b_{562}，释放另外一个质子到膜间隙。细胞色素 b_{566} 得到的电子为循环电子，传递路线为：半醌→细胞色素 b_{566}→细胞色素 b_{562}→CoQ。在内膜 M 侧，CoQ 可被复合体Ⅰ（复合体Ⅱ）或细胞色素 b_{562} 还原为氢醌。一对电子由 CoQ 到复合物Ⅲ的电子传递过程中，共有 4 个质子被转移到膜间隙，其中两个质子是 CoQ 转移的。

（4）复合物Ⅳ：即细胞色素 c 氧化酶，以二聚体形式存在，其作用是将从细胞色素 c 接受的电子传给氧，每转移一对电子，在基质侧消耗 2 个质子，同时转移 2 个质子至膜间隙。每个单体由至少 13 条不同的肽链组成，分为三个亚单位。亚单位Ⅰ（subunit Ⅰ)：包含 2 个血红素（a_1、a_3）和 1 个铜离子（Cu_B），血红素 a_3 和 Cu_B 形成双核的 Fe-Cu 中心；亚单位Ⅱ（subunit Ⅱ），包含 2 个铜离子（Cu_A）构成的双核中心，其结构与 2Fe-2S 相似；亚单位Ⅲ（subunit Ⅲ）的功能尚不了解。电子传递的路线为：细胞色素 c→Cu_A→细胞色素 a→细胞色素 a_3-Cu_B→O_2（图 1-14），总的反应结果为

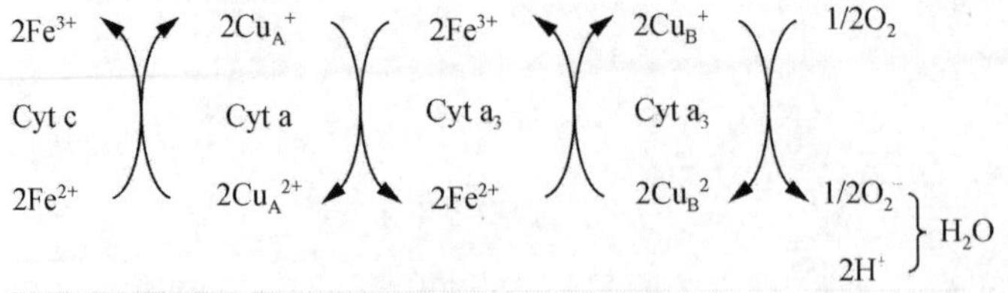

$2Fe^{3+}$　$2Cu_A^{+}$　$2Fe^{3+}$　$2Cu_B^{+}$　$1/2O_2$

Cyt c　Cyt a　Cyt a_3　Cyt a_3

$2Fe^{2+}$　$2Cu_A^{2+}$　$2Fe^{2+}$　$2Cu_B^{2}$　$1/2O_2^-$

$2H^+$　H_2O

图 1-14　复合物Ⅳ电子传递

（三）呼吸链中各种传递体排列顺序确定

呼吸链中各种传递体的排列顺序根据各种组分的标准氧化还原电位来确定。标准氧化还原电位的数值表示氧化还原能力的大小，标准氧化还原电位负值越大，其还原性越强，容易被氧化；标准氧化还原电位正值越大，其氧化性越强，容易被还原。因此呼吸链中各种组分的排列顺序应由低电位依次向高电位排列。

呼吸链中各种传递体的排列顺序根据在有氧条件下氧化反应达到平衡时各种传递体的还原程度来确定。Chance 和 Williams[4] 用分光光度法测定离体线粒体在有氧条件下三羧酸循环反应达到平衡时，呼吸链中各种传递体的还原程度；发现反应达到平衡时从底物一侧到氧一侧各种传递体的还原程度应该是递减的，底物的一侧最高，氧一侧最低，如表 1-2 所示。

表 1-2　有氧动态平衡时电子传递体的还原程度

传递体	NAD	FP	细胞色素 b	细胞色素 c	细胞色素 aa_3
还原型/%	53	20	16	6	1

这种情况就像物理学上的联通管，若进水量等于出水量，即流量达到平衡时，离进水口最近的水管中水位最高，离出水管最近的水管中水位最低，从进水管到出水管水位逐渐减低，若把水流视为电子流，就是上述实验中的情况。使用特异的抑制剂能阻断呼吸链中的特定环节，阻断部位底物一侧的各种传递体应为还原型，阻断部位氧一侧的各种传递体应为氧化型（表 1-3），正如我们阻断联通管的底部一样，阻断部位以前的各水管中水是满的，而阻断部位以后的各水管中水均流光。

表 1-3　使用抗霉素 A 前后各种递电子体的还原型百分数

底物/阻断剂	递电子体			
	FP	细胞色素 b	细胞色素 c+细胞色素 c_1	细胞色素 aa_3
琥珀酸	40	25	19	4
琥珀酸+抗霉素 A	100	100	0	0

从表 1-3 中可以看出，FP、细胞色素 b 位于抗霉素 A 阻断部位之前，细胞色素 c、细胞色素 c_1、细胞色素 aa_3 位于阻断部位之后。用不同抑制剂做此实验，就可以确定呼吸链中各种传递体的排列顺序。在体外实验中，将线粒体分成各种复合物，检测其各自催化的反应，再将其重组，检测其催化能力。

借助上述实验方法，呼吸链各组分的排列顺序已基本明确，但仍有些不一致的看法，其中 CoQ 至细胞色素 c 这一部分的排列顺序研究得还很不清楚，对 Fe-S 和 CoQ 的定位和数量也有争议。

（四）两条呼吸链组成和排列顺序

复合物Ⅰ、复合物Ⅲ、复合物Ⅳ组成一条呼吸链，主要催化 NADH 的脱氢氧化，称为 NADH 氧化呼吸链。复合物Ⅱ、复合物Ⅲ、复合物Ⅳ组成另一条呼吸链，催化琥珀酸的脱氢氧化，包括脂酰 CoA 和 α-磷酸甘油脱氢氧化，称为琥珀酸呼吸链或 FADH 呼吸链（图 1-15）。对应于每个复合物Ⅰ，大约需要 3 个复合物Ⅲ、7 个复合物Ⅳ，任何两个复合物之间没有稳定的连接结构，而是由 CoQ 和细胞色素 c 这样的可扩散性分子连接。

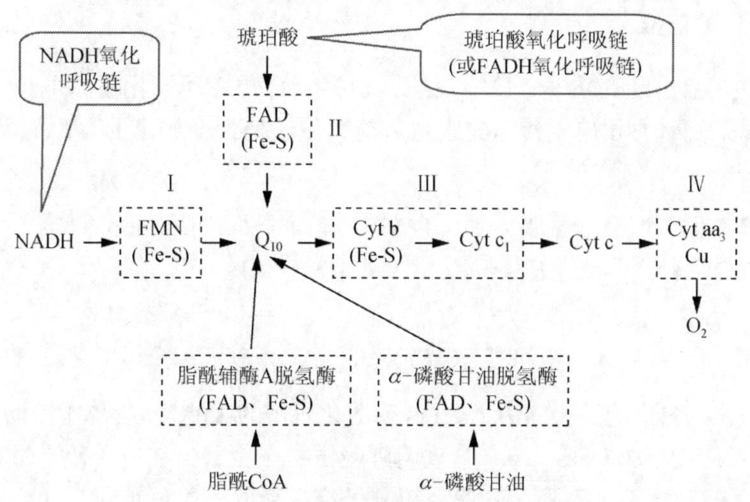

图 1-15　两条呼吸链的组成和电子传递顺序

呼吸链各组分有序排列，使电子按氧化还原电位从低向高传递，能量逐级释放，呼吸链中的复合物Ⅰ、复合物Ⅲ、复合物Ⅳ都是质子泵，可将质子有机质转移到膜间隙，形成质子驱动力（proton-motive force），驱动 ATP 的合成，实验证明人为提高线粒体膜间隙的质子浓度，能使线粒体合成 ATP。

二、氧化磷酸化

呼吸链电子传递过程中释放出能量，推动 ADP 磷酸化生成 ATP 的过程称为氧化磷酸化（oxidative phosphorylation）。氧化和磷酸化是两个不同概念。氧化是底物脱氢或失电子的过程，而磷酸化是指 ADP 与 Pi 合成 ATP 的过程。在结构完整的线粒体中氧化与磷酸化这两个过程是紧密偶联在一起的，即氧化释放的能量用于 ATP 合成，这个过程就是氧化磷酸化，氧化是磷酸化的基础，而磷酸化是氧化的结果。

（一）氧化磷酸化偶联部位

1．电子传递是放能的过程（exergonic）

怎么理解呼吸链电子传递过程中的能量释放？我们知道物理学中势能与动能的转换：当一个物体从一定高度落到地平面时，就失去了能量——势能，而失去的能量释放出来转换成动能；同样，电子经呼吸链传递至氧的过程时，也失去了“势能”，这个能量的大小与呼吸链的“落差”有关，而此“落差”就是跨越整个呼吸链的标准还原电位（$\Delta E^{\circ\prime}$）。$\Delta E^{\circ\prime}$反映了氧化还原反应中反应物供出电子或接受电子的能力。因而，$\Delta E^{\circ\prime}$与自由能（$\Delta G^{\circ\prime}$）变化有如下的关系：$G^{\circ\prime}=-n\text{F}\,\Delta E^{\circ\prime}$（$n$ 为电子数；F 为法拉第常数 96.5kJ/mol）。

2．呼吸链放能的部位

电子传递链自由能变化——放能反应：根据复合物之间氧化还原电位差（$\Delta E^{\circ\prime}$），代入上述公式就可计算出电子传递失去“势能”后转换为释放出的自由能（$\Delta G^{\circ\prime}$）。计算结果如下：

NADH →CoQ	$\Delta E^{\circ\prime}=-0.36\text{V}$	$\Delta G^{\circ\prime}=69.5\text{kJ/mol}$
Suc →CoQ	$\Delta E^{\circ\prime}=-0.10\text{V}$	$\Delta G^{\circ\prime}=19.3\text{kJ/mol}$
$CoQH_2$ →细胞色素 c	$\Delta E^{\circ\prime}=-0.21\text{V}$	$\Delta G^{\circ\prime}=40.5\text{kJ/mol}$
细胞色素 aa_3 →O_2	$\Delta E^{\circ\prime}=-0.51\text{V}$	$\Delta G^{\circ\prime}=96.5\text{kJ/mol}$

这些释放出的自由能是否能满足 ADP 磷酸化所需的吸能反应呢？因为 ADP 磷酸化所需自由能（$\Delta G^{\circ\prime}$）为 30.5kJ/mol。这表明呼吸链有三个部位在电子传递过程中释放的能量足以驱动 ATP 的合成。那么，呼吸链电子传递释放的能量转变为什么形式的能量呢，又怎么来驱动 ADP 磷酸化为 ATP 的反应呢？这些是氧化磷酸化偶联机制的内容。

（二）氧化磷酸化的偶联机制

1．化学渗透假说

为阐明氧化磷酸化机制，1961 年 Peter Mitchell 提出了化学渗透假说（chemiosmotic hypothesis）[5]，但当时没有引起人们的重视，1966 年他根据逐步积累的实验证据和生物膜研究的进展，逐步地完善了这一学说。20 世纪 70 年代关于化学渗透假说取得大量实验结果的支持，成为一种较为流行的假说，Mitchell 本人也因此获得了 1978

年诺贝尔化学奖。

氧化磷酸化的化学渗透学说的基本观点如下所述（图 1-16）。

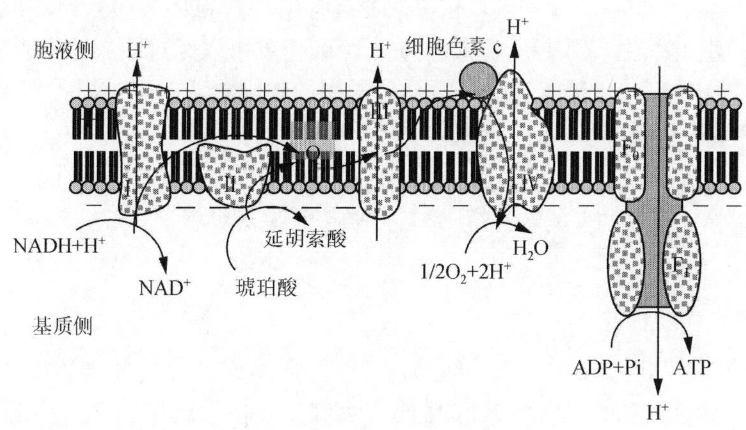

图 1-16 化学渗透学说

（1）线粒体的内膜中电子传递与线粒体释放 H^+ 是偶联的，即呼吸链在传递电子过程中释放出来的能量不断将线粒体基质内（M 侧）的 H^+ 逆浓度梯度泵至线粒体内膜，即胞液侧（C 侧），这一过程的分子机制还不十分清楚。

（2）H^+ 不能自由透过线粒体内膜，结果使线粒体内膜外侧 H^+ 浓度增高，基质内 H^+ 浓度降低，在线粒体内膜两侧形成一个质子跨膜梯度，线粒体内膜外侧带正电荷，内膜内侧带负电荷，这就是跨膜电位（$\Delta\Psi_m$）。由于线粒体内膜两侧 H^+ 浓度不同，内膜两侧还有一个 pH 梯度ΔpH，内膜外侧 pH 较基质 pH 约低 1.0，底物氧化过程中释放的自由能就储存于$\Delta\Psi_m$和ΔpH 中，两者合称质子电化学梯度（proton electochemical gradient，$\Delta\mu H^+$），代表了总的质子驱动力（proton motive force，ΔP）。

（3）线粒体外的 H^+ 可以通过线粒体内膜上的 ATP 合酶顺着 H^+ 浓度梯度进入线粒体基质中，同时释放出自由能用于 ATP 合成。

自从 Mitchell 提出化学渗透假说以来，已为大量的实验结果验证，为该学说提供了实验依据。

美国科学家 Cohen 等[6]于 1978 年以完整的大鼠肝细胞作为实验材料，以核磁共振（nuclear magnetic resonance，NMR）的方法直接观察到完整细胞中胞液与线粒体基质之间存在 H^+ 跨膜梯度，胞液的 pH 比线粒体基质的 pH 低 0.3，用解偶联剂处理，或用氮气代替氧气切断氧的供应，胞液和线粒体基质之间的 pH 梯度消失。

嗜盐菌（halobacterium haloblum）是一种能在高浓度盐溶液中生长的细菌，该菌中有一种结合蛋白质，称为菌紫质（bacteriorhodopsin），菌紫质能将光能转换成化学能。有人使用嗜盐菌做实验，在无 O_2 的情况下用光照射嗜盐菌，尽管无氧化作用，菌体内仍能维持一定的 ATP 浓度，若加入解偶联剂或加入磷酸化抑制剂二环己基碳二亚胺（DCC），则菌体内 ATP 浓度降低；加入呼吸抑制剂抑制电子传递，则不影响 ATP 合成，ATP 浓度不变。这说明电子传递和 H^+ 运动是可以分开加以研究的，而嗜盐菌为研究化学渗透学说的 H^+ 运动提供了一个理想的模型。于是，有人分离了嗜盐菌的菌紫质，并将其重组在人工脂质体中，然后用光照射，测得跨膜电位为 120mV（内负外正），同时膜外侧 H^+ 浓度增高，膜内外 ΔpH 约为 1.8，可以算出总的质子驱动力约为 $\mu\Delta H^+ = -120mV - 59^{①} \times 1.8 = -226mV$。若再将牛心线粒体内膜重组在此脂质体中，光照后可使 ADP+Pi 生成 ATP，这说明质子跨膜梯度可以经过线粒体内膜的三分子体将 H^+ 跨膜梯度中储存的能量转变为 ATP 分子中的化学能。ATP 是由位于线粒体内膜上的 ATP 合成酶催化 ADP 与 Pi 合成的。

（三）ATP 合酶的结构和作用机制

1. ATP 合酶结构组成

ATP 合酶（ATP synthetase）也称为 F_0F_1 复合物或复合物 V（图 1-17）[7]，分子质量 500kDa，状如蘑菇。其分为球形的 F_1（头部）和嵌入膜中的 F_0（基部），可以利用 $\mu\Delta H^+$ 合成 ATP，也可以水解 ATP 来转运质子，属于 F 型质子泵。每个肝细胞线粒体通常含 15 000 个 ATP 合酶，每个酶每秒钟可产生 100 个 ATP。

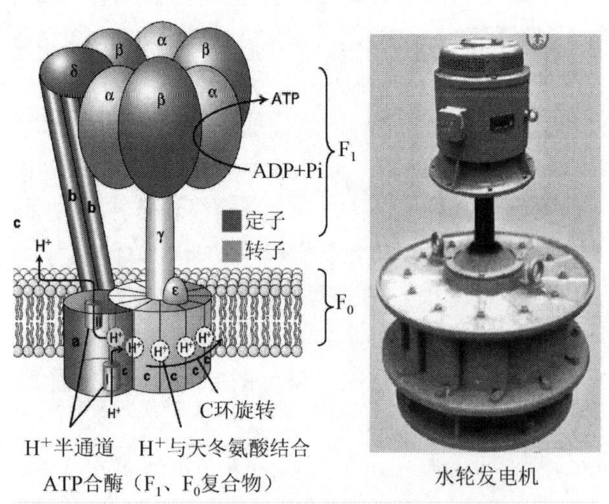

图 1-17　ATP 合酶结构[6]与水轮发电机

F_1 由 5 种多肽组成 α3β3γδε 复合体（相当于水轮发电机上端的发电机部分），具有三个 ATP 合成的催化位点（每个 β 亚基具有一个）。α 和 β 单位交替排列，状如橘瓣。γ 贯穿 αβ 复合体（相当于发电机的转子），并与 F_0 接触，ε 帮助 γ 与 F_0 结合。δ 与 F_0 的两个 b 亚基形成固定 αβ 复合体的结构（相当于发电机的定子）。

F_0 由三种多肽组成 a2b12c 复合体（相当于水轮发电机下端的水轮机部分），嵌入内膜，12 个 c 亚基组成一个环形结构，具有质子通道，可使质子由膜间隙流回基质。其中有一个亚基称为寡霉素敏感蛋白质（OSCP）。寡霉素能与 OSCP 结合，特异阻断这个 H^+ 通道，从而抑制 ATP 合成。

① $59 = 2.3RT/F$（T 为热力学温度；R 为理想气体常数；F 为法拉第常数）。

2. ATP 合酶工作原理

由于水的落差水由高处向低处流，冲击水轮机叶片旋转，水轮机带动发电机的转子旋转发电。因此，水力发电是水位差势能变成机械能，而又变成电能的转换过程。质子 ATP 合酶工作原理类似水轮发电机原理：$\Delta\mu H^+$ 蕴藏的势能驱动质子回流，质子从 a 亚基开口于膜间隙的质子半通道进入，与 c 亚基作用，推动 C 环逆时针方向转动，并从 a 亚基另一半通道进入线粒体基质。C 环转动经转子γ带动头部 F_1 逆时针方向转动。β 亚基是 ATP 合酶催化部位，由于γ亚基在头部中央孔隙逆时针方向转动，γ亚基不同位点周期性与 β 亚基作用，使 β 亚基发生规律性构象变化：松弛（loose）型构象（L）有捕捉 ADP 和 Pi 能力；紧密（tight）型构象（T），使 ADP 和 Pi 合成 ATP；开放（open）型构象（O），释出 ATP；之后，又自动恢复为 L。如此 L→T→O→L……，使 ATP 不断合成。从上述可以看出质子 ATP 合酶不仅结构上与水轮发电机相似，其工作原理上也有类似。因此，质子 ATP 合酶常称为“分子马达”（molecular motor）[8,9]。

（四）氧化磷酸化抑制剂

氧化磷酸化抑制剂可分为三类，即呼吸抑制剂、磷酸化抑制剂和解偶联剂。

1. 呼吸抑制剂

呼吸抑制剂抑制呼吸链的电子传递，也就是抑制氧化，氧化是磷酸化的基础，抑制了氧化也就抑制了磷酸化。呼吸链某一特定部位被抑制后，其底物一侧均为还原状态，其氧一侧均为氧化态，这很容易用分光光度法（双波长分光光度计）检定，重要的呼吸抑制剂有以下几种。

鱼藤酮（rotenone）是从植物中分离到的呼吸抑制剂，专一抑制 NADH→CoQ 的电子传递。其他还有阿米妥（amytal）、杀粉蝶素 A（piericidin）等。

抗霉素 A（antimycin A）由霉菌中分离得到，专一抑制 CoQ→细胞色素 c 的电子传递。

CN、CO、NaN_3 和 H_2S 均抑制细胞色素氧化酶。

2. 磷酸化抑制剂

磷酸化抑制剂抑制 ATP 的合成，抑制了磷酸化也一定会抑制氧化。

寡霉素（oligomycin）可与 F_0 的 OSCP 结合，阻塞氢离子通道，从而抑制 ATP 合成。DCC 可与 F_0 的 DCC 结合蛋白结合，阻断 H^+ 通道，抑制 ATP 合成。

3. 解偶联剂

解偶联剂（uncoupler）使氧化和磷酸化脱偶联，氧化仍可以进行，而磷酸化不能进行，解偶联剂作用的本质是增大线粒体内膜对 H^+ 的通透性，消除 H^+ 的跨膜梯度，因而无 ATP 生成，解偶联剂的作用使氧化释放出来的能量全部以热能的形式散发。动物棕色脂肪组织线粒体中有独特的解偶联蛋白（uncoupling protein，UCP），使氧化磷酸化处于解偶联状态，这对于维持动物的体温十分重要（图 1-18）。

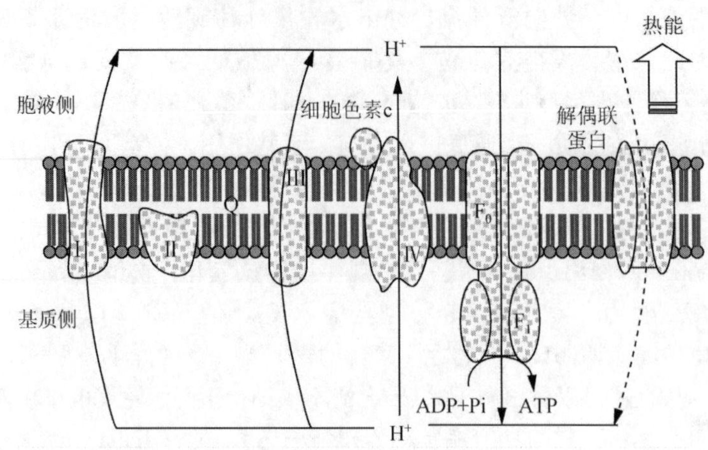

图 1-18　解偶联蛋白作用机制

常用的解偶联剂有质子载体：2，4-二硝基酚（dinitrophenol，DNP）、羰基-氰-对-三氟甲氧基苯肼（FCCP）；质子通道：增温素（thermogenin）；K^+ 载体：如缬氨霉素。某些药物（如过量的阿司匹林）也能使氧化磷酸化部分解偶联，从而使体温升高。

过量的甲状腺素也有解偶联作用，甲状腺素诱导细胞膜上 Na^+-K^+-ATP 酶的合成，此酶催化 ATP 分解，释放的能量将细胞内的 Na^+ 泵到细胞外，而 K^+ 进入细胞，Na^+-K^+-ATP 酶的转换率为 100 个分子 ATP/s，酶分子数增多，单位时间内分解的 ATP 增多，生成的 ADP 又可促进磷酸化过程。甲亢患者表现为多食、无力、喜冷怕热，基础代谢率（BMR）增高，因此也有人将甲状腺素看做是调节氧化磷酸化的重要激素。动物棕色脂肪组织和肌肉线粒体中有独特的解偶联蛋白，与维持体温有关。

（缪明永）

第三节　线粒体内其他代谢途径

线粒体有 1000 种以上的酶和其他蛋白质，这些酶和蛋白质按精确的顺序合理分布于线粒体的不同部位。因此，有人称线粒体为细胞的“酶袋子”（bag of enzyme）其除了参与合成 ATP 的氧化磷酸化酶系外，还有参与多种物质代谢的酶系，主要包括三羧酸循环、脂肪酸β-氧化、尿素合成、血红素合成等。

一、三羧酸循环

A. Szent-Györgyi 等首先发现外加的一些有机酸能被组织碎片氧化分解，同时某些组织内部分子也能被氧化；通过 C. Martius 和 F. Knoop 等的工作，弄清楚了琥珀酸、延胡索酸、苹果酸被分子氧氧化最快，而且明确了它们之间的序列关系；Krebs 等[10]

也开展不少工作，并于 1937 年提出了三羧酸循环（柠檬酸循环）（tricarboxylic acid cycle，TCA)，又称 Krebs 循环；1948 年 Lehninger 和 Kennedy 证明三羧酸循环全部酶“系”在线粒体基质。三羧酸循环的阐明是 20 世纪前半叶生化经典成就之一。

整个三羧酸循环过程如图 1-19 所示：三大营养物质分解生成乙酰 CoA 进入三羧酸循环，含 2 个碳原子（2C）的乙酰基首先与含 4C 的草酰乙酸在柠檬酸合酶催化下，缩合成含 6C 的柠檬酸。柠檬酸在顺乌头酸酶催化下，脱水生成顺乌头酸，再水化生成异柠檬酸。异柠檬酸在异柠檬酸脱氢酶催化氧化脱羧成为 5C 的 *α*-酮戊二酸。*α*-酮戊二酸再进行氧化脱羧，生成 4C 的琥珀酰 CoA。琥珀酰 CoA 在琥珀酰 CoA 合成酶催化下生成琥珀酸并通过底物水平磷酸化生成 1 分子 GTP，经琥珀酸脱氢酶催化生成延胡索酸，延胡索酸加水生成苹果酸，苹果酸脱氢氧化最终生成草酰乙酸。每经过一次循环，消耗 1 分子乙酰基中的 2C，循环中有两次脱羧反应生成 2 分子 CO_2；4 次脱氢反应，生成 $3NADH+H^+$ 和 $2FADH_2$，底物水平磷酸化生成 1 分子 GTP。循环一次产生的还有当量 $3NADH+H^+$ 和 $2FADH_2$ 经氧化磷酸化可产生 11 分子 ATP。三羧酸循环是三大营养物质的共同代谢通路，也是三大营养物质相互转变的联系枢纽，还为其他合成代谢提供前体物质。

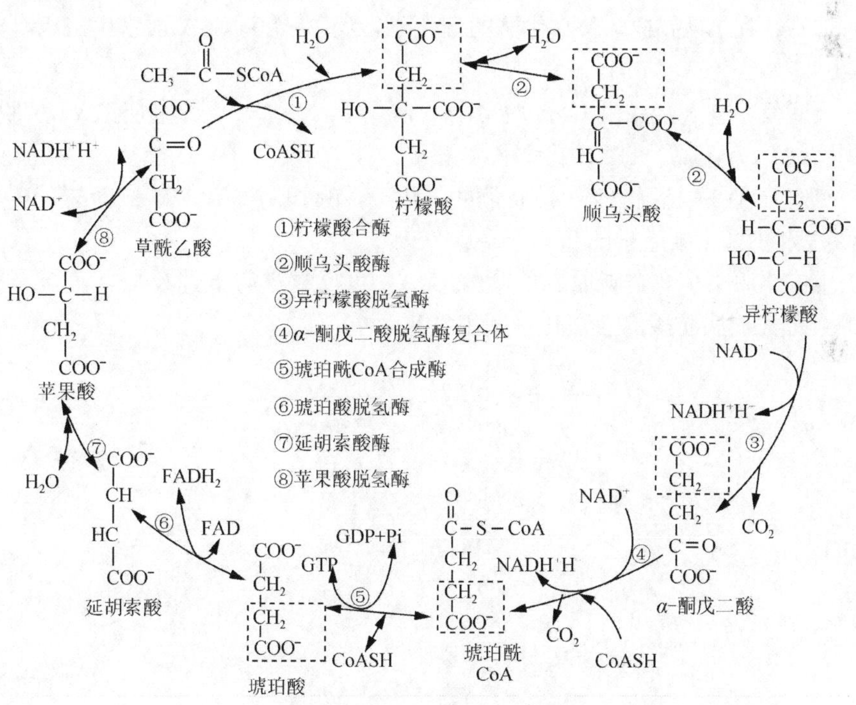

图 1-19 三羧酸循环反应过程

二、脂肪酸β-氧化

在氧供给充足的条件下，脂肪酸在体内分解成 CO_2 和 H_2O 并释放大量能量，以 ATP 形式供机体利用。在饥饿情况下脂肪酸是人及哺乳动物主要的能源物质，除脑组织外，大多数组织均能氧化脂肪酸，以肝脏及肌肉组织最为活跃。脂肪酸氧化分解过程大致可分为 4 个阶段。

第一阶段，脂肪酸的活化：在线粒体外胞液中内质网和线粒体外膜上的脂酰 CoA 合成酶催化下，脂肪酸活化生成脂酰 CoA。

第二阶段，脂酰 CoA 转运进入线粒体基质，长链脂酰 CoA 需要在肉碱、肉碱脂酰转移酶Ⅰ和Ⅱ、肉碱-脂酰肉碱转位酶等转运体系作用下才能进入线粒体基质，该转运过程是脂肪酸氧化分解的关键过程，其中的肉碱脂酰转移酶Ⅰ是关键酶。

第三阶段，脂肪酸β-氧化：这是脂肪酸在线粒体基质进行的主要分解过程。1904 年，Franz Knoop 利用 ω-苯基脂肪酸喂饲动物实验结果分析后推断，脂肪酸是在β-碳原子上发生氧化而被降解，并提出了脂肪酸β-氧化学说。在 20 世纪 50 年代阐明了脂肪酸β-氧化的全部过程，并证明代谢酶系都定位在线粒体基质中。

脂酰 CoA 在线粒体基质中脂肪酸 β-氧化多酶体系的催化下，从脂酰基的 β-碳原子开始，进行脱氢、加水、再脱氢及硫解 4 步连续反应，主要过程如下所述。

（1）脱氢：在脂酰 CoA 脱氢酶的催化下，脂酰 CoAα、β 碳原子各脱下一个氢原子，生成反 Δ^2烯酰 CoA，脱下的 2H 由 FAD 接受生成 $FADH_2$。

（2）加水：在 Δ^2烯酰 CoA 水化酶的催化下，反 Δ^2烯酰 CoA 加水生成 L（＋）-β-羟脂酰 CoA。

（3）再脱氢：在 β-羟脂酰 CoA 脱氢酶的催化下，L（＋）-β-羟脂酰 CoA 脱下 2H 生成 β-酮脂酰 CoA，脱下的 2H 由 NAD^+ 接受，生成 $NADH+H^+$。

（4）硫解：在 β-酮脂酰 CoA 硫解酶的催化下，β-酮脂酰 CoA 碳链断裂，生成 1 分子乙酰 CoA 和少 2 个碳原子的脂酰 CoA。

以上生成比原来少 2 个碳原子的脂酰 CoA，可反复进行上述反应，直至全部变成乙酰 CoA，即完成脂肪酸的 β-氧化（图 1-20）。

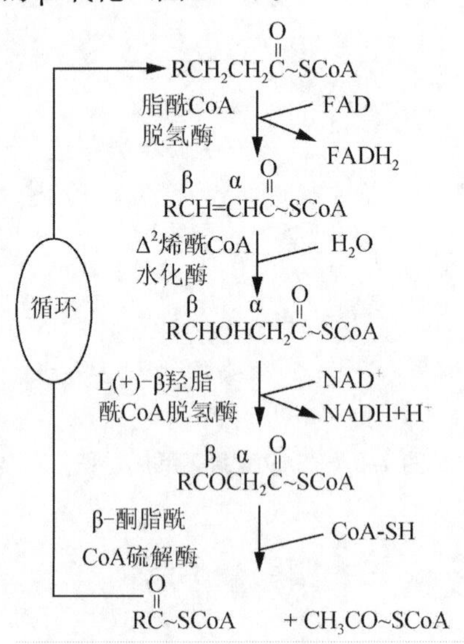

图 1-20 脂肪酸 β-氧化过程

最后，脂肪酸β-氧化的产物（乙酰CoA、$FADH_2$和$NADH+H^+$）进入第四阶段，即经三羧酸循环和氧化磷酸化彻底氧化分解产生大量ATP。

三、酮体生成和利用

（一）酮体生成

肝组织脂肪酸氧化生成的乙酰CoA，除部分进入三羧酸循环，提供肝组织本身需要的能量外，余下的乙酰CoA则转变成一类特殊的中间产物——酮体。酮体包括乙酰乙酸、β-羟丁酸和丙酮三种成分。

2分子的乙酰CoA在乙酰乙酰CoA硫解酶的作用下，脱去1分子HSCoA生成乙酰乙酰CoA。乙酰乙酰CoA在羟甲基戊二酸单酰CoA（HMG-CoA）合酶的作用下，再与1分子乙酰CoA缩合生成HMG-CoA，HMG-CoA在HMG-CoA裂解酶的作用下，裂解生成乙酰乙酸和乙酰CoA，乙酰乙酸在线粒体内膜β-羟丁酸脱氢酶作用下，被还原成β-羟丁酸，少量乙酰乙酸还可以自然脱羧生成丙酮（图1-21）。

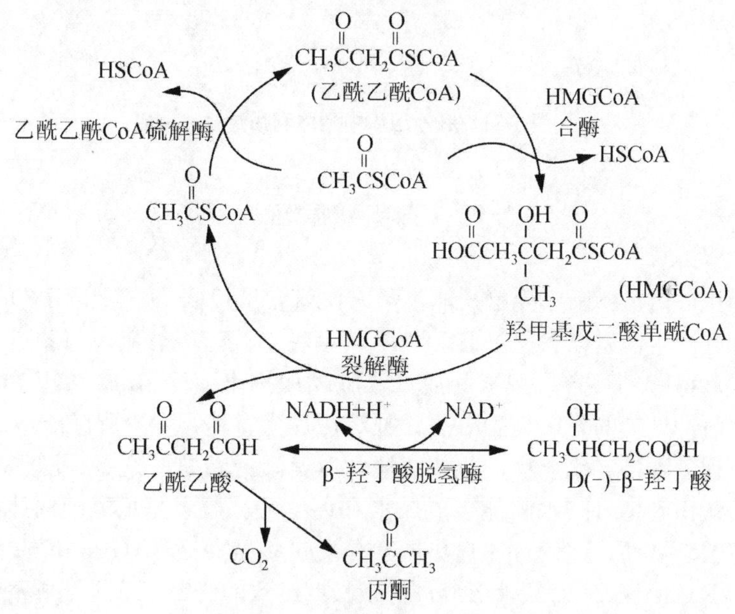

图1-21　肝内酮体生成反应过程

（二）酮体利用

肝外许多组织具有活性很强的利用酮体的酶，可以将酮体重新转化成乙酰CoA，再通过三羧酸循环将其彻底氧化分解。心脏、肾脏、脑及骨骼肌线粒体中含有高活性的琥珀酰CoA转硫酶。在琥珀酰CoA存在时，可以使乙酰乙酸活化，生成乙酰乙酰CoA。此外，肾脏、心脏及脑线粒体内还含有乙酰乙酸硫激酶，可以直接活化乙酰乙酸，生成乙酰乙酰 CoA。最后，乙酰乙酰 CoA 硫解生成乙酰 CoA，进入三羧酸循环彻底氧化分解。β-羟丁酸在 β-羟丁酸脱氢酶的催化下，脱氢生成乙酰乙酸，然后再转变成乙酰 CoA 而被氧化（图 1-22）。部分丙酮则在一系列酶催化下转变成丙酮酸或乳酸。

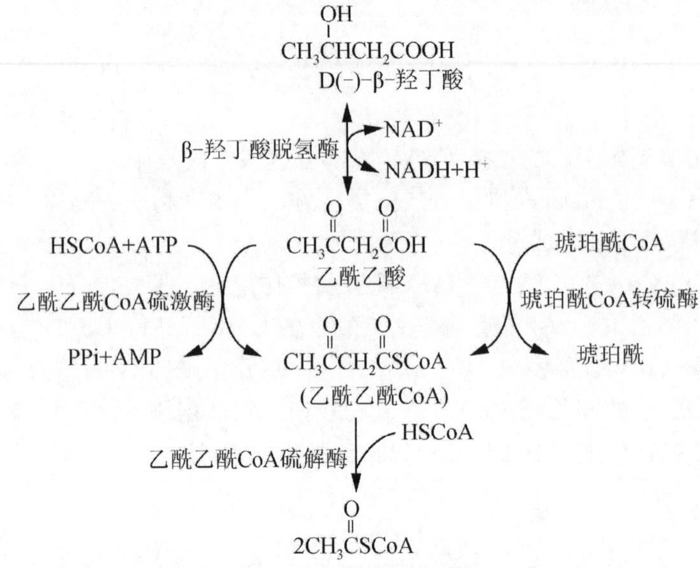

图 1-22 肝外组织中酮体利用过程

四、鸟氨酸循环

哺乳动物机体内虽不断产生氨，但正常人血氨含量很低，一般低于 60μmol/L。这是因为组织细胞产生的氨以谷氨酰胺和丙氨酸两种形式运至肝脏，与肠道吸收入肝脏的氨一起通过鸟氨酸循环合成尿素并通过肾脏随尿排出。H. A. Krebs 和 K. Henseleit 以悬浮于经过缓冲处理的有氧介质中的肝脏等切片为材料，发现肝脏能从 NH_3 形成尿素；若加入下列三种特定化合物，即鸟氨酸、瓜氨酸或精氨酸之一，脲形成速率将大大加快。早就认识到精氨酸水解能生成尿素和鸟氨酸，后者是瓜氨酸前体，瓜氨酸继而转化为精氨酸。从而，他们首先提出尿素是通过鸟氨酸循环（ornithine cycle）生成的[11]。此后，Ratner 等[12]对尿素形成进行了长期细致的研究，基本上弄清楚了尿素形成的酶促反应过程。尿素形成的反应部位有线粒体和胞质，其中线粒体有两步反应：NH_3 和 CO_2 在氨基甲酰磷酸合成酶（CPS-I）催化下合成氨基甲酰磷酸，氨基甲酰磷酸在鸟氨酸氨基甲酰基转移酶（OCT）的催化下，将氨甲酰基转移至鸟氨酸合成瓜氨酸。瓜氨酸运出线粒体，在胞质中依次转变为精氨酸和鸟氨酸，同时生成 1 分子尿素，鸟氨酸再进入线粒体参加瓜氨酸的合成（图 1-23）。

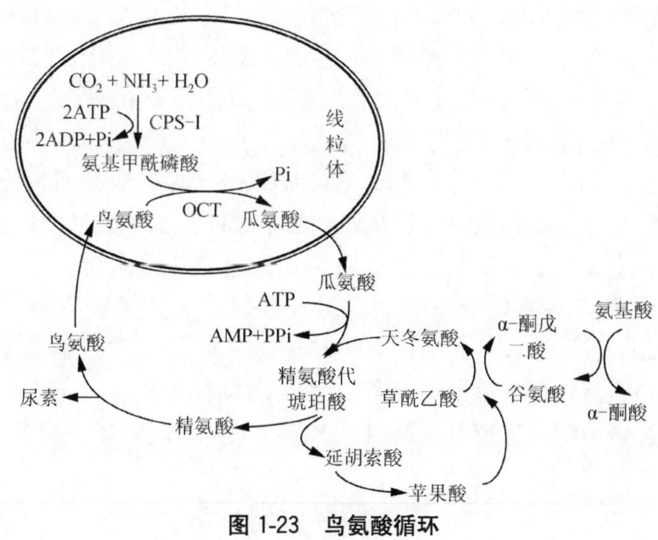

图 1-23　鸟氨酸循环

五、血红素合成

体内多种细胞内都能合成血红素，合成的血红素可分别作为肌红蛋白、细胞色素、过氧化物酶等的辅基。甘氨酸、琥珀酰 CoA 和 Fe^{2+} 是合成血红素的基本原料。合成的起始和终末阶段均在细胞线粒体内，中间阶段在胞浆内进行，整个血红素的合成过程可分为 4 个阶段（图 1-24）。

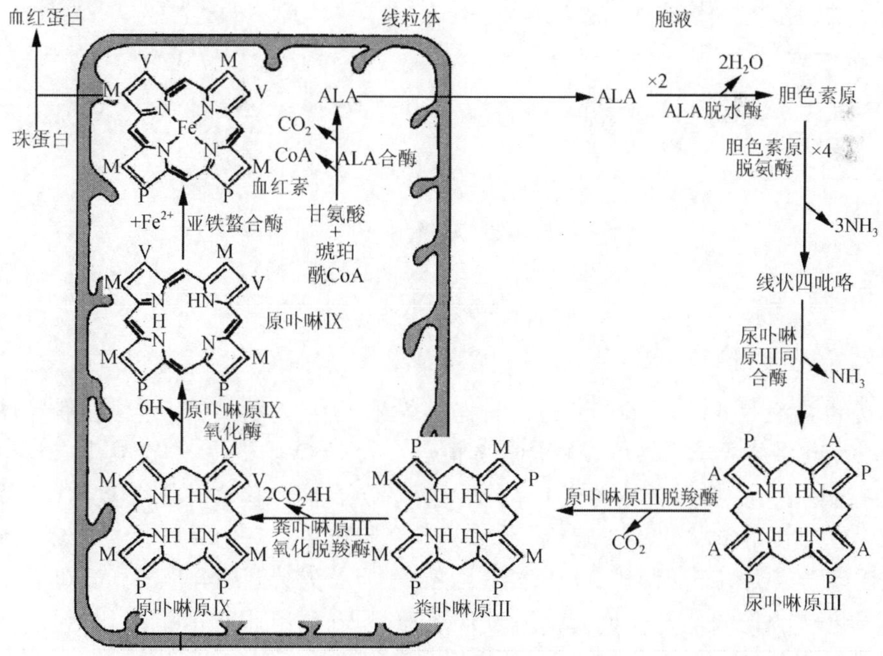

图 1-24　血红素合成

A. $-CH_2COOOH$；P. $-CH_2CH_2COOH$；M. $-CH_3$；V. $-CH=CH_2$

(1) δ-氨基-γ-酮戊酸生成：δ-氨基-γ-酮戊酸（ALA）合酶催化琥珀酰 CoA 与甘氨酸在线粒体内缩合生成 ALA，ALA 合酶是血红素合成的限速酶，受血红素的反馈调节。

(2) 生成胆色素原：生成的 ALA 由线粒体进入胞液，在 ALA 脱水酶催化下，2 分子 ALA 脱水缩合生成 1 分子胆色素原。

(3) 生成粪卟啉原：在胞液中，胆色素原脱氨酶、尿卟啉原Ⅲ同合酶、尿卟啉原Ⅲ脱羧酶依次催化 4 分子胆色素原、线状四吡咯、尿卟啉原和粪卟啉原Ⅲ的生成。

(4) 血红素的生成：生成的粪卟啉原Ⅲ再从胞液进入线粒体。粪卟啉原Ⅲ氧化脱羧酶和原卟啉原Ⅸ氧化酶催化粪卟啉原Ⅲ的侧链氧化生成原卟啉Ⅸ，血红素合成酶［即亚铁螯合酶（ferrochelatase）］催化原卟啉Ⅸ与 Fe^{2+} 结合生成血红素。生成的血红素从线粒体转运到胞液，在骨髓的有核红细胞及网织红细胞中，与珠蛋白结合成血红蛋白。或与其他蛋白质结合形成肌红蛋白、细胞色素类、过氧化物酶等。

六、双磷脂酰甘油合成

双磷脂酰甘油也称心磷脂（cardiolipin）（图 1-25），是线粒体内膜特征性磷脂，占内膜磷脂的 10%～20%。目前推测心磷脂与线粒体蛋白进入、折叠，在内膜上装配和稳定，以及内膜低通透性维持有关。心肌、骨骼肌等组织在 CTP 参与下，二脂酰甘油转变成 CDP-二脂酰甘油，然后 α-磷脂酰甘油结合，生成心磷脂。目前认为此反应过程在线粒体内膜上进行。

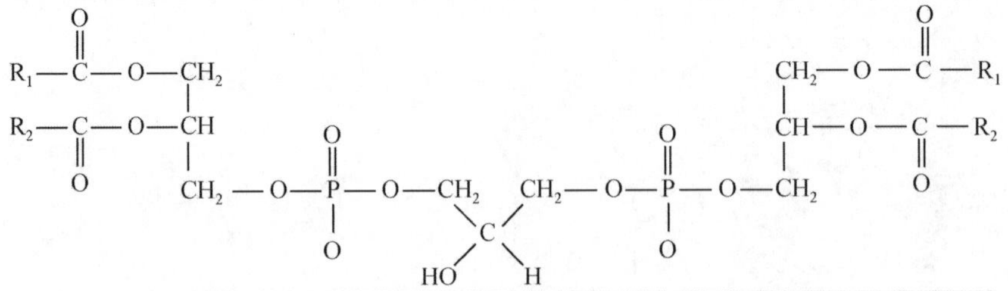

```
     O                                                                      O
     ‖                                                                      ‖
R1—C—O—CH2                                                     CH2—O—C—R1
            |                                                     |
R2—C—O—CH              O                          O          CH—O—C—R2
     ‖      |             ‖                          ‖           |      ‖
     O      CH2—O—P—O—CH2         CH2—O—P—O—CH2         O
                         |            \   /           |
                         O             C              O
                                      /   \
                                    HO     H
```

图 1-25　心磷脂分子

七、CoQ 合成

CoQ 也称泛醌（ubiquinol），是一种脂溶性醌类化合物，主要定位在线粒体内膜中，有一个含多个异戊二烯单位聚合成的侧链，人 CoQ 侧链由 10 个异戊二烯单位组成，用 CoQ_{10} 表示。线粒体内合成 CoQ 是由前体分子 *p*-羟基苯甲酸和聚异戊二烯焦磷酸缩合形成 CoQ 前体，进一步苯环修饰（羟化、脱羧和甲基化等）形成 CoQ。聚异戊二烯焦磷酸合成类似于胆固醇合成前期，由乙酰 CoA 为碳源缩合生成。CoQ 除了参与线粒体氧化磷酸化的能量代谢外，还发现还原型 CoQ 有很强的抗氧化活性。因此，CoQ 在一些实验和临床治疗中有很好的应用，常用的是短侧链的 CoQ。

（缪明永）

第四节 线粒体遗传

一、线粒体遗传的物质基础

1963 年，Nass 等[13]在对鸡卵母细胞的研究中首次发现线粒体 DNA（mtDNA）的存在。之后，人们又在线粒体中陆续发现了 RNA、DNA 聚合酶、RNA 聚合酶、tRNA、核糖体、氨基酸活化酶等参与 mtDNA 复制、转录和蛋白质生物合成的全套装备，说明线粒体具有独立的遗传体系。

（一）mtDNA 的结构和特点

mtDNA 分子为环状双链 DNA 分子，外环为重链（H 链），内环为轻链（L 链）。基因排列非常紧凑，除与 mtDNA 复制及转录有关的一小段区域外，无内含子序列。每个线粒体含数个 mtDNA，动物 mtDNA16～20kb，H 链编码 2 个 rRNA、14 个 tRNA 和 12 条多肽链，L 链则编码另外 8 个 tRNA 和一条多肽链。1981 年，剑桥大学的 Anderson 小组测定了人类线粒体基因组的全部核苷酸序列，被称为“剑桥序列”[14]。人 mtDNA 共包含 16 569 个碱基对，其中有 37 个基因分别编码 13 种蛋白质（多肽）、22 种 tRNA 与两种 rRNA（图 1-26）。人的每个体细胞中，有 1000～10 000 个线粒体，而每一个线粒体内则有 2～10 组 mtDNA。

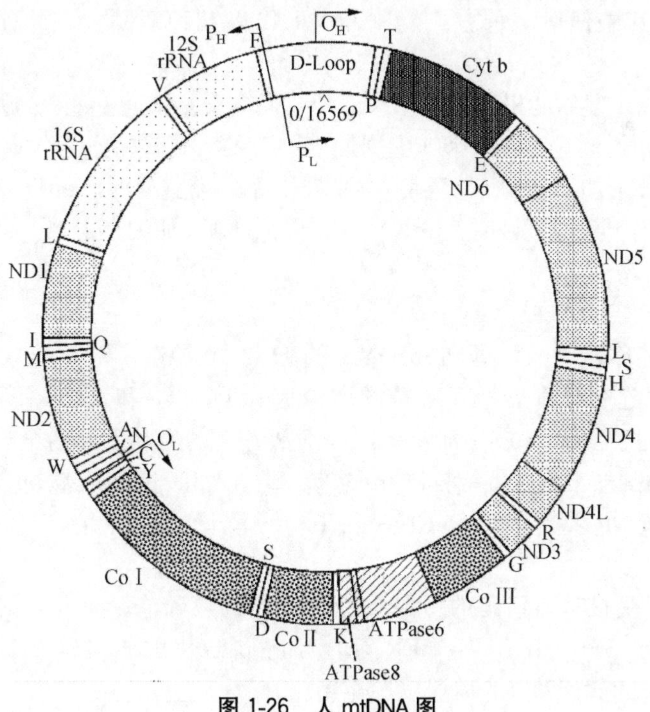

图 1-26 人 mtDNA 图

D-loop. D 环；Cyt b. 细胞色素酶 b；ND1～5. NADH 还原酶 1～5；Co Ⅰ～Ⅲ. 细胞色素 c 氧化酶Ⅰ～Ⅲ

与核基因组相比，线粒体基因组有如下特点：所有的基因都位于一个单一的环状DNA分子上；遗传物质没有核膜包被；DNA分子裸露，不为蛋白质所压缩（也有研究指出，人的线粒体转录因子A尽管不丰富，但它的量却足够覆盖mtDNA的全部区域，这提示mtDNA也许并不裸露[15]）；基因组排列紧凑，除与mtDNA复制及转录有关的一小段区域外，无内含子序列；一些密码子与通用密码子不同；一些碱基分别为两个不同基因的一部分，即某碱基作为一个基因的末尾，同时作为下一个基因的开始；有多个拷贝，不同组织器官细胞的线粒体拷贝数存在差异。

（二）mtDNA的复制、转录

虽然线粒体有自己的遗传物质，但其DNA的转录和复制同时受到核基因的调控。

1. mtDNA复制

Shadle等[16]的研究小组较早准确地阐述了mtDNA复制的机制。mtDNA复制主要是半保留复制。这种复制在核基因编码的线粒体特异的DNA聚合酶的作用下，起始于控制区L链的转录启动子，以L链为模板合成一段RNA作为H链复制的引物，在DNA聚合酶作用下，合成一条互补的H链，取代亲代H链与L链互补。被置换的亲代H链保持单链状态，这段发生置换的区域称为置换环或D环，所以此种DNA复制方式又被称为D环复制。线粒体的复制期主要在细胞周期的S期和G_2期，与细胞周期同步。mtDNA的复制形式除D环复制外，还有θ复制、滚环复制等，相同的细胞在不同环境中可以以其中任何一种方式复制，也可以以几种复制方式并存，其调节机制不明。

虽然对mtDNA复制的机制已经相对清楚，但对于复制这一过程的调节和控制仍知之甚少。目前所知道的是，在一个细胞周期内，有的mtDNA分子可能不止复制一次，而有的mtDNA分子却一次也不复制；当线粒体靠近细胞核时，mtDNA复制最活跃，而当线粒体位于细胞外围区域时，mtDNA几乎不复制，如轴突末端[1]。

2. mtDNA转录

mtDNA是对称转录的，即在mtDNA的H链（重链）和L链（轻链）上各有一个启动区，H链上有两个相互重叠的转录起始点（H_1和H_2），L链上有一个转录起始点（L）。两条DNA链全部转录，分别从各自的启动区开始全长对称转录合成前体RNA，经切割加工后产生线粒体mRNA、rRNA和tRNA，履行各自的生物学功能。重链编码2个rRNA、12个mRNA和14个tRNA；轻链编码1个mRNA和8个tRNA。

mtDNA转录受核基因编码的蛋白质及相关的激素调节。前者包括转录活化因子（NRF-1、NRF-2、SP-1、YY1、CREB等）和协同活化因子（PGC-1、PRC等）[17]，后者在RNA转录的起始和终止阶段发挥作用。

（三）mtDNA 损伤和修复

由于 mtDNA 是游离的，缺乏组蛋白保护，又处在一个高氧化还原的环境中，mtDNA 容易受到 ROS 的攻击而损伤。mtDNA 损伤包括单链断裂、双链断裂、碱基修饰、DNA 链间的交联等。

长期以来，人们一直认为线粒体中不存在 DNA 的修复，并认为这是线粒体中 DNA 损伤积累的原因。尽管 mtDNA 本身并不编码任何的 DNA 修复蛋白，近年来在线粒体提取物中却检测到了一定数量的修复因子，其中大多数是参与负责清除 DNA 中单个突变碱基的碱基切除修复途径（BER）的酶，提示线粒体中 DNA 修复的存在。已经证实，线粒体 DNA 修复的相关酶与它们负责核 DNA 修复的对应物由相同的基因编码。生物体通过选择不同的转录起始位点或以不同的剪切方式产生具有线粒体-靶向序列的转录本，也可以直接在翻译时通过选择不同翻译的起始位点生成线粒体-靶向信号肽，从而生成该修复基因定位到线粒体中的蛋白质形式[18]。

BER 是线粒体中最早发现也是相对研究的比较透彻的一种修复机制。BER 主要修复尚不足以引起 DNA 螺旋变形的小量的碱基损伤。BER 由一系列酶参加的反应完成，这些酶包括 DNA 糖基化酶、AP 内切核酸酶、DNA 聚合酶及 DNA 连接酶等。

除了碱基切除修复途径外，DNA 双链的断裂一般通过重组修复途径来修复。在酵母线粒体中，重组修复非常活跃，在哺乳动物线粒体中，人们曾经认为没有重组发生或极少发生。然而，越来越多的证据支持哺乳动物线粒体中存在 DNA 重组的说法，如顺铂诱导产生的链间的十字交叉，在哺乳动物线粒体中可以被修复[19]；在大鼠肝线粒体的提取物中可检测到同源重组和末端连接活性的存在[20]；利用二维电泳技术可以从人组织中检测到 mtDNA 重组的中间体[21]。所以，哺乳动物线粒体重组可能比先前所认为的更为普遍。

（四）线粒体蛋白质的生物合成

线粒体中的蛋白质只有少数是线粒体基因编码的，大多数线粒体蛋白质还是由核基因编码。所以线粒体蛋白质的生物合成涉及两个彼此分开的遗传系统。由线粒体基因编码的蛋白质的合成基本上属于原核类型，具有原核生物蛋白质合成的特点，如氯霉素可抑制线粒体的蛋白质合成，而不抑制细胞质的蛋白质合成；放线菌酮可抑制细胞质蛋白质的合成而不抑制线粒体蛋白质的合成。随着蛋白质组学的迅速发展，线粒体蛋白质组的研究也取得了很多进展。Chris 等[22]应用蛋白质组学的相关技术，对从 14 种不同老鼠组织中分离出的线粒体进行了研究，一共鉴定出了 1098 个线粒体蛋白质。这是迄今为止最全面的细胞线粒体的“组件清单”。人类线粒体中约有 1500 个蛋白质[23]，其中已经有 600 多种蛋白质被鉴定出来。线粒体蛋白质组研究必将为揭示生命现象的本质以及疾病的发病机制做出重要贡献。

二、线粒体的遗传特性

（一）线粒体基因组遗传密码

由于不同生物线粒体基因组大小不同，其所包含的遗传信息量也不同。除大部分使用核基因的通用密码外，线粒体基因组也有些特殊的密码子。表 1-4 列出了几种生物中特殊的遗传密码，除表中列出的遗传密码外，在哺乳动物线粒体中，甲硫氨酸还可由 AUA 密码子编码，终止密码子还有 UAA 和 UAG。

表 1-4　几种线粒体特殊遗传密码

密码子	通用密码	哺乳动物	果蝇	酵母	植物
UGA	终止	色氨酸	色氨酸	色氨酸	终止
AUA	异亮氨酸	甲硫氨酸	甲硫氨酸	甲硫氨酸	异亮氨酸
CUA	亮氨酸	亮氨酸	亮氨酸	苏氨酸	亮氨酸
AGA、AGG	精氨酸	终止	丝氨酸	精氨酸	精氨酸

（二）线粒体 DNA 的遗传特性

1. 结构紧密、编码效率高

在 mtDNA 中各基因排列紧密，无内含子，利用率极高。mtDNA 任何区域的突变都会累及线粒体氧化磷酸化功能。

2. 异质性

一个细胞中往往有成百上千个线粒体，如果这些 mtDNA 分子都一致，称为同质性。当 mtDNA 发生突变时，就会导致一个细胞内同时存在野生型和突变型两种mtDNA，称为异质性。当异质型细胞发生分裂时，突变型 mtDNA 在子细胞中会发生漂变，分裂旺盛的细胞（如血细胞）往往有排斥突变 mtDNA 的趋势，经无数次分裂后，细胞逐渐成为只有野生型 mtDNA 的同质型细胞。而分裂不旺盛的细胞（如肌细胞）则会逐渐积累突变型 mtDNA，漂变的结果使其表型也发生改变。

3. 严格的母系遗传

线粒体存在于细胞质中，在精卵结合时，受精卵的细胞质完全来自卵子，所以 mtDNA 是通过母系遗传的，发生在生殖细胞中的 mtDNA 突变能引起母系家族性疾病。

4. 高突变率

mtDNA 处于氧自由基的包围之中，极易受到损伤。因而，其突变率比核 DNA 高 10～20 倍。

5. 阈值效应

mtDNA 突变对表型的影响取决于细胞中突变型 mtDNA 和野生型 mtDNA 的比例以及该种组织对能量供应的依赖程度。当突变 mtDNA 的数目达到某种程度时，可引起组织器官的功能异常，称为阈值效应。中枢神经系统、心脏、骨骼肌、肾脏、肝脏和内分泌腺对能量需要较高，因而，mtDNA 的突变表型往往也容易表现出来。

（三）线粒体基因组的进化

线粒体基因组的进化是当前研究热点之一。由于受到的选择压力不同，mtDNA 的各个区域进化速率不同，鼠类 mtDNA 的变化顺序如下：D 环顺序＞rRNA 基因＞tRNA基因＞细胞色素 c 氧化酶亚单位＞ATP 酶亚单位＞细胞色素 b 基因＞NADH 还原酶亚单位。以前人们认为 mtDNA 基因序列是按中性进化的小型基因组，其碱基替换的数据可以作为种群及种间进化的精确的遗传标记。近年来，随着 mtDNA 重组和 mtDNA基因少量缺失造成的种内氨基酸变异现象的发现，逐渐认识到线粒体基因组不仅受自然选择压力的影响，还受到自己基因变化的影响，使人们对线粒体基因组的进化有了新的认识[24]。Moon 等[25]通过对线粒体假基因的定位研究发现几乎一半的线粒体基因定位在染色体的着丝粒和亚着丝粒区域，这些基因簇的大小为 0.085～3.2Mb，恰好与进化区域的平均大小一致，假基因的定位表明了进化轨迹，也许可以作为分子化石。

（四）线粒体基因与核基因的相互作用

1. 两套遗传物质的交流

线粒体基因相似序列在细胞核中是以假基因的形式存在的，广泛存在于动物细胞中，并存在一些共同特征：① 包括 rRNA 基因、蛋白质编码基因、调控区在内，均可在核基因组中找到其类似片段；② 核拷贝序列不仅可以很长，而且拷贝数也可能很高；③ 与其对应的 mtDNA 有很高的同源性；④ 在同一核基因组内，不同的插入序列进化程度不同；⑤ 与其对应的线粒体基因相比，具有不同的进化模式；⑥ 易被通用引物扩增。mtDNA 与核基因组之间存在着共同序列，这反映了线粒体遗传系统与细胞核遗传系统间有着广泛遗传物质的交流。一方面是线粒体遗传物质向细胞核输入，如 CoⅡ 序列是线粒体基因组的序列，大多数豆科植物中其细胞核和线粒体基因组中均有 CoⅡ 序列存在，而豇豆线粒体基因组中没有 CoⅡ 序列存在，它需要的基因产物细胞色素氧化酶必须由核基因来合成；另一方面是细胞核中遗传物质向线粒体转移，如在月见草的线粒体基因组中发现有编码反转录酶的核基因序列存在[26]。

2. 两套遗传物质的协作

在线粒体 1000 多种蛋白质中，约 90％都是由核基因编码的，包括线粒体的核糖体蛋白、氨酰-tRNA 合成酶及许多结构蛋白，它们在细胞质中合成后，定向转运到线粒体。所以，正常线粒体呼吸功能的维持需要线粒体和核基因编码产物的协作。正因为如此，线粒体也被称之为半自主细胞器。一方面，核基因对 mtDNA 的复制、转录、生物合成及线粒体的组装起到调控作用；另一方面，线粒体也可以通过一些氧化还原反应的产物或一些不完全代谢的产物以及其他信号分子对核基因中某些相关蛋白质分子的表达发挥调控作用[27]。

三、线粒体遗传病

由于线粒体基因组只控制线粒体小部分蛋白质的合成，而大多数蛋白质的合成由核 DNA 调控，因此线粒体疾病的遗传方式有两种，即母系遗传和孟德尔遗传。

（一）核基因突变和线粒体疾病

与线粒体疾病相关的核基因突变主要包括四大类：① 编码线粒体呼吸链的亚单位；② 编码线粒体呼吸链亚单位的装配因子；③ 维持 mtDNA 结构稳定性的因子；④ 参与线粒体生物合成的因子（如线粒体完整性、线粒体蛋白质输入、线粒体蛋白质合成、离子平衡、线粒体代谢）。目前已经鉴定的与线粒体疾病相关的核基因突变约 40 种（表 1-5）。

表 1-5　核基因突变相关的线粒体疾病

基因	染色体定位	临床表型	遗传模式*
呼吸链亚单位			
NDUFS1（复合物Ⅰ）	2q33—q34	Leigh 氏综合征	AR
NDUFS2（复合物Ⅰ）	lq23	脑病、心肌病	AR
NDUFS3（复合物Ⅰ）	11p11.11	Leigh 氏综合征	AR
NDUFS4（复合物Ⅰ）	5q11.1	Leigh 氏综合征	AR
NDUFS7（复合物Ⅰ）	19p13.3	Leigh 氏综合征	AR
NDUFS8（复合物Ⅰ）	11q13	Leigh 氏综合征	AR
NDUFV1（复合物Ⅰ）	11q13	Leigh 氏综合征	AR
NDUFV2（复合物Ⅰ）	18p11	心肌病、肌肉张力减退、脑病	AR
SDH-A（复合物Ⅱ）	5p15	Leigh 氏综合征	AR
SDH-B（复合物Ⅱ）	1p36.1—p35	嗜铬细胞瘤和副神经节细胞瘤	AD
SDH-C（复合物Ⅱ）	1q21	副神经节细胞瘤类型 3	AD
SDH-D（复合物Ⅱ）	11q23	嗜铬细胞瘤和副神经节细胞瘤类型 1	AD
UQCRB（复合物Ⅲ）	8q22	低血糖症、乳酸中毒	AR

续表

基因	染色体定位	临床表型	遗传模式*
装配因子			
B17.2L（复合物Ⅰ）	5q12.1	早发性脑病	AR
BCS1L（复合物Ⅲ）	2q33	脑病、肝功能衰竭和肾小管病、Leigh 氏综合征、GRACILE 综合征	AR
SURF1（复合物Ⅳ）	9q34	Leigh 氏综合征	AR
SCO1（复合物Ⅳ）	17p13—p12	新生儿肝功能衰竭和脑病	AR
SCO2（复合物Ⅳ）	22q13	新生儿心脑肌病	AR
COX10（复合物Ⅳ）	17p12—p11.2	新生儿肾小管病和脑病、Leigh 氏综合征、心肌病	AR
COX15（复合物Ⅳ）	10q24	早发肥厚性心肌病、Leigh 综合征	AR
LRPPRC（复合物Ⅳ）	2p21—p16	法国-加拿大 Leigh 综合征	AR
ATPAF2（复合物Ⅴ）	17p11.2	早发性脑病、乳酸中毒	AR
mtDNA 稳定			
POLG	15q25	阿尔帕斯氏综合征、adPEOA1 和 arPEO、男性不育、SANDO 综合征、SCAE	AD/AR
ANT1	4q35	adPEOA2、多重 mtDNA 缺失	AD
C10ORF2	10q24	adPEOA3、SANDO 综合征	AD
ECGF1	22q13.32—qter	线粒体神经胃肠脑肌病	AR
DGUOK	2p13	肝脑 mtDNA 缺失综合征	AR
TK2	16q22	肌病 mtDNA 缺失	AR
线粒体蛋白质输入			
DDP	Xq22	耳聋相关肌张力障碍或 Mohr-Tranebjaerg 综合征	X-linked
线粒体蛋白质合成			
EFG1	3q25	恶性肝脑病和乳酸中毒	AR
离子平衡			
FRDA	9q13	Friedreich 共济失调、神经病变、心肌病、糖尿病	AR
ABC7	Xq13.1—q13.3	铁粒幼红细胞性贫血症伴共济失调	X-linked
SPG7	16q24.3	痉挛性截瘫	AR
线粒体完整性			
OPA1	3q28—q29	视神经萎缩	AD
MFN2	1p36.2	Charcot-Maria-Tooth disease-2A2	AD
G4.5（afazzin）	Xq28	Barth 综合征、心肌病	X-linked
RMRP	9p21—p12	干骺软骨发育异常或软骨毛发发育不全	AR
线粒体代谢			
PDHA1	Xp22.2—p22.1	Leigh 氏综合征	X-linked
ETHE1	19q13	脑病、乙基丙二酸尿症	AR

* AD 表示常染色体显性遗传，AR 表示常染色体隐性遗传，X-linked 表示伴 X 染色体连锁遗传。

（二）mtDNA 突变和线粒体疾病

mtDNA 突变包括点突变和重排，后者又分为缺失和重复两种。目前已报道的 mtDNA 点突变 300 余种，其中涉及结构基因突变、tRNA 基因突变、rRNA 突变、D-Loop 突变；mtDNA 重排突变百余种。mtDNA 突变与临床表型之间关系复杂，同一种 mtDNA 突变可以引发多种不同的疾病表型，而不同的 mtDNA 突变也可以表现为同一种疾病表型。例如，mtDNA A3243G 突变临床表型可以是 MELAS，也可以是 CPEO、MIDD、MM 等；而与 Leber 遗传性视神经病（LHON）相关的 mtDNA 突变位点却高达 60 余种。

Leber 遗传性视神经病（Leber hereditary optic neuropathy，LHON）于 1871 年由 Leber 医生首次报道，因主要症状为视神经退行性变，故又称为 Leber 视神经萎缩。直到 1988 年，Wallace 在研究 Leber 遗传性视神经病的发病机制时发现，该病是由于 mtDNA 突变所致。诱发 LHON 的 mtDNA 突变均为点突变。目前已经报道的有约 30 种的 mtDNA 点突变与 LHON 有关。表 1-6 列出了最常见的 10 种 mtDNA 点突变，其中，前三种占所有 LHON 症状患者的 95%以上。

表 1-6　LHON 相关的常见的 10 种 mtDNA 点突变

临床类型	基因定位	突变类型	病例所占比例/%
LHON	MTND4	G11778A	69
LHON	MTND1	G3460A	13
LHON	MTND6	T14484C	14
LHON	MTND1	G3733A	罕见
LHON	MTND1	C4171A	罕见
LHON	MTND4L	T10663C	罕见
LHON	MTND6	G14459A	罕见
LHON	MTND6	C14482G（或 A）	罕见
LHON	MTND6	A14495G	罕见
LHON	MTND6	C14568T	罕见

线粒体病的病变如以侵犯骨骼肌为主，称为线粒体肌病；如病变除侵犯骨骼肌外，尚侵犯中枢神经系统，则称为线粒体脑肌病；如病变以侵犯中枢神经系统为主，则称为线粒体脑病。目前已经发现的线粒体病包括：肌阵挛癫痫伴破碎红纤维病（myoclonic epilepsy and ragged red fiber，MERRF）、线粒体脑肌病伴乳酸酸中毒及卒中样发作（mitochondrial encephalomyopathy with lactic acidosis and stroke-like episode，MELAS）、Kearns-Sayre 综合征（Kearns-Sayre syndrome，KSS）、慢性进行性外侧眼肌麻痹（chronic progressive external ophthalmoplegia，CPEO）、神经源性肌软弱、共济失调并发色素性视网膜炎（neurogenic muscle weakness，ataxia and retinitis pigmentosa，NARP）、Leigh 综合征（Leigh sysdrom，LS）和氨基糖苷类药物所致耳聋（DEAF）等。表 1-7 列出与这些疾病相关的主要的部分 mtDNA 突变类型。

表 1-7 与线粒体疾病相关的部分 mtDNA 突变类型

临床表型	基因定位	突变类型	涉及 RNA
MERRF	MTTK	A8344G、T8356C、G8361A	tRNA Lys
MERRF	MTTF	G611A	tRNA Phe
MELAS	MTTL1	A3243G、G3244A、A3252G、C3256T、T3271C 或 T3291C	tRNA Leu (UUR)
MELAS	MTTV	G1642A	tRNA Val
MELAS	MTTF	G583A	tRNA Phe
MELAS	MTRNR2	C3093G	16S Rrna
MELAS	MTND1	T3308C、G3376A、G3697A、G3946A 或 T3949C	—
MELAS	MTND4	A11084G	—
MELAS	MTND5	A12770G、A13045C、A13084T、G13513A 或 A13514G	—
MELAS	MTND6	G14453A	—
MELAS	MTCYB	14787del4	—
KSS	MTTL1	G3249A	tRNA Leu (UUR)
CPEO	MTTL1	C3254T	tRNA Leu (UUR)
	MTT1	T4274C、T4285C、G4298A 或 G4309A	tRNA Ile
	MTTA	T5628C	tRNA Ala
	MTTN	T5692C	tRNA Asn
	MTTN	G5698A	tRNA Asn
	MTTN	G5703G	tRNA Asn
	MTTK	G8342A	tRNA Lys
	MTTL2	G12294A、A12308G、T12311C 或 G12325A	tRNA Leu (CUN)
	MTND4	T11232C	—
NARP	MTATP6	T8993C 或 T8993G	—
LS	MTTV	C1624T	tRNA Val
	MTND3	T10158C	—
	MTND4	C11777A	—
	MTND5	T12706C	—
	MTATP6	T9176C、T9176G、T9185C、T9191C 或 T8993C	—
DEAF	MTRNR1	A827G、T961C、T961delT+Cins、T961insC、T1005C、A1116G、C1494T 或 A1555G	12S rRNA
	MTCO1	A7443G 或 A7445C	—

除以上线粒体疾病外，阿尔茨海默病、帕金森病、2 型糖尿病、肿瘤及衰老等与机体线粒体退变或功能障碍有关，不属于典型的线粒体遗传病，我们称之为线粒体相关疾病。这类疾病中的线粒体损伤与退变机制以及从线粒体角度来预防该类疾病的相关机制是本书将要讨论的重点，这部分内容后面章节将作专门讨论，此处不再赘述①。

（朱克军）

第五节　线粒体增殖和蛋白质转运

一、线粒体的增殖

许多研究结果和电镜观察证明，细胞内线粒体的增殖是通过已有的线粒体的分裂和出芽而来，有以下几种形式[1]。

（1）间壁分裂（图 1-27）：线粒体分裂时线粒体先由内膜向中心皱褶，或由线粒体某个嵴延伸到对侧而形成贯通嵴，将线粒体一分为二，使之成为外膜相连的两个独立的细胞器，接着线粒体完成分裂。这种方式常见于鼠肝和植物组织线粒体中。

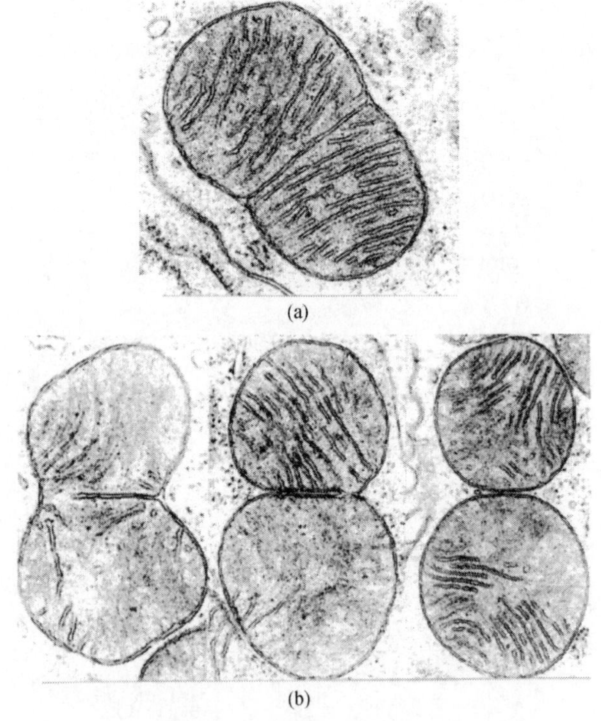

图 1-27　线粒体的间壁分裂[1]

（a）正在分裂中的线粒体；（b）线粒体分裂动态过程

① 本节部分图表内容参考了人线粒体基因数据库网站 URL：http：//www. mitomap. org，2009。

（2）收缩分裂（图 1-28）：线粒体分裂时通过线粒体中部缢缩并向两端不断拉长使整个线粒体呈哑铃形，最后分裂为两个线粒体。这种方式见于蕨类和酵母线粒体中。

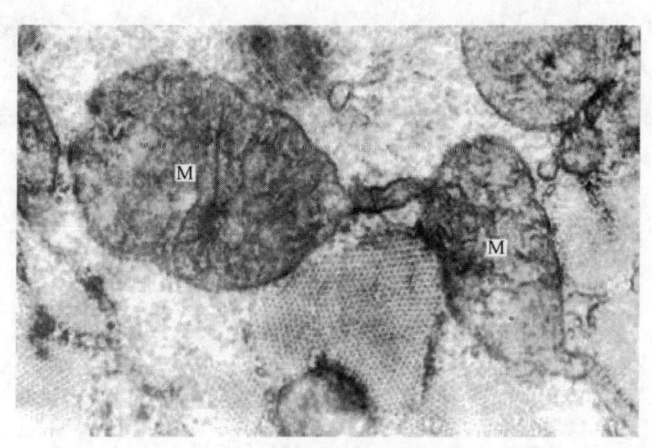

图 1-28　线粒体的收缩分裂[1]

（3）出芽（图 1-29）：线粒体出现小芽，脱落后长大，发育为线粒体。这种方式，见于酵母和藓类植物。

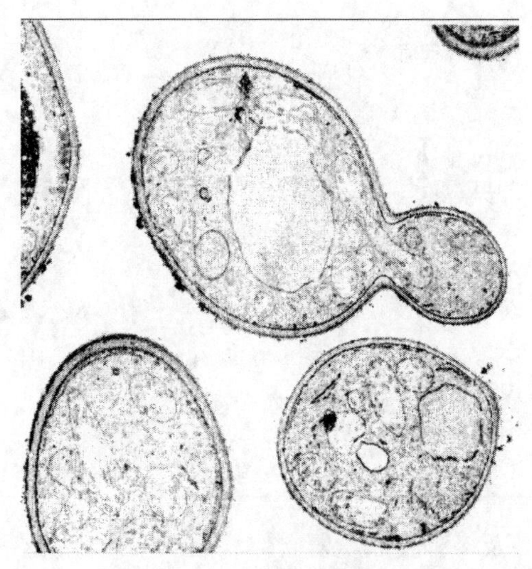

图 1-29　线粒体出芽[1]

二、线粒体蛋白质的转运

用标记氨基酸培养细胞，用氯霉素和放线菌酮分别抑制线粒体和细胞质的蛋白质合成，发现人 mtDNA 仅编码 13 条多肽，即细胞色素 c 氧化酶的 3 个亚基、F_0的 2 个亚基、NADH 脱氢酶的 7 个亚基和细胞色素 b 13 条多肽。线粒体含 1000 多种蛋白质，绝大多数由核基因编码，在细胞质中合成，定向转运至线粒体。这些蛋白质在运输以前，以未折叠的前体形式存在，与之结合的分子伴侣蛋白（属 Hsp70 家族）保持前体蛋白质处于非折叠状态。通常前体蛋白质N端有一段信号序列称为导肽、前导肽或转运肽（leader sequence、presequence或transit-peptide），完成转运后被信号肽酶（signal peptidase）切除，就成为成熟蛋白，这种现象称为后转译（posttranslation）。

线粒体前体蛋白质信号序列的特点（表1-8）为：①多位于肽链的N端，由大约20个氨基酸构成；②没有带负电荷的氨基酸，形成一个两性α螺旋，带正电荷的氨基酸残基和不带电荷的疏水氨基酸残基分别位于螺旋的两侧，现在认为这个螺旋与转位因子的识别有关；③对所牵引的蛋白质没有特异性要求，非线粒体蛋白连接上此类信号序列，也会被转运到线粒体。此外，有些信号序列位于蛋白质内部，完成转运后不被切除；还有些信号序列位于前体蛋白质C端，如线粒体的DNA解旋酶Hmil。

表1-8　线粒体蛋白质分选信号[28]

信号序列	定位	转运装置	信号序列位置
位于N端，富含带正电荷的和疏水的氨基酸，形成两性α螺旋，完成转运后被切除	基质	TOM TIM23	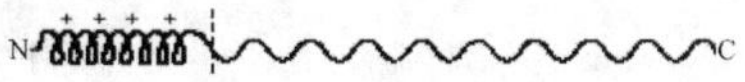 N+ + + +C
不被切除，含疏水性的停止转移序列，被安插到外膜	外膜	TOM	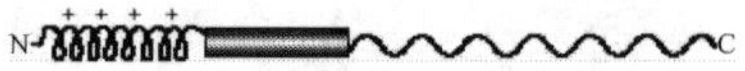 N+ + + +C
被切除，含疏水性的停止转移序列，被安插到内膜	内膜	TOM TIM23	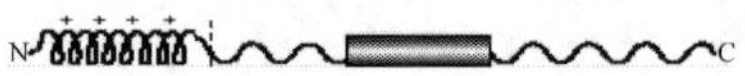 N+ + + +C
含两个信号序列，首先转运到基质，第一个信号序列被切除，第二个信号序列引导蛋白质进入内膜或膜间隙	内膜 膜间隙	TOM TIM23	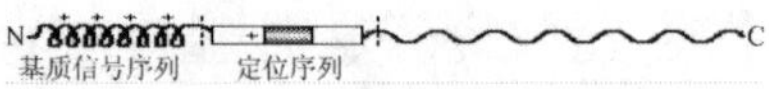 N+ + + + + C 基质信号序列　定位序列
结构类似于N端信号序列，但位于蛋白质内部	内膜	TOM TIM23	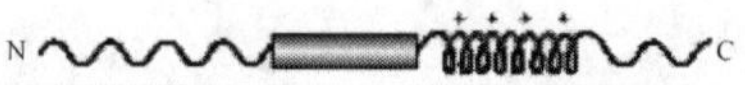 N+ + + +C
为线粒体代谢物的转运蛋白，如腺苷转位酶，具有多个内部信号序列和停止转移序列，形成多次跨膜蛋白	内膜	TOM TIM22	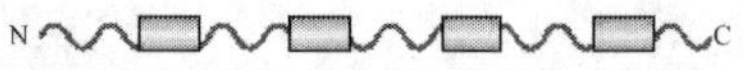 NC

线粒体蛋白质转运涉及多种蛋白质复合体（图1-30）[29]，这些复合体主要由受体和蛋白质转运孔道两部分组成，主要包括以下三类。①外膜转运酶（translocase of outer membrane，TOM）复合体，负责蛋白质通过外膜、进入膜间隙。在酵母中TOM70负责转运内部具有信号序列的蛋白质，TOM20负责转运N端具有信号序列的蛋白质，这两种蛋白质的功能都相当于内质网上的SPR受体，在人类线粒体中hTOM34的功能与TOM70相当。TOM复合体的通道被称为GIP（general import pore），相当于内质网上的SEC61复合体，主要由TOM40构成，还包括TOM22、TOM7、TOM6和TOM5。②内膜转位酶（translocase of inner membrane，TIM）复合体，其中TIM23负责将蛋白质转运到基质，也可将某些蛋白质安插在内膜；TIM22负责将线粒体的代谢物运输蛋白，如ADP/ATP和磷酸的转运蛋白插入内膜。③OXA复合体：负责将线粒体自身合成的

蛋白质插到内膜上，同样也可以使经由 TOM/TIM 复合体进入基质的蛋白质插入内膜。

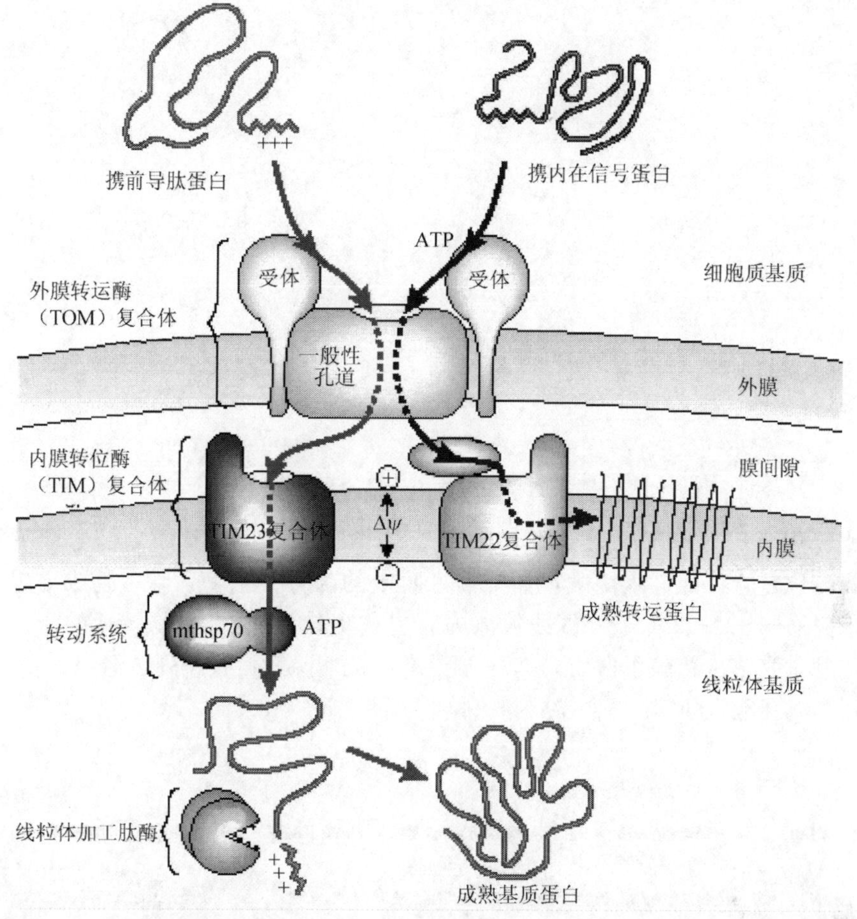

图 1-30　线粒体的蛋白质转运装置——外膜转运酶（TOM）复合体和内膜转位酶（TIM）复合体[29]

线粒体具有 4 个功能区隔，即外膜、内膜、膜间隙、基质。进入不同部位的蛋白质具有不同的转运途径。

进入外膜的蛋白质具有不被切除的 N 端信号序列，其后还有疏水性序列作为停止转移序列，然后蛋白质被 TOM 复合体安装到外膜上，如线粒体的各类孔蛋白。

进入基质的蛋白质可以先通过 TOM 复合体进入膜间隙，然后通过 TIM 复合体进入基质。也可以通过线粒体内膜、外膜间的接触点（鼠肝直径 1μm 线粒体上约 115 个接触点），一步进入基质，在接触点上 TOM 与 TIM 协同作用完成蛋白质向基质的输入（图 1-31）。

进入线粒体内膜和膜间隙的蛋白质具有以下几种情况（图 1-32）[30]：①蛋白质 N 端具有两个信号序列，首先被运送到基质，然后 N 端信号肽被切除，暴露出导向内膜的信号序列，在 OXA 的帮助下插入内膜［图 1-32（a）、（b）］。如果第二段信号序列被内膜外表面的异二聚体内膜蛋白酶（heterodimeric inner membrane peptidase，imp1/imp2）切除，则成为膜间隙蛋白质；②蛋白质 N 端信号序列的后面有一段疏水序列，

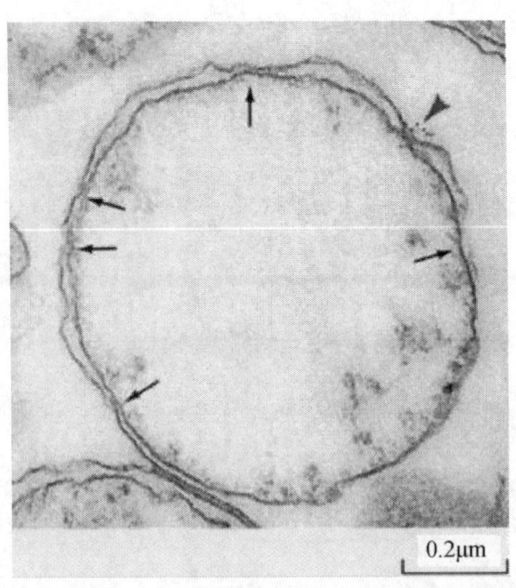

图 1-31　线粒体内外膜的接触点

扮演停止转移序列的角色，能与 TIM23 复合体结合，当进入基质的信号序列被切除后，脱离转位复合体而进入内膜，如果插入膜中的部分又被酶切除，则成为定位于膜间隙的蛋白质［图 1-32（c)］；③线粒体内膜上负责代谢底物/产物转运的蛋白质（如腺苷转位酶）是多次跨膜蛋白质，其 N 端没有可被切除的信号序列，但包含 3～6 个内部信号序列，可被 TIM22 复合体插到内膜上［图 1-32（d)］。

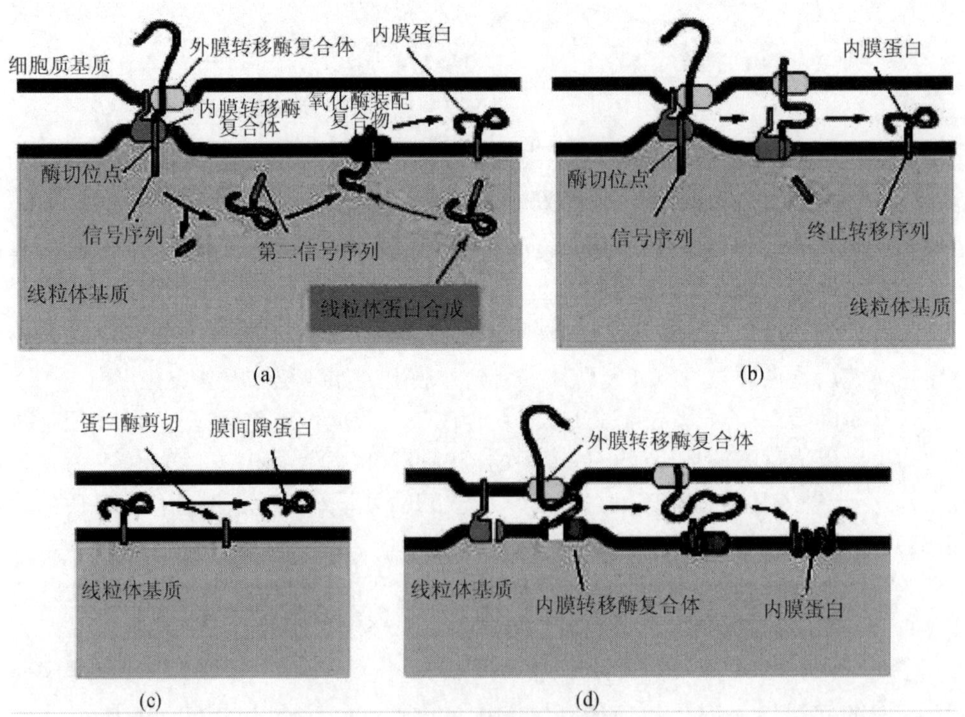

图 1-32　蛋白质进入内膜和膜间隙[30]

蛋白质的输入是一个耗能的过程，能量的来源为水解 ATP 和利用质子驱动力（$\Delta\mu H^+$）。能量消耗在线粒体外和进入线粒体基质两步上，在线粒体外解除与前体蛋白质结合的伴侣蛋白质分子，需要通过水解 ATP 获得能量；在通过 TIM 复合体进入基质时利用$\Delta\mu H^+$作为动力。虽然目前还不清楚$\Delta\mu H^+$是如何被利用的，但解偶联剂（如 DNP）能抑制蛋白质的转运。前体蛋白质进入线粒体基质后，线粒体 hsp70 一个接一个地结合在蛋白质线性分子上，像齿轮一样将蛋白质“铰进”（hand over hand）基质，这一过程也需要消耗 ATP。然后线粒体 hsp70 将蛋白质交给 hsp60，完成折叠。

（缪明永）

第六节 线粒体动态变化

作为细胞内重要的供能细胞器，线粒体功能是机体生理病理变化中的关键指证。随着对线粒体认识的逐步深入，线粒体在细胞内的动态变化日益受到研究者的重视。在正常生理状态下，细胞内线粒体处于动态变化中，包括线粒体形态、结构的变化，线粒体在细胞内分布的变化，单个线粒体的分裂再生和线粒体之间的相互融合，以及线粒体自噬等。近年来的研究表明，细胞内线粒体动态变化的紊乱与细胞凋亡密切相关，并在多种疾病中观察到线粒体动态变化的异常。本文将从线粒体运动、分布、分裂、融合和吞噬这几个方面对近年来线粒体动力学方面的研究作简要介绍。

一、线粒体的动态变化

（一）线粒体在细胞中的运动

线粒体在酵母中沿细胞骨架运动，在哺乳动物中依靠肌动蛋白和微管蛋白运动[31]，以确保线粒体在细胞内的分布以及线粒体在细胞分裂过程中的传递。线粒体主要聚集在能量需求高的区域中，与细胞不同位置的新陈代谢有关。例如，在神经细胞中，线粒体会在缺少线粒体的位点上停止运动，使线粒体在轴突上分布。用 JC-1 染色发现高膜电位的线粒体在神经元中向顺行方向迁移，低膜电位线粒体向逆行方向移动，这一现象表明活力旺盛的线粒体聚集在需要能量的区域，受损的线粒体会返回到胞体，这可能是为了清除或修复线粒体[31]。

（二）线粒体的形态变化

线粒体在细胞中有着不同的形态，包括小球状、长管状、相互交联的细管状[32]。细胞所处的环境不同，线粒体会以相应的形态来适应该环境。例如，长管状的线粒体可以快速传递膜电位，具有更高的活性。细胞中线粒体分裂（fragmentation）以便于线粒体运动到需要 ATP 的相应位置，如海马神经元中线粒体向突触移动需要线粒体的分裂[33]。线粒体形态的动态变化是通过线粒体的分裂和融合来实现的。线粒体在相遇后可以相互融合，包括线粒体内外膜和线粒体内部物质的融合（图 1-33）。单个线粒体也可以分裂为多个线粒体，在细胞分裂过程中将线粒体分配到子细胞中。

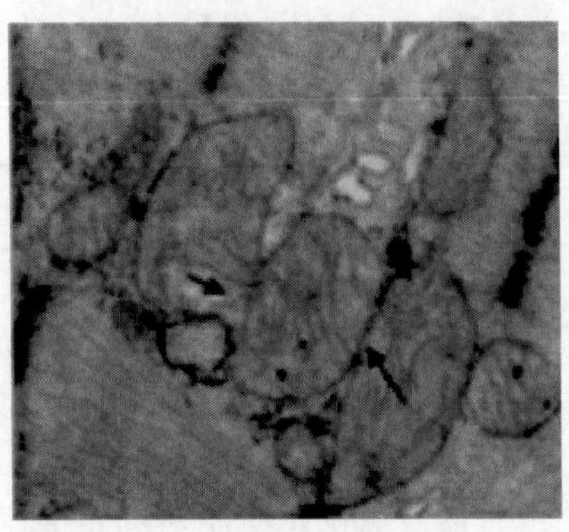

图 1-33　大鼠比目鱼肌细胞中的线粒体融合（×20 000）[34]

（三）线粒体融合与分裂

线粒体融合（fusion）与分裂（fission）不但可以改变线粒体的形态、影响线粒体的功能，而且还影响细胞的生存，并且与细胞凋亡有密切的关系。线粒体的分裂和融合是由多种蛋白质精确调控完成的。参与线粒体分裂的蛋白质包括 Drp1/Dnm1、Fis1、Fis2、Caf4p 和 Mdv1p 等，参与线粒体融合的蛋白质主要包括 Fzo1/Mfn1、Mfn2、OPA1、Mgm1 等（表 1-9）。

表 1-9　哺乳动物与酵母中线粒体融合和分裂相关分子

哺乳动物	酵母	作用
Mfn1[35−37]、Mfn2[36−38]	Fzo1[47−48]	线粒体融合
OPA1[39−40]	Mgm1[49−50]	线粒体融合
未知	Ugo1[51]	线粒体融合
Drp1[41−42]/DLP1[43]/DVLP[44]	Dnm1[44,52]	线粒体分裂
未知	Mdv1[53]/Fis2[54]/Gag3[55]/Net2[56]	线粒体分裂
hFis1[45−46]	Fis1[54]/Mdv2[53]	线粒体分裂

1. 调控线粒体分裂的相关分子

Drp1/Dnm1p 蛋白是 Dynamin 超家族的成员之一，它的氨基酸序列与 Dynamin 具有很高的同源性，有多个保守结构域，都有 GTPase 结构域（Dynamin domain）、中间区（middle domain，Dynamin-2 domain）和介导自组装的羧基末端的 GTPase 效应结构域（GTPase effecter domain，GED）[32]。Drp1/Dnm1 位于细胞质中，当线粒体分裂时，Dnm1、Drp1 形成同源多聚体在线粒体外膜上聚集成环，并通过水解 GTP 产生能量，促进环收缩，从而推动膜分裂[32,57]。在体外，纯化的Drp1能够组装成环形或螺旋形结，大小与压缩的线粒体相同，而不能水解GTP的Drp1突变体则引起线粒体的过度网络化，同时Drp1在线粒体周围呈条纹状排列[57]。在酵母中，Dnm1定位在线粒体上依赖于线粒体外膜上的Fis1和两个连接蛋白质Mdv1和Caf4的调节。然而，哺乳动物中敲除Fis1并没有影响Drp1的定位[33]。

Fis1是相对较小的膜蛋白，羧基端跨过线粒体外膜，氨基端的大部分蛋白质面向胞浆，其在线粒体膜上的分布不像Dnm1位于内陷点上，而是均匀分布于整个线粒体。蛋白质的胞浆区由一个羧基端的臂和6个反平行的α螺旋组成。这6个α螺旋形成三四氨基酸重复（tetratricopeptide repeat，TPR）样折叠，从而形成一个疏水的凹陷，类似一个口袋，以利于其他蛋白的结合[57]，如图1-34所示。

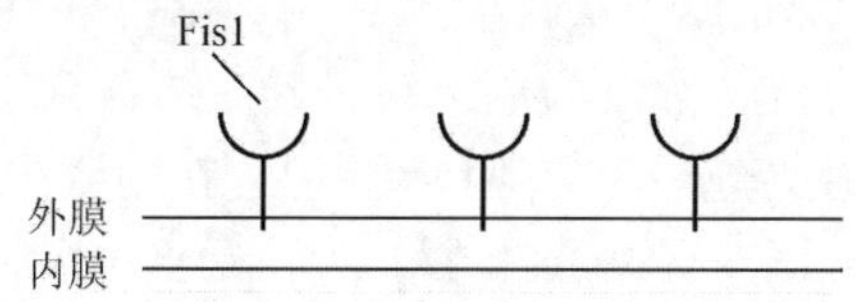

图1-34　Fis1在线粒体膜上的分布及其结构

2. 调控线粒体融合的相关分子

线粒体融合是由其内、外膜上的几种保守的蛋白质分子介导的，线粒体外膜融合的关键分子是Fzo家族蛋白，酵母、果蝇和哺乳动物中均存在，且相当保守。该家族蛋白包括一个GTPase结构域、几个coiled-coil结构域和一个跨膜区。哺乳动物中的Mfn1和Mfn2为Fzo的同源物。这两个蛋白质在融合过程中可形成同源和异源寡聚体，Mfn1有7个重复区形成反向平行的交织螺旋[31]。

线粒体内膜的融合是由Dynamin家族蛋白Mgm1/OPA1介导的。Mgm1/OPA1蛋白包括氨基端的线粒体信号肽、两个疏水区、一个GTPase结构域、一个中间区和羧基末端的GED结构域[57]。对Mgm1p的GTPase酶结构域中的保守位点进行突变，发现GTP结合和（或）水解是融合所必需的，影响GTP酶结构域的突变会减弱或消除Mgm1促进线粒体融合的能力[57]。Mgm1/OPA1蛋白家族均定位于线粒体内膜，调节线粒体内膜的形态结构[58]；在酵母中失去Mgm1或在哺乳动物细胞中敲除OPA1都会影响内膜的结构。Mgm1具有长型（l-Mgm1）和短型（s-Mgm1）两种结构，它们之间可以形成异源寡聚体[31]。Ugo1位于线粒体外膜上，可以同时结合Fzo1和Mgm1，并可能协调它们的功能。

（四）线粒体自噬

线粒体自噬（mitochondrial autophagy or mitophagy）[59]是指在氧化损伤、营养缺乏、细胞衰老等外界刺激的作用下，细胞内的线粒体发生去极化出现损伤，损伤线粒体被特异性的包裹进自噬体中并与溶酶体融合，从而完成损伤线粒体的降解，维持细胞内环境的稳定[60]。

由于线粒体在代谢过程中会产生活性氧自由基（ROS），ROS会损伤线粒体DNA，受损的线粒体DNA会进一步影响线粒体的功能，因此线粒体是一种比较容易受到损伤的细胞器。及时清除细胞内受损伤的线粒体对细胞维持正常状态具有重要作用。细胞主要通过自噬来清除损伤线粒体，维持细胞稳态。越来越多的研究表明，线粒体自噬是一种特异性的过程，线粒体通透性孔道通透性的改变在这个过程中起着重要的作用。线粒体自噬在维持细胞内线粒体的正常功能和基因组稳定性上起着重要作用。

在吞噬过程中，分离出来的膜可形成杯形的膜结构称为前吞噬小体，它最终用来包围要吞噬的目标。而隔离出来膜的来源还不是很清楚，有可能是来源于内质网(ER)。当包裹吞噬目标后即形成自噬体，然后再与溶酶体融合，通过溶酶体水解降解或循环利用。

在自噬体形成过程中，Atg12-Atg5结合Atg16然后移位到独立膜上，作为连接物形成自噬小泡并延长自噬小泡。Atg7激活Atg12并结合到Atg5，形成前吞噬小体。LC3是哺乳动物中的自噬相关分子，与Atg8同源，在胞浆中为LC3-Ⅰ，与Atg12一样，Atg7激活LC3-Ⅰ形成LC3-Ⅱ并选择性结合到膜上。当吞噬小泡与溶酶体融合后，LC3-Ⅱ降解[60]，如图1-35所示。

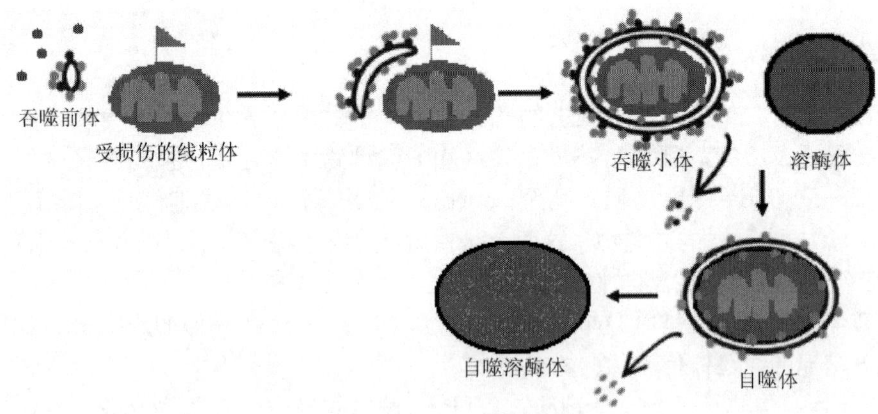

图1-35　线粒体自噬机制（另见彩版）

LC3-Ⅰ　LC3-Ⅱ　Atg12-Atg5-Atg16复合物；线粒体选择性吞噬标记分子

为了证明细胞可以选择性的通过自噬清除发生损伤的线粒体，Kim等[60]使用488nm的氩激光照射GFP-LC3转基因小鼠的肝细胞局部，发现低强度的激光照射可以引起线粒体暂时发生去极化，但过几分钟后会恢复正常，这时不会发生线粒体自噬。高强度的激光照射使线粒体发生永久损伤后，照射局部的线粒体会被含GFP-LC3的双层膜结构（绿色荧光）包围，形成线粒体自噬体。这些结果表明在饥饿诱导的线粒体自噬过程中，去极化的线粒体首先被包裹进含LC3的双层膜中，线粒体的去极化与通透性孔道（MPT）直接相关，包裹去极化线粒体的自噬体发生酸化并与溶酶体前体融合形成自噬溶酶体，并将线粒体降解。线粒体MPT的打开与线粒体的吞噬密切相关[61]。

二、线粒体动态变化与细胞凋亡

Frank 等首先发现了线粒体分裂相关蛋白质 Drp1 对细胞凋亡的调控作用，他们用荧光探针对线粒体进行染色，再用共聚焦显微镜观察其形态，发现细胞在凋亡刺激下，线粒体总是从网状结构转变为分散的线粒体。在细胞凋亡的早期阶段，线粒体在形态变化的同时数量显著增加，说明线粒体分裂参与了这一过程。半胱天冬蛋白酶（cysteine aspartate specific protease，caspase）抑制剂可以抑制凋亡的发生但不影响线粒体的片段化，而 $Drp1^{K38A}$ 不仅能够抑制凋亡线粒体的片段化，还可以抑制或延迟细胞色素 c 的释放、线粒体膜电位的下降和核 DNA 的片段化等凋亡表现[57]。

凋亡过程中的线粒体分裂是如何被诱导的？已有的研究提示 Bax/Bak 可能起着重要作用。在星孢菌素（staurosporine，STS）处理下，Bax 迁移到线粒体表面，与介导线粒体分裂蛋白 Drp1 定位在一起，可能帮助募集更大量的 Drp1 到线粒体表面以加强线粒体分裂活性。甚至在 $Drp1^{K38A}$ 抑制了凋亡时，Bax 也定位到 Drp1 在线粒体分布的点上，提示 Drp1 对凋亡的控制是 Bax 重分布下游的事件。Wasiak 等[62]通过荧光漂白技术发现，Bax/Bak 激活可以促进 Drp1 定位并锚定于线粒体外膜上，这一过程依赖于 Bax/Bak 而不是 Fis1。最新的一些研究发现，Bax 和 Bak 在维持细胞线粒体形态上起着重要作用。Bax 可以通过激活 Mfn2 的组装，改变其在线粒体膜的分布，促进线粒体的融合。Bak 可以与 Mfn1 和 Mfn2 相互作用，在发生细胞凋亡时，Bak 与 Mfn2 分离，但其与 Mfn1 的相互作用加强从而促进线粒体的片段化，Bak 的 BH3 结构域的突变可以抑制凋亡刺激时 Bak 与 Mfn2 的解离，从而抑制线粒体的片段化。在凋亡过程中线粒体融合有助于抑制线粒体片段化，通过 RNAi 下调 Mfn1 或 Mfn2 的表达，均可以增强细胞对凋亡信号的敏感性。然而也有研究表明，抑制线粒体分裂并不能抑制 Bax/Bak 引起的细胞凋亡，仅仅是减慢了细胞色素 c 的释放，提示线粒体形态的改变可能并不是细胞凋亡的必需条件[32]。

此外，线粒体与细胞凋亡的发生有密切的关系。主要表现在：第一，在凋亡发生前，线粒体膜的完整性受到破坏，由于线粒体内膜对氢离子的通透性增加引起线粒体膜电位降低或消失；第二，在细胞凋亡过程中，有多种凋亡诱导因子从线粒体释放，如细胞色素 c 在凋亡发生过程中从线粒体膜间隙被释放到细胞质中，细胞色素 c 在细胞质中会诱导激活 caspases 引起的典型凋亡变化；第三，对 Bcl-2 家族蛋白的广泛研究表明，它们主要通过调节线粒体的功能来调控细胞的凋亡。

在细胞凋亡过程中，线粒体分裂与线粒体上的一些蛋白质的动力学变化相关，包括 Bax、Bak、Mfn2、endophilin 和 Drp1[31]。抑制线粒体分裂活性、阻止线粒体分裂可以减少细胞色素 c 外流，所以可以减少或延迟细胞的凋亡。虽然细胞的凋亡可以在没有线粒体分裂的情况下发生，但线粒体的分裂对细胞死亡的速度和效率都是很重要的。Bax 和 Bak 除是促凋亡分子外，还会影响线粒体的形态，Bax 影响 Mfn2 在线粒体外膜上的分布，Bak 与 Mfn1 和 Mfn2 都相关[63]。

线粒体内膜的重构在细胞凋亡过程中对细胞色素 c 的释放起着重要作用，一系列的研究表明 OPA1 是内膜重构的决定因子之一。Frezza 等发现 OPA1 的 L 型和 S 型可以形成多聚体，从而控制线粒体嵴的形态；Bid 可以加宽线粒体嵴连接，破坏 OPA1 寡聚体，促进细胞色素 c 释放，诱导细胞凋亡，过表达 OPA1 则可以稳定嵴结构，延缓这一进程。细胞色素 c 位于线粒体嵴的膜间隙内，OPA1 调节嵴节点的大小从而调节细胞色素 c 的释放[64]。过表达 OPA1 可以在凋亡诱导因素存在的情况下，通过维持嵴节点的大小来阻止细胞色素 c 外流。

三、线粒体动态变化与疾病

线粒体动态变化可以使线粒体聚集到特定的亚细胞部位（如轴突中），使线粒体通过融合分裂交换彼此物质，控制线粒体的形态结构和质量水平。因此，线粒体可以快速的适应环境的变化，一旦线粒体的动态平衡受到破坏，就会引发一系列细胞功能的损伤。线粒体的分裂、融合、运动及吞噬都会影响神经细胞的功能。在正常的神经细胞中，线粒体通过运动分布在轴突、树突这些需要 ATP 的位置上，但是当线粒体动态平衡受到破坏后，就会影响神经元的正常功能。如 Drp1 蛋白的不正常表达，会引起线粒体分裂的异常。当 Drp1 的表达减少时，会引起线粒体分裂的减少，使线粒体在胞体中聚集而不能被运送到距离胞体较远的突触上或神经突出的末端；当 Drp1 的表达量较高时，会使线粒体的分裂异常升高，使线粒体的膜电位降低，生物功能下降[65]；线粒体的融合受到抑制后，线粒体片段化，受损的 mtDNA 不能通过与正常线粒体融合来修复[65]；线粒体自噬障碍会导致需要被清除的线粒体滞留于神经元内，影响神经元的正常代谢[66]。因此，由于神经元的特殊结构和代谢特点，线粒体的动态变化与神经疾病有着密切的关系。

OPA1 和 Mfn2 的突变会导致 ADOA 和 CMT2A 神经疾病[67]。此外，线粒体动态变化与神经退行性疾病有着密切的关系，如阿尔茨海默病（Alzheimer's disease，AD）、帕金森病（Parkinson's disease，PD）、亨廷顿病（Huntington's disease，HD）等，研究还发现 Mfn2 与 2 型糖尿病之间也存在着一定的关系[67]。

（一）遗传性疾病

线粒体融合相关基因的突变与神经疾病关系密切，OPA1 在常染色体遗传性视神经萎缩症（autosomal dominant optic atrophy，ADOA）患者中是突变的[68]。虽然这个基因在多种类型的细胞中都表达，但患者只是有视觉损伤症状，并由于神经节细胞的退化而视力受损。发病原因可能是由于 ADOA 患者的线粒体形态发生缺陷，导致了一定的线粒体呼吸障碍，造成供能不足，而视网膜神经节细胞对此异常敏感，从而引起视神经萎缩症[57]。最近发现在 CMT2A 神经疾病（Charcot-Marie-Tooth neuropathy type 2A，CMT2A）患者中存在 Mfn2 的突变。CMT 是一种常见的外周神经疾病，主要表现为远端肌肉无力并萎缩、腱反射减弱或消失、足畸形等临床症状[57]。CMT2A 中 Mfn2 的突变主要集中在 GTPase 结构域和两个 coiled-coil 区，而这两个区域的突变可能影响了 GTPase 的活性和 Mfn2 在线粒体外膜的定位，进而影响到线粒体融合[69,70]。Mfn2 与 CMT2A 的病理联系目前尚不清楚，一个可能的原因是 Mfn2 突变影响了线粒体分布和 ATP 合成，从而损伤了线粒体运输导致疾病[57]。

（二）阿尔茨海默病

阿尔茨海默病（AD）是一种渐进的、致命的神经变性无序的疾病，主要症状有认知功能障碍、失忆等。AD 的特点是β-淀粉样蛋白（Aβ）在细胞外斑块的形成以及在中枢神经系统细胞内缠结[71]。Aβ 沉淀的主要成分为 Aβ 肽，它是由几种蛋白酶剪切淀粉样前体蛋白质（APP）而形成的。有研究证明，Aβ 和 APP 会定位在线粒体膜上，诱导 ROS 产生，使线粒体分裂和融合的平衡被破坏[72]，造成线粒体结构和功能的损伤，形成恶性循环[73]。同时使线粒体在神经元内的分布平衡打破，线粒体累积在胞体中，在轴突和树突中的分布减少[72]，最终导致神经元损伤。同时，Aβ 能够刺激神经元细胞产生一氧化氮，使 Drp1 分子硝基化促进了 Drp1 的活力，诱导线粒体分裂的异常增加。进而使神经元树突缺失，最终导致神经元损伤和坏死[74]

（三）帕金森病

多巴胺神经元的缺失是造成帕金森病（PD）的主要原因，主要症状有震颤麻痹、僵硬、行动缓慢等。研究证明，线粒体的动态变化包括神经末梢中线粒体分布、分裂和融合，可以影响 PD 相关的神经元功能[65]。与 PD 相关的两个分子 Pink1、Parkin 在维持线粒体完整性上有重要作用[75]，最近的研究表明 Pink1 和 Parkin 能够促进线粒体分裂或抑制融合[65,66]。Parkin 可以标记受损伤的线粒体使线粒体发生选择性吞噬，维持线粒体在细胞内的健康水平，同时 Parkin 和 PINK1 影响着线粒体在神经元内的转运[65]。

（四）2 型糖尿病

2 型糖尿病会表现出胰岛素抵抗，这与线粒体功能损伤相关。研究发现，参与线粒体动态变化的蛋白质也会调节线粒体的新陈代谢[76,77]。线粒体融合蛋白 Mfn2 可以刺激呼吸作用，促进底物的氧化以及提高氧化磷酸化亚单位的表达，在 2 型糖尿病患者的肌肉中 Mfn2 的表达水平降低，治疗后 Mfn2 的水平会升高[77]。

四、小　　结

线粒体是动态变化的细胞器，它在生命循环中不断地变形、运动、分裂、融合及自噬，以此来调节线粒体的功能以适应细胞的生命活动需要。病理条件下，线粒体动态变化与细胞的存活及凋亡有着密切的关系，已经有证据表明线粒体动态变化在神经退行性疾病和代谢疾病中扮演着重要角色。可以预见的是，研究线粒体的动态变化将会为揭示相关神经退行性病变及代谢性疾病的发病机制以及防治办法提供新的思路。

（崔　杨　龙建纲）

参考文献

[1] Scheffler I E. Mitochondria. 2nd ed. New Jersey: John Wiley & Sous Inc Hoboken. 2011.

[2] Shen W, Liu K, Tian C, et al. R-α-Lipoic acid and acetyl-L-carnitine complementarily promote mitochondrial biogenesis in murine 3T3-L1 adipocytes. Diabetologia, 2008, **51**: 165-174.

[3] Fernandez-Moran H, Oda T, Blair P, et al. A macromolecular repeating unit of mitochondrial structure and function. The Journal of Cell Biology, 1964, **22**: 63-100.

[4] Chance B, Williams G R. Respiratory enzymes in oxidative phosphorylation. I. Kinetics of oxygen utilization. J Biol Chem, 1955, **217** (**1**): 383-393.

[5] Mitchell P. Coupling of phosphorylation to electron and hydrogen transfer by a chemi-osmotic type of mechanism. 1961, **191**: 4784.

[6] Cohen S, Ogawa S, Rottenberg H, et al. 31P nuclear magnetic resonance studies of isolated rat liver cells. Nature, 1978, **273** (**5663**): 554-556.

[7] Schnitzer M J. Doing a rotary two-step. Nature, 2001, **410**: 878-881.

[8] Capaldi R A, Aggeler R. Mechanism of the F (1) F (0) -type ATP synthase, a biological rotary motor. Trends Biochem Sci, 2002, **27**: 154-160.

[9] Zhou Y, Duncan T M, Cross R L. Subunit rotation in Escherichia coli FoF1 - ATP synthase during oxidative phosphorylation. Proceedings of the National Academy of Sciences, 1997, **94**: 10583.

[10] Krebs H A, Johnson W A. The role of citric acid in intermediate metablism in animal tissues. Enzymologia, 1937, **4**: 148-156.

[11] Ratner S. A long view of nitrogen metabolism. Annual Review of Biochemistry, 1977, **46**: 1-24.

[12] Krebs H. Urea formation in mammalian liver. Biochemical Journal, 1942, **36**: 758.

[13] Nass M M, Nass S. Intramitochondrial fibers with DNA characteristics. I. Fixation and electron staining reactions. J Cell Biol, 1963, **19**: 593-611.

[14] Karren M A, Coonrod E M, Anderson T K, et al. The role of Fis1p - Mdv1p interactions in mitochondrial fission complex assembly. The Journal of Cell Biology, 2005, **171**: 291-301.

[15] Takamatsu C, Umeda S, Ohsato T, et al. Regulation of mitochondrial D-loops by transcription factor A and single-stranded DNA-binding protein. EMBO Rep, 2002, **3**: 451-456.

[16] Shadel G S, Clayton D A. Mitochondrial DNA maintenance in vertebrates. Annu Rev Biochem, 1997, **66**: 409-435.

[17] Scarpulla R C. Transcriptional activators and coactivators in the nuclear control of mitochondrial function in mammalian cells. Gene, 2002, **286**: 81-89.

[18] Zhu K J, Wang Z C, Wang X M. Progress of enzyme in mitochondrial DNA repair system. Yi Chuan, 2004, **26**: 274-282.

[19] LeDoux S P, Wilson G L, Beecham E J, et al. Repair of mitochondrial DNA after various types of DNA damage in Chinese hamster ovary cells. Carcinogenesis, 1992, **13**: 1967-1973.

[20] Lakshmipathy U, Campbell C. Double strand break rejoining by mammalian mitochondrial extracts. Nucleic Acids Res, 1999, **27**: 1198-1204.

[21] Kajander O A, Karhunen P J, Holt I J, et al. Prominent mitochondrial DNA recombination intermediates in human heart muscle. EMBO Rep, 2001, **2**: 1007-1012.

[22] Meisinger C，Sickmann A，Pfanner N. The mitochondrial proteome：from inventory to function. Cell，2008，**134**：22-24.

[23] Taylor S W，Fahy E，Zhang B，et al. Characterization of the human heart mitochondrial proteome. Nat Biotechnol，2003，**21**：281-286.

[24] Kraytsberg Y，Schwartz M，Brown T A，et al. Recombination of human mitochondrial DNA. Science，2004，**304**：981.

[25] Moon S，Cho S，Kim H. Organization and evolution of mitochondrial gene clusters in human. Genomics，2008，**92**：85 93.

[26] 闫华超，高岚. 线粒体DNA遗传特性的研究进展. 生物技术，2003，**13**：2.

[27] 王学敏，杨雨善，李孝基. 线粒体和核基因的协作. 国外医学分子生物学分册，2000，**22**：4.

[28] Pfanner N，Geissler A. Versatility of the mitochondrial protein import machinery. Nat Rev Mol Cell Biol，2001，**2**：339-349.

[29] Rassow J，Pfanner N. The protein import machinery of the mitochondrial membranes. Traffic，2000，**1**：457-464.

[30] Alberts B，Johnson A，Lewis J，J，et al. Molecular Biology of the Cell. 5th ed. New York：Garland Science，2002.

[31] Detmer S A，Chan D C. Functions and dysfunctions of mitochondrial dynamics. Nat Rev Mol Cell Biol，2007，**8**：870-879.

[32] Brunet A，Sweeney L B，Sturgill J F，et al. Stress-dependent regulation of FoxO transcription factors by the SIRT1 deacetylase. Science，2004，**303**：2011-2015.

[33] Chan D. Mitochondria：dynamic organelles in disease，aging，and development. Cell，2006，**125**：1241-1252.

[34] Sun M，Qian F，Shen W，et al. Mitochondrial nutrients stimulate performance and mitochondrial biogenesis in exhaustively exercised rats. Scandinavian Journal of Medicine & Science in Sports，2011.

[35] Legros F，Lombès A，Frachon P，et al. Mitochondrial fusion in human cells is efficient，requires the inner membrane potential，and is mediated by mitofusins. Molecular Biology of the Cell，2002，**13**：4343-4354.

[36] Chen H，Detmer S A，Ewald A J，et al. Mitofusins Mfn1 and Mfn2 coordinately regulate mitochondrial fusion and are essential for embryonic development. The Journal of Cell Biology，2003，**160**：189-200.

[37] Rojo M，Legros F，Chateau D，et al. Membrane topology and mitochondrial targeting of mitofusins，ubiquitous mammalian homologs of the transmembrane GTPase Fzo. Journal of Cell Science，2002，**115**：1663-1674.

[38] Santel A，Fuller M T. Control of mitochondrial morphology by a human mitofusin. Journal of Cell Science，2001，**114**：867-874.

[39] Tzagoloff A. Mitochondria. New York：Plenum Press，1982.

[40] Delettre C，Lenaers G，Griffoin J M，et al. Nuclear gene OPA1，encoding a mitochondrial dynamin-related protein，is mutated in dominant optic atrophy. Nature Genetics，2000，**26**：207-210.

[41] Smirnova E，Shurland D L，Ryazantsev S N，et al. A human dynamin-related protein controls the distribution of mitochondria. The Journal of Cell Biology，1998，**143**：351-358.

[42] Smirnova E，Griparic L，Shurland D L，et al. Dynamin-related protein Drp1 is required for mitochondrial division in mammalian cells. Molecular Biology of the Cell，2001，**12**：2245-2256.

[43] Pitts K，Yoon Y，Krueger E，et al. The dynamin-like protein DLP1 is essential for normal distribution and morphology of the endoplasmic reticulum and mitochondria in mammalian cells. Molecular Biology of the Cell，1999，**10**：4403-4417.

[44] Bleazard W，McCaffery J M，King E J，et al. The dynamin-related GTPase Dnm1 regulates mitochondrial fission in yeast. Nature cell biology，1999，**1**：298-304.

[45] James D I，Parone P A，Mattenberger Y，et al. hFis1，a novel component of the mammalian mitochondrial fission machinery. Journal of Biological Chemistry，2003，**278**：36373-36379.

[46] Yoon Y，Krueger E W，Oswald B J，et al. The mitochondrial protein hFis1 regulates mitochondrial fission in

mammalian cells through an interaction with the dynamin-like protein DLP1. Molecular and Cellular Biology, 2003, **23**: 5409-5420.

[47] Hermann G J, Thatcher J W, Mills J P, et al. Mitochondrial fusion in yeast requires the transmembrane GT-Pase Fzo1p. The Journal of Cell Biology, 1998, **143**: 359-373.

[48] Rapaport D, Brunner M, Neupert W, et al. Fzo1p is a mitochondrial outer membrane protein essential for the biogenesis of functional mitochondria in Saccharomyces cerevisiae. Journal of Biological Chemistry, 1998, **273**: 20150-20155.

[49] Shepard K A, Yaffe M P. The yeast dynamin-like protein, Mgm1p, functions on the mitochondrial outer membrane to mediate mitochondrial inheritance. The Journal of Cell Biology, 1999, **144**: 711-720.

[50] Wong E D, Wagner J A, Gorsich S W, et al. The dynamin-related GTPase, Mgm1p, is an intermembrane space protein required for maintenance of fusion competent mitochondria. The Journal of Cell Biology, 2000, **151**: 341-352.

[51] Sesaki H, Jensen R E. UGO1 encodes an outer membrane protein required for mitochondrial fusion. The Journal of Cell Biology, 2001, **152**: 1123-1134.

[52] Sesaki H, Jensen R E. Division versus fusion: Dnmlp and Fzolp antagonistically regulate mitochondrial shape. The Journal of Cell Biology, 1999, **147**: 699-706.

[53] Tieu Q, Nunnari J. Mdv1p is a WD repeat protein that interacts with the dynamin-related GTPase, Dnmlp, to trigger mitochondrial division. The Journal of Cell Biology, 2000, **151**: 353-366.

[54] Mozdy A, McCaffery J, Shaw J. Dnmlp GTPase-mediated mitochondrial fission is a multi-step process requiring the novel integral membrane component Fislp. The Journal of Cell Biology, 2000, **151**: 367-380.

[55] Fekkes P, Shepard K A, Yaffe M P. Gag3p, an outer membrane protein required for fission of mitochondrial tubules. The Journal of Cell Biology, 2000, **151**: 333-340.

[56] Cerveny K L, McCaffery J M, Jensen R E. Division of Mitochondria Requires a NovelDNM1-interacting Protein, Net2p. Molecular Biology of the Cell, 2001, **12**: 309-321.

[57] 蒋春笋，肖伟明，陈佺. 线粒体分裂，融合与细胞凋亡. 生物物理学报，2007，**23**：256-264.

[58] Hoppins S, Nunnari J. The molecular mechanism of mitochondrial fusion. Biochimica et Biophysica Acta (BBA) -Molecular Cell Research, 2009, **1793**: 20-26.

[59] Tolkovsky A M. Mitophagy. Biochimica et Biophysica Acta (BBA) -Molecular Cell Research, 2009, **1793**: 1508-1515.

[60] Kim I, Rodriguez-Enriquez S, Lemasters J J. Selective degradation of mitochondria by mitophagy. Archives of Biochemistry and Biophysics, 2007, **462**: 245-253.

[61] Twig G, Hyde B, Shirihai O S. Mitochondrial fusion, fission and autophagy as a quality control axis: the bioenergetic view. Biochimica et Biophysica Acta (BBA) -Bioenergetics, 2008, **1777**: 1092-1097.

[62] Wasiak S, Zunino R, McBride H M. Bax/Bak promote sumoylation of DRP1 and its stable association with mitochondria during apoptotic cell death. The Journal of Cell Biology, 2007, **177**: 439-450.

[63] Suen D F, Norris K L, Youle R J. Mitochondrial dynamics and apoptosis. Genes & Development, 2008, **22**: 1577.

[64] James D I, Martinou J C. Mitochondrial dynamics and apoptosis: a painful separation. Developmental Cell, 2008, **15**: 341-343.

[65] Reddy P H, Reddy T P, Manczak M, et al. Dynamin-related protein 1 and mitochondrial fragmentation in neurodegenerative diseases. Brain Research Reviews, 2011, **67**: 103-118.

[66] Li L, Zhang X, Le W. Autophagy dysfunction in Alzheimer' s disease. Neurodegenerative Diseases, 2010, **7**: 265-271.

[67] Liesa M, Palacín M, Zorzano A. Mitochondrial dynamics in mammalian health and disease. Physiological Reviews, 2009, **89**: 799-845.

[68] Olichon A, Guillou E, Delettre C, et al. Mitochondrial dynamics and disease, OPA1. Biochimica et Biophysica

Acta (BBA) -Molecular Cell Research，2006，**1763**：500-509.

[69] Cartoni R，Martinou J C. Role of mitofusin 2 mutations in the physiopathology of Charcot-Marie-Tooth disease type 2A. Experimental Neurology，2009，**218**：268-273.

[70] Amiott E A，Lott P，Soto J，et al. Mitochondrial fusion and function in Charcot-Marie-Tooth type 2A patient fibroblasts with mitofusin 2 mutations. Experimental Neurology，2008，**211**：115-127.

[71] Reddy P H. Mitochondrial medicine for aging and neurodegenerative diseases. Neuromolecular Medicine，2008，**10**：291-315.

[72] Wang X，Su B，Lee H-G，et al. Impaired Balance of Mitochondrial Fission and Fusion in Alzheimer's Disease. Journal of Neuroscience，2009，**29**：9090-9103.

[73] Gottlieb R A，Carreira R S. Autophagy in health and disease. 5. Mitophagy as a way of life. American Journal of Physiology-Cell Physiology，2010，**299**：C203-C210.

[74] Nakamura T，Cieplak P，Cho D H，et al. S-nitrosylation of Drp1 links excessive mitochondrial fission to neuronal injury in neurodegeneration. Mitochondrion，2010，**10**：573-578.

[75] Bueeler H. Impaired mitochondrial dynamics and function in the pathogenesis of Parkinson's disease. Experimental Neurology，2009，**218**：235-246.

[76] Zorzano A，Liesa M，Palacín M. Role of mitochondrial dynamics proteins in the pathophysiology of obesity and type 2 diabetes. The International Journal of Biochemistry & Cell Biology，2009，**41**：1846-1854.

[77] Zorzano A，Liesa M，Palacín M. Mitochondrial dynamics as a bridge between mitochondrial dysfunction and insulin resistance. Archives of Physiology and Biochemistry，2009，**115**：1-12.

第二章　线粒体与运动

引言：运动（除非特别指出，本文中运动是指体育锻炼、训练，不包括体力劳动）是健身的主要方式。从生物化学和生理学角度，运动与健康之间涉及复杂的生理生化过程，运动的强度、时间和方式的改变在细胞及亚细胞层次可能产生迥然不同的生理和生化效应，反映到组织和机体水平，运动的结果可能是强身健体，也可能是发生运动疲劳甚至损伤。人体运动与静息最大的生理区别在于机体耗氧的变化，而从亚细胞层次来看，线粒体是负责细胞呼吸，供应细胞能量的关键细胞器。因此，研究线粒体在运动中的结构、功能及动态变化，对于了解运动的微观生理机制、判断运动的生理效应、指导运动及训练的设计和实施方案等具有重要意义。此外，众所周知，恰当的运动有益于延缓衰老、预防心血管系统疾病及认知功能障碍，但其中涉及的线粒体机制还有待于进一步探索。本文简要介绍运动过程中的线粒体调节机制和线粒体与运动性疲劳及其恢复的关系。

第一节　运动过程中的线粒体调节机制

运动与恢复过程不仅是机体肌肉系统的线粒体，而且还包括肝脏、肾脏、大脑等多个器官的线粒体在结构、形态、数目、功能等方面发生适应性改变，从而调控机体的健康和病理状态。本文就运动及恢复过程中线粒体的变化规律、运动适应所涉及的线粒体机制以及运动与相关疾病预防等方面的研究现状作简单介绍。

一、运动过程中的线粒体变化

（一）运动过程中的线粒体生成

运动能快速提高 γ 过氧化物酶体增殖物活化受体辅活化蛋白-1α（PGC-1α）的表达[1]，后者激活核呼吸因子 NRF1、NRF2，促进核基因编码的呼吸链复合物亚基的表达，并诱导线粒体转录因子 A（mitochondrial transcriptional factor A，mtTFA）表达以促进线粒体编码的复合物亚基的表达，共同促进线粒体生成[2]。研究发现，线粒体中蛋白质的增加速度要快于 PGC-1α 的增加速度，在线粒体蛋白质再生的初始阶段，PGC-1α 主要在胞浆中，总量尚未发生变化，运动激活 p38-MAPK 途径，促使 PGC-1α 向核移动，核呼吸因子 NRF1、NRF2 与细胞色素 c 启动子及细胞色素氧化酶亚基 4（COX4）启动子的结合显著增强。因此，运动中即时的线粒体蛋白质生成依靠胞浆原有 PGC-1α 移入细胞核后的快速调节，而后期（如大鼠作 6h 游泳运动后约 3h）线粒体生成的维持则需要 PGC-1α 表达的升高[1]。但也有研究认为，人快速力竭运动 2h，

PGC-1α mRNA 立即快速升高，蛋白质表达同时小幅度升高并延续约 24h[3]。

（二）运动过程中的线粒体动态变化

线粒体动态变化是细胞调节供能，适应细胞内外环境的重要生理过程[4]。对运动与线粒体动态变化的研究目前开展较少，近年来，有零星实验对这一问题做了初步揭示。Ding 等[5]发现，SD 大鼠在踏板训练后，线粒体融合蛋白 mfn1、mfn2 mRNA 在训练过程中逐渐降低，线粒体分裂调节基因 Fis1 mRNA 及蛋白质在训练 120～150min 后显著升高，持续至训练后 24h。Cartoni 等[6]测定时发现人股外侧肌在急性运动后 24h mfn1/2 mRNA 升高，并伴随 PGC-1α 及 NRF2 表达增加。以上结果提示线粒体形态、数目在持续运动及后续恢复过程中有迅速调节及表达的变化，以适应细胞对能量需求的变化。

（三）运动过程中 ROS 的生成及来源[7]

有研究表明，高强度的训练导致骨骼肌和心肌中自由基升高，Davies 等[8]报道大鼠作踏车力竭运动后，肌肉匀浆中表征半醌等自由基的电子自旋共振信号（EPR）增强。Bejma 等[9]观察到大鼠力竭运动会引起肌肉 ROS 升高。体外肌细胞模型也印证了以上结果，如 Jackson 等[10]以电刺激肌肉模型发现，与静息状态比较，EPR 信号在肌肉工作状态上升约 70%。

一般认为，运动过程中 ROS 的升高主要源自于线粒体呼吸链，运动中机体耗氧可能高至静息状态的 20 倍，而肌肉组织耗氧更高达 100 倍之多，因此如果线粒体呼吸链产生活性氧的比例不变，那么运动过程中的线粒体将比静息状态的线粒体产生更多自由基[11]。一些间接的证据支持线粒体中 ROS 的增多，在力竭运动大鼠的肝脏和心肌线粒体中，4 态呼吸显著增强、GSH 含量下降、脂质过氧化产物增多，提示运动后线粒体内活性氧增多、线粒体内膜损伤[12]。但运动（训练）在形式、时间、强度等多方面存在差别，细胞受调控过程复杂，所以在运动和恢复过程中的 ROS 生成受多种因素影响，如细胞中的抗氧化体系、细胞线粒体状态、运动强度及时间等，从而可检测到 ROS 可能有一定的时相性，如有研究发现，大鼠肌肉线粒体 ROS 的生成及 4 态呼吸在训练 120min 时达到最高，之后降低[5]。

ROS 除了主要源自于线粒体外，黄嘌呤氧化酶（xanthine oxidase，XO）是另一个重要来源。肌肉收缩过程中，ATP 供能后脱磷酸成为 ADP 或 AMP，在氧不足的情况下，AMP 持续降解为次黄嘌呤，后者在黄嘌呤氧化酶催化下转化为黄嘌呤和尿酸，同时生成超氧自由基。该反应被认为是缺血及再灌注过程中重要的自由基来源。在临床和动物实验中均发现，高强度运动会引起肌肉及血浆中次黄嘌呤、尿酸等升高，激活 XO 代谢途径[13-16]。但这一途径在机体运动过程中产生 ROS 的比重还缺乏实验依据。

此外，高强度运动也会引起肌细胞的免疫反应，而多态中性粒细胞在免疫应激中也会产生活性氧[17]。

二、运动与适应

运动能促使骨骼肌及其他细胞形态、结构发生适应性的变化（如肌纤维选择性肥大、肌纤维类型转化等），称之为运动适应。运动适应是机体调节功能状态、适应增量运动负荷和达到健身效应的生理基础。如果机体的运动适应过程无法建立或被延滞，则易于产生运动性疲劳和损伤，且运动性疲劳不易恢复，影响训练或健身效应的达成。从线粒体角度来说，运动适应表现为线粒体生成和抗氧化适应。

（一）线粒体生成

在细胞内，线粒体在运动适应中扮演着重要角色，如前文所述运动诱导线粒体生成是亚细胞层次的适应性变化、增强细胞氧化磷酸化及 ATP 合成能力、满足机体运动状态的能量需求等。

（二）抗氧化适应[7]

除了肌肉等细胞内线粒体生成的增加外，运动诱导细胞 ROS 生成的变化也会引起细胞的适应性变化。ROS 既是运动适应中的信号传递分子，也可能成为造成细胞氧化损伤的元凶[18]。高等生物在进化过程中建立了高效的抗氧化系统，是应对 ROS 所致氧化损伤、建立运动过程中抗氧化适应的物质基础。体内抗氧化体系包括非酶类抗氧化物质（包括维生素 C、维生素 E、β胡萝卜素和 GSH 等），也包括抗氧化酶类［如过氧化物歧化酶（SOD）、过氧化氢酶（CAT）、谷胱甘肽过氧化物酶（GPX）等］。

GSH 浓度在不同组织或不同肌肉类型存在明显差异，与相应组织的代谢速率、ROS 生成水平密切相关[19]。SD 大鼠经过 10 周踏板训练后，与未训练组对照，股外侧肌（快肌）及比目鱼肌（慢肌）柠檬酸合成酶活性增加，而心肌、肝脏中未见变化；其中股外侧肌 GSH 含量显著升高约 33%、GSH 过氧化酶（GPX，升高 62%）及过氧化物歧化酶（SOD，升高 27%）活性增加，股外侧肌中谷酰基转肽酶活性是对照大鼠活性的 3 倍；比目鱼肌中 GSH 含量和 GSH 还原酶活性降低，但 GPX 和 SOD 活性不变；训练不改变肝脏和血浆中 GSH 的状态，但显著降低心肌 GSH-GSSG 转换率。这些结果提示经常性训练能够形成组织特异性和肌纤维特异性的抗氧化适应[20]。

另外一项动物实验中，Fischer344 大鼠从 10 周开始进行踏板训练直至 24 个月，研究者发现长期训练可降低大鼠心肌纤维中和纤维间线粒体 H_2O_2 的产生，线粒体 Mn-SOD 活性显著增加，提示长期锻炼有助于建立线粒体内较强的抗氧化防御体系[21]。

三、运动性疲劳及恢复①

运动性疲劳是指机体的生理过程不能持续其机能在一特定水平和（或）不能维持

① 参照本章第二节。

预定的运动强度。运动性疲劳是一种正常的生理现象，是机体确认运动负荷、避免形成运动损伤的自我保护机制。适当的疲劳与快速地恢复是提高运动能力的关键。运动性疲劳可能是细胞内线粒体自由基过量生成导致细胞内氧化还原水平偏向氧化应激的结果。

有研究表明，短时间运动不会降低组织中的维生素E，但持续运动后肌肉、肝脏、心肌中维生素E含量降低，补充维生素E有助于防止持续运动中脂质过氧化的发生[22,23]。动物实验表明，维生素C的缺乏会影响心肌线粒体呼吸功能，导致运动能力降低[24]。如果给予动物抗氧化剂（如维生素C），在减少线粒体活性氧的同时，可能降低运动诱导的线粒体再生。因此，在训练过程中，有研究者并不主张服用抗氧化剂，因为抗氧化剂可能妨碍肌肉中ROS介导的适应效应[18,24]。

可见，补充抗氧化剂、线粒体代谢物等营养素，抑制氧化损伤，提高线粒体功能，可能会减少运动性疲劳并促进其快速恢复。但因为运动和机体反应的复杂性，对这方面还需要更充分的研究以获得确定的结论。

四、运动改善和预防衰老及相关疾病症状的线粒体机制

衰老、神经退行性疾病（如阿尔茨海默病、帕金森病等）等与线粒体氧化损伤密切相关。运动能够改善线粒体功能，缓解线粒体氧化损伤，因此在衰老及相关疾病的防治中，运动具有非常重要的意义。此外，恰当的运动能够降低心血管疾病发病率，改善某些糖尿病症状，这些改善效应均可能与线粒体结构、功能的改善相关。虽然运动对改善衰老及预防相关疾病方面的作用非常肯定[25]，但从线粒体角度出发来探讨其中的作用机制还处于起步研究阶段。

（一）衰　老

大鼠从28周起到78周（相当于人15～45岁），每天给予中等强度的踏板训练，雌、雄鼠寿命分别延长9%和19%，52周（约相当于人30岁）时的行为学表现优于对照鼠。进一步检测发现，与对照鼠相比，运动组在52周时脑、心肌、肝脏、肾脏线粒体膜蛋白氧化损伤减轻，脂质过氧化产物减少，抗氧化酶（如线粒体中的Mn SOD等）活性较高，线粒体复合物Ⅰ～Ⅲ及复合物Ⅳ活性较高，提示从青年时期开始的锻炼有助于延长寿命，改善成年时线粒体功能及氧化损伤[26]。另有一项研究中，大鼠从6月龄开始进行游泳训练，在9月龄和24月龄检测骨骼肌线粒体中代谢酶活性，发现训练大鼠线粒体酶活性显著升高，显示了较强的线粒体功能和代谢能力[27]。

丰富环境（enriched condition）是相对于标准环境（standard environment）和贫乏环境（impoverish condition）而言的，是指大鼠在大笼中饲养，每8～12只老鼠一组，除了标准环境或贫乏环境（标准环境按3～6只/笼饲养、贫乏环境1只/笼）中所给予食物、饮水、光照等标准条件外，还在笼内放置不同颜色及形状的转盘、管道、斜坡和玩具等，并按一定的频率更换以造成新异的刺激，这种环境不仅提供了多感官

刺激和运动的机会，而且赋予了社会性情感体验的可能（图 2-1）。丰富环境包含了体力和脑力等多方面的训练，对动物发育过程中神经元再生及增加突触连接、增强神经元可塑性、改善认知能力及促进脑损伤的修复等方面具有积极意义[28]，其中的作用机制可能涉及神经营养因子的分泌、胆碱能神经调节等[29]。神经元线粒体功能的调节可能参与建立丰富环境效应，如大鼠在丰富环境中培养，与对照大鼠相比，27 月龄（约相当于人 70 岁）时丰富环境组大鼠大脑神经元线粒体中一氧化氮合酶（MtNOS）及复合物Ⅰ活性升高[30]，提示丰富环境有利于抵御衰老情况下神经元线粒体功能的退变，同时，线粒体可能与 NO 依赖的突触可塑性有关。

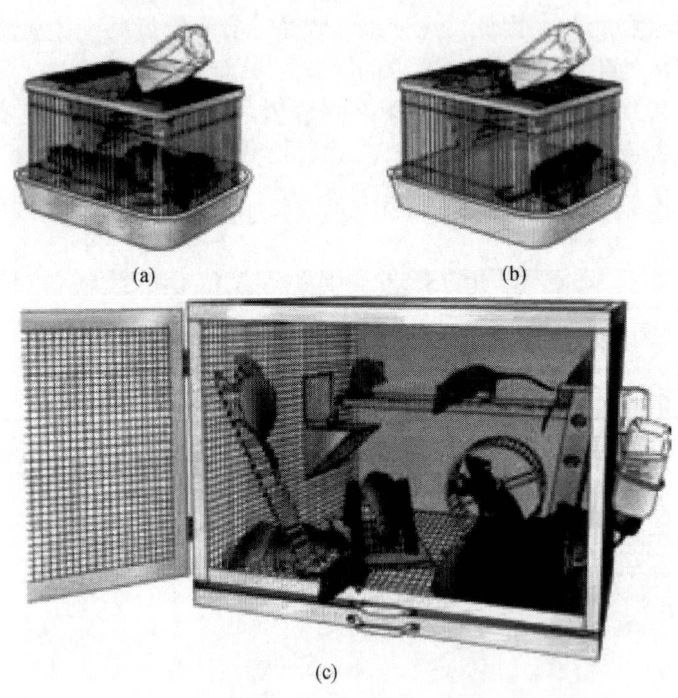

图 2-1　标准环境、贫乏环境及丰富环境示意图

(a) 标准环境；(b) 贫乏环境；(c) 丰富环境

临床研究发现，老年人（平均 67 岁，在参加实验训练前每周运动少于 1 次）在接受体育锻炼 12 周（4～6 次锻炼/周）后，训练组的骨骼肌心磷脂（主要分布于线粒体内膜）含量、线粒体 DNA 含量、肌酸激酶活性等均高于对照组，线粒体中酶复合物（如复合物Ⅱ、复合物Ⅲ、复合物Ⅳ）活性、琥珀酸氧化酶活性及 NADH 氧化酶活性也显著增加，提示运动改善老年人骨骼肌线粒体结构稳定性和呼吸链功能，可能促进肌肉中线粒体的生成[31]。

（二）神经退行性病变

瑞典和芬兰科学家联合进行了一项长期的、较大规模的人群回归分析（随访时间平均 21 年）研究[32]，1449 名年龄为 65～79 岁的老人被纳入到此次研究中，去除年龄、性别、教育程度、烟酒习惯等可能影响认知功能的因素后，研究者发现，从中年（平均约50岁，随访启动时间）开始每周2次或以上的业余体育锻炼（至少20～30 min）可以减少约50%的阿尔茨海默病发生风险。但值得注意的是，体力劳动不能等同于锻炼，不具备锻炼所带来的益处[33]。虽然在运动与脑线粒体功能调节等方面目前缺乏足够的研究，但可以肯定的是，线粒体氧化损伤在阿尔茨海默病发生发展中非常关键，锻炼能够预防阿尔茨海默病，改善线粒体的结构和功能是其作用机制中的必要环节[34]。

帕金森病患者主要病理变化发生在黑质-纹状体多巴胺能神经元的变性和神经递质缺乏。Poulton等[35]发现，帕金森病模型大鼠在进行踏板训练后纹状体中多巴胺损耗减少，提示运动有助于减少帕金森病的发病率。对帕金森病患者的一项研究发现，帕金森病患者在药物治疗的同时，如果进行经常性的锻炼，可以显著改善日常生活能力、社交能力[36]。在运动方式方面，有研究者认为探戈舞在改善患者行为、社交能力等方面较太极拳、华尔兹等更有效[37]。

（三）心血管疾病

高血压大鼠从16周开始给予低强度运动，观察其心衰的发生，运动组大鼠的心衰致死率及其他原因致死率显著降低，心肌线粒体复合物Ⅳ活性较高，线粒体心磷脂含量高于对照表[38]。另外，如前文所述，Fischer344大鼠从10周开始的长期训练可降低大鼠心肌纤维中和纤维间线粒体H_2O_2的产生，增强线粒体MnSOD活性，提示运动可以减轻心肌氧化损伤，增强线粒体抗氧化能力[21]。

（四）糖　尿　病

一项针对是否参加经常性运动的人群实验中[39]，对青年及老年人肌肉检测时发现，葡萄糖利用能力和抑制糖异生能力在运动人群中较高，运动组未见线粒体呼吸功能随年龄增加而降低；与对照组比较，运动组中肌肉线粒体相关蛋白质表达增加，线粒体DNA、转录因子等表达较高；同时，运动组中无论年龄大小，NAD-依赖的去乙酰酶3（SIRT3，NAD-dependent deacetylase sirtuin 3，分布于线粒体，可能参与调节线粒体生成、能量供应）表达升高，而在对照人群中，SIRT3表达随年龄增加而降低。这些结果提示，胰岛素抵抗的产生可能与肥胖/缺乏体育锻炼有关，而非衰老所致，长期锻炼有助于改善线粒体功能，产生类似于热量限制的健康效应。

另有一项临床研究表明，16周的有氧训练能够提高肌肉峰值氧摄取，肌肉中柠檬酸合酶活性，线粒体基因（如COX4、ND4）及调控线粒体生成的PGC-1α、NRF1、mtTFA等转录因子的mRNA水平显著升高；还可以增强肌肉葡萄糖转运体4（GLUT4）mRNA和蛋白质表达水平，减少脂肪和血浆甘油三酯。以上效应不仅见于青年人，而且对老年人也有效（年龄21～87岁），但就胰岛素敏感性而言，有氧训练仅改善青年人胰岛素敏感性，对中老年人群无显著效应[40]。

五、小　　结

研究肌肉及其他组织中线粒体的调节变化机制是了解运动对人体健身效应的重要途径。适当的运动不仅延缓衰老、减少心血管疾病和糖尿病的发生，而且在改善认知功能、预防神经退行性病变等方面具有重要意义和突出优势。但就目前的研究现状而言，从线粒体角度来揭示运动的健康效应特别是认知功能方面的分子机制还处于起步阶段。我们相信无论从理论意义或是针对代谢性疾病、神经退行性疾病等防治的现实意义出发，运动与线粒体的相关研究将会成为生命科学领域一个重要的研究方向和社会公众关注的热点话题。

（龙建纲）

第二节　运动性疲劳与恢复

线粒体是细胞进行氧化磷酸化产生能量的主要场所，是细胞的动力工厂，约 95％的能量是由线粒体提供的，它决定了运动能力的大小，是与运动直接相关的微观结构。近年来研究认为，由内源性自由基启动[41]，钙离子为中介的细胞膜系统的变化[42]，特别是线粒体膜结构功能的变化[43]，可能是亚细胞结构的运动性疲劳调控机制。另外，缺氧会导致大脑供氧不足，这也是产生疲劳的一个原因[44]。我们认为运动疲劳与线粒体的功能发生障碍相关，氧化损伤引起的线粒体功能障碍可能是运动性疲劳产生的主要原因。

一、什么是运动性疲劳

1982 年第五届国际运动生物化学会议上将运动性疲劳定义为：机体的生理过程不能持续其机能在一特定水平和（或）不能维持预定的运动强度。1988 年 Vollestad 等[45]定义运动疲劳为力量生成能力的下降，是在运动训练中逐步发生的，不能保持所需的力量训练，与力竭运动不同。在持续运动中，最大收缩力逐渐降低，不管是在高强度和低强度的运动训练中，还是自主性运动或电刺激肌肉收缩运动中，运动性疲劳都是从运动开始逐步发生的。

二、氧 化 应 激

氧化应激在 1985 年首次被定义为“机体内氧化-还原平衡向氧化一方偏移”[46]。这个定义已经使用几十年，但是由于细胞氧化还原平衡的复杂性，对这个定义也有很多的争议，Dean Jone[47]建议将此定义为“氧化还原信号传递与控制的紊乱”。在生物系统中，氧化应激有如下 4 个参数：①自由基和其他氧化剂生成的增加；②小分子质量或脂溶性抗氧化剂的降低；③细胞氧化还原体系的失衡；④对细胞成分（如脂质、蛋白质和核酸）的氧化损伤[48]。氧化应激的生物标记主要分为以下 4 类，用来评估组织内细胞氧化应激的广义生物标记。

（1）氧化剂：包括超氧阴离子、羟自由基、过氧化氢、过氧化亚硝酸盐等；

（2）抗氧化剂：包括谷胱甘肽、维生素 C、维生素 E、总抗氧化力等；

（3）氧化产物：包括蛋白羰基、异构前列腺素、硝基酪氨酸、8-羟基鸟苷、4-HNE、丙烯醛等；

（4）抗氧化/氧化蛋白平衡：包括 GSH/GSSG 值、半胱胺酸氧化还原态、硫醇态/二硫态等。

三、运动诱导的氧化应激

尽管 Commoner 等[49]在 20 世纪 50 年代就辨别出细胞含有自由基中间体，但是直到 70 年代人们才认识到运动与脂质过氧化物的生成增加相关。Brady[50]和 Dillard[51]等发现运动过程中人和大鼠体内的脂质过氧化物有所增加，这些数据随后在 1982 年被加利福尼亚州伯克利大学 Lester Packer 教授实验室[8]进一步证实。1982 年的这篇文献首次证实骨骼肌肌肉收缩产生自由基，运动过程中产生的活性氧对组织有潜在的损害作用。1970 年 Britton 和 Chance[52]实验室的研究人员报道线粒体生成超氧自由基和过氧化氢，与 Lester Packer 实验室随后证实骨骼肌产生自由基的来源是线粒体相吻合[8]。

早在 20 世纪 80 年代，Lester Packer 实验室就已经研究抗氧化营养素对细胞和器官遭受自由基介导的氧化损伤的保护作用[53]。很多研究者都观察到维生素 E 能够推迟肌肉运动过程中发生的组织损伤和肌肉收缩功能障碍。这些研究直到现在还在被许多学者广泛研究。也有研究报道发现肌肉收缩过程中释放超氧离子[54]，生成一氧化氮，收缩肌肉组织中生成羟自由基。

20 世纪 90 年代早期，Gerald Supinski、Michaelreid、Jack Barclay 实验室的研究人员[55]发现肌肉收缩过程中诱导产生的自由基能够影响肌肉功能，并且产生疲劳。Lester Packer 实验室研究发现，自由基可以激活肌肉细胞降解通路，导致肌肉量的丢失而产生疲劳[56]。现在认为在运动生物学中，骨骼肌收缩过程中氧化还原信号是一个基本的调控元素，氧化应激促进钙蛋白酶和半胱氨酸蛋白酶的活化，加速肌肉的萎缩[57]。

四、自由基和肌肉疲劳

（一）自由基来源

在运动过程中，很多组织产生活性氧和活性氮，很少有报道说明其产生的主要组织来源。很可能是因为运动本身就很复杂，很多器官都参与了骨骼肌代谢过程。目前认为骨骼肌是运动过程中产生自由基和活性氧的主要组织。而线粒体是骨骼肌细胞产生活性氧的主要来源[53]，有研究认为线粒体电子传递链上的复合物Ⅰ和复合物Ⅲ是产生超氧自由基的主要位点。骨骼肌有氧收缩过程中，氧耗的增加、线粒体负荷的增加直接导致活性氧成百倍的增加[58]。

（二）自由基和肌肉疲劳

（1）一氧化氮在非疲劳肌肉中对力量产生的影响：分离的骨骼肌纤维在静息状态下产生较低水平的一氧化氮，然而在收缩阶段，一氧化氮的水平增加；内源性一氧化氮可以调控骨骼肌力量的产生[59]。

（2）活性氧在非疲劳肌肉中对力量产生的调控：低水平的活性氧对于静息状态下力量的产生是必需的[54]，事实上，抗氧化剂介导活性氧的耗竭抑制了肌肉力量的产生[60]。相反，骨骼肌纤维活性氧适度的增加可以增强力量，但是高水平的活性氧降低力量的产生。肌肉氧化还原状态受生理调控，活性氧产生的速度和细胞抗氧化缓冲能力之间的平衡是变化的。最适细胞氧化还原状态是肌肉力量产生最理想的状态。偏离最适氧化还原状态会导致肌肉力量产生的丢失[54]。图 2-2 简要展示了活性氧的双相效应。

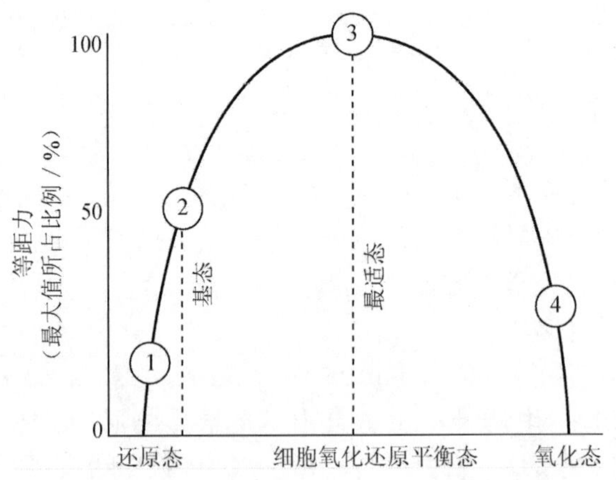

图 2-2　骨骼肌力量产生过程中活性氧的双相效应模型

图 2-2 是 Reid 等[54]总结的理论模型。描述了骨骼肌力量产生过程中活性氧的作用。位点 1 代表抗氧化剂或还原性试剂处理非疲劳状态下肌肉的力量产生；位点 2 说明肌肉基础状态下力量的生成（没有抗氧化剂或氧化剂的干预）；位点 3 表示在低水平活性氧存在情况下，非疲劳肌肉力量的生成，这代表力量生成的最适状态；位点 4 代表过多的活性氧对骨骼肌力量产生的有害效应。

（3）自由基对运动诱导的肌肉疲劳的影响：氧化还原状态失衡降低力量的产生，这说明在长期运动训练中，自由基可导致肌肉疲劳；事实上，氧化剂对肌肉疲劳的影响已经在动物模型和人体训练中大量研究，而且发现补充抗氧化剂可以预防人类长期训练中的肌肉疲劳[61]。

五、长期运动训练的抗氧化防护

以上我们讨论了骨骼肌纤维收缩产生活性氧，活性氧对运动诱导的肌肉疲劳的作用。同时，肌细胞拥有一个抗氧化防护体系对抗过高水平的活性氧对细胞的损害作用。抗氧化剂有很多不同的定义，这里我们广义定义它为任何可以减缓或阻止氧化底物的物质。为了对抗氧化损伤，抗氧化系统必须更好的阻止氧化还原体系的失衡。下面我们将讨论抗氧化剂如何保护肌纤维免受氧化损伤。

（一）细胞调控活性氧的策略

肌纤维包括酶促抗氧化剂和非酶促抗氧化剂，它们可以通过质膜和不同的器官（如线粒体）作为一个整体调控活性氧。这些抗氧化剂可以保护肌纤维免受活性氧的攻击。例如，一些催化酶可以转化活性氧成低活性的分子，阻止这些低活性的分子形成更加有害的形式。另一种抗氧化的策略是减少蛋白氧化剂的活性，如铁离子、铜离子通过金属结合蛋白的作用。更重要的是，大多数低分子质量的物质可以清除活性氧，这类抗氧化剂包含内源性合成的分子（如谷胱甘肽、尿酸、胆红素等）。

（二）抗氧化酶和非酶促抗氧化剂

主要的抗氧化酶包括超氧化物歧化酶、谷胱甘肽过氧化物酶和过氧化氢酶。大多数非酶抗氧化剂存在细胞中，在骨骼肌纤维中最主要的是谷胱甘肽，谷胱甘肽主要在肝脏中合成，通过循环转运到其他组织中，谷胱甘肽含量随器官功能的不同而不同[62]。例如，高水平暴露氧化剂的器官含有高水平的谷胱甘肽，同样，骨骼肌纤维中谷胱甘肽的含量也随着纤维类型的变化而有所不同。研究表明，骨骼肌纤维通过增加谷胱甘肽的水平而适应高强度的耐力训练，运动诱导的增加主要是通过增加谷胱甘肽合成酶的活性而增加[63]。

（三）重要的非酶抗氧化物

在过去的15年里，α-硫辛酸作为细胞的抗氧化剂而被广泛研究，a-硫辛酸是天然化合物，在各种食物中都可以获得[64]。从功能上说，它是脱氢酶复合物的辅助因子，参与硫-氧转化反应。通常，a-硫辛酸在动物组织中含量很少，主要通过连接到酶复合物上而发挥作用，从而限制了它作为抗氧化剂功能的充分发挥[65]。不参与连接的硫辛酸、还原性的硫辛酸和几种硫辛酸的代谢产物是非常有效的抗氧化剂。大量研究表明硫辛酸在生理反应中提供有效的抗氧化效应，同时在维生素C循环过程中发挥作用。急性运动中骨骼肌中硫辛酸的水平增加，而长期运动训练不改变肌纤维硫辛酸的水平[66]。

另一个值得讨论的非酶抗氧化剂是 CoQ，它在细胞中合成，是线粒体传递链中重要的物质，分布在细胞膜上，体外研究表明 CoQ 可以清除自由基、抑制脂质过氧化物，但是 CoQ 在体内的研究很少，即使也有在运动训练中补充 CoQ 的研究，但是耐力训练中补充 CoQ 对肌肉的影响还不清楚[67]。

（四）日常抗氧化剂补充

日常补充大量抗氧化剂可能会保护细胞免受自由基和其他活性氧的损伤，重要的日常抗氧化剂通常指维生素 E、维生素 C 和胡萝卜素。有研究表明维生素 E 在急性和长期运动中对大鼠的骨骼肌有一定的效应[68]。对维生素的研究很多，这里就不赘述。

六、运用线粒体营养素改善线粒体功能可能是解决运动性疲劳及恢复的有效策略

线粒体营养素（mitochondrial nutrient）是 2005 年刘健康教授提出的概念，特指一类靶向于细胞内线粒体的营养物质，可以维持和改善线粒体结构与功能。线粒体营养素分为三大类：①抗氧化剂，如 CoQ、硫辛酸、谷胱甘肽和维生素 E；②能量增强剂和其他物质，如肉碱/乙酰肉碱、肌酸、丙酮酸、胆碱；③辅酶和它们的前体，如硫辛酸、CoQ、B 族维生素[69]。

由于线粒体是细胞内活性氧产生的主要位置，同时也是活性氧攻击的主要细胞器[70]。运用线粒体营养素改善线粒体功能，可能是降低与运动性疲劳相关的氧化损伤的有效策略。

刘健康教授实验室研究表明，线粒体营养素在氧化应激相关疾病中具有良好的防治效应，如对胰岛素抵抗和 2 型糖尿病的防治作用[71-74]，以及对线粒体氧化损伤相关疾病（如帕金森病等）表现出良好的防护效应[74-76]。上述讨论所涉及的对肌肉疲劳具有保护效应的抗氧化剂（如硫辛酸，CoQ 等），均可归结到线粒体营养素范畴。针对运动性疲劳发生的氧化应激机制，我们近期应用线粒体营养素来预防运动性疲劳发生，初步实验结果显示，线粒体营养素的联合应用，可以增加耐力，促进线粒体生成[77]。这提示线粒体营养素可能在氧化损伤引起的运动性疲劳中具有重要的潜在应用价值。

七、线粒体营养素预防运动性疲劳及促进疲劳恢复的可能机制

线粒体的功能与活性线粒体的数量相关，运动和环境因素可以影响其功能[78]。运动可以增加骨骼肌细胞中的线粒体，腺苷单磷酸活化蛋白激酶（AMPK）是一个主要的上游调控因子，然而下游信号分子及其机制还不是很清楚。有研究证明，运动增加线粒体的生成，主要是由于 PGC-1α 及其相关的基因表达增加[79]，包括核呼吸因子 1 和 2（NRF1、NRF2），核呼吸因子又可以诱导 mtTFA 及氧化磷酸化蛋白（oxidative phosphorylation，OXPHOS）表达[80]。综合我们目前的研究结果和其他文献报道，我

们认为线粒体营养素预防运动性疲劳的主要机制是保护线粒体免受过多自由基对线粒体造成氧化损伤，促进 PGC-1α 介导的线粒体生成（图 2-3）。PGC-1α 的上游调节途径包括 AMPK、钙/调钙蛋白依赖的蛋白激酶Ⅳ（CaMKⅣ）和一氧化氮、cAMP 应答元件结合（AMP-response element binding，CREB）蛋白等途径。最近我们发现，使用硫辛酸和乙酰肉碱等线粒体营养素的联合能刺激 PGC-1α 和其他主要调控因子的表达，增加了线粒体的生成，改进了细胞功能[81,82]。因此，线粒体营养素能增加 PGC-1α 表达也许是改善线粒体功能和预防运动性疲劳的主要机制之一。如图 2-3 所示。

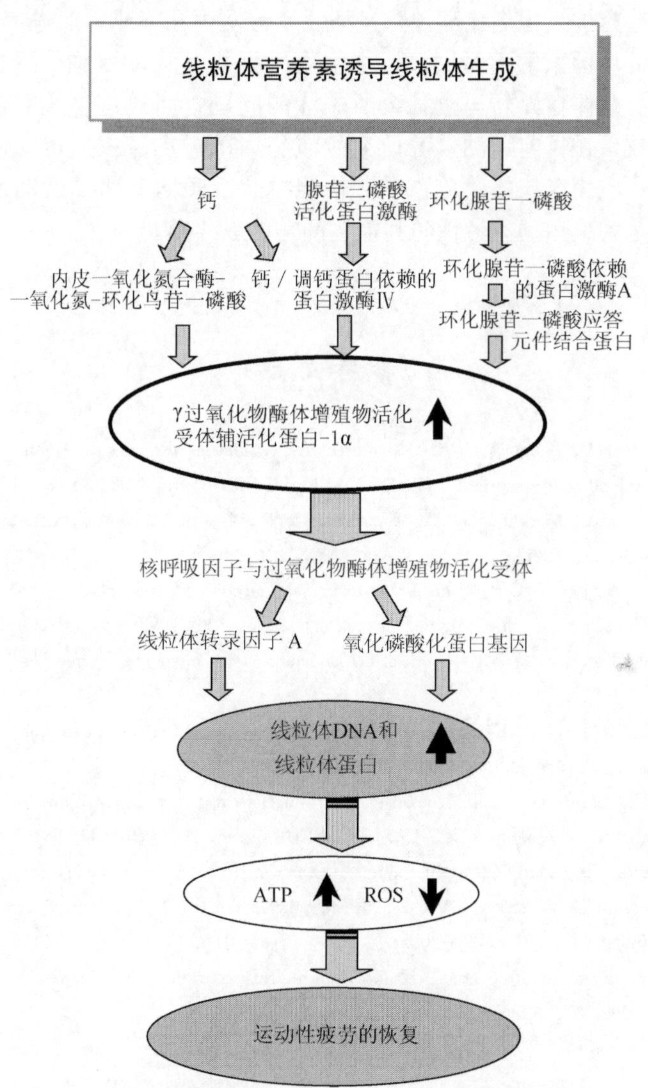

图 2-3　线粒体营养素改善运动性疲劳的可能信号途径

八、小　　结

20 世纪 70 年代以来，运动生物学研究的不断发展使我们对运动诱导的自由基的产生和来源有了更深刻地认识。目前的证据表明收缩运动产生氧化物，线粒体有可能是自由基产生的主要来源。正如前文所述，生理水平的活性氧和活性氮对骨骼肌最适力量的产生是必需的。然而高水平的活性氧会导致骨骼肌的收缩功能障碍，从而产生肌肉疲劳。恰当的补充抗氧化剂能够预防运动性疲劳发生和（或）促进疲劳的恢复。

高水平运动员是国家的宝贵财富，如何有效提高其运动成绩、延长运动年限，确保运动员的健康，是体育界乃至全社会所关注的问题。而通过合适的营养补充手段促进健身者的健身效果是目前运动营养研究领域努力的方向。依据运动疲劳发生的线粒体氧化损伤机制，应用线粒体营养素及其恰当组合，预防和修复运动疲劳中的线粒体氧化损伤，可能是解决运动疲劳预防和恢复问题的新思路。

（孙立娟　丁树哲　刘健康）

参考文献

[1] Benton C R, Wright D C, Bonen A. PGC-1alpha-mediated regulation of gene expression and metabolism: implications for nutrition and exercise prescriptions. Appl Physiol Nutr Metab 2008, **33**: 843-862.

[2] Gottlieb E, Tomlinson I P M. Mitochondrial tumour suppressors: a genetic and biochemical update. Nature Reviews Cancer, 2005, **5**: 857-866.

[3] Mathai A S, Bonen A, Benton C R, et al. Rapid exercise-induced changes in PGC-1 {alpha} mRNA and protein in human skeletal muscle. Journal of Applied Physiology, 2008, **105**: 1098.

[4] Liesa M, Palacin M, Zorzano A. Mitochondrial Dynamics in Mammalian Health and Disease. Physiological Reviews, 2009, **89**: 799-845.

[5] Ding H, Jiang N, Liu H, et al. Response of mitochondrial fusion and fission protein gene expression to exercise in rat skeletal muscle. Biochim Biophys Acta, 2009, **1800** (3): 250-256.

[6] Leger B, Vergani L, Soraru G, et al. Human skeletal muscle atrophy in amyotrophic lateral sclerosis reveals a reduction in Akt and an increase in atrogin-1. The FASEB Journal, 2006, **20** (3): 583-585.

[7] Ji L L. Antioxidants and oxidative stress in exercise. Experimental Biology and Medicine, 1999, **222**: 283.

[8] Davies K J, Quintanilha A T, Brooks G A, et al. Free radicals and tissue damage produced by exercise. Biochem Biophys Res Commun 1982, **107**: 1198-1205.

[9] Bejma J, Ji L L. Aging and acute exercise enhance free radical generation in rat skeletal muscle. Journal of Applied Physiology, 1999, **87**: 465.

[10] Jackson M J, Edwards R H T, Symons M C R. Electron spin resonance studies of intact mammalian skeletal muscle. Biochimica et Biophysica Acta (BBA) -Molecular Cell Research, 1985, **847**: 185-190.

[11] Yu B P. Free Radicals in Aging. London: Informa HealthCare, 1993.

[12] Ji L L, Stratman F W, Lardy H A. Enzymatic down regulation with exercise in rat skeletal muscle. Archives of Biochemistry and Biophysics, 1988, **263**: 137.

[13] Hellsten Y. Xanthine dehydrogenase and purine metabolism in man. With special reference to exercise. Acta physiologica Scandinavica. Supplementum, 1994, **621**: 1.

[14] Norman B, Sollevi A, Kaijser L, et al. ATP breakdown products in human skeletal muscle during prolonged

exercise to exhaustion. Clinical Physiology and Functional Imaging, 1987, **7**: 503-510.

[15] Hellsten-Westing Y, Balsom P D, Norman B, et al. The effect of high-intensity training on purine metabolism in man. Acta Physiol Scand, 1993, **149**: 405-412.

[16] Sahlin K, Ekberg K, Cizinsky S. Changes in plasma hypoxanthine and free radical markers during exercise in man. Acta Physiol Scand, 1991, **142**: 275-281.

[17] Petrone W F, English D K, Wong K, et al. Free radicals and inflammation: superoxide-dependent activation of a neutrophil chemotactic factor in plasma. Proceedings of the National Academy of Sciences, 1980, **77**: 1159.

[18] Vi a J, Gomez-Cabrera M C, Borras C, et al. Mitochondrial biogenesis in exercise and in ageing. Advanced Drug Delivery Reviews, 2009, **61** (**14**): 1369-1374.

[19] Somani S M. Pharmacology in Exercise and Sports. Boca Raton: CRC Press, 1996.

[20] Leeuwenburgh C, Hollander J, Leichtweis S, et al. Adaptations of glutathione antioxidant system to endurance training are tissue and muscle fiber specific. American Journal of Physiology- Regulatory, Integrative and Comparative Physiology, 1997, **272**: 363.

[21] Judge S, Jang Y M, Smith A, et al. Exercise by lifelong voluntary wheel running reduces subsarcolemmal and interfibrillar mitochondrial hydrogen peroxide production in the heart. Am J Physiol Regul Integr Comp Physiol, 2005, **289**: R1564-1572.

[22] Moyers S B, Kumar N B. Green tea polyphenols and cancer chemoprevention: multiple mechanisms and endpoints for phase II trials. Nutr Rev, 2004, **62**: 204-211.

[23] Meydani M, Evans W J. Free Radicals, Excercise, and Aging. Boca Rotaon: CRC Press, 1993.

[24] Packer L, Gohil K, DeLumen B, et al. A comparative study on the effects of ascorbic acid deficiency and supplementation on endurance and mitochondrial oxidative capacities in various tissues of the guinea pig. Comparative biochemistry and physiology. B, Comparative Biochemistry, 1986, **83**: 235.

[25] Miller J W, Walsh A W, Kramer M, et al. Photodynamic therapy of experimental choroidal neovascularization using lipoprotein-delivered benzoporphyrin. Arch Ophthalmol, 1995, **113**: 810-818.

[26] Navarro A, Gomez C, Lopez-Cepero J M, et al. Beneficial effects of moderate exercise on mice aging: survival, behavior, oxidative stress, and mitochondrial electron transfer. American Journal of Physiology- Regulatory, Integrative and Comparative Physiology, 2004, **286**: 505.

[27] Anderson S, Bankier A T, Barrell B G, et al. Sequence and organization of the human mitochondrial genome. Nature, 1981, **290**: 457-465.

[28] Kempermann G, Kuhn H G, Gage F H. More hippocampal neurons in adult mice living in an enriched environment. Proc. Natl Acad. Sci. USA, 1995, **92**: 7075-7079.

[29] Gobbo O L, O' Mara S M. Impact of enriched-environment housing on brain-derived neurotrophic factor and on cognitive performance after a transient global ischemia. Behavioural Brain Research, 2004, **152**: 231-241.

[30] Arnaiz S L, D'Amico G, Paglia N, et al. Enriched environment, nitric oxide production and synaptic plasticity prevent the aging-dependent impairment of spatial cognition. Molecular Aspects of Medicine, 2004, **25**: 91-101.

[31] Menshikova E V, Ritov V B, Fairfull L, et al. Effects of exercise on mitochondrial content and function in aging human skeletal muscle. Journals of Gerontology Series A: Biological and Medical Sciences, 2006, **61**: 534.

[32] Rovio S, K reholt I, Helkala E L, et al. Leisure-time physical activity at midlife and the risk of dementia and Alzheimer's disease. Lancet Neurology, 2005, **4**: 705-711.

[33] Yamada M, Kasagi F, Sasaki H, et al. Association between dementia and midlife risk factors: the radiation effects research foundation adult health study. Journal of the American Geriatrics Society, 2003, **51**: 410-414.

[34] Hauptmann S, Scherping I, Drose S, et al. Mitochondrial dysfunction: an early event in Alzheimer pathology accumulates with age in AD transgenic mice. Neurobiol Aging, 2009, **30**: 1574-1586.

[35] Poulton N P, Muir G D. Treadmill training ameliorates dopamine loss but not behavioral deficits in hemi-parkinsonian rats. Experimental Neurology, 2005, **193**: 181-197.

[36] Yousefi B, Tadibi V, Khoei A F, et al. Exercise therapy, quality of life, and activities of daily living in patients

with Parkinson disease: a small scale quasi-randomised trial. Trials, 2009, **10**: 67.

[37] Hackney M E, Earhart G M. Health-related quality of life and alternative forms of exercise in Parkinson disease. Parkinsonism Relat Disord, 2009, **15**: 644-648.

[38] Emter CA, McCune S A, Sparagna G C, et al. Low-intensity exercise training delays onset of decompensated heart failure in spontaneously hypertensive heart failure rats. American Journal of Physiology- Heart and Circulatory Physiology, 2005, **289**: H2030.

[39] Lanza I R, Short D K, Short K R, et al. Endurance exercise as a countermeasure for aging. Diabetes, 2008, **57**: 2933.

[40] Short K R, Vittone J L, Bigelow M L, et al. Impact of aerobic exercise training on age-related changes in insulin sensitivity and muscle oxidative capacity. Diabetes, 2003, **52**: 1888.

[41] Green D R, Reed J C. Mitochondria and apoptosis. Science, 1998, **281**: 1309-1312.

[42] Kang P M, Haunstetter A, Aoki H, et al. Morphological and molecular characterization of adult cardiomyocyte apoptosis during hypoxia and reoxygenation. Circ Res, 2000, **87**: 118-125.

[43] Gollnick P D, Bertocci L A, Kelso T B, et al. The effect of high-intensity exercise on the respiratory capacity of skeletal muscle. Pflugers Arch, 1990, **415**: 407-413.

[44] Nybo L, Rasmussen P. Inadequate cerebral oxygen delivery and central fatigue during strenuous exercise. Exerc Sport Sci Rev, 2007, **35**: 110-118.

[45] Vollestad N K, Sejersted O M. Biochemical correlates of fatigue. A brief review. Eur J Appl Physiol Occup Physiol, 1988, **57**: 336-347.

[46] Sies H, Cadenas E. Oxidative stress: damage to intact cells and organs. Philos Trans R Soc Lond B Biol Sci, 1985, **311**: 617-631.

[47] Nunomura A, Perry G, Aliev G, et al. Oxidative damage is the earliest event in Alzheimer disease. J Neuropathol Exp Neurol, 2001, **60**: 759-767.

[48] Powers S K, Jackson M J. Exercise-induced oxidative stress: cellular mechanisms and impact on muscle force production. Physiol Rev, 2008, **88**: 1243-1276.

[49] Commoner B, Townsend J, Pake G E. Free radicals in biological materials. Nature, 1954, **174**: 689-691.

[50] Brady P S, Brady L J, Ullrey D E. Selenium, vitamin E and the response to swimming stress in the rat. J Nutr, 1979, **109**: 1103-1109.

[51] Dillard C J, Litov R E, Savin W M, et al. Effects of exercise, vitamin E, and ozone on pulmonary function and lipid peroxidation. J Appl Physiol, 1978, **45**: 927-932.

[52] Boveris A, Chance B. The mitochondrial generation of hydrogen peroxide. General properties and effect of hyperbaric oxygen. Biochem J, 1973, **134**: 707-716.

[53] Davies K J, Maguire J J, Brooks G A, et al. Muscle mitochondrial bioenergetics, oxygen supply, and work capacity during dietary iron deficiency and repletion. Am J Physiol, 1982, **242**: E418-427.

[54] Reid R A. Can migratory mitochondrial-DNA activate oncogenes. Trends in Biochemical Sciences, 1983, **8**: 190-191.

[55] Barclay J K, Hansel M. Free radicals may contribute to oxidative skeletal muscle fatigue. Can J Physiol Pharmacol, 1991, **69**: 279-284.

[56] Jacob S, Streeper R S, Fogt D L, et al. The antioxidant alpha-lipoic acid enhances insulin-stimulated glucose metabolism in insulin-resistant rat skeletal muscle. Diabetes, 1996, **45**: 1024-1029.

[57] Powers S K, Kavazis A N, DeRuisseau K C. Mechanisms of disuse muscle atrophy: role of oxidative stress. Am J Physiol Regul Integr Comp Physiol, 2005, **288**: R337-344.

[58] Kanter M M. Free radicals, exercise, and antioxidant supplementation. Int J Sport Nutr, 1994, **4**: 205-220.

[59] Kobzik L, Reid M B, Bredt D S, et al. Nitric oxide in skeletal muscle. Nature, 1994, **372**: 546-548.

[60] Peake J M, Suzuki K, Coombes J S. The influence of antioxidant supplementation on markers of inflammation and the relationship to oxidative stress after exercise. J Nutr Biochem, 2007, **18**: 357-371.

[61] Gandevia S C. Spinal and supraspinal factors in human muscle fatigue. Physiol Rev, 2001, **81**: 1725-1789.

[62] Meister A, Anderson M E. Glutathione. Annu Rev Biochem, 1983, **52**: 711-760.

[63] Marin E, Kretzschmar M, Arokoski J, et al. Enzymes of glutathione synthesis in dog skeletal muscles and their response to training. Acta Physiol Scand, 1993, **147**: 369-373.

[64] Tritschler H J, Packer L, Medori R. Oxidative stress and mitochondrial dysfunction in neurodegeneration. Biochem Mol Biol Int, 1994, **34**: 169-181.

[65] Packer L, Witt E H, Tritschler H J. alpha-Lipoic acid as a biological antioxidant. Free Radic Biol Med, 1995, **19**: 227-250.

[66] Khanna S, Atalay M, Lodge J K, et al. Skeletal muscle and liver lipoyllysine content in response to exercise, training and dietary alpha-lipoic acid supplementation. Biochem Mol Biol Int, 1998, **46**: 297-306.

[67] Daneryd P, Aberg F, Dallner G, et al. Coenzymes Q9 and Q10 in skeletal and cardiac muscle in tumour-bearing exercising rats. Eur J Cancer, 1995, **31A**: 760-765.

[68] Bowles D K, Torgan C E, Ebner S, et al. Effects of acute, submaximal exercise on skeletal muscle vitamin E. Free Radic Res Commun, 1991, **14**: 139-143.

[69] Liu J, Ames B N. Reducing mitochondrial decay with mitochondrial nutrients to delay and treat cognitive dysfunction, Alzheimer's disease, and Parkinson's disease. Nutr Neurosci, 2005, **8**: 67-89.

[70] Echtay K S. Mitochondrial uncoupling proteins-what is their physiological role? Free Radic Biol Med, 2007, **43**: 1351-1371.

[71] Shen W, Hao J, Tian C, et al. A combination of nutriments improves mitochondrial biogenesis and function in skeletal muscle of type 2 diabetic Goto-Kakizaki rats. PLoS One, 2008, **3**: e2328.

[72] Hao J, Shen W, Tian C, et al. Mitochondrial nutrients improve immune dysfunction in the type 2 diabetic Goto-Kakizaki rats. J Cell Mol Med, 2009, **13**: 701-711.

[73] Liu J, Shen W, Zhao B, et al. Targeting mitochondrial biogenesis for preventing and treating insulin resistance in diabetes and obesity: Hope from natural mitochondrial nutrients. Adv Drug Deliv Rev, 2009, **61** (14): 1343-1352.

[74] Shen W, Liu K, Tian C, et al. Protective effects of R-alpha-lipoic acid and acetyl-L-carnitine in MIN6 and isolated rat islet cells chronically exposed to oleic acid. J Cell Biochem, 2008, **104**: 1232-1243.

[75] Taylor S W, Fahy E, Zhang B, et al. Characterization of the human heart mitochondrial proteome. Nat Biotechnol, 2003, **21**: 281-286.

[76] Jia H, Li X, Gao H, et al. High doses of nicotinamide prevent oxidative mitochondrial dysfunction in a cellular model and improve motor deficit in a Drosophila model of Parkinson's disease. J Neurosci Res, 2008, **86**: 2083-2090.

[77] Sun L, Shen W, Liu Z, et al. Endurance exercise causes mitochondrial and oxidative stress in rat liver: Effects of a combination of mitochondrial targeting nutrients. Life Sci, 2009, **86** (1-2): 39—44.

[78] Reznick R M, Shulman G I. The role of AMP-activated protein kinase in mitochondrial biogenesis. J Physiol, 2006, **574**: 33-39.

[79] Irrcher I, Adhihetty P J, Joseph A M, et al. Regulation of mitochondrial biogenesis in muscle by endurance exercise. Sports Med, 2003, **33**: 783-793.

[80] Hood D A, Irrcher I, Ljubicic V, et al. Coordination of metabolic plasticity in skeletal muscle. J Exp Biol, 2006, **209**: 2265-2275.

[81] Shen W, Liu K, Tian C, et al. R-alpha-Lipoic acid and acetyl-L: -carnitine complementarily promote mitochondrial biogenesis in murine 3T3-L1 adipocytes. Diabetologia, 2008, **51**: 165-174.

[82] Liu J. The effects and mechanisms of mitochondrial nutrient alpha-lipoic acid on improving age-associated mitochondrial and cognitive dysfunction: an overview. Neurochem Res, 2008, **33**: 194-203.

第三章　线粒体与衰老

引言：衰老（aging 或 senescence）是生物体的自然生理现象，是指随着年龄增加，机体逐渐出现的退行性变化、死亡率上升，直至最终功能衰竭而死亡的过程。在衰老的发展过程中，由于线粒体氧化损伤的积累，造成线粒体结构机功能退变，细胞功能衰退。在对小鼠、果蝇等模式生物的研究中发现，补充抗氧化剂能缓解细胞氧化损伤，延缓机体衰老。同时，围绕线粒体凋亡信号的传递也是细胞凋亡过程中重要途径之一。可见，衰老与线粒体结构及功能状态关系密切，线粒体可能是调节机体衰老进程的生物钟。本章主要介绍自由基衰老理论以及线粒体在衰老进程中的可能机制，并对线粒体介导的细胞凋亡进行讨论。

第一节　自由基衰老理论

千百年来，人们对青春长驻、延年益寿充满向往，一直试图解开健康长寿的奥秘。古今中外，有多种学说试图揭示机体衰老的秘密。但迄今为止，任何一种学说均存在其局限性，衰老现象依然是大自然的未解之谜。相对而言，自由基衰老学说积累了一定的实验证据，并且依据该理论，在某些生物系统中可以有效地延缓衰老。因此，本节着重讨论自由基衰老理论。

一、衰老机制的假说

探索衰老发生的机制既是一个古老的问题，又是一个崭新的科研领域，在医学漫长的历史发展进程中，提出过数百个关于衰老的假说，代表性的学说有以下几类。

（一）中医的精气亏耗学说

中医认为精气虚衰导致机体衰老。《素问、金匮真言论》有记载：“夫精者，身之本也。”中国古代医家认为身体本身活力称之为精，精气是人体维持其器官功能正常运行的动力所在。按照线粒体研究领域知名学者 Douglas Wallace 博士[1]的观点，线粒体中所进行的能量代谢，就是中医所认为的生命动力之“气”。因此从现代生物学角度解读中医衰老理论，可以说，线粒体功能衰退导致衰老。

（二）损耗学说

有学者提出损耗学说（wear-and-tear theory），认为衰老是因为机体在生长过程中生物大分子等不断有损伤累积，导致功能蛋白等最终失活降解，机体呈现衰老[2]。

（三）废物积累学说

废物积累学说（accumulative-waste theory）认为细胞随着代谢活动的进行，代谢能力降低，细胞分裂能力降低，部分代谢废物无法清除而堆积于细胞内，影响细胞正常的能量和物质代谢，造成细胞功能的降低甚至丧失，从而发生衰老[3]。

（四）DNA 突变学说

DNA 突变学说[4]（somatic mutation theory）认为在生物体的一生中，诱发（物理因素如电离辐射、X 射线、化学因素及生物学因素等）和自发的突变破坏了细胞的基因和染色体，同时 DNA 损伤的修复能力降低，导致突变积累，细胞功能失活甚至死亡。支持该学说的证据有：X 射线照射能加速小鼠的老化；短命小鼠的染色体畸变率较长命小鼠为高；老年人染色体畸变率较高。然而，该学说也有解释不了的事实，如该学说无法解释衰老究竟是损伤增加还是染色体修复能力降低；另外，现代生物学证明基因的突变率为 10^{-9}～10^{-6}/细胞/基因位点/代，如此低的突变率不会造成细胞的全群死亡，而按该学说要求细胞应有异常高的突变率。

（五）交联学说

交联学说（cross-linkage theory）由 Bjorksten[5]于 1963 年提出，其主要论点是：机体中蛋白质、核酸等大分子可以通过共价交叉结合，形成巨大分子。但此学说无法说明交联是衰老的成因还是结果。

（六）端粒学说

端粒是真核生物染色体末端由许多简单重复序列和相关蛋白质组成的复合结构，具有维持染色体结构完整性和解决其末端复制难题的作用。端粒学说（telomere theory）由 Olovnikov[6]提出，认为细胞在每次分裂过程中都会由于 DNA 聚合酶功能障碍而不能完全复制它们的染色体，因此复制 DNA 序列可能会发生染色体末端端粒序列的逐渐丢失，最终造成细胞衰老死亡。大量实验说明端粒、端粒酶活性与细胞衰老及永生有着一定的联系[7]。但是此学说无法解释发育成熟后细胞不再分裂［有丝分裂后期（post-mitotic）］的器官老化，如大脑和心脏等，并且体细胞端粒长度与个体的寿命及不同组织器官的预期寿命并非一致，端粒的长度缩短是衰老的原因还是结果尚需进一步研究。

（七）自由基学说

衰老的自由基学说（free radical theory of aging）是Harman[8]在1956年提出的，认为衰老过程中的退行性变化是由于细胞正常代谢过程中产生的自由基的有害作用造成的。生物体的衰老过程是机体的组织细胞不断产生的自由基导致氧化损伤积累的结果。

除此而外，尚有免疫功能降低学说[9]及多种其他学说，应该说，没有一种学说能够完美解释衰老的机制，也没有一种学说被学术界完全认可。但自由基衰老学说相对而言获得了较多的证据支持，并在延缓机体衰老方面得到有力的实验证据支持。

下面我们主要讨论自由基衰老学说。

二、自由基衰老学说

自由基衰老学说由美国内布拉斯加大学Harman提出并不断得到完善，从1956年理论初步建立至今，Harman在其实验室及其他研究者的研究成果基础上，发表约80篇论文对此理论进行丰富和发展。自由基衰老学说从20世纪90年代起，开始获得大量的实验证据，得到了生物学界的广泛认同。Harman本人也因为在衰老理论方面的重要贡献几次获得诺贝尔奖提名。

（一）生物体内的自由基

自由基是指原子、分子或离子带有未配对电子。日常生活环境中电离辐射、紫外线照射、汽车尾气、吸烟产生的烟气、厨房油烟等均包含大量自由基。机体内部在生化反应过程中自身也生成自由基，自由基中未配对电子具有极强的化学反应活性，可攻击邻近的生物分子，使自由基在生物分子间传递，最终被细胞抗氧化成分俘获而消除反应活性。

在生物体中，超氧阴离子（$\cdot O_2^-$）、羟基自由基（$\cdot OH$）、一氧化氮（NO）是典型的自由基，其中含氧自由基一般称为活性氧自由基（reactive oxygen species，ROS），由氧分子得到电子转化而来（图3-1），包括超氧阴离子、羟基自由基等，这一反应主要伴随线粒体氧化磷酸化过程发生。

$$O_2 \xrightarrow{e^-} \cdot O_2^- \xrightarrow{e^-} H_2O_2 \xrightarrow{e^-} OH \xrightarrow{e^-} H_2O$$

图3-1 氧自由基的生成

ROS是细胞正常氧化代谢的副产物，在细胞信号传递中具有重要作用。活性氧代谢物可能作为特定的中间信号分子在炎症、纤维化或神经传递中发挥作用[10,11]。细胞内氧化水平与细胞增殖速率的调节相关，如铁离子是调节细胞内氧化还原的重要离子，用螯合剂去除HeLa细胞中的铁离子后，细胞增殖被抑制[12,13]。但过量自由基又会参与多种引起细胞损伤的反应，多种类型的癌症被认为是自由基与DNA作用引起的DNA突变，从而导致细胞周期变异引发的恶性病变。衰老、动脉粥样硬化等症状也被部分归因于自由基引发的细胞氧化损伤。自由基也是酒精性肝损伤的元凶，烟气中的自由基能灭活抗胰蛋白酶，促进肺气肿发生。因此，维持机体正常的氧化还原水平对细胞正常功能至关重要。

机体自身具有多种对抗自由基的抗氧化系统，如抗氧化酶系统包括超氧化物歧化酶、过氧化氢酶、谷胱甘肽过氧化酶及谷胱甘肽还原酶。非酶类抗氧化物质也是抗氧化系统的重要成分，如维生素A、维生素C、维生素E、硫辛酸及多酚类抗氧化剂等[14]。此外，体内的胆红素、尿酸分别是红细胞代谢产物及嘌呤代谢产物，二者也可以作为抗氧化剂清除自由基。由此，在正常生理状态下，细胞内的氧化与抗氧化系统相互调节和制约，构成体内氧化还原内稳态。

（二）自由基衰老学说

自由基衰老学说由Harman在1956年提出[8]。该理论认为，衰老过程由自由基反应造成，自由基具有极高的反应活性，可以与生物大分子反应，导致生物分子突变、被修饰、交联等氧化损伤，损伤随时间而累积，造成细胞及组织功能进行性退变。Harman发现，以盐酸羟胺（抗氧化剂）给予荷瘤小鼠，发现可以延长小鼠寿命，辐射防护剂可以延长正常小鼠寿命并降低肿瘤发生率[15,16]；在人血清检测中发现，还原性物质——硫醇的水平随年龄增长而降低[16]。除Harman本人的实验证据外，超氧化物歧化酶（superoxide dismutase，SOD）的发现促进了人们对自由基衰老学说的认识[17]。在Comfort等[18]的一项实验中，给予C3H小鼠（3月龄）乙氧喹（ethoxyquin，抗氧化剂），发现无论性别，小鼠寿命均比正常饲料组延长接近20%（雌、雄小鼠的平均寿命分别由541天、551天延长至641天、651天）。类似以抗氧化剂延长个体寿命的实验结果陆续在大鼠、果蝇和线虫等模式生物中得到证实[19-21]。以上证据均基于自由基衰老理论，通过对模型动物补充抗氧化剂观察到其寿命延长、老年性疾病发病率降低，从而反证自由基衰老理论。

1972年，基于对线粒体结构功能认识的逐步深入，Harman[22]对自由基衰老理论做了重要补充，即线粒体在正常氧化磷酸化过程中，伴随有超氧阴离子的生成；细胞中大多数的活性氧源自于线粒体，并随年龄增加活性氧生成增多，而且，活性氧首先攻击线粒体自身；因此，随着年龄增加，细胞内氧化还原水平倾向于氧化应激，线粒体氧化损伤逐渐加重，造成细胞功能损伤甚至死亡；因此，活性氧对线粒体的损伤速率决定个体寿命。目前，以线粒体为核心的自由基衰老理论已经成为该理论发展方向[23,24]。

从生理角度分析，机体长期过度应激可能是增加细胞氧化损伤、加速衰老及衰老相关退行性疾病的重要原因。应激与适应的内稳态由激素平衡、递质平衡、氧化还原平衡等多个子系统及其相互作用构成，应激与应激适应需要机体在激素、神经递质、氧化还原水平等多个方面进行调节达成稳态，适当应激有益于激活机体的神经递质生成、传递以及免疫系统等的激活，但如果长期处于应激状态或过度应激将引发氧化物及氧化损伤的显著增加，导致线粒体损伤累积，加速衰老[25]。

三、线粒体与自由基衰老学说

在哺乳动物中，超过95%的氧在线粒体中消耗，其中1%～2%的氧会结合线粒体内膜泄漏电子形成$\cdot O_2^-$、H_2O_2、$\cdot OH$等，此外，线粒体外膜上的单胺氧化酶在催化底物去氨基过程中生成大量H_2O_2，造成线粒体内及胞质内氧化水平升高[26]。据估计，体重60kg的女性每天产生160～320mmol $\cdot O_2^-$（氧气消耗按照6.41kg/d计算），而一个80kg男性每天产生215～430mmol的$\cdot O_2^-$[26]。如果随年龄等因素，细胞内氧化还原倾向于氧化水平过高，则线粒体及核DNA突变增加，线粒体能量代谢相关蛋白质的合成受到影响，线粒体内关键的结构蛋白及酶蛋白活性亦受到影响，因此，线粒体中活性氧生成比例升高，使氧化损伤加重而促进衰老。

（一）线粒体氧化损伤随年龄增加

Ames等发现，线粒体中活性氧的产生是衰老中线粒体功能失活的主要原因，这种氧化应激损伤线粒体DNA、脂质及蛋白质等生物大分子[23,27]。

线粒体DNA靠近活性氧来源，而且DNA链缺乏蛋白质保护，容易受到活性氧攻击。Mecocci等[28]发现老年个体脑中mtDNA碱基损伤较核DNA高出10倍。而且心肌和脑内是mtDNA损伤，而非核DNA损伤，与哺乳动物寿命具有负相关关系[29]。

对果蝇生命周期不同时间点的蛋白质表达分析时发现，不同年龄果蝇蛋白质表达谱存在差异[30]。Oliver等[31]发现红细胞中蛋白氧化修饰随年龄增加而增加，而其中标志性酶的活性随年龄增加而降低；早衰个体的成纤维细胞蛋白氧化损伤显著高于同龄对照。一些线粒体中关键的能量代谢酶（如乌头酸酶）活性是衰老过程中氧化损伤的标志[32]，如衰老大鼠脑内线粒体肉碱乙酰转移酶（carnitine acetyltransferase，CAT）与底物的亲和力及酶活性因氧化损伤均显著低于年轻大鼠[33]。

上述实验中，衰老大鼠脑内脂质过氧化产物丙二醛含量升高，活性氧产生的相关金属离子（如Cu^{2+}、Fe^{2+}等）浓度高于年轻大鼠，而CAT酶亲和力与活性的变化可能由衰老过程中产生的脂质过氧化产物丙二醛或壬烯醛等造成，线粒体膜脂质的氧化损伤可能是此类醛类物质的重要来源，也是线粒体结构破坏的重要原因[33,34]。

除了以上线粒体中生物大分子的氧化损伤外，大量实验结果证实，线粒体功能也随着年龄增加而降低，此方面已有很多好的综述[35,36]。例如，在衰老大鼠肝细胞中，线粒体膜电位降低、呼吸链复合物Ⅳ活性降低[37,38]，在D-半乳糖诱导的早衰小鼠模型中，小鼠脑和肝脏线粒体呼吸功能降低，ATP产生效率下降，呼吸链复合物Ⅱ活性降低[39]。此外，线粒体内所进行的物质转运速率随衰老而降低，如肝脏细胞苹果酸向线粒体的转运在衰老大鼠中明显较少[36]。对果蝇的研究发现，虽然老年个体mtDNA仍然保持完整，但线粒体内RNA合成减少，转录速率受到影响[40]。

（二）线粒体氧化损伤水平影响衰老进程

研究证据表明，在动物模型中造成线粒体氧化损伤，动物会出现类似于衰老的现象并缩短寿命。例如，去除小鼠 mtDNA 聚合酶的校读功能，使 mtDNA 点突变/缺失增加到正常水平的 3～5 倍，发现小鼠寿命缩短，并出现体重降低、毛发减少、生育能力降低等早衰症状[41]。而靶向性表达线粒体过氧化氢酶，可以延长小鼠平均寿命和最长寿命（分别延长 5 个月和 5.5 个月）、延缓心肌病理变化及白内障病变的发生、降低氧化损伤、减少 H_2O_2生成、改善 H_2O_2诱导的乌头酸酶失活，并且发现 mtDNA 缺失减少[42]。

硫辛酸与乙酰肉碱被认为是能够相对靶向于线粒体的营养素[43]，Liu 等[33,44]研究发现，衰老大鼠（24.5 月龄）给予硫辛酸和乙酰肉碱 7 周，与未处理衰老大鼠相比，处理组时空记忆力显著提高，脑区 RNA 氧化损伤降低；电镜观察发现，大鼠脑内线粒体结构损伤明显减轻。

热量限制（caloric restriction，CR）是指在提供生物体充分的营养成分（如必需氨基酸、维生素等），保证生物体不发生营养不良的情况下，限制每日摄取的总热量，又称为饮食限制（dietary restriction，DR），是目前最被公认的延缓衰老的方式，可以延长啮齿类动物寿命 30%～50%，并降低肿瘤的发生率[45,46]。CR 的分子生物学机制可能在于 CR 可以通过 NAD-依赖的去乙酰酶 1（SIRT1，NAD-dependent deacetylase sirtuin 1）及 PGC-1α（peroxisome-proliferator-activated receptor coactivator-1α）等分子调节线粒体增殖及自噬，增强损伤线粒体的降解及线粒体的再生，从而维持细胞内线粒体结构及功能完整，活性氧产生减少，细胞氧化损伤减轻，最终延缓衰老及相关疾病（如肿瘤等）的发生[24,47]。

上述结果有力支持线粒体在自由基-衰老过程中的关键角色，提示线粒体的氧化损伤水平和结构功能完整性在一定程度上调节着个体寿命及衰老相关疾病的发生。从这个角度出发，可以说，线粒体结构及功能衰退导致衰老。这与传统医学中所言的“衰老的精气亏耗学说”有共通之处。因此，以线粒体为细胞内作用靶位，促进和改善线粒体结构与功能，调节线粒体内氧化损伤水平，可能是延缓衰老，防治衰老相关疾病的有效途径[39]。

四、小　　结

从古至今，探索衰老之谜历来是人们最感兴趣的命题之一。自由基衰老学说是目前较被生物学界认可的解释衰老现象的学说，经过 50 余年的发展和丰富，逐渐形成了“线粒体-自由基衰老”学说。以此学说为指导，寻找和发现线粒体靶向性营养素及抗氧化剂可能是延缓衰老、防治衰老相关疾病的有效手段。

（龙建纲）

第二节　线粒体生成与抗氧化机制

线粒体是细胞最重要的能量中心，也是自由基之源，一直以来，其在衰老、神经退行性疾病、2 型糖尿病、癌症及心血管疾病的研究中都受到关注。特别是在衰老中，根据线粒体自由基衰老理论，自由基造成的氧化损伤是机体衰老的首要因素。研究证据显示，在衰老及衰老相关的疾病中，抗氧化机能下降，线粒体功能衰退；而线粒体功能的衰退会增加自由基的产生，从而形成恶性循环。同时，细胞内的抗氧化体系可以抵抗自由基的损伤，而线粒体作为自由基的主产地，其内部也有自己专有的抗氧化系统。那么线粒体的生成是否对于细胞整体的抗氧化能力有所提升，并跳出恶性循环，形成良性的开端呢？线粒体的抗氧化体系与细胞内其他抗氧化体系之间存在什么关系？这些问题的解答对于理解衰老的本质及运用医学、营养学手段延缓衰老及衰老相关疾病均具有重要意义，本节将对此就目前的研究现状作一综述。

一、线粒体生成需要两个基因组的协同

线粒体起源于 10 亿年前或更早，它的前体是一种原核细菌，以在别的细胞之内寄居为生。一次偶然的机会，当这种原核细菌寄生于真核细胞中时，却最终为真核细胞俘获，于是这种原核细菌就形成了真核细胞的一个细胞器——线粒体；获得线粒体的这些真核细胞，在地球充满氧气的生物圈中一直处于优势地位，而线粒体则伴随着生命的进化过程一直存在，它们几乎存在于所有的真核物种中；除了少许例外，几乎存在于高等真核生物的所有细胞中。

可以说线粒体几乎垄断着细胞的能量供应和物质代谢：它们氧化糖类和脂肪酸，将这些物质转化为细胞所需的其他分子，并供应能量；它们的专业化程度如此之高，以至于有序地排列在细胞的需能部位（如肌纤维两侧、神经元的轴突）；因此，线粒体被称为真核细胞能量代谢的工厂；除此之外，线粒体也是关乎其他重要生命活动的信号中心，如细胞凋亡。而细胞为线粒体提供不可或缺的结构组成部分。

研究估计，线粒体中有大约 1500 种蛋白质，到目前为止已经确定了超过 1000 种。作为依附于真核细胞环境的一个半独立的细胞器，线粒体有着自己的遗传物质：线粒体 DNA（mtDNA）如同原核生物的 DNA 一样也是环状结构。人类的线粒体 DNA 有 16 569 个碱基，编码 37 个基因，其中包括 22 个 tRNA、2 种核糖体 RNA 及 13 条肽链。这 13 条肽链都属于组成呼吸链复合物的亚基，呼吸链复合物的其他 78 个亚基则由核 DNA（nDNA）编码（图 3-2）。另外，线粒体 DNA 复制、转录、翻译等过程中需要的蛋白质也都由核 DNA 编码，并转运到线粒体内；线粒体中蛋白质的折叠加工时涉及的大量分子伴侣蛋白，也同样由核 DNA 提供[48]。

线粒体不能完全重新合成，它们像细菌一样，通过分裂繁殖，然后召集更多的组成成分，扩大，再分裂。如此大量的蛋白质合成，涉及多种转录因子，而且线粒体的生成关系到线粒体 DNA 和核 DNA 的协调合作；还有一些转录因子虽然不负责线粒体组成蛋白的合成，但是调控着线粒体的功能，如过氧化物酶体增殖受体（peroxisome proliferator-actioated receptor，PPAR）调控脂肪酸的氧化，因此总体调控这些转录因

子，并协调线粒体与核之间的作用是必需的。目前大量研究结果认为，在脊椎动物线粒体生成的众多信号分子中，PGC-1α 起着中心作用[49]。

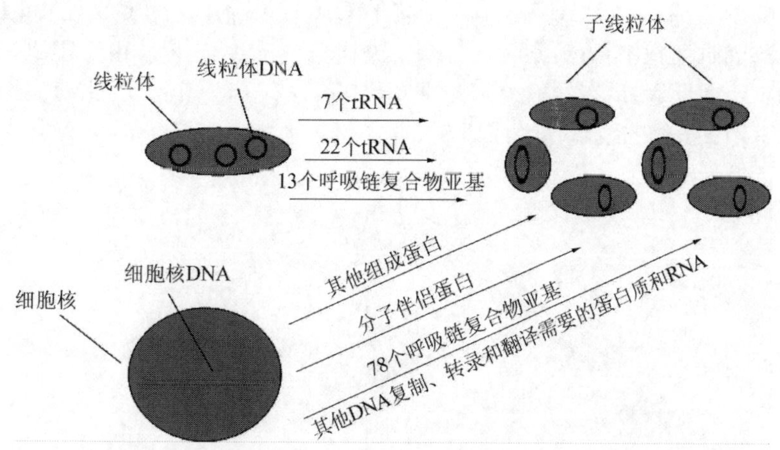

图 3-2　细胞核基因组和线粒体基因组对线粒体生成的贡献

二、PGC-1α 是控制线粒体生成最重要的转录因子

PGC-1α 属于 PGC-1 家族，该家族还有另外两个成员 PGC-1β 和 PGC 相关共激活因子（PGC-related coactivator，PRC）。PGC-1 最先在棕色脂肪细胞中被发现，它和 PPARγ 协同作用，因此被称为 PPARγ 协激活因子。PGC-1α 可被环境因素激活（如寒冷、运动、能量需求和热量摄入），它的表达和线粒体数量、氧化磷酸化相关酶的表达以及底物的利用程度有着密切关系，同时它还与代谢的其他方面有关，如葡萄糖的摄入、糖异生等[50]。

PGC-1α 转录的上游调控通路有几种，包括 AMPK 激活，通过钙离子依赖激酶（CaMK）调控的转录；一氧化氮通过 cGMP 调控的通路；还有通过 MAPK-p38 调控的通路。除去转录调控外，PGC-1α 的活性还受翻译后调控。MAPK-p38 对 PGC-1α 的磷酸化可以使它稳定，否则这个蛋白质的寿命只有 2～3h；另外磷酸化还使抑制 PGC-1α 活性的因子与之分离，从而促进了它的活性。PGC-1α 还被赖氨酸去乙酰化酶——沉默交配性信息调节 2 同源物 1（sirtuin 1，silent mating type information regulation 2 homolog 1，SIRT1）去乙酰化，去乙酰化后的 PGC-1α 调控肝葡萄糖的生成，但不影响线粒体的生成。在棕色脂肪和肌肉中，PGC-1α 可以与启动它的转录因子协同作用，加强自己的转录[51,52]。

PGC-1α 对线粒体生成的调控作用主要是通过与核呼吸因子 1、核呼吸因子 2（nuclear respiratory factor 1 and 2，NRF1、NRF2）共同转录线粒体组成蛋白及 mtTFA。线粒体转录因子 A 又控制着线粒体 DNA 的复制与转录，从而将核 DNA 的转录与线粒体 DNA 的转录结合起来（图 3-3）。

PGC-1 的功能与 PGC-1α 类似，均可以和 NRF1 结合而起作用；但寒冷并不能激活 PGC-1，这说明它们的调控方式并不相同。PGC-1 可能更特异地在棕色脂肪的分化以及肝脏中脂肪的合成中起作用。

除与 PGC-1α 相关的线粒体生成途径外，还发现与之无关的线粒体生成途径。Leanes 等发现用 50mmol/L 丙酮酸处理 C2C12 细胞 72h，可以不依赖 PGC-1α 的表达而促进线粒体的生成；在 PGC-1αRNA 干扰的 C2C12 细胞以及 PGC-1α 基因敲除的小鼠原代培养的成肌细胞中，丙酮酸都可以促进线粒体的生成[53]。由于 PGC-1α 只存在于脊椎动物中，而低等真核生物如酵母和真菌中不含有 PGC-1α，因此动物细胞中可能继承了非 PGC-1α 依赖的线粒体生成机制。

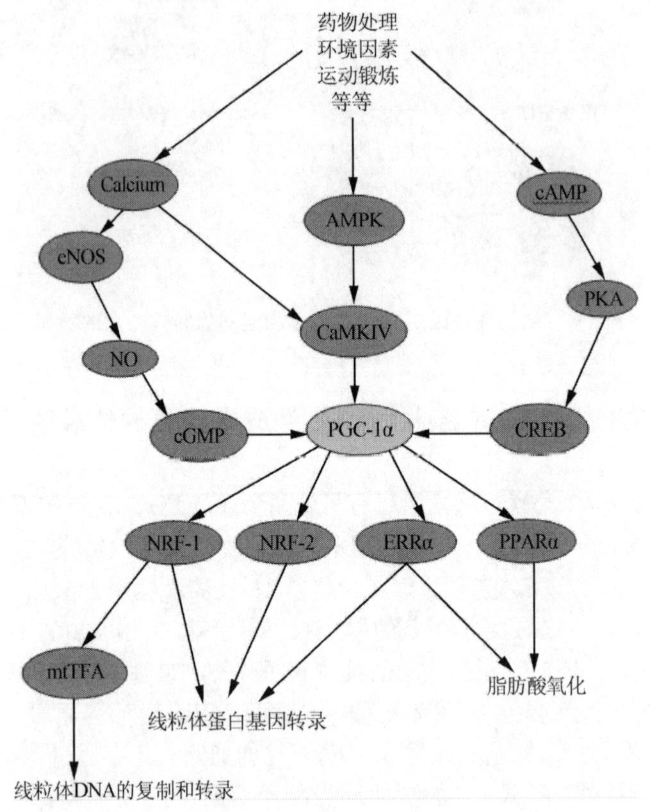

图 3-3　以 PGC-1α 为中心的线粒体生成调控

线粒体生成包括线粒体数量增多、体积的增大，在实验检测中表现为线粒体特异荧光染料的荧光信号增强、电镜照片上线粒体所占面积增多、线粒体中各种蛋白质表达上调；线粒体生成也包括线粒体功能的加强，如线粒体呼吸链复合物的活性增强、细胞耗氧量增加等。

三、胞质和线粒体中的抗氧化体系

（一）线粒体会产生自由基

线粒体在通过氧化磷酸化作用为细胞提供能量的同时，也给细胞带来了副产品——氧自由基。线粒体电子传递链上的电子中途直接传递给氧分子，就产生了超氧阴离子。超氧阴离子可以继续反应产生过氧化氢，然后进一步反应生成羟自由基，前者易于扩散出线粒体到达胞质中，而后者是攻击性最强的自由基之一。氧自由基会攻击细胞内的各种物质，包括脂质、蛋白质和核酸。被氧化的生物大分子或失去功能，或功能降低，从而影响细胞的生理功能，造成疾病和衰老。线粒体大约消耗细胞需氧量的 90%，其中有 1%～2%的氧转化为氧自由基，这个数据被广泛的引用，但是更为可靠的实验提示，在体内条件下，也许产生的自由基大约只有 0.2%[54]。作为氧自由基的发源地，线粒体也是首当其冲的受害者，受到损伤的线粒体会产生更多的氧自由基，造成更大的破坏。

或许真核细胞从接受线粒体为它工作的同时，就开始发展抵抗氧化损伤的防御系统，经过亿万年的进化，细胞内形成了很有效的应对氧自由基的体系。细胞的抗氧化系统可以有效地清除氧自由基，组成抗氧化系统的主要是谷胱甘肽、过氧化物酶类、超氧化歧化酶等；按照在细胞中的定位，抗氧化体系可以分为胞质、线粒体和细胞核三个区域，其中线粒体的抗氧化体系与另外两部分区别最大，在后面的讨论中，如果没有特别说明，我们把胞质和细胞核内的抗氧化体系统称为胞内抗氧化体系，而单把线粒体的抗氧化体系独立出来。那么胞质中的抗氧化体系与线粒体中的抗氧化体系是什么关系呢？

（二）胞质和线粒体中的抗氧化体系有所不同

细胞内的抗氧化酶体系主要包括超氧化歧化酶（SOD）、过氧化氢酶、谷胱甘肽过氧化物酶（glutathion peroxidase，GPx）、谷胱甘肽生成与再生酶类、巯基转移酶、硫氧还蛋白（thioredoxin，Trx）、硫氧还蛋白还原酶（Trx reducase，TrxR）、过氧化物氧还蛋白（peroxiredoxin，Prx）及小分子谷胱甘肽等。这些抗氧化酶一般都有多种亚型，其中包括线粒体的特有亚型。Cu/ZnSOD 分布于胞质和线粒体膜间隙中，而 Mn SOD 只存在于线粒体基质内。GPx 有 6 种亚型，其中 GPx1、GPx4 在胞质和线粒体中都存在，敲除 GPx4 使小鼠死亡，GPx4 存在一种线粒体特异亚型（long form，N 端含一段进入线粒体的信号），在睾丸中特异表达，对生育能力有重要作用；GPx4 的另一种线粒体特异亚型（short form），可以进入线粒体发挥功能，保护细胞免于凋亡。Trx 与 TrxR 分别有两种亚型：Trx1、Trx2 和 TrxR1、TrxR2；Trx1 和 TrxR1 存在于胞质和细胞核中，Trx2 和 TrxR2 存在于线粒体内。Prx 有 6 种亚型，其中 Prx1 大量存在于胞质中，是胞质中主要的抗氧化物质之一；而 Prx3 只存在于线粒体中；Prx5 在胞质和线粒体中都存在。这些同种酶不同亚型的抗氧化功能基本相同，但表达调控不同。Cu/ZnSOD、Prx1、TrxR1 的启动子都含有 ARE 元件，由 Nrf2（nuclear factor erythroid 2-related factor 2）转录表达[55]；而相应的 MnSOD、Prx Ⅲ、Trx2 都由 FoxO 转录表达[35,56,57]。也有研究表明，在 HeLa 细胞中，线粒体内的氧化应激使蛋白激酶 D（PKD）激活，由 PKD 激活的 NF-κB 可以转录 MnSOD，而且在有强氧化刺激的情况下，FoxO3a 的存在不是必要条件[58]。

除了表达受控于不同的转录因子外，线粒体内的抗氧化体系与胞质内及细胞核内的抗氧化体系在功能的发挥上也有不同的分工。

线粒体内的 GSH 水平略高于胞质水平，有可靠证据证明线粒体内 GSH 水平的保持对细胞抵抗毒性更为重要。线粒体内还原电位大约为－280mV，而细胞质内的还原电位为－260～－200mV[59]。线粒体特异表达的 Trx2 似乎更专一作用于同是线粒体特异表达的 Prx3 反应，而不与广泛表达的 Prx5 反应[60]。缺氧诱导因子 1（HIF-1）可以被 Trx1 的表达诱导却被 Trx2 抑制[61]。细胞质内 Trx1 的还原性高于胞质内还原性 GSH/GSSG 还原性，而线粒体 Trx2 的还原性又高于 Trx1 的还原性；EGF 信号通路激活可引起 Trx1 的氧化，而对胞质内的 GSH/GSSG 和线粒体的 Trx2 没有影响[62]。重金属铁、铜、镍可以导致细胞内总 GSH/GSSG 的氧化，对 Trx1 和 Trx2 没有显著影响；而砷、镉、汞则对 Trx2 的氧化大于 Trx1[63]。另有关于脂肪肝的研究，强调线粒体中 GSH 的耗竭使细胞对细胞因子反应更加敏感[64]。线粒体 GSH 来源于胞质 GSH 的合成，在生理状态下，GSH 带有负电荷，不可能扩散通过线粒体内膜，必须经线粒体上的通道进入，主要的 GSH 进入通道是 DIC 和 OGC，这两个通道同时又是三羧酸循环底物的进入通道，这显示 GSH 的进入与呼吸作用相关联，这与呼吸时会产生氧自由基，从而需要 GSH 作为抗氧化剂来起作用的推理吻合[65]。

所有这些抗氧化体系在正常生理状态下并没有全负荷运作，只有在被诱导激活后表达量才会大量增加。因此负责对这些基因转录因子的激活与调控，对抗氧化体系来说非常重要。

（三）控制抗氧化体系的转录因子 Nrf2 和 FoxO

Nrf2 是细胞内抵御毒性物质（亲电子物质）和氧化应激的关键转录因子，可被异物代谢和氧化应激活化，也可被亲电子物质诱导激活。由 Nrf2 负责转录的基因范围很广，主要包括直接的抗氧化分子、抗氧化酶类、谷胱甘肽生成和再生酶类、NADPH 生成系统、毒素排出通道、抵抗炎症反应的系统，以及无功能蛋白的识别、修复和分解系统。在非诱导条件下，Keap1 蛋白与 Nrf2 结合，将 Nrf2 滞留在胞质内而阻止其进入细胞核，起着负调控作用；另有一些激酶（如 MAPK/ERK、PKC、PI3K）对 Nrf2 有修饰调控作用。MAPK/ERK 通路中蛋白激酶 PERK（endoplasmic reticulum-resident kinase）对 Nrf2 的磷酸化，可以增加 Nrf2 的水解；还有报道显示外来异物可以激活 MAPK 通路，从而激活 Nrf2 的转录功能[66]；在最近的一项茶多酚刺激二相酶的研究中，发现 PKC 和 PI3K 的磷酸化可激活 Nrf2 的功能[67]。最近的研究有更加充分的证据表明 PI3K/Akt 对调节 Nrf2 通路的重要性；在视网膜色素上皮细胞中，wortmannin、PI3K 的抑制剂可以抑制 Nrf2 的基础表达和诱导表达；高表达突变的持续活化型 Akt 可以增强 Nrf2 的活性，将 Akt 进行 RNA 沉默则抑制了 Nrf2 活性[68]。Nrf2 的半衰期很短，只有 20min，在正常条件下，细胞以不经济的方式不断地合成 Nrf2，又不断的使之降解，应该是为了在应激因素突发时，立即开启抵抗系统，因此 Nrf2 通路可能不会受到太多的调控制约[69]。由图 3-4 中从 Nrf2 具体调控的基因可以看出，Nrf2 调控几乎所有的抗氧化体系，但是似乎没有包括任何线粒体内独有的抗氧化体系。Nrf2

进入细胞核后需要与 small Maf 共同结合到 DNA 上，而 small Maf 的表达也受应激作用的调节[70]。

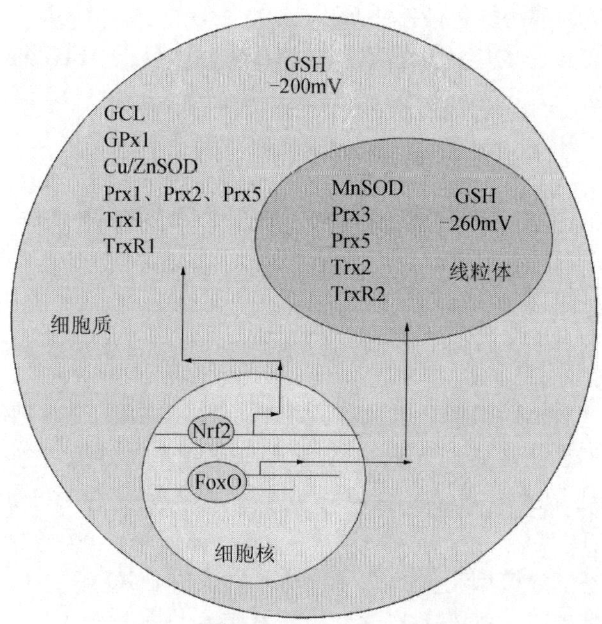

图 3-4　线粒体和胞质中的抗氧化系统

FoxO（forkhead box O）属于 Fox 超家族中 Other 类的成员，在哺乳动物细胞中存在 4 种亚型：FoxO1、FoxO3a、FoxO4、FoxO6；其与线虫（*C. elegants*）中的 DAF-16 同源，它控制着包括细胞周期、凋亡、DNA 修复、抗氧化及长寿等多方面的许多基因的表达[71]。我们主要关注它在抗氧化和长寿方面的作用。与 Nrf2 类似，非活化的 FoxO 滞留在胞质中，活化后进入细胞核并结合到 DNA 上启动基因转录。在氧化应激的情况下，β-连环蛋白（β-catenin）与 FoxO 的结合加强，促进它的转录功能。在线虫中，DAF-16 转录 *sod*-3 基因也需要β-连环蛋白的同源蛋白 BAR-1 的帮助。线虫中控制长寿功能的 *sirt*2 基因需要 DAF-16 的存在发挥作用[72]，在人体氧化应激条件下，*sirt*2 的同源基因 *SIRT*1 与 FoxO 结合而启动转录[73]。

FoxO 控制着多方面的多种基因的转录，因此对它的调控也特别精细。FoxO 被多种激酶信号通路调节，其中最主要的有 Akt 和 JNK。在 FoxO 上有三个保守的 Akt 磷酸化位点，被 Akt 磷酸化后，FoxO 结合在 14-3-3 伴侣蛋白上而保留在细胞质内。在氧化应激的条件下，JNK 的激活使 FoxO 磷酸化并进入核内，启动抗氧化基因的转录[71]。

在与线粒体相关的通路中，FoxO 与其中两个重要的转录因子 PGC-α 和 mTOR（mammalian target of rapamycin）相关。对 FoxO 与 PGC-1α 关系的研究还不多，得到的结果是两者的功能是相抵触的。在人肌纤维中，FoxO3a 促进纤维萎缩，过表达 PGC-1α 可以缓解这一症状[74]；在脂肪组织中 FoxO 的敲除可以上调 PGC-1α 及其转录蛋白的表达[75]。在一个检测果蝇营养相关基因转录的研究中，基因芯片的数据表明 dFoxO（果蝇的 FoxO，d 表示 drosophila）抑制线粒体的生成，并在果蝇中发现了一个新的 PGC-1 同源蛋白，在这个基因的启动子部位存在 dFoxO 反应元件（FoxO response element，FRE），这说明 dFoxO 可能作为抑制因子结合在 FRE 上，抑制 PGC-1 同源蛋白的表达，从而抑制线粒体的生成[76]。

mTOR 的活性与细胞的增殖和线粒体功能相关，mTOR 与其底物 raptor 的结合促进线粒体的代谢功能和 ATP 生成[77]。对果蝇的研究表明，mTOR 可以抑制 FoxO 的活性[78]。

四、线粒体生成与抗氧化体系有关

（一）PGC-1 与抗氧化能力相关

PGC-1 对维持线粒体数量和功能的作用不言而喻。在 PGC-1 敲除小鼠的心脏和骨骼肌中线粒体数量不足、功能低下、ATP 水平低于正常，导致心肌和心脏功能低下，不足以抵抗一定的化学或电刺激[79]。在亨廷顿症中，突变的 huntingtin 抑制 CREB/TAF4 结合到 PGC-1 启动子上，PGC-1 的转录表达被抑制，并引发线粒体呼吸链蛋白表达的降低；在亨廷顿症模型小鼠的原代神经元中表达 PGC-1，可以减轻毒性症状[80]。

越来越多的证据表明，PGC-1 与抗氧化能力相关。

在原代培养的肾近基管细胞中，过表达的 PGC-1 可以刺激线粒体的生成，但是先过表达 PGC-1 不能保护细胞免受叔丁基过氧化氢（tert-butyl hydroperoxide，TBHP）的损伤，甚至使细胞凋亡的情况更加严重；而在细胞受到 TBHP 损伤后，再过表达 PGC-1，可以有效恢复细胞的活力和线粒体功能[81]。在 3T3 成纤维细胞中表达 PGC-1，可以增加线粒体生成，同时提高细胞抵抗 t-butyl hydroperoxide（t-BOOH）的氧化损伤[82]。在流行病学和家系的研究中，用测定 8-羟鸟苷含量的方法，证明了 PGC-1 的基因亚型与 DNA 损伤、2 型糖尿病及并发的心血管疾病有关，而运动可以增加 PGC-1 的表达，减缓 DNA 损伤，并减少 2 型糖尿病患者发生心血管疾病的概率[83]。PGC-1 及其同源蛋白 PGC-1 β诱导的 UCP2 和 UCP3 的表达可以增加质子透过，降低线粒体膜电位，起着减少活性氧产生的作用[84]。

有更多的实验证明 PGC-1 的过表达会增加线粒体内各种抗氧化酶的表达。在血管上皮细胞中过表达 PGC-1，使过氧化氢酶、MnSOD、Prx3 和 Trx2 的表达显著上调，但是对 Cu/ZnSOD 的表达没有显著影响[85]。白藜芦醇可以使 PGC-1 去乙酰化，上调 PGC-1 的活性，延长动物的寿命[86]，其也能专一性提高 MnSOD 的表达，但对Cu/ZnSOD 的表达没有显著影响[87]。这说明 PGC-1 的表达不是上调 Cu/ZnSOD 表达的充分条件，却可以提高需 FoxO 转录的 MnSOD 的表达。鉴于 FoxO 对 PGC-1 抑制的证据同样存在，说明 PGC-1 与 FoxO 两者之间或上游可能还存在其他的调控因子。

Julie St-Pierre 等通过令人信服的实验表明，PGC-1 是重要的氧自由基抑制因子。在神经细胞中，PGC-1 被 RNAi 沉默后，Cu/ZnSOD、MnSOD 及 Gpx1 的表达显著下调，并且不能再被过氧化氢刺激表达；*PGC-1α* 基因缺失细胞中的抗氧化酶表达水平很低，并且难以抵御氧化损伤；*PGC-1* 基因敲除小鼠的神经细胞更易受到氧化损伤，但可以被 PGC-1 的表达挽救。因此 PGC-1 是几个重要抗氧化酶表达必需的因子，包括 Cu/ZnSOD、MnSOD 及 Gpx1，既有线粒体特有的又有胞质内含有的[88]。另外，他们的工作还发现，在 PGC-1 启动子的上游有 CEBP、FoxO3a 和 Nrf2 的结合位点[56,89]；但是突变 FoxO3a 和 Nrf2 的结合位点对 PGC-1 的表达没有影响，而 CEBP 的突变则使 PGC-1 的表达降低，并不能被过氧化氢刺激 PGC-1 表达。过氧化氢刺激后，发现磷酸化的 CEBP 结合到 PGC-1alpha 的启动子上。遗憾的是，该文章并没有涉及依赖 PGC-1 表达的 Cu/ZnSOD 及 Gpx1 是否同时也必须依赖 Nrf2 的表达；或 PGC-1 的表达及 Nrf2 表达之间有何关系。

因此，到目前我们得到的关于 PGC-1 与 Nrf2 及 FoxO3a 之间的关系是：单独 PGC-1 的过表达可以引起线粒体内抗氧化酶体系的表达，似乎并不影响胞质内的抗氧化体系；但是胞质和线粒体内抗氧化酶体系的表达或被氧化应激诱发需要依赖 PGC-1，特别是 PGC-1α 的存在；PGC-1α 启动子上游存在 FoxO3a 和 Nrf2 的结合位点，FoxO3a 可能对 PGC-1α 的表达是抑制的，但是突变 Nrf2 的结合位点并不影响 PGC-1α 的表达。另有一些证据表明，在血管细胞、肌肉细胞及巨噬细胞中，Nrf2 受一氧化氮的调控而被激活[89-91]，这样的话，Nrf2 与 PGC-1 有可能被内皮-氧化氮合酶（endothelial nitricoxide synthase，eNOS）同时激活，共同发挥作用。同时，并不能排除还有其他分子协同两者的表达，或者共同被其他上游通路调节（图 3-5）。

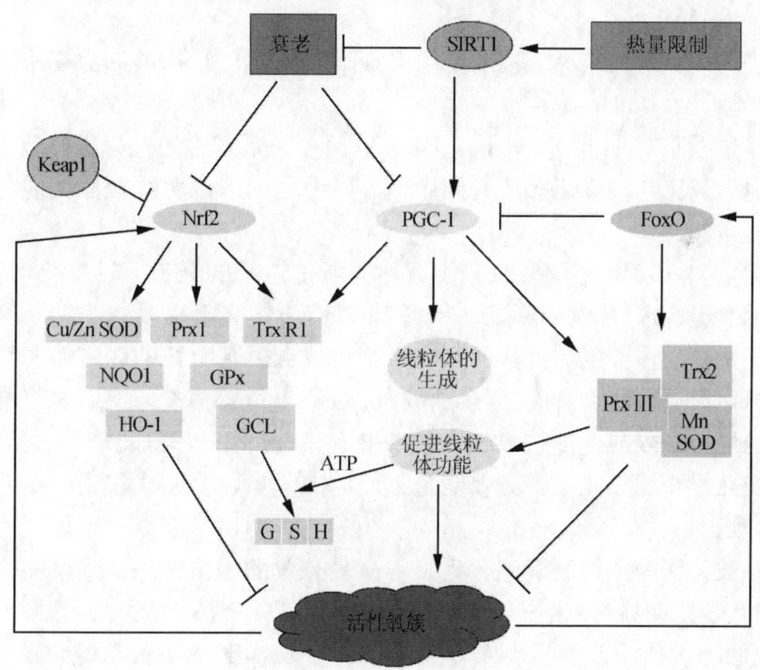

图 3-5 PGC-1、Nrf2 和 FoxO 的相互关系

（二）线粒体的能量供应是抗氧化体系运行的重要保证

细胞内最主要的巯基小分子 GSH 的合成是一个耗能过程，每合成一个 GSH 分子，需要消耗 2 个 ATP[92,93]。Trx、Prx 及 GSH 被氧化后的再生需要消耗 NADPH，另外，其他抗氧化酶（如 NQO1）功能的发挥往往需要消耗 NADPH 或 NADH，因此保持细胞内高的还原状态需要大量的能量，而足够的线粒体数量和完好的线粒体功能无疑是保证能量供应的必要条件。这种对能量的需求可能导致线粒体的生成。Slyshenkov 等[94]的研究证明，泛酸使细胞内 GSH 水平提高，用解偶联剂羰基氰化物间氯苯腙（carbonylcyanidc chlorophcnylhydrazone，CCCP）和羰基-氰-对-三氟甲氧基苯肼（carbonyl cyanide p-trifluoromethoxyphenylhydrazone，FCCP）或 ATP 合成酶的 oligomycin 抑制 ATP 的合成，可以抑制 GSH 的提高。Vali 等[95]发现，GSH 合成的抑制剂 BSO（buthionine sulfoximine）在降低细胞内 GSH 含量的同时，也抑制了 NADH 的氧化和细胞内 ATP 的含量；而线粒体呼吸链抑制剂鱼藤酮在抑制 ATP 的同时也抑制了 GSH 的水平。这说明能量的供应对于维护 GSH 的水平是必需的，而 ATP 的合成也依赖 GSH 提供的还原环境，但是在这个研究中，忽视了鱼藤酮抑制呼吸链复合物 I 的同时会产生更多的自由基，而自由基的增加有可能抵消了 GSH 的生成。

（三）衰老与热量限制过程中线粒体与抗氧化体系的变化

衰老和热量限制（calorie restrict，CR）这两个关系紧密的过程很好地包容了线粒体生成与衰退、氧化与抗氧化等所有问题，可以说是用来说明线粒体生成与抗氧化之间关系的最好实例。

实验证据发现，衰老过程中确实伴随着抗氧化体系的衰退、过氧化产物的累积、线粒体功能的衰退、ATP 供应不足、Nrf2 和 PGC-1 在衰老动物中表达下降。而这一切的根源在于由线粒体产生的大量的氧自由基，被自由基破坏的线粒体又会产生更多的自由基，从而形成恶性循环[8]。与此相呼应的是与衰老相关的疾病也表现出类似症状，而动物的最大寿限与体内抗氧体系的功能有很强的正相关性。似乎亿万年前，真核生物的始祖在俘获线粒体这个高效能量工厂的同时，就为后代注定了走向衰老这一不可逆转的命运[35]。

热量限制被公认为是抑制衰老、延长寿命最有效的手段之一。热量限制的抗衰老与延长寿命的作用与线粒体紧密相关。在热量限制中，*SIRT* 基因起着最为关键的作用；CR 造成的呼吸作用改变了 NAD/NADH 值，从而激活了去乙酰化酶（SIRT1），SIRT1 对 eNOS 的去乙酰化将产生更多的一氧化氮（NO），而 SIRT1 的启动子上存在 NO 的激活机制，这种正反馈作用更有利于 eNOS 的进一步作用，而 eNOS 正是调节线粒体生成的上游信号之一。同时，SIRT1 对 PGC-1α 的去乙酰化也使它的转录活性进一步提高，因此热量限制使得促进线粒体生成的通路极为畅通。除了 SIRT1 与线粒体生成关系密切外，SIRT 家族中 7 种蛋白质中有 3 种（SIRT3、SIRT4、SIRT5）在线粒体内。因此，CR 可以通过 SIRT1 引发线粒体生成，并继续对线粒体中更多的 SIRT3、SIRT4、SIRT5 做出进一步反应。

这样看来，线粒体生成与抗衰老及长寿之间关系密切，因此也就与引起衰老的氧自由基有了直接联系。Leonard Guarente 在 *Cell* 杂志上的一篇前瞻性文章对其中可能的机制作了阐述。第一，更多的线粒体显然可以为衰老时线粒体的衰退作更多的缓冲，这一机制之所以没有在进化中完成，是因为衰老出现于生育期之后，缺乏选择压力，而热量限制很可能类似于某种选择压力的作用，同时线粒体内的 SIRT3 和 SIRT4 最近被证明与抵抗应激有关。第二，更多的线粒体或线粒体内酶复合物可能减少了自由基的生成。很多证据表明，CR 不仅没有降低耗氧与能量消耗，反而有所提高，而氧自由基的生成并没有提高。氧自由基的生成总量应该与耗氧的数量、产生氧自由基部位的多少（线粒体的数量）和产生氧自由基的效率有关。更多的线粒体似乎正是增加了产生自由基的部位，大大降低了自由基产生的效率。氧自由基主要产生在呼吸链复合物Ⅰ和复合物Ⅲ的部位，而且是在电子流通不畅，即有很多电子进入呼吸链，而不能顺利传递时产生；更多的线粒体或更多的线粒体内电子传递链为电子传递提供了更多通路，减轻了每条电子传递链的负荷，因此减少了自由基的产生。此外 CR 造成的脂肪酸氧化增加可能也减少了自由基的产生。脂肪酸 β-氧化中产生的还原当量中有 50%的 NADH 和 50%的 FADH，FADH 的氧化不经过复合物Ⅰ，这样也就可能减少自由基产生的概率。第三，更多的线粒体意味着线粒体的更新速度加快，而新生的线粒体在功能和效率上必然高于老化的线粒体，这样细胞内线粒体的“平均年龄”应当低于未经热量限制的对照。这方面的实验证据在于发现 SIRT1 激活了几个与线粒体降解相关的蛋白质，但还有赖于更多实验证据的支持[24]。

除此之外，由于线粒体内的抗氧化体系伴随着线粒体的生成而在总量上有所增加，这必然也增强了整个细胞的抗氧化能力。

五、小　　结

线粒体作为最重要的细胞器之一，其生成作用受到两个基因组的控制；同时线粒体产生的自由基与细胞抗氧化体系是细胞生命活动中扮演重要作用的对立统一体。线粒体抗氧化体系属于整个细胞抗氧化体系的一部分，在某些情况下作用尤为重要。线粒体的生成，在能量上及在抗氧化酶的数量上，为细胞的抗氧化能力提供了更大的缓冲余地，并有可能降低自由基的产生。线粒体生成的主调控因子 PGC-1 是细胞内抗氧化体系表达不可或缺的条件，而 PGC-1 的高表达至少会增加线粒体自身的抗氧化系统。胞质内抗氧化体系的主要转录因子 Nrf2 可能与 PGC-1 在调控上有所联系。线粒体内外的抗氧体系在功能上有一定区别，但是线粒体的 GSH 依赖胞内 GSH 的合成。热量限制能够延缓衰老，线粒体生成是其中重要的内在机制。

（李雪森　刘健康）

第三节 线粒体调控细胞凋亡

一、细胞凋亡概述

细胞凋亡（apoptosis）是指为维持内环境稳定，由基因控制的细胞自主的和有序的死亡。细胞凋亡与细胞坏死不同，细胞凋亡不是被动过程，而是主动过程，它涉及一系列基因的激活、表达及调控等过程，它并不是病理条件下自体损伤的一种现象，而是为了更好地适应生存环境而主动争取的一种死亡过程。它是多细胞生物体更新正常细胞和清除异常细胞的重要手段，对于维持生物体正常发育、内环境平衡和组织器官稳定等起着重要作用。

从严格意义上来说，细胞程序性死亡（PCD）与细胞凋亡是有很大区别的。细胞程序性死亡的概念是1956年提出的一个功能性概念，描述在一个多细胞生物体中某些细胞死亡是个体发育中的一个预定的，并受到严格程序控制的正常组成部分。例如，在蝌蚪变成青蛙的变态过程中，其尾部的消失伴随大量细胞死亡；高等哺乳类动物指间蹼的消失、颚融合、视网膜发育及免疫系统的正常发育都必须有细胞死亡的参与。这些形形色色的在机体发育过程中出现的细胞死亡有一个共同特征，即散在的、逐个的从正常组织中死亡和消失，机体无炎症反应，而且对整个机体的发育是有利和必需的。因此，动物发育过程中出现的细胞程序性死亡是一个发育学概念；而细胞凋亡则是一个形态学概念，描述一件有着一整套形态学特征的与坏死完全不同的细胞死亡形式。但是一般认为凋亡和程序性死亡两个概念可以交互使用，具有同等意义。

细胞凋亡主要涉及两类在进化上保守的蛋白质家族：一类是Bcl-2家族，其功能与调节线粒体膜通透性有关[96]；另一类是半胱天氨酸蛋白酶家族（caspases），该家族还可分为凋亡信号通路上游起始阶段 caspases（caspase-2、caspase-8、caspase-9、caspase-10）亚家族和下游执行阶段 caspases（caspase-3、caspase-6、caspase-7）亚家族，总的是参与凋亡信号级联放大和执行细胞凋亡[97]。

细胞凋亡通路一般分为外源性凋亡通路和内源凋亡性通路，两条通路之间密切关联[98]（图 3-6）。外源性凋亡通路是凋亡信号分子（FasL、TRAIL 和 TNF 等）通过与细胞膜死亡受体（TNFR、Fas 和 TRAIL-R 等）结合，形成死亡诱导信号复合物(DISC)，在这个复合物中，Fas 相关死亡结构域（FADD）与起始阶段 caspase-8 和（或）caspase-10 的同型结构域相互作用募集和激活 caspase-8 或 caspase-10 而启动凋亡信号传递。与 Fas 和 TRAIL-R 激活不同，$TNFR_1$ 多聚化后相继形成两个复合物[53]：复合物Ⅰ由 $TNFR_1$、TRADD、$TRAF_2$、RIP_1、$cIAP_1$ 和 $cIAP_2$ 组成并激活 NF-κB，随后激活启动抗凋亡基因转录。细胞内吞 $TNFR_1$ 后形成复合物Ⅱ，该复合物类似于 FasL 和 TRAIL 诱导的 DISC，也包括 TRADD、FADD、caspase-8 和（或）caspase-10。激活的 caspase-8 或 caspase-10 通过两个级联信号通路传递信号：一个是直接剪切激活下游效应凋亡蛋白酶 caspase-3、caspase-6、caspase-7 引起凋亡；另一个是通过剪切 Bid 而激活线粒体凋亡通路。内源性线粒体凋亡通路主要是以线粒体渗透转移通道（mitochondrial permeability transition pore，mPTP）为中心环节介导的细胞凋亡通路[99]，即 mPTP 开放→细胞色 c 释放→caspase-9→caspase-3。许多因素（包括死亡受体介导的信号、生长因子抑制剂、抗癌药物、Ca^{2+}、ROS 等）都可以引发线粒体膜通透性转运孔道的开放，使线粒体膜间隙存在的大量凋亡相关蛋白质释放出来，从而诱导凋亡蛋白酶依赖和非依赖性细胞凋亡。此外，还有内质网凋亡通路，主要由内质网应激引起的细胞凋亡。这些应激包括内质网 Ca^{2+} 失衡、内质网激活未折叠蛋白反应（UPR）和氧应激等，其凋亡信号传递通路为：内质网应激→Ca^{2+} 释放→钙依赖蛋白酶（calpain）→切割内质网 caspase-12→caspase-3[100]；内质网应激导致胞质 Ca^{2+} 升高并激活线粒体凋亡通路。不管是膜死亡受体介导凋亡途径，还是内质网凋亡途径都会激活线粒体凋亡通路。因此，线粒体是多种凋亡通路的交汇点。本节就线粒体细胞凋亡通路及相关调节因素作一叙述。

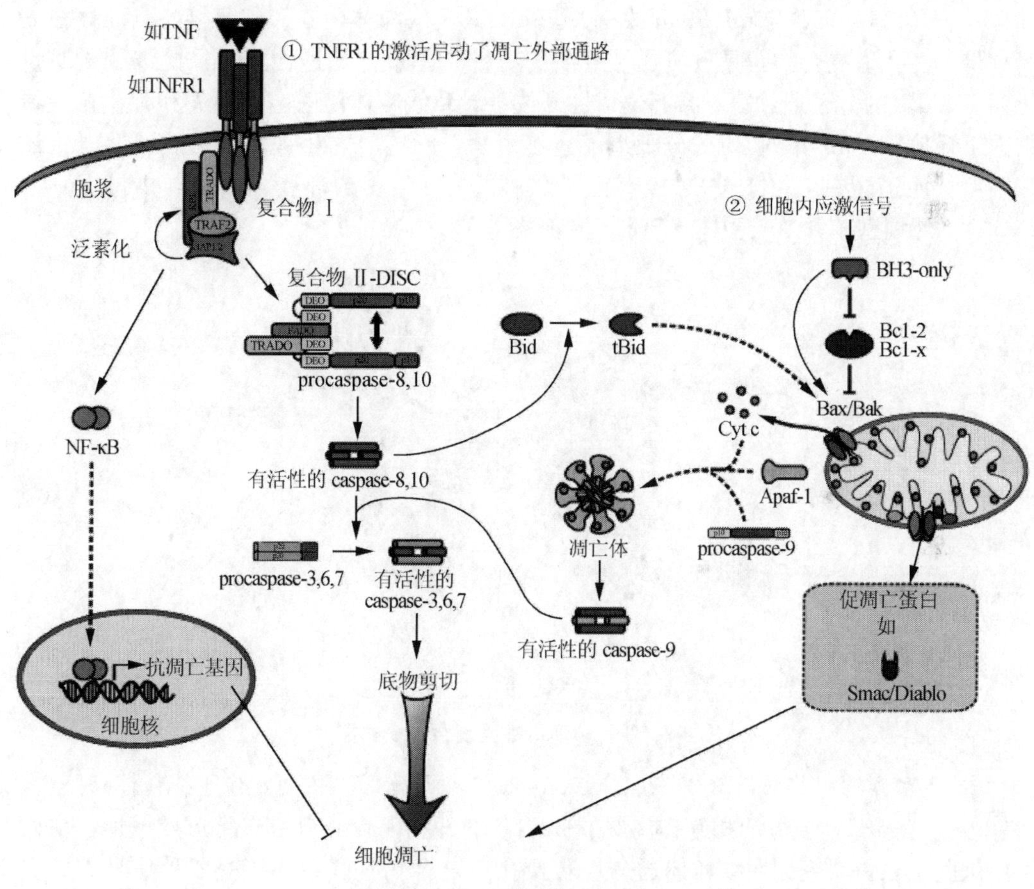

图 3-6　细胞凋亡通路

二、线粒体通透性转换孔及调节

自 1993 年以来，Kroemer 等[101]发现多种细胞凋亡诱导因子（TNF、anti-Fas、糖皮质激素、谷氨酸等）诱导不同的细胞（神经细胞、成纤维细胞、淋巴细胞、肝细胞等）凋亡时，都发生线粒体跨膜电位（$\Delta\psi_m$）下降，并且发现$\Delta\psi_m$下降是细胞凋亡级联反应过程中最早发生的事件；还发现一旦线粒体$\Delta\psi_m$崩溃，则细胞凋亡不可逆转，而一些细胞凋亡抑制因子则可以阻止$\Delta\psi_m$崩溃和细胞凋亡，表明细胞凋亡与线粒体$\Delta\psi_m$下降两者之间是密切相关的。Newmeyer 等[102]对爪蟾卵细胞提取物的无细胞凋亡体系的研究，发现卵细胞提取物的线粒体组分可以使游离细胞核的染色体凝集，提示线粒体在细胞凋亡中具有作用。越来越多的研究表明，在凋亡信号的刺激下，线粒体跨膜电位崩溃，线粒体通透性大增，各种凋亡因子会从线粒体释放到细胞质中，它们或激活 caspase，或独立破坏核染色质，从而表现出细胞凋亡的各种形态特征，即胞质浓缩、DNA 大规模片段化，最后细胞膜内陷形成凋亡小体。也即线粒体内膜通透性增加是凋亡信号转导的早期事件。

线粒体内膜通透性增加又称为线粒体通透性转换（mitochondrial permeaility transition，mPT），mPT 与 mPTP 开放有关。mPTP 是线粒体内膜和外膜接触点处存在的一种蛋白性孔道复合物，具有可逆性开闭的特性，正常低通透性开放只允许分子质量小于 1500Da 的分子通过；异常高通透性开放会导致线粒体跨膜电位消失和凋亡相关蛋白因子释放等。mPTP 确切的分子组成还不清楚，一些与之相关的蛋白质包括电压依赖阴离子通道蛋白（VDAC）、腺苷酸转位体（ANT）、亲环蛋白 D（cyclophilin D，CypD）、外周型苯并二嗪受体（PBR）等（图 3-7）。

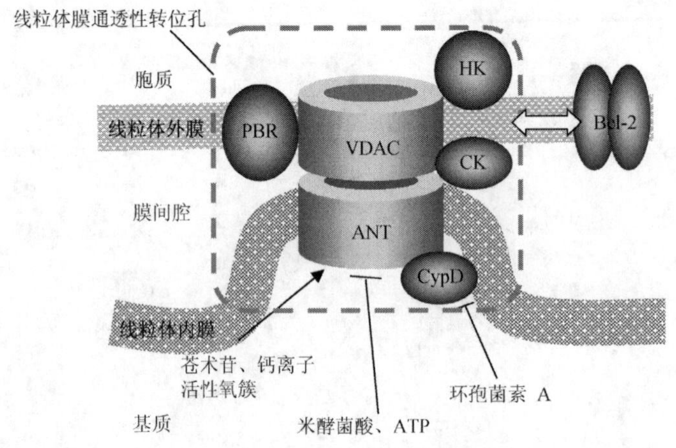

图 3-7　线粒体通透性孔复合物模式图

Bcl-2 家族的一些成员（Bcl-2、Bcl-xL、Bad 和 Bax 等）主要定位于线粒体外膜上，可能通过与 mPTP 成分的相互作用调节 mPTP 的开和闭，或自身聚集形成通道，从而影响细胞凋亡。研究表明线粒体通透性转换孔道复合物是线粒体接受各种信号的感受器，被认为是细胞生死的开关[102]。

许多因素可以影响 mPTP 的开或闭，从而影响细胞生死命运，如细胞氧化还原水平、能量代谢水平、Ca^{2+}和其他二价金属离子、环孢菌素 A（cyclosporine A，CsA）、米酵菌酸（bongkrekic acid，BA）、Bcl-2 家族等均可调节 mPTP 开闭[103]。具体内容如下所述。

（一）Ca^{2+}水平

Ca^{2+}是 mPTP 开放的强诱导剂。VDAC 表面存在Ca^{2+}结合位点，是 mPTP 开放的重要因素。多种体内、体外实验证明，线粒体外膜上 VDAC、ANT 和 CypD 形成的复合物在Ca^{2+}过载条件下使 mPTP 开放，导致线粒体基质肿胀、内膜去极化，并伴有细胞色素 c（Cyt c）、Smac 和凋亡诱导因子（AIF）等蛋白质释放。线粒体内游离Ca^{2+}浓度决定 mPTP 的开或闭，当Ca^{2+}浓度低于 0.2μmol/L 时，mPTP 关闭；当Ca^{2+}浓度高于 10μmoL/L 时，mPTP 开放。Schild 等[104]认为 Cyt c 是通过线粒体外膜中游离状态的 VDAC 释放的：在脑细胞中，低浓度Ca^{2+}（4μmol/L）引起线粒体释放 Cyt c，同时发现低浓度Ca^{2+}使线粒体内外膜接触点的 VDAC-ANT 减少，而游离 VDAC 增多；胞质中高浓度Ca^{2+}（>100μmol/L）使 mPTP 开放，线粒体跨膜电位消失，线粒体肿胀、外膜破裂，大量的 Cyt c 释入胞质，引起细胞凋亡。

Ca^{2+}从内质网转移至线粒体在细胞凋亡信号转导中发挥着重要作用：UV 或 TNFa 诱导 HeLa 细胞凋亡早期阶段线粒体出现多次Ca^{2+}信号峰，并与胞质Ca^{2+}信号峰一致，并先于 Cyt c 释放。利用线粒体单向转运载体抑制剂（RuRed）可以阻断 UV 引起 HeLa 细胞凋亡，过表达 Bcl-2 也可以抑制线粒体Ca^{2+}升高。而线粒体Ca^{2+}升高是内质网Ca^{2+}通过 IP3R 释放所致，某些情况下内质网Ca^{2+}直接与线粒体偶联进入线粒体[105]。

（二）活性氧自由基

活性氧自由基（reactive oxygen species，ROS）也是 mPTP 开放的强诱导剂。线粒体消耗的氧有 2%～5%用于生成超氧阴离子自由基·O_2^-，而·O_2^-是呼吸链底物端漏出的电子直接与氧反应生成的，同时呼吸链氧端电子漏出可以消除 ROS，正常线粒体 ROS 水平是由呼吸链底物端和氧端电子漏动态平衡来决定的。生理性自由基对细胞具有重要作用，如调节线粒体膜通透性、促进细胞增殖等。研究发现 ANT 巯基（－SH）氧化还原状态对 mPTP 起重要作用，当－SH 被氧化为－S－S－结构时导致 mPTP 开放，而还原为－SH 则使 mPTP 关闭。除了巯基的氧化还原状态外，吡啶核苷酸库（NADH 或 NAD^+）和氧化还原状态（NADPH/$NADP^+$）也调节 mPTP 开关。此外还有一种可能的机制是，ROS 作为第二信使通过 caspase 和 Bcl-2 调控 mPTP。mPTP 开放时，由于其孔径较大，不仅允许质子在膜两侧达到平衡，也允许呼吸链氧化底物在细胞质与基质间达到平衡。跨膜质子梯度的崩溃使呼吸链的呼吸速率达到最大值，快速消耗氧导致活性氧产生下降，mPTP 关闭。同时研究证明，在运动疲劳、衰老和缺血/再灌注等病理情况下均伴有呼吸链电子漏偏高和线粒体自由基代谢失调的现象，过高的 ROS 持续积累导致 mPTP 的持续开放。抗凋亡的 Bcl-2 通过抑制 ROS 升高和（或）抑制 ROS 引起的脂质过氧化而起作用，Bcl-2 过表达可以降低细胞内 ROS 的水平，其作用位点既有 ROS 产生部位，也有 ROS 作用部位。ROS 升高可上调 Bax 的表达，Bax 通过作用于 mPTP，降低线粒体跨膜电位，导致线粒体释放 Cyt c 和 AIF。

ROS 和 Ca^{2+} 都可以诱发 mPTP 开放，两者密切关联：mPTP 开放一方面使 ROS 大量升高，另一方面也使线粒体通透性增大导致 Ca^{2+} 释放；而胞浆 Ca^{2+} 作为第二信使，其升高可启动多条信号转导途径，也会使 ROS 升高。另外，ROS 也会影响肌质网 Ca^{2+} 泵。谷氨酸盐诱导 HT22 细胞时 ROS 升高先于胞浆 Ca^{2+} 升高；ROS 产生可被氧化磷酸化解偶联剂 FCCP 阻断，使胞浆 Ca^{2+} 不再升高；当 Ca^{2+} 内流被阻断后，ROS 几乎不升高，可见它们是紧密偶联的。

（三）ADP/ATP

ANT 是一个线粒体内膜的跨膜转运蛋白，它将 ATP 运出线粒体，同时将 ADP 运入线粒体。ANT 被转运底物占据时，将在两种构型间转换，一种构型是 ANT 与 ADP/ATP 的结合位置在线粒体内膜的基质侧，此构型关闭 mPTP；另一种构型是 ANT 与 ADP/ATP 的结合位置在线粒体内膜的胞质侧，此构型使 mPTP 激活。研究发现，ANT 基因表达产物可使细胞呈现凋亡特征，即线粒体跨膜电位消失、Cyt c 释收和胱天氨酸蛋白酶激活。有两种点突变的 ANT 虽然失去转运 ADP 和 ATP 的活性，但它们的 N 端仍能诱导凋亡。这表明 ANT 的致凋亡潜力是不依赖于其对 ADP 和 ATP 的转运活性，可能是通过 mPTP 蛋白之间相互作用来介导的。

（四）Bc1-2 家族

根据结构和功能的不同，Bcl-2 家族可分为三个亚家族：①Bcl-2 亚家族，抑制细胞凋亡的发生，成员有 Bcl-2、Bcl-xL、Bcl-W 和 Mcl-1 等；②Bax 亚家族，促进细胞凋亡的发生，成员有 Bax、Bak、Bok；③Bcl-2 同源结构域 3（Bcl-2 homology 3，BH_3）亚家族，促进细胞凋亡，成员有 Bik、BIk、Bad 和 Bid 等。通常情况下，抗凋亡成员在线粒体外膜发挥作用，以维持膜的完整性；而主要的促凋亡成员 Bax 和 Bak 则通过破坏线粒体膜的完整性发挥作用。研究发现 BH_3 蛋白都具有促凋亡作用，细胞凋亡刺激物存在时，会出现 BH_3 蛋白表达增多或翻译后修饰，此时 BH_3 蛋白会与 Bcl-2 和 Bc1-xL 结合，解除其对抗 Bax 和 Bak 的作用，从而促使凋亡发生。正常情况下细胞内这两类蛋白质的表达量处于相对的稳态，当细胞受到凋亡信号刺激，促凋亡蛋白表达量增加，促凋亡与促生存蛋白之间的平衡被打破，细胞就会走向凋亡。Bc1-2 家族通过调节线粒体膜通透性来影响细胞的生死命运，其调节机制认为有以下两种。

一种是，Bcl-2 家族蛋白成员直接形成孔道结构，如 Bax 具有与白喉毒素孔形成域相似的结构，这些蛋白质能插入生物膜中，形成离子转运通道[106]。Kuwana 等[107]用原子显微镜观察到脂质双层中 Bax 所形成的大孔道。Saito 等[108]研究发现，重组 Bax 可以独自从完整的脂质体中释放出用荧光标记的 Cyt c；计算的结果显示，这个通道由 4 个 Bax 分子组成，它的直径正好能使 Cyt c 分子通过。已证实 Bcl-xL、Bcl-2、Bax 和 tBid 能够在人工脂质体和双层质膜中形成功能性离子通道，这些通道都具有多种电导状态，对 pH 和电压敏感，对离子具有低选择性。抗凋亡蛋白和促凋亡蛋白形成通道的内在特性不同，前者形成的通道为阳离子选择性，而后者形成的通道为阴离子选择性，这可能与它们对 Cyt c 释放的相反调控作用有关。

另一种是，Bcl-2 家族蛋白能够诱导线粒体通透性转换孔道的开放。这取决于 Bcl-2 家族抗凋亡成员（Bax、Bak、Bod 和 bid 等）和抑制凋亡成员（Bcl-2、Bcl-xL、Bcl-W 和 Mcl-1）之间的比例，它们可形成同源二聚体或异源二聚体，并通过与 mPTP 复合物蛋白相互作用来调控 mPT。Bax 可与结合 ANT，诱导 PTP 开放，从而允许 Cyt c 自线粒体释放。而 Bcl-2 能抑制 Bax-ANT 相互作用及阻止 PTP 开放。此外，体外实验表明 Bcl-2 可减少 ROS 产生，从而抑制其诱导的 PTP 开放，进而阻断 Cyt c 释放和细胞凋亡，提示 Bcl-2 对 Cyt c 的释放及细胞凋亡的抑制作用也可能与它的抗氧化功能有关。此外，已发现 Bax 和 tBid 可降低磷脂双层的稳定性，而 Bcl-xL 则不能。提示促凋亡蛋白可能通过直接降低线粒体外膜稳定性而促进 Cyt c 释放[109,110]。

（五）Calpain

Calpain 属于 Ca^{2+} 依赖的天冬氨酸蛋白酶超家族，参与细胞许多功能，该家族一般分成广泛型和组织专一型两大类。目前，在线粒体中发现三种广泛型 calpain，即 μ-calpain（calpain1）、m-calpain（calpain2）和 calpain10，还有内源性抑制因子 calpastatin。μ-calpain 和 m-calpain 由大小亚基构成二聚体，并分别与伴侣蛋白 ERP57 和 GRP75 结合，定位在线粒体膜间隙。它们在线粒体钙超载时被激活，激活的 calpains 促进线粒体膜通透性转换孔形成。它们还在线粒体凋亡诱导因子（apoptosis inducing factor，AIF）加工和释放中发挥着重要作用：当凋亡因素刺激后胞外 Ca^{2+} 内流使胞质和线粒体 Ca^{2+} 升高，激活线粒体膜间隙内的μ-calpain，激活的μ-calpain 切割内膜上的 AIF 成为截短的 AIF（tAIF）并释入膜间隙，随着线粒体 Ca^{2+} 水平的进一步升高，激活 m-calpain，后者切割 VDAC 成为 tVDAC，同时促进 Bax 聚集线粒体外膜并形成通道。tAIF 可通过 tVDAC 和 Bax 通道从线粒体释出进入胞质（图 3-8）[111]。

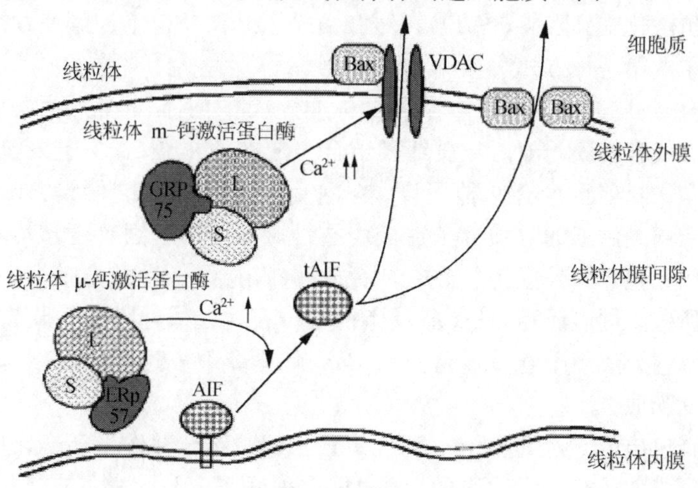

图 3-8　线粒体 AIF 加工和释放模型

（六）其他调节因素

mPTP 抑制因子，如环孢菌素 A（能与亲环素相连，调节 ANT）和米酵菌酸（抑制 ANT）都能抑制细胞凋亡。苍术苷（激活 ANT）等能引起线粒体通透性大增，促进凋亡蛋白因子的释放。

三、线粒体释放的相关凋亡蛋白

受凋亡刺激后，线粒体外膜通透性增高，位于膜间隙的可溶性蛋白质释放到细胞质中，包括 Cyt c、AIF、内切核酸酶 G 和第二个线粒体衍生的胱天凋亡蛋白酶激活蛋白（Smac/DIABLO）等。这些蛋白质或激活胱天氨酸蛋白酶途径，或独立作用于细胞核内染色体，引起细胞凋亡。

（一）Cyt c

Cyt c 是一个独特的多功能分子或称多面手分子：除具有熟知的呼吸链电子传递体的作用外，Cyt c 从线粒体释放出并与胞质中的细胞凋亡激活因子 1（apoptosis protease activating factor 1，Apaf-1）结合形成凋亡复合体，从而启动内源性细胞凋亡通路。1994 年 Newmeyer 等[102]用线粒体在爪蟾卵细胞胞质中孵育后产生一种可溶性的蛋白质因子，能单独快速诱导细胞凋亡。对这种可溶性蛋白质因子进行纯化并鉴定是 Cyt c。研究发现只有成熟的 Cyt c（holocytochrome c）才具有引起细胞凋亡的作用，而其在胞质中合成的前体（apocytochrome c）无此作用[109]。Cyt c 既是细胞生存的必需分子又是细胞的杀手分子。目前认为线粒体释放 Cyt c 后可通过两种方式杀死细胞：其一是少量释放 Cyt c，并通过 Apaf-1 激活 caspase-3 引起细胞凋亡；其二是大量释放 Cyt c，使线粒体氧化磷酸化受到阻碍、ATP 耗尽和活性氧（ROS）增加等使细胞坏死。大多数情况下细胞采取第一种方式。

Cyt c 首先由细胞内质网核糖体合成肽链（Cyt c 的前体），然后由跨膜转运途径进入线粒体，并在线粒体膜间隙内与血红素结合为成熟的 Cyt c。关于线粒体释放 Cyt c 的机制还不清楚，目前至少有两种假设。一种是外膜肿胀破裂假设：mPTP 开放后，由于线粒体基质内高浓度的溶质分子造成渗透性肿胀，内膜因有嵴，其表面积远大于外膜，故内膜仍完整，而外膜肿胀破裂，释放 Cyt c。另一种是外膜专一性通道假设：mPTP 大开放所致，同时还有 Bcl-2 家族蛋白定位在线粒体外膜进行调节，或 Bcl-2 家族成员 Bax 等直接形成孔道。研究证明 Bax 在酵母中表达后，可引起线粒体释放 Cyt c,并导致细胞死亡。

从线粒体释放出的 Cyt c 与 Apaf-1、ATP/dATP 结合并发生多聚化从而形成凋亡体，凋亡体的形成使 Apaf-1 的 CARD 结构域向外暴露，与同样具有 CARD 结构域的 procaspase-9 相结合，引起 procaspase-9 的活化，从而有效的切割和活化下游的效应胱天氨酸蛋白酶——caspase-3，活化的 caspase-3 切割与激活 DNA 片段化因子（DFF），将 DFF 切割成分子质量分别为 45kDa 与 40kDa 的两个亚单位，小亚基 40kDa 具有内切核酸酶的活性，切割核 DNA，使之产生以核小体 DNA 长度为基数的 DNA 片段[112]。Cyt c 释放导致的后果与细胞类型有关。在有的细胞中，释放到细胞质中的 Cyt c 可被利用，将 caspase 激活，导致细胞凋亡；而在有的细胞中存在内源性 caspase 抑制剂，释放的 Cyt c 无法诱导 caspase 介导的凋亡，大量 Cyt c 的释放引起电子传递链功能障碍，最后使细胞向坏死的方向发展。

除上述之外，Cyt c 与线粒体内膜的心磷脂（CL）相互作用在细胞凋亡中发挥重要作用。关于心磷脂作用请参考本章第四节。

（二）Smac/DIABLO

2000 年首次报道了从 HeLa 细胞分离出的一种新型线粒体蛋白，命名为第二个线粒体源性的胱天蛋白酶活化蛋白（second mitochondria derived activator of caspase，Smac），又称为低 pI 的 IAP 直接结合蛋白（direct IAP binding protein with low pI，DIABLO）[117]。

1. Smac 的分子特征、结构

人类的 *Smac* 基因位于 12 号染色体长臂，由 7 个外显子组成，体内至少有 Smac-α、Smac-β、Smac-γ和 Smac-δ等几种剪接变异体。Smac 在胞浆中合成时由 239 个氨基酸前体组成，其氨基末端最初的 55 个氨基酸残基为线粒体的靶序列，它能确保 Smac 定位于线粒体，并在 Smac 移入线粒体后被剪切掉。成熟 Smac 以同源二聚体的形式存在于线粒体的膜间隙内，当受到凋亡诱导因子的作用时释放入胞质。Smac 单体为一适度弯曲而较伸展的三螺旋结构。H_1 螺旋紧挨 H_2 螺旋和 H_3 螺旋，H_2 螺旋与 H_3 螺旋分离且相距较远。多数疏水基团位于三螺旋的中央而使其稳定；大约一半的疏水残基暴露在 H_1 螺旋氨基末端的 1/2 和 H_2 螺旋羧基末端的 1/3 部位，从而形成一个小的疏水表面区，Smac 的两个单体通过这一疏水表面区结合形成二聚体。二聚体结构是 Smac 行使功能所必需的，疏水表面区任一关键氨基酸残基的突变将导致二聚体不能形成，从而大大削弱 Smac 促进凋亡的能力[118]。

2. Smac 促进凋亡的机制

Smac 抑制 IAP（inhibitor of apoptosis protein，IAP）促进细胞凋亡，IAPs 能与 caspase 结合并抑制其活性。已发现的 IAPs 包括 XIAP、c-IAP_1、c-IAP_2、survivin 和 livin 等。IAPs 通过其杆状病毒 IAP 重复序列（baculoviralinhibitor of apoptosis repeat，BIR）结构区来发挥凋亡抑制功能。不同的 BIR 结构区有不同的功能：BIR_3 特异性抑制 caspase-9；BIR_2 可以直接抑制 caspase-3、caspase-7 的活性[119]。Smac 通过其氨基末端 4 个疏水氨基酸残基（AVPI）与 IAPs 的 BIR_2 和 BIR_3 结构区特异性结合，抑制 IAPs 的凋亡抑制作用；同时 Smac 与 caspase-9 以相互竞争、相互抑制的方式与 BIR_3 结

构域结合，干扰后者与 BIR_3 的相互作用，从而促进 procaspase-9 的活化[120]，在线粒体通路和死亡受体通路中发挥着重要作用。

Smac 不仅能促进 procaspase-3 的活化，而且能增加已活化的 caspase-3 的催化活性。活化的 caspase-3 激活半胱氨酸激活的脱氧核糖核酸酶（caspase-activated deoxyribonuclease，CAD）的能力被视为 caspase-3 的催化活性，CAD 能使细胞核中的 DNA 降解成小的核苷酸片段。若在此反应过程中加入 XIAP-BIR_2，则 caspase-3 的催化活性被完全阻滞，但是随着 Smac 的不断添加，XIAP-BIR_2 对 caspase-3 催化活性的阻滞作用被消除，DNA 被剪切为大量的小分子片段，从而证明 Smac 不仅具有诱导 procaspase-3 活化的作用，而且可以通过抑制 BIR_2 而增强成熟 caspase-3 的催化活性[121]。

Smac 可替代 Cyt c 激活 caspase 9。实验发现 Smac 与 Cyt c 的释放机制并不相同，Smac 甚至可以替代 Cyt c 在凋亡中的作用。研究发现，在地塞米松诱导多发性骨髓瘤细胞凋亡的过程中并没有 Cyt c 的释放，只需要 Smac 释放就可以使 caspase-9、caspase-3 活化而引发凋亡。在此过程中，caspase-9 前体的活化可能并非通过 Cyt c/Apaf-1/caspase-9 途径活化，而是通过促使线粒体释放 Smac，与 IAPs 形成复合体，使 caspase-9 从 IAPs/caspase-9 复合体中游离出来，从而促进凋亡[122]。

Smac 的释放被证实是 caspase 活性依赖的。有研究发现 Cyt c 的释放早于 Smac，当 caspase 被抑制时能阻止线粒体释放 Smac，而 Cyt c 的释放不受影响。因而推测当凋亡发生时，Cyt c 首先从线粒体释放入胞浆，通过 Cyt c/Apaf-1/procaspase-9 的途径活化 caspase-9，活化的 caspase-9 促使 Smac 从线粒体释放[123]。因此，Smac 的释放从某种程度上来说是部分 Cyt c 依赖的。

（三）凋亡诱导因子

凋亡诱导因子（apoptosis- inducing factor，AIF）是一种位于线粒体膜间隙的黄素蛋白，既具有细胞凋亡活性又具有氧化还原酶活性，但二者的作用是解偶联的。细胞受到凋亡刺激后，AIF 从线粒体易位到胞质中，再易位到细胞核，在细胞核中与染色体结合，使染色体凝集，并断裂成约 50kb 的大片段，从而引起细胞凋亡。

AIF 是 Susin 等[124]在 1996 年发现并命名的。当存在广谱的胱天氨酸蛋白酶抑制剂 z-VAD. fmk 时，鼠肝细胞线粒体膜间隙组分仍具有促凋亡活性，能使分离的 HeLa 细胞核染色体以非依赖于胱天氨酸蛋白酶的方式发生异常凝集和 DNA 大片段的形成，经串联质谱等方法鉴定出了 AIF。AIF 在各种正常组织和癌细胞中广泛表达，分布于细胞富含线粒体的区域。其前体蛋白分子质量为 67kDa，人 AIF（613 个氨基酸）和鼠 AIF（612 个氨基酸）分子有高度保守性。AIF 前体蛋白在胞质合成后，通过其 N 端的线粒体定位信号（MLS）进入线粒体膜间隙，最终将前 102 位氨基酸水解掉，其余部分再与 FAD 结合，折叠成为具有凋亡潜能的成熟 AIF 分子，分子质量为 57kDa。而 Otera 等[125]发现前体 AIF 分子只去掉其 N 端的 52 个氨基酸，以 62kDa 的形式锚定于线粒体内膜，属于Ⅰ型内膜蛋白，其 N 端位于基质，C 端位于膜间隙。受到凋亡刺激后，再去掉 N 端的 50 个氨基酸而成为 57kDa 的蛋白质，释放到胞质中。

哺乳动物线粒体蛋白 AIF 是一个黄素蛋白，与细菌、真菌和植物氧化还原酶具有同源性。AIF 具有 NAD（P）H 氧化酶和单脱氢抗坏血酸还原酶的活性。AIF 的凋亡诱导活性与其氧化还原酶活性无关，无论是否存在 FAD 或 NAD（P）H，AIF 均能诱导细胞核凋亡。AIF 表面带正电荷，可以与 DNA 结合，这种结合对 AIF 的凋亡活性是必需的[126]。

AIF 在介导细胞凋亡过程中起双重作用，一方面充当细胞凋亡的起始因子，另一方面充当细胞凋亡的直接效应因子。AIF 正常情况下位于线粒体中，能清除细胞内的自由基而阻止凋亡。当细胞受到凋亡刺激后，AIF 首先从线粒体转移到胞质中，然后再转移到细胞核中促进细胞凋亡。

细胞凋亡有两条途径：一条需要 Bcl-2 家族和胱天氨酸蛋白酶参与；另一条不依赖于胱天氨酸蛋白酶，而需要多聚（ADP 核糖）聚合酶 1（PARP1）的参与，在这一途径中，AIF 是一个重要的调节分子[127]。PARP1 活化后，AIF 可迅速从线粒体转移到细胞核而引起细胞凋亡。AIF 是 PARP1 介导的细胞凋亡途径中的下游效应物。AIF 诱导染色体凝集和 DNA 大片段形成的机制还不清楚，可能是 AIF 与染色体 DNA 结合后募集了蛋白酶和核酸酶使 DNA 断裂，或 AIF 本身就有潜在的核酸酶活性。在线虫中，WAH1（哺乳动物 AIF 的同源物）能与 CPS-6（哺乳动物 EndoG 的同源物）结合，这种结合能促进 CPS-6 的核酸酶活性而导致 DNA 降解[128]。

从现有的实验结果看，AIF 在细胞凋亡中的作用是否依赖于胱天氨酸蛋白酶有两种相反的结论。大部分研究认为，AIF 发挥凋亡作用不依赖于胱天氨酸蛋白酶，但也有的研究则认为 AIF 的凋亡作用依赖于胱天氨酸蛋白酶。得出前一结论的证据有：广谱的胱天氨酸蛋白酶抑制剂 zVAD-fmk 不能阻断 AIF 的促凋亡活性，也不受 Bcl-2 过量表达的影响。但有些研究发现，在一定状态下，缺乏胱天氨酸蛋白酶活性，线粒体就不能释放 AIF。zVAD-fmk 虽不能抑制 AIF 的活性，但是若在线粒体释放 AIF 之前就在细胞中注射 zVAD-fmk，抑制胱天氨酸蛋白酶活性，则 AIF 就不能发挥作用。这说明只有在细胞内的胱天氨酸蛋白酶被激活后，AIF 才能释放和（或）发挥作用。

对于上述两种相反的结论，Cregan 等[129]认为由于细胞类型不同和受到的刺激不同，从而得到看似相反的结果。例如，在神经细胞中，由于 DNA 损伤所引起的细胞死亡，AIF 的易位是在 Cyt c 释放后发生的。而在一些非神经细胞中，这一步不需要依赖于胱天氨酸蛋白酶活性。其中可能的解释是：在神经细胞中，当 Bax 诱导 Cyt c 释放和线粒体膜电位消失时，所造成的能量损失能引起次级毒性反应，这样 PARP1 活化就能引起 AIF 不依赖于胱天蛋白酶的释放。反过来，缺乏胱天氨酸蛋白酶也能使 PARP1 活化从而有助于非依赖于胱天氨酸蛋白酶的 AIF 释放。

（四）内切核酸酶 G

Li 等[130]从 Bid 预处理的小鼠肝细胞线粒体上清液中纯化了一种 30kDa 的内切核酸酶（EndoG），它可以使细胞核 DNA 产生以 200bp 为基数的 DNA 片段。EndoG 由核基因编码，在细胞质中翻译，然后转运到线粒体中。一旦 EndoG 从线粒体膜间区释放，它可直接诱导DNA的片段化。在DNA片段化过程中起主要作用的核酸酶DFF-40的活化依赖于caspase-3对其的切割，而EndoG的活化是不依赖于caspase的。

（五）Omi/$HtrA_2$

$HtrA_2$是一种广泛表达的线粒体丝氨酸蛋白酶，刚合成的Omi/$HtrA_2$是49kDa的蛋白前体，N端带有线粒体定位信号，一旦转运到线粒体，其N端就会被切除并形成37kDa的成熟蛋白质。在正常情况下，Omi/$HtrA_2$位于线粒体膜间隙，在凋亡诱导因子的作用下，Omi/$HtrA_2$被释放到细胞液中，通过caspase途径和非caspase依赖途径引起细胞凋亡。Omi/$HtrA_2$释放是通过tBid依赖的方式来实现的。线粒体外的Omi/$HtrA_2$还可以通过其蛋白酶活性水解一种或多种Bax抑制蛋白，间接调节Bax转移到线粒体，使线粒体膜通透性增加，诱导Cyt c释放，从而引起细胞凋亡的正反馈[131]。同时在线粒体内，Omi/$HtrA_2$对维持线粒体内环境的稳定及其功能也有特殊的作用。Omi/$HtrA_2$可以通过其丝氨酸蛋白酶作用清除线粒体的淀粉样前蛋白，阻止线粒体因淀粉样前蛋白积聚而引起的功能障碍[132]。缺乏Omi/$HtrA_2$的细胞，其线粒体形态将发生不正常改变，线粒体膜电位较正常线粒体下降。因此，Omi的作用是双重的，即在线粒体外诱导细胞凋亡，在线粒体内对细胞有一定的保护作用。

Omi/$HtrA_2$依赖caspase凋亡途径：在凋亡诱导因子的作用下，线粒体膜通透性增加时，成熟的Omi/$HtrA_2$可以从线粒体膜间隙进入细胞液，通过其reaper结构域与凋亡抑制蛋白（IAP）的BIR_2和BIR_3结构域相互作用，特异性地催化分裂和灭活IAP，解除IAP对caspase的抑制，从而启动caspase依赖的细胞凋亡。

Omi/$HtrA_2$非依赖caspase凋亡途径：Omi/$HtrA_2$还可以完全依赖它的蛋白酶活性参与非依赖caspase的凋亡。有研究将Omi/$HtrA_2$ N端基序突变阻碍其与IAP中的BIR结构域结合，抑制caspase依赖性凋亡的发生。结果发现，过表达突变型Omi/$HtrA_2$分子的细胞仍然发生凋亡样形态变化，而细胞中caspase活性只有本底级水平，并且给予caspase抑制剂XIAP和z-VAD-fmk处理并不能阻断这种效应。但丝氨酸蛋白酶活性被抑制的Omi/$HtrA_2$突变型几乎不能引起细胞死亡。另外，Omi/$HtrA_2$也可以通过与HAX-1（HS1-associated protein X-1）相互作用参与细胞凋亡。HAX-1是一种线粒体抗凋亡蛋白，定位于线粒体，对维持线粒体膜电位有一定的作用，并有抗凋亡的作用。HAX-1可以在体内外与Omi/$HtrA_2$相互作用，当细胞受各种致凋亡刺激后，Omi/$HtrA_2$可以降解HAX-1，使细胞对凋亡刺激的敏感性增加，从而使细胞更容易发生凋亡。Cilenti等[133]在用顺铂诱导HK-2细胞凋亡中发现细胞死亡的同时伴有HAX-1的减少，当使用ucf-101特异抑制Omi/$HtrA_2$的蛋白酶活性时，细胞的死亡明显减少，HAX-1的降解也被阻断。说明Omi/$HtrA_2$从线粒体内通过降解HAX-1机制激活凋亡。这些都证明Omi/$HtrA_2$可以通过它的丝氨酸蛋白酶活性引起非依赖caspase的细胞死亡。

综上可见，Omi/HtrA2的作用是双重的。在正常情况下，它在线粒体内起分子伴侣样保护作用，而当细胞受凋亡刺激因子的作用时，线粒体内Omi/$HtrA_2$蛋白酶活性上调，首先通过降解 HAX-1 启动细胞凋亡，然后在细胞线粒体通透性增加的基础上同其他凋亡蛋白一起释放到胞质中，降解和阻断凋亡抑制蛋白，释放和激活 caspase，参与 caspase 依赖的凋亡途径。另外，Omi/$HtrA_2$ 还可以在胞质中利用其丝氨酸蛋白酶作用对线粒体外膜进行破坏，使线粒体外膜通透性增加，进一步造成 Cyt c 等一系列凋亡蛋白的释放，对凋亡形成正反馈，加速细胞的死亡。因此，维持 Omi/$HtrA_2$的正常丝氨酸蛋白酶活性是细胞得以生存的关键，抑制过高的丝氨酸蛋白酶活性是阻断细胞凋亡的重要环节。

此外，在某些细胞的线粒体膜间隙中存在 caspase-3 的前体蛋白，在细胞凋亡的过程中，procaspase-3 会从线粒体释放到细胞质中，从而导致 caspase 介导的细胞凋亡，但是 procaspase-3 是在释放之前就被激活了还是进入细胞质后才被激活还不清楚。

四、心磷脂在线粒体凋亡通路中的作用

心磷脂（cardiolipin，CL）是线粒体内膜的一个特征性磷脂，是一个多功能分子，参与：线粒体蛋白进入、折叠和在内膜上装配及稳定；呼吸链电子传递活性调节；并与内膜低通透性维持有关。近年来的研究表明，CL 通过与线粒体蛋白相互作用形成复合物而发挥线粒体信号传递整合平台的作用。在线粒体凋亡通路中，CL 主要与三种凋亡相关分子（Cyt c、Bid 和 caspase-8）相互作用发挥信号整合和级联传递作用[134]。

（1）CL 在线粒体内、外膜重新分布是细胞凋亡早期事件。CL 主要分布于线粒体内膜，占内膜磷脂比的 20%～40%。细胞凋亡早期 CL 发生线粒体内、外膜重新分布，早于线粒体跨膜膜电位消失和细胞膜磷脂酰丝氨酸（PS）外翻事件，内膜 CL 比例逐渐减少，而外膜 CL 增加，最多可占线粒体外膜总脂量的 40%[116]。目前关于 CL 膜的转移机制还不十分清楚，可能与 tBid 和 phospholipid scramblase-3（PLS-3）两种蛋白质有关。PLS-3 负责膜脂双向移动作用，PLS-3 缺少或突变后使细胞抵抗 UV 和 tBid 诱导的凋亡，相反高表达 PLS-3 使细胞对凋亡因素诱导敏感，CL 外膜转移增多。PLS-3 活性调节受 PKCδ 磷酸化激活并促进 tBid 定位于线粒体[89]。tBid 优先插入线粒体内外膜接触点的膜脂中，尤其是含有多饱和脂酸的 CL 附近，用 tBid 处理线粒体时发现 CL 显著发生膜转移，外膜中 CL 含量明显升高[135]。Bid-CL 相互作用在线粒体嵴改造和线粒体分裂点形成中发挥独特作用，嵴改造可能是 Cyt c 释放和凋亡进展的必要事件[136,137]。

（2）CL 与 Cyt c 的相互作用。在一些因素作用下，Cyt c 球形结构松解为伸展结构，具有类似过氧化物酶的活性[113]，能氧化 CL 而还原磷脂氢过氧化物（PL－OOH）生成磷脂羟基衍生物（PL－OH）。引起 Cyt c 解聚伸展的因素包括共价修饰（氧化、硝基化等）和与疏水性阴离子（如磷脂，特别是 CL）结合[114]。正常情况下只有少量的 CL 可与 Cyt c 结合，不会形成 Cyt c/CL 复合物。但在凋亡刺激因素作用下，Cyt c 过氧化物酶与 CL 作用形成 Cyt c/CL 复合物。同时，phospholipid scramblase-3（PLS-3）被磷酸化而激活后促进 CL 跨膜转移并重新分布于外膜和内外膜接触点处，形成大量的 Cyt c/CL 复合物；而 Cyt c 被磷酸化修饰后也促进形成 Cyt c/CL 复合物，大量

Cyt c/CL复合物发挥过氧化酶活性氧化大量的 CL，促使凋亡因子的释放[115,116]。研究发现，当 CL 合成酶缺陷导致线粒体 CL 含量下降后，Cyt c/CL 复合物下降，氧化 CL 的过氧化酶活性也下降，最后导致 HeLa 细胞抵抗放线菌素 D、X 射线和鱼藤酮诱导的细胞凋亡[71]。

（3）CL 与 caspase-8 的相互作用。CL 对 caspase-8 在线粒体膜上的锚定、转位和包埋十分重要，而这一过程对于 caspase-8 寡聚化激活，以及凋亡因子从线粒体释放十分关键。研究发现 Fas 受体激活使 caspase-8 转移到线粒体，这个过程需要线粒体外膜上成熟的 CL，这说明 CL 转移至线粒体外膜后提供了 procaspase-8 聚集、剪切加工和寡聚化形成 p43/p10 和 p18/p10 等激活的平台[138]。Ⅱ型细胞中 caspase-8 激活形成的 DISC 很少，不足以激活凋亡通路，而线粒体加工平台是必需的。激活的 caspase-8 在线粒体外膜 CL 平台上切割 Bid 激活成为 tBid。

五、死亡受体凋亡通路与线粒体凋亡通路的关系

早期研究中，线粒体在死亡受体介导的凋亡通路中的作用并不十分清楚。一些细胞中过表达的 Bcl-2 能抑制 CD95/Fas 诱导的凋亡，而另一些细胞完全不受影响，据此将细胞分为Ⅰ型和Ⅱ型。在对 Fas 应答的细胞中，Ⅰ型细胞（如胸腺细胞），其 caspase-8 有足够的活性，被 Fas 活化后进而激活 procaspase-3 执行凋亡，在这类细胞中高表达 Bcl-2 不能抑制 Fas 诱导的细胞凋亡。在Ⅱ型细胞（如肝细胞）中，Fas 介导的 caspase-8 活化不能达到足够的水平，因此这类细胞中的凋亡信号需要借助线粒体凋亡途径来放大。活化的 caspase-8 将胞质中的 Bid 剪切，形成活性分子 tBid（truncated Bid），tBid 进入线粒体，导致 Cyt c 释放，使凋亡信号放大。1998 年两个独立的研究小组同时报告 caspase-8 可裂解 Bid 形成 tBid，连接死亡受体和线粒体凋亡通路[134]。tBid 与 Bax 结合，引起 Bax 氨基端构象改变而使其活化，Bax 活化和 Cyt c 释放几乎同时发生，激活线粒体凋亡通路，tBid 是连接死亡受体和线粒体凋亡通路的桥梁分子。这种凋亡的细胞型特异性反应机制可以帮助我们理解为什么不同肿瘤细胞对化疗药物的敏感性不同。

六、有丝分裂原活化的蛋白激酶家族与线粒体凋亡通路关系

有丝分裂原活化的蛋白激酶（mitogen-activated protein kinase，MAPK）家族是细胞内信号转导中的一类十分重要的分子，属于丝氨酸/苏氨酸蛋白激酶。MAPK 超家族有三种主要形式，包括 c-Jun 氨基末端激酶（JNK）、P38 有丝分裂原活化的蛋白激酶（P38-MAPK）及胞外信号调节激酶（ERK1/2）。目前认为，MAPK 家族成员参与部分应激反应诱导凋亡的信号转导。凋亡信号调节激酶 1（ASK1）属于 MAPK 家族，可活化 JNK、P38-MAPK 信号级联，构成应激诱导的凋亡信号转导通路[116]。应用广谱的 caspase 抑制剂可以抑制 ASK1 诱导的细胞死亡，说明 ASK1 诱导凋亡依赖 caspases 活性。另外，ASK1 过表达可引发 Cyt c 释放，活化 caspase-9 和 caspase-3，

但对 caspase-8 样的蛋白酶则不起作用，caspase-8 阴性细胞对 ASK1 诱导的凋亡依然敏感，而 caspase-9 阴性细胞能抵抗 ASK1 诱导的凋亡。这些结果表明，ASK1 通过 JNK、P38-MAPK 信号级联传递死亡信号，激活线粒体凋亡通路。紫外线（UVB）应激反应诱导的细胞凋亡也有 P38-MAPK 参与。UVB 可以持续激活 P38，P38 抑制剂可抑制 UVB 诱导的 caspase-3 活化并对抗 Cyt c 的释放，说明 UVB 诱导凋亡的途径之一是由活化的 P38-MAPK 通过线粒体的 Cyt c 释放实现的。

七、核转录因子对线粒体凋亡通路的影响

核受体 TR3/nur77 是一种立早基因（immediate-early gene）的产物，与固醇类激素受体结构相似，是核受体超家族的重要成员之一，可被多种生长因子或凋亡诱导剂诱导表达，具有复杂的生物学功能，涉及细胞增殖、分化发育和凋亡过程。研究发现当细胞受到凋亡诱导剂刺激后，*TR3* 基因表达升高，其产物从细胞核移位至线粒体膜，引起 Cyt c 释放，从而导致细胞凋亡。将重组后的 TR3 加到纯化的线粒体中会引起线粒体中 Cyt c 的释放，这表明 TR3 定位于线粒体并引起线粒体通透性的改变并不需要其他蛋白质的参与。同时有研究证明了能抑制通透性转换孔形成的环孢菌素 A 可抑制 TR3 对线粒体通透性的改变，那么定位于线粒体膜上的环孢菌素 A 的抑制效应靶点是否就是线粒体上的受体蛋白 TR3 呢？这点还有待于进一步的证明。另外，转录因子 TR3 通过与 Bcl-2 和 Bcl-xl 氨基末端的环结构（抗凋亡活性部位）相互作用，同时具有促凋亡功能的 BH3 结构域外露，使 Bcl-2 和 Bcl-xl 从抗凋亡的构型转变为促凋亡的构型，从而促进凋亡的发生[60]。TR3 的转录激活功能和诱导凋亡功能是由其不同的亚细胞定位结合所决定的，其诱导凋亡过程与其对基因的反式激活功能无关。

核转录因子 p53 也具有类似情况。p53 是肿瘤抑制因子，在复制和转录水平上抑制细胞增殖。调控凋亡是其作用的一个主要方面，其调节细胞凋亡机制是多方面的[139,140]：① p53 作为转录因子促进相关细胞凋亡蛋白基因（bax 等）表达，启动细胞凋亡；② p53 不需要其他蛋白质的存在就能直接活化 Bcl-2 家族的促凋亡成员 Bax，诱导线粒体膜通透性改变和线粒体凋亡蛋白的释放，导致细胞凋亡。细胞凋亡时，p53 在 MDM2（一种泛素 E3）的泛素化作用下，部分氨基酸残基降解，使 p53 移出细胞核，然后与线粒体上的热休克蛋白 Hsp60、Hsp70 结合并定位于线粒体。研究发现编码 p53 的第 72 位密码子的突变会影响 p53 的出核以及其在线粒体上的定位，Arg72 比 Pro72 更易被 MDM2 泛素化降解，并且与 Hsp60、Hsp70 有更强的结合力。定位于线粒体上的 p53 能与 Bak、Bax 直接相互作用，这种相互作用解除了 Bak 与 Mcl-1（Bcl-2 蛋白家族中的抗凋亡蛋白）的结合，使 Bak 中的 BH3 结构域外露，从而处于促凋亡的构象；此外，这种相互作用还引起 Bak、Bax 多聚化形成孔道结构，使线粒体通透性发生改变，使各种促凋亡因子释放到细胞质中。上述这些核转录因子由细胞核移位至细胞浆并发挥生物学功能的调控方式是一种新模式，可能具有重要的生物学意义。

八、小　　结

总之，线粒体在细胞凋亡过程中起着中心控制作用，参与细胞凋亡的发生、发展及调控过程。各种促细胞凋亡信号作用于线粒体后，作为线粒体内外信息交流中心枢纽的 mPTP 过度开放，从而导致线粒体膜电位降低，使线粒体相关凋亡因子（Cyt c、AIF、Smac 和 procaspases 等）从线粒体释放入胞质，通过级联反应活化特定的 caspase 蛋白酶，形成依赖 caspase 的通路；或释放 AIF、EndG、Omi/HtrA$_2$等的不依赖 caspase 途径，促使细胞进入不可逆的凋亡程序中。在此过程中 *Bcl*-2 家族起着重要的调控作用，Bcl-2 家族促凋亡和抗凋亡成员之间的相互作用调节线粒体介导的凋亡过程，并参与线粒体和死亡受体通路间的对话。但还有一些问题需要进一步研究解决，如线粒体中各种促凋亡蛋白释放的精密调控机制，线粒体凋亡与线粒体功能丧失之间的关系，以及线粒体凋亡与各种病理过程关系，尤其与线粒体相关的衰老性疾病和肿瘤等的关系。这些问题研究将为衰老性疾病和肿瘤的治疗提供新的思路和策略，同时也为新药物的开发研制提供新的靶目标。

（缪明永）

参 考 文 献

[1] Wallace D C. Mitochondria as chi. Genetics，2008，**179**：727.

[2] Gracy R W，Talent J M，Zvaigzne A I. Molecular wear and tear leads to terminal marking and the unstable isoforms of aging. The Journal of Experimental Zoology，1998，**282**：18-27.

[3] Hirsch H R. The waste-product theory of aging：waste dilution by cell division. Mechanisms of Ageing and Development，1978，**8**：51.

[4] Miquel J. An integrated theory of aging as the result of mitochondrial-DNA mutation in differentiated cells. Archives of Gerontology and Geriatrics，1991，**12**（2-3）：99-117.

[5] Bjorksten J. The Cross linkage Theory of Aging. Journal of the American Geriatric Society，1968，**16**：408-427.

[6] Olovnikov A M. The loss of telomere and aging. J Ther Boil，1973，**41**：181.

[7] Olovnikov A M. Telomeres，telomerase，and aging：origin of the theory. Experimental Gerontology，1996，**31**：443-448.

[8] Harman D. Aging：a theory based on free radical and radiation chemistry. J Gerontol，1956，**11**：298-300.

[9] Walford R L. The immunologic theory of aging. Gerontologist，1964，**57**：195-197.

[10] Proctor P. Electron-transfer factors in psychosis and dyskinesia. Physiol Chem Phys，1972，**4**：349-360.

[11] Bochner B R，Lee P C，Wilson S W，et al. ApppppA and related adenylylated nucleotides are synthesized as a consequence of oxidation stress. Cell，1984，**37**：225-232.

[12] Irani K，Xia Y，Zweier J L，et al. Mitogenic signaling mediated by oxidants in Ras-transformed fibroblasts. Science，1997，**275**：1649-1652.

[13] Doulias P T，Christoforidis S，Brunk U T，et al. Endosomal and lysosomal effects of desferrioxamine：protection of HeLa cells from hydrogen peroxide-induced DNA damage and induction of cell-cycle arrest. Free Radic Biol Med，2003，**35**：719-728.

[14] Sies H. Oxidative stress：oxidants and antioxidants. Experimental Physiology，1997，**82**：291.

[15] Harman D. Prolongation of the normal life span by radiation protection chemicals. J. Gerontol, 1957, **12**: 257-263.

[16] Harman D. The free radical theory of aging: the effect of age on serum mercaptan levels. J Gerontol, 1960, **15**: 38-40.

[17] McCord J M, Fridovich I. Superoxide dismutase. An enzymic function for erythrocuprein (hemocuprein). Journal of Biological Chemistry, 1969, **244**: 6049.

[18] Comfort A, Youhotsky-Gore I, Pathmanathan K. Effect of ethoxyquin on the longevity of C3H mice. Nature, 1971, **229**: 254-255.

[19] Miquel J, Economos A C. Favorable effects of the antioxidants sodium and magnesium thiazolidine carboxylate on the vitality and life span of Drosophila and mice. Experimental Gerontology, 1979, **14**: 279-285.

[20] Bun-Hoi N P, Ratsunamanga A R. Age retardation in the rat by nordihydroguaiaretic acid. CR Soc. Biol. Paris, 1959, **153**: 180-181.

[21] Epstein J, Gershon D. Studies on aging in nematodes. IV. The effect of antioxidants on cellular damage and life span. Mech. Age. Dev, 1972, **1**: 257-264.

[22] Harman D. The biological clock: the mitochondria. J Am Geriatr Soc, 1972, **20**: 145-147.

[23] Ames B N, Shigenaga M K, Hagen T M. Mitochondrial decay in aging. BBA-Molecular Basis of Disease, 1995, **1271**: 165-170.

[24] Guarente L. Mitochondria—a nexus for aging, calorie restriction, and sirtuins? Cell, 2008, **132**: 171-176.

[25] Liu J, Mori A. Stress, aging, and brain oxidative damage. Neurochem Res, 1999, **24**: 1479-1497.

[26] Cadenas E, Davies K J A. Mitochondrial free radical generation, oxidative stress, and aging. Free Radical Biology and Medicine, 2000, **29**: 222-230.

[27] Shigenaga M K, Hagen T M, Ames B N. Oxidative damage and mitochondrial decay in aging. Proc Natl Acad Sci U S A, 1994, **91**: 10771-10778.

[28] Mecocci P, MacGarvey U, Kaufman A E, et al. Oxidative damage to mitochondrial DNA shows marked age-dependent increases in human brain. Ann Neurol, 1993, **34**: 609-616.

[29] Barja G, Herrero A. Oxidative damage to mitochondrial DNA is inversely related to maximum life span in the heart and brain of mammals. Faseb J, 2000, **14**: 312-318.

[30] Fleming J E, Quattrocki E, Latter G, et al. Age-dependent changes in proteins of Drosophila melanogaster. Science, 1986, **231**: 1157-1159.

[31] Oliver C N, Ahn B W, Moerman E J, et al. Age-related changes in oxidized proteins. J Biol Chem, 1987, **262**: 5488-5491.

[32] Yang J, Liu X S, Bhalla K, et al. Prevention of apoptosis by Bcl-2: Release of cytochrome c from mitochondria blocked. Science, 1997, **275**: 1129-1132.

[33] Liu J, Killilea D W, Ames B N. Age-associated mitochondrial oxidative decay: improvement of carnitine acetyltransferase substrate-binding affinity and activity in brain by feeding old rats acetyl-L- carnitine and/or R-alpha -lipoic acid. Proc Natl Acad Sci U S A, 2002, **99**: 1876-1881.

[34] Aliev G, Liu J, Shenk J C, et al. Neuronal mitochondrial amelioration by feeding acetyl-L-carnitine and lipoic acid to aged rats. J Cell Mol Med, 2009, **13**: 320-333.

[35] Balaban R S, Nemoto S, Finkel T. Mitochondria, oxidants, and aging. Cell, 2005, **120**: 483-495.

[36] Sastre J, Pallardo F V, Vina J. The role of mitochondrial oxidative stress in aging. Free Radic Biol Med, 2003, **35**: 1-8.

[37] Lezza A M, Boffoli D, Scacco S, et al. Correlation between mitochondrial DNA 4977-bp deletion and respiratory chain enzyme activities in aging human skeletal muscles. Biochem Biophys Res Commun, 1994, **205**: 772-779.

[38] Hagen T M, Yowe D L, Bartholomew J C, et al. Mitochondrial decay in hepatocytes from old rats: membrane potential declines, heterogeneity and oxidants increase. Proc Natl Acad Sci U S A, 1997, **94**: 3064-3069.

[39] Long J, Gao F, Tong L, et al. Mitochondrial decay in the brains of old rats: ameliorating effect of alpha-lipoic

acid and acetyl-L-carnitine. Neurochemical Research，2009，**34**：755-763.

[40] Calleja M，Pena P，Ugalde C， et al. Mitochondrial DNA remains intact during Drosophila aging，but the levels of mitochondrial transcripts are significantly reduced. J Biol Chem，1993，**268**：18891-18897.

[41] Trifunovic A，Wredenberg A，Falkenberg M， et al. Premature ageing in mice expressing defective mitochondrial DNA polymerase. Nature，2004，**429**：417-423.

[42] Schriner S E，Linford N J，Martin G M，et al. Extension of murine life span by overexpression of catalase targeted to mitochondria. Science，2005，**308**：1909.

[43] Liu J，Atamna H，Kuratsune H， et al. Delaying brain mitochondrial decay and aging with mitochondrial antioxidants and metabolites. Annals-New York Academy of Sciences，2002，**959**：133-166.

[44] Liu J，Head E，Gharib A M，et al. Memory loss in old rats is associated with brain mitochondrial decay and RNA/DNA oxidation：partial reversal by feeding acetyl-L-carnitine and/or R-α-lipoic acid. Proceedings of the National Academy of Sciences，2002，**99**：2356.

[45] Weindruch R，Walford R L，Fligiel S，et al. The retardation of aging in mice by dietary restriction：longevity，cancer，immunity and lifetime energy intake. Journal of Nutrition，1986，**116**：641.

[46] McCay C M，Crowell M F，Maynard L A. The Effect of Retarded Growth Upon the Length of Life Span and Upon the Ultimate Body Size：One Figure. Journal of Nutrition，1935，**10**：63.

[47] Scherz-Shouval R，Elazar Z. ROS，mitochondria and the regulation of autophagy. Trends Cell Biol，2007，**17**：422-427.

[48] Scarpulla R C. Transcriptional activators and coactivators in the nuclear control of mitochondrial function in mammalian cells. Gene，2002，**286**：81-89.

[49] Ryan M T，Hoogenraad N J. Mitochondrial nuclear communications. Annu Rev Biochem，2007，**76**：701-722.

[50] Handschin C，Spiegelman B M. Peroxisome proliferator-activated receptor gamma coactivator 1 coactivators，energy homeostasis，and metabolism. Endocr Rev，2006，**27**：728-735.

[51] Handschin C，Rhee J，Lin J， et al. An autoregulatory loop controls peroxisome proliferator-activated receptor gamma coactivator 1alpha expression in muscle. Proc Natl Acad Sci U S A，2003，**100**：7111-7116.

[52] Hondares E，Mora O，Yubero P， et al. Thiazolidinediones and rexinoids induce peroxisome proliferator-activated receptor-coactivator (PGC)-1 alpha gene transcription：an autoregulatory loop controls PGC-1alpha expression in adipocytes via peroxisome proliferator-activated receptor-gamma coactivation. Endocrinology，2006，**147**：2829-2838.

[53] Wilson N S，Dixit V，Ashkenazi A. Death receptor signal transducers：nodes of coordination in immune signaling networks. Nat Immunol，2009，**10**：348-355.

[54] Staniek K，Nohl H. Are mitochondria a permanent source of reactive oxygen species? Biochim Biophys Acta，2000，**1460**：268-275.

[55] Ishii T，Yanagawa T. Stress-induced peroxiredoxins. Subcell Biochem，2007，**44**：375-384.

[56] Nemoto S，Finkel T. Redox regulation of forkhead proteins through a p66shc-dependent signaling pathway. Science，2002，**295**：2450-2452.

[57] Kops G J，Dansen T B，Polderman P E，et al. Forkhead transcription factor FoxO3a protects quiescent cells from oxidative stress. Nature，2002，**419**：316-321.

[58] Storz P，Doppler H，Toker A. Protein kinase D mediates mitochondrion-to-nucleus signaling and detoxification from mitochondrial reactive oxygen species. Mol Cell Biol，2005，**25**：8520-8530.

[59] Hansen J M，Go Y M，Jones D P. Nuclear and mitochondrial compartmentation of oxidative stress and redox signaling. Annu Rev Pharmacol Toxicol，2006，**46**：215-234.

[60] Lin B，Kolluri S K，Lin F，et al. Conversion of Bcl-2 from protector to killer by interaction with nuclear orphan receptor Nur77/TR3. Cell，2004，**116**：527-540.

[61] Zhou Y，Duncan T M，Cross R L. Subunit rotation in Escherichia coli FoF1 - ATP synthase during oxidative phosphorylation. Proceedings of the National Academy of Sciences，1997，**94**：10583.

[62] Halvey P J, Watson W H, Hansen J M, et al. Compartmental oxidation of thiol-disulphide redox couples during epidermal growth factor signalling. Biochem J, 2005, **386**: 215-219.

[63] Hansen J M, Zhang H, Jones D P. Differential oxidation of thioredoxin-1, thioredoxin-2, and glutathione by metal ions. Free Radic Biol Med, 2006, **40**: 138-145.

[64] Garcia-Ruiz C, Fernandez-Checa J C. Mitochondrial glutathione: hepatocellular survival-death switch. J Gastroenterol Hepatol, 2006, **21** (**Suppl 3**): S3-6.

[65] Lash L H. Mitochondrial glutathione transport: physiological, pathological and toxicological implications. Chem Biol Interact, 2006, **163**: 54-67.

[66] Kong A N, Owuor E, Yu R, et al. Induction of xenobiotic enzymes by the MAP kinase pathway and the antioxidant or electrophile response element (ARE/EpRE). Drug Metab Rev, 2001, **33**: 255-271.

[67] Patel R, Maru G. Polymeric black tea polyphenols induce phase II enzymes via Nrf2 in mouse liver and lungs. Free Radic Biol Med, 2008, **44** (11): 1897-1911.

[68] Zhu K J, Wang Z C, Wang X M. Progress of enzyme in mitochondrial DNA repair system. Yi Chuan, 2004, **26**: 274-282.

[69] Toyokuni S, Akatsuka S. Pathological investigation of oxidative stress in the post-genomic era. Pathol Int, 2007, **57**: 461-473.

[70] Blank V. Small Maf proteins in mammalian gene control: mere dimerization partners or dynamic transcriptional regulators? J Mol Biol, 2008, **376**: 913-925.

[71] Huang Z, Jiang J, Tyurin V A, et al. Cardiolipin deficiency leads to decreased cardiolipin peroxidation and increased resistance of cells to apoptosis. Free Radic Biol Med, 2008, **44**: 1935-1944.

[72] Tissenbaum H A, Guarente L. Increased dosage of a sir-2 gene extends lifespan in Caenorhabditis elegans. Nature, 2001, **410**: 227-230.

[73] Brunet A, Sweeney L B, Sturgill J F, et al. Stress-dependent regulation of FoxO transcription factors by the SIRT1 deacetylase. Science, 2004, **303**: 2011-2015.

[74] Sandri M, Lin J, Handschin C, et al. PGC-1alpha protects skeletal muscle from atrophy by suppressing FoxO3 action and atrophy-specific gene transcription. Proc Natl Acad Sci U S A, 2006, **103**: 16260-16265.

[75] Nakae J, Cao Y, Oki M, et al. Forkhead transcription factor FoxO1 in adipose tissue regulates energy storage and expenditure. Diabetes, 2008, **57**: 563-576.

[76] Gershman B, Puig O, Hang L, et al. High-resolution dynamics of the transcriptional response to nutrition in Drosophila: a key role for dFoxO. Physiol Genomics, 2007, **29**: 24-34.

[77] Schieke S M, Phillips D, McCoy J P, et al. The mammalian target of rapamycin (mTOR) pathway regulates mitochondrial oxygen consumption and oxidative capacity. J Biol Chem, 2006, **281**: 27643-27652.

[78] Teleman A A, Chen Y W, Cohen S M. Drosophila Melted modulates FoxO and TOR activity. Dev Cell, 2005, **9**: 271-281.

[79] Arany Z, He H, Lin J, et al. Transcriptional coactivator PGC-1 alpha controls the energy state and contractile function of cardiac muscle. Cell Metab, 2005, **1**: 259-271.

[80] Cui L, Jeong H, Borovecki F, et al. Transcriptional repression of PGC-1alpha by mutant huntingtin leads to mitochondrial dysfunction and neurodegeneration. Cell, 2006, **127**: 59-69.

[81] Rasbach K A, Schnellmann R G. PGC-1alpha over-expression promotes recovery from mitochondrial dysfunction and cell injury. Biochem Biophys Res Commun, 2007, **355**: 734-739.

[82] Liang H, Bai Y, Li Y, et al. PGC-1alpha-induced mitochondrial alterations in 3T3 fibroblast cells. Ann N Y Acad Sci, 2007, **1100**: 264-279.

[83] Lai J C, Clark J B. Preparation of synaptic and nonsynaptic mitochondria from mammalian brain. Methods Enzymol, 1979, **55**: 51-60.

[84] St-Pierre J, Lin J, Krauss S, et al. Bioenergetic analysis of peroxisome proliferator-activated receptor gamma coactivators 1alpha and 1beta (PGC-1alpha and PGC-1beta) in muscle cells. J Biol Chem, 2003, **278**:

26597-26603.

[85] Valle I, Alvarez-Barrientos A, Arza E, et al. PGC-1alpha regulates the mitochondrial antioxidant defense system in vascular endothelial cells. Cardiovasc Res, 2005, **66**: 562-573.

[86] Lagouge M, Argmann C, Gerhart-Hines Z, et al. Resveratrol improves mitochondrial function and protects against metabolic disease by activating SIRT1 and PGC-1alpha. Cell, 2006, **127**: 1109-1122.

[87] Robb E L, Page M M, Wiens B E, et al. Molecular mechanisms of oxidative stress resistance induced by resveratrol: Specific and progressive induction of MnSOD. Biochem Biophys Res Commun, 2008, **367**: 406-412.

[88] St-Pierre J, Drori S, Uldry M, et al. Suppression of reactive oxygen species and neurodegeneration by the PGC-1 transcriptional coactivators. Cell, 2006, **127**: 397-408.

[89] He Y, Liu J, Grossman D, et al. Phosphorylation of mitochondrial phospholipid scramblase 3 by protein kinase C-delta induces its activation and facilitates mitochondrial targeting of tBid. J Cell Biochem, 2007, **101**: 1210-1221.

[90] Mann G E, Rowlands D J, Li F Y, et al. Activation of endothelial nitric oxide synthase by dietary isoflavones: role of NO in Nrf2-mediated antioxidant gene expression. Cardiovasc Res, 2007, **75**: 261-274.

[91] Ashino T, Yamanaka R, Yamamoto M, et al. Negative feedback regulation of lipopolysaccharide-induced inducible nitric oxide synthase gene expression by heme oxygenase-1 induction in macrophages. Mol Immunol, 2008, **45**: 2106-2115.

[92] Snoke J E, Yanari S, Bloch K. Synthesis of glutathione from gamma-glutamylcysteine. J Biol Chem, 1953, **201**: 573-586.

[93] Yanari S, Snoke J E, Bloch K et al. Energy sources in glutathione synthesis. J Biol Chem, 1953, **201**: 561-571.

[94] Slyshenkov V S, Dymkowska D, Wojtczak L. Pantothenic acid and pantothenol increase biosynthesis of glutathione by boosting cell energetics. FEBS Lett, 2004, **569**: 169-172.

[95] Vali S, Mythri R B, Jagatha B, et al. Integrating glutathione metabolism and mitochondrial dysfunction with implications for Parkinson's disease: a dynamic model. Neuroscience, 2007, **149**: 917-930.

[96] Youle R J, Strasser A. The BCL-2 protein family: opposing activities that mediate cell death. Nat Rev Mol Cell Biol, 2008, **9**: 47-59.

[97] Fuentes-Prior P, Salvesen G S. The protein structures that shape caspase activity, specificity, activation and inhibition. Biochem J, 2004, **384**: 201-232.

[98] Duprez L, Wirawan E, Vanden Berghe T, et al. Major cell death pathways at a glance. Microbes Infect, 2009, **11**: 1050-1062.

[99] Zoratti M, Szabo I, De Marchi U. Mitochondrial permeability transitions: how many doors to the house? Biochim Biophys Acta, 2005, **1706**: 40-52.

[100] Rao R V, Castro-Obregon S, Frankowski H, et al. Coupling endoplasmic reticulum stress to the cell death program——An Apaf-1-independent intrinsic pathway. Journal of Biological Chemistry, 2002, **277**: 21836-21842.

[101] Kroemer G, Zamzami N, Susin S A. Mitochondrial control of apoptosis. Immunology Today, 1997, **18**: 44-51.

[102] Newmeyer D D, Farschon D M, Reed J C. Cell-free apoptosis in Xenopus egg extracts: inhibition by Bcl-2 and requirement for an organelle fraction enriched in mitochondria. Cell, 1994, **79**: 353-364.

[103] Crompton M. The mitochondrial permeability transition pore and its role in cell death. Biochemical Journal, 1999, **341**: 233-249.

[104] Schild L, Keilhoff G, Augustin W, et al. Distinct Ca^{2+} thresholds determine cytochrome c release or permeability transition pore opening in brain mitochondria. Faseb Journal, 2001, **15**: 565-567.

[105] Lao Y, Chang D C. Mobilization of Ca^{2+} from endoplasmic reticulum to mitochondria plays a positive role in the early stage of UV- or TNFalpha-induced apoptosis. Biochem Biophys Res Commun, 2008, **373**: 42-47.

[106] Chou J J, Li H L, Salvesen G S, et al. Solution structure of BID, an intracellular amplifier of apoptotic signaling. Cell, 1999, **96**: 615-624.

[107] Kuwana T, Mackey M R, Perkins G, et al. Bid, Bax, and lipids cooperate to form supramolecular openings in the outer mitochondrial membrane. Cell, 2002, **111**: 331-342.

[108] Saito M, Korsmeyer S J, Schlesinger P H. BAX-dependent transport of cytochrome c reconstituted in pure liposomes. Nature Cell Biology, 2000, **2**: 553-555.

[109] Brenner C, Cadiou H, Vieira H L A, et al. Bcl-2 and Bax regulate the channel activity of the mitochondrial adenine nucleotide translocator. Oncogene, 2000, **19**: 329-336.

[110] De Giorgi F, Lartigue L, Bauer M K A, et al. The permeability transition pore signals apoptosis by directing Bax translocation and multimerization. Faseb Journal, 2002, **16** (**6**): 607-609.

[111] Ozaki T, Yamashita T, Ishiguro S. Mitochondrial m-calpain plays a role in the release of truncated apoptosis-inducing factor from the mitochondria. Biochim Biophys Acta, 2009, **1793**: 1848-1859.

[112] Liu X S, Zou H, Slaughter C, et al. DFF, a heterodimeric protein that functions downstream of caspase-3 to trigger DNA fragmentation during apoptosis. Cell, 1997, **89**: 175-184.

[113] Du C Y, Fang M, Li Y C, et al. Smac, a mitochondrial protein that promotes cytochrome c-dependent caspase activation by eliminating IAP inhibition. Cell, 2000, **102**: 33-42.

[114] Chai J J, Du C Y, Wu J W, et al. Structural and biochemical basis of apoptotic activation by Smac/DIABLO. Nature, 2000, **406**: 855-862.

[115] LaCasse E C, Mahoney D J, Cheung H H, et al. IAP-targeted therapies for cancer. Oncogene, 2008, **27**: 6252-6275.

[116] Liu Z H, Sun C H, Olejniczak E T, et al. Structural basis for binding of Smac/DIABLO to the XIAP BIR3 domain. Nature, 2000, **408**: 1004-1008.

[117] Wu G, Chai J J, Suber T L, et al. Structural basis of IAP recognition by Smac/DIABLO. Nature, 2000, **408**: 1008-1012.

[118] Chauhan D, Hideshima T, Rosen S, et al. Apaf-1/cytochrome c-independent and Smac-dependent induction of apoptosis in multiple myeloma (MM) cells. Journal of Biological Chemistry, 2001, **276**: 24453-24456.

[119] Pardo O E, Lesay A, Arcaro A, et al. Fibroblast growth factor 2-mediated translational control of IAPs blocks mitochondrial release of Smac/DIABLO and apoptosis in small cell lung cancer cells. Molecular and Cellular Biology, 2003, **23**: 7600-7610.

[120] Susin S A, Lorenzo H K, Zamzami N, et al. Molecular characterization of mitochondrial apoptosis-inducing factor. Nature, 1999, **397**: 441-446.

[121] Otera H, Ohsakaya S, Nagaura Z I, et al. Export of mitochondrial AIF in response to proapoptotic stimuli depends on processing at the intermembrane space. Embo Journal, 2005, **24**: 1375-1386.

[122] Miramar M D, Costantini P, Ravagnan L, et al. NADH oxidase activity of mitochondrial apoptosis-inducing factor. Journal of Biological Chemistry, 2001, **276**: 16391-16398.

[123] Mate M J, Lombardia M O, Boitel B, et al. The crystal structure of the mouse apoptosis-inducing factor AIF. Nature Structural Biology, 2002, **9**: 442-446.

[124] Cregan S P, Fortin A, MacLaurin J G, et al. Apoptosis-inducing factor is involved in the regulation of caspase-independent neuronal cell death. Journal of Cell Biology, 2002, **158**: 507-517.

[125] Cregan S P, Dawson V L, Slack R S. Role of AIF in caspase-dependent and caspase-independent cell death. Oncogene, 2004, **23**: 2785-2796.

[126] Li L Y, Luo L, Wang X D. Endonuclease G is an apoptotic DNase when released from mitochondria. Nature, 2001, **412**: 95-99.

[127] Suzuki Y, Takahashi-Niki K, Akagi T, et al. Mitochondrial protease Omi/HtrA2 enhances caspase activation through multiple pathways. Cell Death and Differentiation, 2004, **11**: 208-216.

[128] Park H J, Kim S S, Seong Y M, et al. beta-amyloid precursor protein is a direct cleavage target of HtrA2 serine protease - Implications for the physiological function of HtrA2 in the mitochondria. Journal of Biological Chemistry, 2006, **281**: 34277-34287.

[129] Cilenti L, Soundarapandian M M, Kyriazis G A, et al. Regulation of HAX-1 anti-apoptotic protein by Omi/HtrA2 protease during cell death. Journal of Biological Chemistry, 2004, **279**: 50295-50301.

[130] Schug Z T, Gottlieb E. Cardiolipin acts as a mitochondrial signalling platform to launch apoptosis. Biochim Biophys Acta, 2009, **1788**: 2022-2031.

[131] Kagan V E, Tyurin V A, Jiang J, et al. Cytochrome c acts as a cardiolipin oxygenase required for release of proapoptotic factors. Nat Chem Biol, 2005, **1**: 223-232.

[132] Tyurin V A, Tyurina Y Y, Osipov A N, et al. Interactions of cardiolipin and lyso-cardiolipins with cytochrome c and tBid: conflict or assistance in apoptosis. Cell Death Differ, 2007, **14**: 872-875.

[133] Scorrano L, Ashiya M, Buttle K, et al. A distinct pathway remodels mitochondrial cristae and mobilizes cytochrome c during apoptosis. Dev Cell, 2002, **2**: 55-67.

[134] Youle R J, Karbowski M. Mitochondrial fission in apoptosis. Nat Rev Mol Cell Biol, 2005, **6**: 657-663.

[135] Gebicka L. Peroxidase-like activity of cytochrome c in the presence of anionic surfactants. Research on Chemical Intermediates, 2001, **27**: 717-723.

[136] Sinibaldi F, Fiorucci L, Patriarca A, et al. Insights into cytochrome c-cardiolipin interaction. Role played by ionic strength. Biochemistry, 2008, **47**: 6928-6935.

[137] Belikova N A, Jiang J, Tyurina Y Y, et al. Cardiolipin-specific peroxidase reactions of cytochrome C in mitochondria during irradiation-induced apoptosis. Int J Radiat Oncol Biol Phys, 2007, **69**: 176-186.

[138] Gonzalvez F, Schug Z T, Houtkooper R H, et al. Cardiolipin provides an essential activating platform for caspase-8 on mitochondria. J Cell Biol, 2008, **183**: 681-696.

[139] Perfettini J L, Kroemer R T, Kroemer G. Fatal liaisons of p53 with Bax and Bak. Nature Cell Biology, 2004, **6**: 386-388.

[140] Leu J I J, Dumont P, Hafey M, et al. Mitochondrial p53 activates Bak and causes disruption of a Bak-Mcl1 complex. Nature Cell Biology, 2004, **6**: 443-450.

第四章　线粒体功能障碍与相关疾病

线粒体既是细胞主要的能量供应细胞器，又是细胞内活性氧的主要发源地，同时还是细胞凋亡的调节枢纽之一。因此，涉及细胞能量障碍及氧化损伤的多种疾病，如神经退行性病变、代谢性疾病、心血管疾病等与线粒体的结构、功能以及线粒体的细胞内动态变化等密切相关。揭示线粒体在上述相关疾病病理机制中的作用，有助于了解疾病的发生和发展规律，同时，对线粒体结构和功能进行调节也可能成为该类疾病防治中的新思路。

本课题组在对衰老、神经退行性疾病以及代谢性疾病的研究中发现，线粒体的损伤退变是疾病进程中的重要标志，而促进线粒体生成、改善线粒体氧化损伤则能够缓解疾病症状。需要说明的是，上述线粒体相关疾病不同于第一章中讨论的线粒体遗传病，后者是指线粒体结构和功能相关基因（包括核 DNA 编码基因，也包括线粒体自身 DNA 编码基因）的缺陷所致的遗传性疾病。本章所讨论的线粒体相关疾病是指机体在后天环境中由于环境、饮食营养、机体退行性变化等非遗传因素所致的与线粒体退变、损伤相关的一类疾病。本章将着重讨论线粒体在阿尔茨海默病、帕金森病、黄斑退行性病变、2 型糖尿病中的退变机制，并对心血管疾病和肿瘤等疾病中的线粒体作用机制和研究现状作简要介绍。

第一节　阿尔茨海默病

阿尔茨海默病（Alzheimer's disease，AD）又称为老年痴呆症，患者表现为进行性的认知能力降低，包括记忆、思维、分析判断、视空间、情绪等方面的障碍。随着老年人口在总人口中比重的增加，衰老相关疾病已经成为世界各国面临的重要公共卫生和社会问题。阿尔茨海默病是老年神经退行性疾病中发病率最高的病变，据估计，2006 年，世界阿尔茨海默病患者人数为 2660 万，中国的阿尔茨海默病患者约占其中的 1/4。2005 年中国阿尔茨海默病患者人数估计为 600 万，到 2020 年，据推算将达到 1000 万人左右。

随着个体年龄升高，阿尔茨海默病发病率迅速上升，据调查（1997～1998 年对 4 个地区调查取样），中国 55 岁以上人群阿尔茨海默病发病率约为 2%，75 岁以上人口发病率大于 5%，85 岁以上人群发病率接近 25%[1]。阿尔茨海默病发展至后期严重阶段时，患者记忆、思维等认知能力完全丧失，生活无法自理，严重影响老年人的生活质量，也给家庭和社会带来沉重的经济和防治压力。目前，阿尔茨海默病还缺乏有效的预防和治疗办法。因此，研究阿尔茨海默病的发病机制及防治办法，有着极为重要的科学和现实意义。

阿尔茨海默病病理表现为大脑皮质、海马等脑区呈现 β 淀粉样沉淀（Aβ）及神经纤维缠绕（neurofibrillary tangle，主要为磷酸化神经元微管蛋白——tau 蛋白）。Aβ 的产生经由 Aβ 前体蛋白（β-amyloid protein precursor，APP）在 β 分泌酶（β-secretase，BACE）及 γ 分泌酶酶解后形成 39～42 个氨基酸片段。APP 突变及早老素（presenilin-1，γ 分泌酶蛋白组分）蛋白突变、tau 蛋白的过度磷酸化、载脂蛋白 E4（apolipoprotein E4，ApoE4）等可促进 Aβ 病理性沉积及其神经毒性，是遗传性阿尔茨海默病的重要致病原因[2]。绝大多数阿尔茨海默病患者为非遗传性，其发病原因并不清楚。

近年来的研究认为，一方面，线粒体相关的氧化损伤可能是阿尔茨海默病发生的早期关键因素；另一方面，作为阿尔茨海默病中的最典型病理特征，Aβ 直接损伤线粒体，导致线粒体结构及功能障碍，促进神经元氧化应激，推进阿尔茨海默病症状发展。此外，线粒体在神经元中的动态变化与阿尔茨海默病密切相关。因此，以线粒体为作用靶点，选用适当的抗氧化剂或药物来防治阿尔茨海默病可能具有重要的临床应用前景。

一、线粒体氧化损伤与阿尔茨海默病

（一）线粒体氧化损伤及功能障碍可能是引起阿尔茨海默病病理发生的关键因素[3]

活性氧是造成线粒体及细胞氧化损伤的主要原因，而线粒体除了负责细胞内的能量供应外，同时也是细胞内活性氧产生的主要细胞器。Hauptmann 等[4]发现，在 3 月龄 *APP* 转基因小鼠中，脑内线粒体已出现膜电位降低，细胞色素 c 氧化酶活性降低，ATP 水平下降，此时神经元内 Aβ 水平升高，但尚未出现细胞外的 Aβ 沉积，提示线粒体的功能障碍早于 Aβ 病理性沉积。在另一种转 *APP* 基因小鼠阿尔茨海默病模型中，同样证实氧化损伤先于并促进 Aβ 在小鼠脑中的沉积[5]。与此一致，在 *APP* 转基因小鼠中，MnSOD 缺失会显著升高脑内 Aβ 水平及淀粉样沉淀[6]。在豚鼠胎鼠神经元中，H_2O_2会引起神经元内 Aβ 水平的升高[7]。以上动物实验结果均提示，阿尔茨海默病的特征性病理（如 Aβ 沉积）发生前，神经元可能已经存在氧化应激，而且后者可能是促进 Aβ 沉积的重要原因。

在对阿尔茨海默病患者的研究中发现，氧化损伤发生在 Aβ 沉积及神经纤维缠绕之前，在 Aβ 病理性沉积发生以后，氧化损伤反而逐渐减轻[8]。利用正电子断层扫描技术（positron emission tomography，PET）发现，阿尔茨海默病患者受损脑区神经元能量代谢降低，且神经元能量障碍的发生先于患者的认知能力的降低[9]。异前列素是体液（如脑脊液、血清、尿液）中存在的脂质过氧化产物，可以反映脑中氧化应激状态，在轻度认知障碍（mild cognition impairment，MCI）中，体液中异前列素水平显著高于对照，但低于阿尔茨海默病患者水平。MCI 被认为可能是阿尔茨海默病的先期阶段，所以可以说在阿尔茨海默病发生之前，异前列素所代表的氧化应激水平已经在脑内显著升高[10]。

氧化损伤可能激活信号途径改变 APP 和 tau 蛋白代谢。例如，氧化应激可以通过

MAPK 及 c-jun amino-terminal kinase（JNK）增加 β 分泌酶，后者是 APP 生成 Aβ 的关键酶[11]。也可以通过激活糖原合成酶激酶 3（glycogen synthase kinase 3，GSK3）增加异常的磷酸化 tau 蛋白[12]，促进阿尔茨海默病病理发生。

（二）阿尔茨海默病患者神经元存在显著的线粒体氧化损伤

1. 阿尔茨海默病患者脑中存在广泛的线粒体氧化损伤

阿尔茨海默病中线粒体 DNA 发生显著氧化损伤。王学敏等发现，阿尔茨海默病患者脑中（包括额叶、顶叶、颞叶及小脑）存在程度不等的 DNA 氧化损伤，颞叶受损最重而小脑损伤相对较轻。所有脑区核基因及线粒体基因的氧化损伤，如 8-OH dA、8-OH dG、8-OH dU、8-OH dC 等修饰碱基的数目显著高于对照，而线粒体 DNA 的氧化损伤程度约为核基因损伤的 10 倍[13]。

此外，RNA 的氧化损伤也引起了研究者的重视，RNA 以单链形式存在，缺乏氢键或结合蛋白的保护，而且 RNA 在空间距离上更靠近 ROS 的来源地——线粒体，因此，RNA 较 DNA 更易受到氧化损伤，特别是在阿尔茨海默病等病理状态下[14]。据此推测，在阿尔茨海默病神经元严重的氧化应激状态下，线粒体内 RNA 的氧化损伤概率可能更要高于核基因编码的 RNA，由此可能导致线粒体编码的呼吸链亚基合成障碍。

阿尔茨海默病患者神经元存在与氧化损伤相关的能量供应障碍，表现为线粒体细胞色素氧化酶活性降低[15]，α-酮戊二酸脱氢酶、丙酮酸脱氢酶、异柠檬酸脱氢酶等能量代谢关键酶活性降低[16-17]。利用阿尔茨海默病患者和正常人血小板（血小板一般含线粒体但无细胞核）与永生细胞融合，发现与正常融合细胞相比，阿尔茨海默病融合细胞色素氧化酶活性降低，活性氧产生增多，提示在阿尔茨海默病患者线粒体中存在异常的氧化应激[18]。与此相一致的是，在阿尔茨海默病患者血小板和淋巴细胞中发现呼吸链复合物Ⅰ、复合物Ⅲ、复合物Ⅳ等活性降低[19-22]。阿尔茨海默病神经元中线粒体结构存在严重的破坏，可能由于膜结构中的脂质被过氧化，同时也是线粒体功能障碍的重要原因[23]。

2. Aβ 导致的线粒体氧化损伤

虽然 Aβ 是阿尔茨海默病的细胞外病理特征，但是，研究者越来越认识到淀粉样蛋白组分可能产生细胞内毒性[24]。在 APP 过表达小鼠中发现，在病理性的淀粉样斑块形成前，细胞内已经出现 β 淀粉样聚结[25]。

细胞内 APP 如何影响线粒体功能已经获得一些证据。在 APP 过表达细胞中，APP 氨基端依靠线粒体内外膜转位酶 TOM40 及 TIM23 进入线粒体，但 APP 220～290 酸性区段无法进入线粒体，导致 APP 氨基端在线粒体内，羧基端在线粒体外，滞留于线粒体蛋白输入通道，阻碍其他蛋白质进入线粒体，从而导致细胞色素氧化酶活性降低，活性氧生成增多，线粒体功能降低[26]。在对阿尔茨海默病患者尸检中发现，线粒体中存在全长 APP 及羧基端片段（不含 Aβ 片段），并且 APP 的累积与阿尔茨海默病的症状程度相关。

Aβ是否可以在线粒体内生成目前还不确定，但可以确定线粒体中存在淀粉样蛋白，并且后者可以和线粒体基质中的 Aβ乙醇脱氢酶结合（amyloid β binding alcohol dehydrogenase，ABAD），促进活性氧生成，造成线粒体功能损伤[27]。

Aβ也会引发 Ca^{2+} 内稳态的失调，导致线粒体损伤[2]。体外实验发现，在 Ca^{2+} 存在的情况下，Aβ作用于离体线粒体，线粒体渗透转移通道（mitochondrial permeability transition pore，mPTP）开放，造成线粒体膜电位降低、基质肿胀、呼吸功能损害，线粒体渗透转移通道抑制剂环孢菌素（A Cyclosporine，CsA）可抑制以上变化[28]。因此，线粒体氧化损伤可能与阿尔茨海默病中 Aβ的病理沉积互为因果，共同促进阿尔茨海默病的发生发展。

另外，除了 Aβ引起的线粒体损伤外，其他一些阿尔茨海默病相关蛋白（如 preselin1）突变也会引起线粒体 Ca^{2+} 调节紊乱，引起突触线粒体 Ca^{2+} 超载从而诱发细胞凋亡[29]。

二、线粒体动态变化与阿尔茨海默病

线粒体动态变化是目前阿尔茨海默病研究中的新兴热点，研究发现，神经元线粒体的形态、分布、分裂、融合及自噬等的异常与阿尔茨海默病的病理发生相关。

（一）阿尔茨海默病中线粒体形态变化以及分裂、融合调节紊乱

Hirai 等发现，与正常老年人线粒体相比，阿尔茨海默病神经元线粒体中结构损伤（如嵴破损）线粒体比例上升，线粒体成分（如细胞色素氧化酶）出现于细胞质中，结构完整的线粒体比例降低，线粒体数目减少、体积增大[23]。对阿尔茨海默病成纤维细胞观察发现，区别于正常的圆形或棒状，阿尔茨海默病中线粒体长度明显增加，两个或更多线粒体搭建成网状结构，研究者发现，细胞中动力蛋白相关蛋白（dynamin-like protein，DLP1 或 dynamin-related protein，Drp1，线粒体动态变化相关分子，请参考本书第一章）水平显著增加而 OPA1 保持不变[13]。

在体外的细胞研究中发现，降低 DLP1 表达会导致类似于阿尔茨海默病中的线粒体形态，而过表达 DLP1 后，异常的线粒体形态得以纠正。在正常 M17 神经细胞中，镜下线粒体为短棒状，过表达 APP 后，DLP1、OPA1 表达降低，Fis 表达升高；线粒体形态表现为，约 50％线粒体呈截断状，10％～15％线粒体长度增加；线粒体功能损伤，表现为 ROS 生成增多，ATP 生成减少，膜电位降低。APP 过表达后真正影响线粒体的可能是 Aβ，因为 BACE 抑制剂可以消除 APP 的损伤效应[13]。

关于阿尔茨海默病中 Drp1 对线粒体分裂的调控引起了较多研究者的关注。Aβ作为阿尔茨海默病的特征分子，会激活神经元 NO 产生，后者激发线粒体异常分裂，其机制在于 NO 硝基化 Drp1 半胱氨酸残基，形成 SNO-Drp1，从而增强 Drp1 的 GTP 酶活性，导致线粒体发生片段化、体积减小、嵴断裂，进一步造成突触损伤及神经元丧失，如果突变 Drp1 相应位点的半胱氨酸，则能够抑制 Drp1 硝基化，从而抑制线粒体分裂[30-34]。

生理情况下，突触末端分布有丰富的线粒体，表明突触末端的大量ATP需求及Ca^{2+}缓冲[35]。阿尔茨海默病患者线粒体分布发生变化，主要沿细胞核分布，这可能和阿尔茨海默病中神经元突触丢失有关[36]。Pigino等发现，早老素的突变损害神经元驱动蛋白引导的轴突转运，提示阿尔茨海默病中神经元线粒体向轴突的分布可能受到影响[37]。

（二）线粒体自噬与阿尔茨海默病

Paula等用电镜观察到，硫辛酸一般特异性分布在线粒体内，但在阿尔茨海默病患者锥体神经元含脂褐质空泡中发现较多硫辛酸分布，而在正常老年对照神经元中未见硫辛酸。含脂褐质空泡一般认为是细胞内自噬残余物，所以阿尔茨海默病中可能存在异常升高的线粒体自噬现象[38]。Hirai等也证实，阿尔茨海默病受损神经元中线粒体结构破坏，细胞质中出现细胞色素氧化酶片段，细胞空泡中富集线粒体DNA等成分，提示神经元中线粒体降解增强，自噬增多[23, 38]。

三、线粒体可能是阿尔茨海默病防治的细胞内靶点

由于阿尔茨海默病目前确切病因尚未得到充分阐明，缺乏根治的方法和药物，目前临床治疗主要是通过药物抑制胆碱酯酶来提高患者体内乙酰胆碱水平或激动乙酰胆碱受体，增强中枢神经系统的高级活动，减轻疾病过程中出现的各种症状。随着近年来线粒体氧化损伤机制在阿尔茨海默病中的逐步阐释，以线粒体为靶点，维护和改善线粒体结构功能可能是防治阿尔茨海默病的重要手段[39-40]。

（一）线粒体营养素

硫辛酸、乙酰肉碱是典型的靶向线粒体的营养素，研究发现，给予衰老大鼠“硫辛酸＋乙酰肉碱”的营养素组合，可以有效减少线粒体氧化损伤，大鼠海马神经元中结构完整线粒体增多，而破损线粒体数目减少，衰老大鼠的认知能力得以改善[2, 41]。在小鼠的阿尔茨海默病模型中，将“硫辛酸＋乙酰肉碱”应用到*ApoE4*转基因小鼠中，发现模型小鼠的认知行为显著改善[42]。

在一项对9名阿尔茨海默病或其他类型痴呆患者的小型临床实验中发现，给予患者每天600mg硫辛酸，一年后患者认知功能保持稳定[43]。提示针对线粒体损伤的营养素干预，可能有助于对阿尔茨海默病的防治。另一项研究中发现，乙酰肉碱能够增效胆碱酯酶抑制剂效应。对胆碱酯酶抑制剂不敏感的23名轻微阿尔茨海默病患者，在服用乙酰肉碱联合多奈哌齐（donepezil，胆碱酯酶抑制剂，用于轻中度阿尔茨海默病）或利斯的明（胆碱酯酶抑制剂，用于改善阿尔茨海默病症状）3个月后可以显著改善患者的认知行为[44]。

总结目前的研究结果，我们认为，线粒体营养素对阿尔茨海默病的保护作用可能

通过以下途径实现：①提高线粒体酶的底物和辅酶；②诱导二相酶增强细胞抗氧化防护；③清除自由基，减少线粒体中氧化产物的堆积；④修复线粒体膜；⑤激活线粒体生成[40]。

（二）雌激素

体内外实验均证明，雌激素具有神经营养因子样作用，在女性绝经期后的阿尔茨海默病防治中，合理应用雌激素可能具有重要意义[45]。雌激素的神经元保护作用主要通过减少神经元氧化应激、增强氧化磷酸化和ATP合成酶活性、促进能量代谢、维护Ca^{2+}平衡，上述作用均通过调节线粒体功能实现，因此，神经元线粒体被认为可能是雌激素神经保护作用的靶点[46]。

（三）保护线粒体渗透转运孔药物

线粒体渗透转运孔对膜电位维持和线粒体正常的物质代谢具有重要意义。渗透转运孔有内外膜-组蛋白构成，可以对进出线粒体的离子和肽段进行调控，并维持线粒体内Ca^{2+}平衡。多种病理因素（如Aβ等）可致转运孔不可逆开放，导致神经毒性和细胞降解。褪黑素、tacrine（一种痴呆症治疗药物）等是可以保护线粒体渗透转运孔开放的物质在阿尔茨海默病防治中可能具有潜在价值[47]。

（四）线粒体靶向的抗氧化药物

针对线粒体是细胞内活性氧的主要发源地，一些研究者利用线粒体具有150～180mV膜电位的特点，设计了靶向于线粒体的抗氧化剂，如MitCoQ、MitoVitE等，或靶向于线粒体的肽类抗氧化剂，期望通过减轻神经元的氧化应激，防治阿尔茨海默病等神经退行性病变的发生，目前该类物质的靶向性抗氧化能力在体外实验中已经获得了初步证实[48-49]。

四、小　结

阿尔茨海默病是当今世界人口步入老龄社会后面临的重要卫生及社会问题。线粒体的氧化损伤机制及线粒体动态变化可能是阿尔茨海默病病理发生的关键致病因素。研究和设计靶向于线粒体、维持和修复线粒体结构功能完整性、缓解线粒体氧化损伤以及调节线粒体动态变化的营养素及药物对于阿尔茨海默病的防治可能具有重要意义。

（龙建纲）

第二节　帕金森病

帕金森病（Parkinson's disease，PD）是一种与衰老相关的神经退行性疾病，在我国65岁以上老人中该病的发病率在3%左右，是影响老年人生活质量的第二大神经退行性疾病。越来越多的证据表明线粒体功能紊乱在帕金森病发病和发展过程中起着关键作用。随着衰老的进行，由于维持线粒体功能的营养素摄入不足以及线粒体自身的氧化损伤导致线粒体功能的紊乱。线粒体功能紊乱导致自由基大量产生，自由基的积累进而损伤线粒体本身，使线粒体内容物外泄和随后的细胞凋亡（死亡）。同时自由基直接导致蛋白质的氧化损伤，从而产生蛋白质的错误折叠和沉积，形成路易氏体（Lewy body），进一步导致细胞死亡。由此可见线粒体功能紊乱、自由基积累和氧化损伤在帕金森病发病和发展过程中起核心作用。目前尚没有药物能够有效根治帕金森病。虽然左旋多巴的替代疗法及胚胎干细胞移植技术取得突破性进展[50-52]，但是鉴于左旋多巴长期使用的副作用大，干细胞移植技术处于起步阶段，因此从调整线粒体功能入手，以清除自由基并以有效修复线粒体损伤为基础，通过营养学手段，有效保护线粒体、修复线粒体损伤、抑制自由基的产生，从而保护生物大分子的氧化损伤可能是预防帕金森病发生、减轻症状、延缓发展，提高帕金森病患者的生活质量的有效方法。

一、帕金森病简介

帕金森病是一种常见于中老年的神经退行性疾病，多在60岁以后发病。主要表现为患者动作缓慢，手脚或身体其他部分的震颤，身体失去了柔软性，变得僵硬。最早系统描述该病的是英国的内科医生帕金森，当时还不知道该病应该归入哪一类疾病，根据症状称该病为“震颤麻痹”。后来，人们对该病进行了更为细致的观察，发现该病除了震颤外，尚有肌肉僵直、写字越写越小等其他症状，但是四肢肌肉的力量并没有受损，认为称麻痹并不合适，所以建议将该病命名为“帕金森病”。帕金森病是衰老相关的神经退行性疾病，1998年调查发现全世界65岁以上的老人中此病的发病率是3%[53]。2005年我国流行病学调查发现，我国65岁以上的老人男性的发病率大约是1.7%、女性是1.6%，估计有170万人罹患此病[1]，这个数据和发达国家的发病比例相当。据估计目前我国大约有200万人罹患此病，由于很多人从来不到医院医治，具体的人数可能比这个估计要高得多。因此，帕金森病可能是影响我国老年人生活的最重要的疾病之一。

帕金森病常见的病理学特征是中脑黑质多巴胺能神经元的退行性丢失伴随着细胞内包涵体——路易氏体的形成。神经退行性病变和路易氏体常见于其他脑区，表明帕金森病是衰老相关的机能性退行性病变的结果。

目前对帕金森病治疗没有特效的药物，用多巴胺的前体左旋多巴取代多巴胺的替代疗法是目前常用的治疗策略。虽然左旋多巴治疗有一定的疗效，但经5～10年的长时间治疗后，大多数患者的运动障碍（不自觉运动）和颤抖反而有所加剧。随着疾病的进一步发展将伴随有患者的痴呆、自主运动功能紊乱、站立不稳，左旋多巴失去疗效。

二、帕金森病的发病机制

帕金森病可能与多重危险因素有关，本文将重点介绍氧化损伤和线粒体功能紊乱与帕金森病病理的关系。

（一）环境因素

目前，尚没有发现帕金森病相关的特异病源。西方流行病学调查表明很多因素都可以导致帕金森病的发生[54]，我国尚没有类似的流行病学调查。这些致病因素包括经常接触杀虫剂、除草剂、工业化学制品、木制纸浆。另外长期居住在乡村、经常接触冷水、农村从事农业耕作的人发病率相对较高。已经鉴定了一些化合物与帕金森病的发生发展密切相关，这些化合物包括痕量的金属、氰化物、油漆的稀释剂、香蕉水、一氧化碳和二硫化碳。一些内源的有毒化合物可能与帕金森病的发病有关，如四羟基奎宁和β-咔啉。然而，在帕金森病患者脑中并没有一种特异的潜在致病化合物，并且在帕金森病病例中有很多和帕金森病典型的路易氏体的毒性没有紧密的关联。1-甲基-4-苯基-1,2,3,6-四氢吡啶（1-methy-4-phenyl-1,2,3,6-tetrahydrop yridine，MPTP）是在度冷丁化学合成过程中衍生的副产物，服用MPTP在临床和病理学上均能很好地模拟帕金森病的症状。研究表明，MPTP作用于人体在星形胶质细胞经单胺氧化酶催化形成MPP^+，并特异性破坏多巴胺能神经元的线粒体复合物Ⅰ。同时发现帕金森病患者往往伴随有线粒体功能紊乱、线粒体复合物Ⅰ活性的进行性损伤，这可能是环境因素导致帕金森病的致病机制所在。

（二）遗传因素

研究表明5%～10%的帕金森病患者是家族性帕金森病，家族性帕金森病的明显特征是获得性显性遗传。有综述详细列举了帕金森病相关基因的研究进展[55]。遗传因素主要导致患者早年罹患此病，但对散发性帕金森病并没有明显的影响。许多可能的候选基因和帕金森病并没有必然联系，这些基因包括*Apo-e4*，超氧化物歧化酶*SOD-1*和*SOD-2*，多巴胺D2、D3、D4受体，酪氨酸羟化酶，GSH过氧化物酶和过氧化氢酶。CYP2D6、单胺氧化酶A和B的多态性与部分帕金森病有关。

对线粒体基因组的研究发现，帕金森病黑质多巴胺能神经元的线粒体复合物Ⅰ亚基编码基因的损伤和帕金森病密切相关。线粒体复合物Ⅰ由41个亚基组成，其中7个亚基由线粒体基因组合成。线粒体基因组是闭合环形，双链结构非常容易发生突变和断裂。但并没有发现家族性的线粒体基因组的突变或缺失和帕金森病有明显的关联。但是这并不能说明线粒体的突变和帕金森病无关，或许是因s为这些基因的突变没有明显的表型。

1997年，Polymeropoulos等[56-57]发现突触素（α-synuclein）蛋白的突变和帕金森病有密切的联系，最终发现α-synuclein蛋白的Ala53Thr突变导致了帕金森病的发生，类似的 Ala30Pro 的突变也导致了家族性的帕金森病。α-synuclein 是一个 140 氨基酸残基的多肽，在 1988 年得到鉴定，最近发现这个蛋白与触突的神经递质的转运释放有关[58]。这个蛋白质并不是淀粉样蛋白，但是其突变体在帕金森病患者的路易氏体中广泛存在，表明突变之后这个蛋白质更容易自我聚集，难以为蛋白酶体降解，进一步的沉积导致疾病的发生。目前人类突变的 α-synuclein 蛋白在果蝇中过表达能够很好地模拟人类帕金森病的症状[59]，因此果蝇是非常好的研究帕金森病的动物模型之一。帕金森病相关基因的突变导致家族性帕金森病的发生，已经有相当多的研究。在众多得到鉴定的帕金森病相关基因中，目前了解比较多的是 Parkin、Pink 和 DJ-1。已有综述详细叙述了已经发现的与家族性帕金森病发病有关基因的突变[60]，其中包括 α-synuclein 蛋白的 A30P、E46K 及 A53T；DJ-1 蛋白的 M26I、E46D、A104T、D149A 和 L166P；Parkin 蛋白的 V15M、P37L、R42P、A46P、A82E、K161N、M192V、K211R、K211N、C212Y、T240R、T240M、C253W、R256C、R275W、D280N、G284R、C289G、G328E、R334C、T351P、A398T、T415N、G430D、C431F、P437L 和 C441R；PINK1 蛋白的 C92F、A168P、Q239X、R246X、H271Q、G309D、L347P、E417G、W437X、R464H 和 R492X。由此可见，Parkin 的突变导致家族性帕金森病的概率最高，PINK1 的突变导致的家族性帕金森病主要发生在 Ser/Thr 蛋白酶活性区域内，提示 PINK1 的磷酸激酶活性丧失可能是导致家族性帕金森病的主要原因，并且提示阐明 PINK1 通路可能为理解帕金森病的病理机制提供重要的依据。

Parkin 突变、泛素碳端水解酶 L1 突变与帕金森病发病相关，这两个蛋白质均是泛素-蛋白酶体系统（ubiquitin-proteasome system，UPS）的组成部分[61]。蛋白酶体主要水解那些合成后错误折叠蛋白质或损伤蛋白质。过量表达正常的 α-synuclein 蛋白也能够显著抑制蛋白酶体的活性，这表明蛋白酶体系统的功能紊乱在帕金森病的发病过程中起着重要作用。DJ-1 和 *PINK*1 基因的鉴定使帕金森病的线粒体假说得到进一步强化。DJ-1 蛋白是氧化应激蛋白，在氧化应激条件下一些细胞的 DJ-1 能够迁移到线粒体中，但是 DJ-1 在线粒体中发挥什么样的功能尚待研究。已经有研究发现 DJ-1 能够与 Keap Ⅰ结合，这种结合使 Nrf2 能够从 Keap Ⅰ上解离并进入细胞核内启动二相酶的表达，从而能够启动细胞的抗氧化体系[62]。二相酶是一类抗氧化功能相关的酶类，主要包括 GCL、HO-1（血红素加氧酶-1）和 NQO-1（NADPH/Quinone 氧化酶），GCL 是催化体内 GSH 合成的关键酶。当细胞处于氧化应激状态时 Keap Ⅰ作为感应分子能够释放 Nrf2，释放的 Nrf2 能够启动二相酶的表达以对抗细胞的氧化损伤。PINK1 最初在线粒体中发现，预测 PINK1 可能是一个磷酸激酶，但是 PINK1 的底物尚没有得到鉴定。PINK1、Parkin 和 DJ-1 功能的鉴定至少提示蛋白酶体系统和线粒体功能损伤在帕金森病发病和发展过程中起着重要作用。似乎众多的突变基因与帕金森病发生、发展的关系非常简单，但是最近的研究表明，培养的细胞中过量表达 Parkin 能够导致氧化毒性产生线粒体功能紊乱，果蝇缺乏 *parkin* 基因导致许多组织中的线粒体异常。Parkin 缺乏均能导致小鼠和人的线粒体损伤。为什么蛋白质的丢失会导致线粒体功能的紊乱呢？Park 和 Clark 等同时发现果蝇 *PINK*1 基因的突变导致飞行肌的退行性病变和精子的功能失活，同时发现这种损伤导致线粒体功能紊乱[63-64]。这些结果提示人的

PINK1 基因的突变导致的退行性病变可能也是由于线粒体功能紊乱所致。最重要的是他们同时发现 Parkin 和 PINK1 的缺失都有相似的特点，都伴随有飞行肌退行性病变和精子的功能失活；Parkin 和 PINK1 通过同样的通路起作用，并且 PINK1 通过调节 Parkin 起作用；它们起作用的途径和 DJ-1 起作用的信号通路截然不同，Parkin 能够调节线粒体的生成。可能通过这些信号分子的研究能够进一步阐述帕金森病的线粒体损伤机制，并有可能进一步了解线粒体生物学本身。

组蛋白去乙酰化酶家族（SIRT）参与众多的能量代谢与衰老相关的信号通路的调节，这些调节涉及抗凋亡、抗炎、抗应激以及调节神经退行性疾病相关的蛋白质的沉积[65]。组蛋白的去乙酰化酶分为 4 类，但只有第一类和第三类去乙酰化酶与衰老有关。其中 Sirtuin（酵母中称为 Sir2，小鼠中称为 Sirt1，人中称为 SIRT1）属于第三类去乙酰化酶，提高 *Sirtuin* 基因的表达能够延长酵母及线虫的寿命。随后发现热量限制（caloric restriction，CR）能够激活 Sirtuin 的活性，延长酵母、线虫、果蝇及小鼠的寿命。因此，*Sirtuin* 基因被称为长寿基因，随后的研究证实 Sirtuin 与衰老以及衰老相关的神经退行性疾病有重要联系。抑制 Sirtuin 的活性能够降低触突素蛋白对培养细胞的毒性并调节多聚体的形成；降低突变触突素蛋白对多巴胺能神经元的毒性作用；降低触突素蛋白毒性导致的果蝇多巴胺能神经元的退行性病变[65]。这些结果表明，Sirtuin 对触突素蛋白沉积的调节可能是其对神经退行性病变的保护机制之一。但是，有研究发现联合使用白藜芦醇和其他的 Sirtuin 活性的激活剂，如槲皮素（quercetin）能够降低中脑培养脑片由于 MPP^+ 诱导的多巴胺能神经元毒性[66]。白藜芦醇对多巴胺能神经元的保护作用可能只是通过其抗氧化作用实现的，而不是通过其对 Sirtuin 的激活作用实现的，这是因为如果使用白藜芦醇同时使用 Sirtuin 的抑制剂后，并不能保证观察到抑制剂影响了白藜芦醇的保护作用[66]。*Sirtuin* 基因对触突素蛋白调节的发现将神经退行性疾病和衰老紧紧联系在了一起，即对衰老的信号调节参与了神经退行性疾病调节。

（三）氧化应激

氧化应激被认为是帕金森病的重要病理学特点，这是因为很早就知道多巴胺的氧化代谢能够产生过氧化氢和其他高反应活性的氧自由基。氧化应激和氧化应激导致的黑质细胞死亡可能通过以下机制进行[67]：①多巴胺更新的加快导致过量过氧化氢的形成；②GSH 水平的降低导致脑对过氧化氢的清除能力降低；③提高亚铁离子的含量，这导致羟基自由基的形成。羟基自由基是反应活性最高的自由基，能够导致众多生物大分子的氧化损伤。一系列的研究发现，帕金森病患者大脑铁离子含量增加，GSH 水平下降，DNA、蛋白质和脂质的氧化损伤加剧[68]，这表明帕金森病患者的黑质处于高度的氧化应激状态。

（四）线粒体功能紊乱

帕金森病患者黑质线粒体呼吸链复合物Ⅰ的活性选择性降低 30%～40%，其他脑区却没有明显变化，在多系统的萎缩患者中也发现有广泛的黑质神经元的退行性病变，也可以用左旋多巴来治疗，但没有发现类似的黑质线粒体复合物Ⅰ活性的选择性损伤[68]。线粒体复合物Ⅰ的损伤常见于帕金森病患者的血小板和肌肉中，但是这种损伤并不一致，尤其在肌肉中[69]。帕金森病患者线粒体复合物Ⅰ活性的选择性降低仍然是个谜。内源性MPTP类似的毒性物质尚没有在患者脑中检测到，其他的核基因或线粒体基因组编码的线粒体复合物Ⅰ亚基也没有发现异常。尽管与疾病相关的线粒体DNA突变尚没有在帕金森病患者中发现，没有足够的证据表明氧化应激特异性影响线粒体复合物Ⅰ的活性，但是这种帕金森病患者线粒体复合物Ⅰ的选择性损伤仍然可能归因于遗传突变、毒性物质的损伤或者氧化应激的影响[70]。线粒体复合物Ⅰ的损伤导致帕金森病患者神经元的死亡可能是由于ATP合成的降低和线粒体能量代谢的损伤所致。在大鼠脑突触体MPTP或者MPP抑制线粒体复合物Ⅰ的活性导致细胞ATP的清除[71]。然而实验动物的研究表明，线粒体复合物Ⅰ的活性降低40%或者更少并不能导致细胞ATP水平的下降[72]。免疫染色发现帕金森病患者α-酮戊二酸脱氢酶的含量同样有所降低。α-酮戊二酸脱氢酶及线粒体复合物Ⅰ活性同时降低可能可逆性影响细胞的能量代谢，单独一个酶的活性降低可能并不能有效影响能量代谢[73]。

线粒体复合物Ⅰ损伤导致的神经元死亡可能是由于自由基的损伤。线粒体复合物Ⅰ功能的抑制或由于复合物Ⅰ的损伤导致从复合物Ⅱ通过呼吸链的电子传递增强均能导致自由基含量增高。内源性的线粒体呼吸链复合物Ⅰ和复合物Ⅱ的电子受体CoQ，能够通过捕获自由基，有效地降低MPTP的毒性。线粒体复合物Ⅰ的损伤能够导致细胞凋亡。越来越多的证据表明，线粒体膜电位的降低能够导致线粒体膜孔道的开启，线粒体内小分子（如细胞色素c）的泄漏能够诱导细胞凋亡[74]。

线粒体复合物Ⅰ是质子泵的主要位点，大约负责线粒体电子传递链95%电子传递的任务，线粒体复合物Ⅱ只负责其中5%的电子传递。通过增加线粒体复合物Ⅱ的电子传递刺激了活性氧的大量生成。活性氧能够通过对脂质、蛋白质和DNA等生物大分子的氧化损伤造成细胞功能的丧失甚至死亡，这些生物大分的损伤进一步导致自由基的生成。线粒体中参与能量代谢的许多酶均能产生自由基，如线粒体呼吸链的复合物Ⅰ和Ⅲ、α-甘油磷酸脱氢酶、β-氧化的黄素泛醌氧化还原系统、α-酮戊二酸脱氢酶以及二氢乳清酸脱氢酶等能够产生超氧自由基。最近的研究表明，线粒体中活性氧的生成已经定位到线粒体复合物Ⅰ的*FMN*基团，而不是大家都认为的复合物Ⅲ泛醌上[75]。线粒体内、外膜间隙的$p66^{shc}$蛋白和线粒体外膜的单胺氧化酶能够产生羟基自由基。超氧自由基本身没有特定的反应活性，但是能够与顺乌头酸酶反应释放二价铁离子，也能够与一氧化氮反应生成高反应活性和破坏性的$ONOO^-$自由基。过氧化物歧化反应后形成过氧化氢进而在有亚铁离子的情况下形成羟基自由基。羟基自由基和其他高反应活性的自由基能够破坏线粒体的蛋白质、脂质和线粒体DNA，进而导致线粒体功能紊乱，同时自由基泄漏到细胞质中进一步导致其他生物大分子的损伤并最终导致细胞坏死[76]。

细胞自身抗氧化体系的损伤也可能是帕金森病重要的病理学特征之一。机体自身抗氧化体系的损伤导致氧化应激得不到及时抑制，生物大分子的损伤得不到有效的保护从而间接加速了线粒体功能紊乱的进程。*PINK1* 基因与启动内源的抗氧化体系有关，PINK1 失活能够导致帕金森病的发生。应用抗氧化剂 SOD1 和维生素 E 能够降低由于 PINK1 缺失导致的神经元死亡率以及有效地抑制神经元氧化应激的发生[13]，表明细胞自身抗氧化体系的损伤是帕金森病发生和发展的重要原因之一。

总之，随着衰老的进行，线粒体复合物Ⅰ活性下降导致超氧化物自由基产生，超氧化物能够被超氧化物歧化酶（SOD）催化形成过氧化氢，过氧化氢在有亚铁离子存在的情况下形成羟基自由基，羟基自由基进而能导致脂质、蛋白质和 DNA 的损伤，脂质的损伤将破坏线粒体膜电位，线粒体膜电位的降低导致电子泄漏，进而产生更多的超氧化物自由基，同时线粒体膜电位的降低导致线粒体内容物外漏，Ca^{2+} 通道开启，而 Ca^{2+} 浓度的提高导致 Ca^{2+} 响应的内膜孔道开启，内膜孔道开启导致线粒体内容物进一步外漏，外漏的线粒体小分子——细胞色素 c 导致细胞凋亡或者死亡，线粒体膜电位的降低导致 ATP 合成减少，使依赖于 ATP 维持细胞正常离子水平的 Na^+-K^+ 泵受损，进一步加剧细胞死亡。

（五）泛素-蛋白酶体系统的损伤

越来越多的证据表明，泛素-蛋白酶体系统的损伤以及蛋白质的错误折叠可能也是散发性或家族性帕金森病的重要致病机制。这是因为在帕金森病患者的黑质中发现蛋白酶体系统的 20/26S 蛋白酶体结构和功能受到损伤。大鼠长期接触蛋白酶体抑制剂能够很好地模拟帕金森病的症状，包括黑质纹状体通路和脑干核团的神经退行性病变以及以泛素修饰蛋白和 α-synuclein 蛋白为标志的路易氏体的形成。如果这些现象能够重现并且能够得到证实，那么就可能得出结论，即蛋白酶体功能的紊乱可能导致了帕金森病患者 DA 神经元的退行性病变[77]。在神经元以及路易氏体中潜在毒性蛋白的聚集和沉积提示错误折叠蛋白的形成及蛋白酶体功能的损伤。在果蝇中过量表达分子伴侣能够保护由于转基因过表达正常和突变体 α-synuclein 蛋白导致的帕金森病病理症状，提高运动能力；过量表达 Parkin 也有类似的作用。这进一步表明错误折叠蛋白对帕金森病的影响。伴侣蛋白和其他的 UPS 成分（包括 UCH-L1、蛋白酶体亚基和泛素蛋白）是路易氏体的成分，表明蛋白酶体系统损伤在帕金森病发病过程中起重要作用[78]。

与疾病相关的 Parkin 的突变被认为和 UPS 功能损伤有关系，这种损伤导致了不正常折叠蛋白的沉积并最终累及 DA 神经元。与 hsp31 作序列比对发现，DJ-1 可能也参与了 UPS 的功能并可能是作为感受蛋白分子错误折叠的天线分子，识别错误折叠的分子并帮助其降解。α-synuclein 蛋白可能也与 UPS 功能有关，它可能通过结合 20/26S 蛋白酶体抑制 UPS 的活性。突变的 α-synuclein 蛋白最终增加 UPS 降解体系的压力，加快了蛋白酶体系统损伤并导致路易氏体的形成[77]。尽管我们还不知道路易氏体是致病的原因还是由于后来的病变损伤造成的结果，但是路易氏体作帕金森病的病理学标志是不争的事实。路易氏体对黑质神经元的损伤起保护作用还是毒性作用仍有很大的争论，最近表明路易氏体形成和聚集体形成有类似的过程。聚集体被认为是对细胞有保护作用的，它的形成能够帮助错误折叠蛋白的降解，可能有利于清除有害蛋白质。

一种理论认为蛋白酶体损伤形成的蛋白酶应激可能是导致路易氏体形成的直接原因。Parkin 被认为能够促进路易氏体的形成，这是因为 Parkin 突变的帕金森病患者缺少路易氏体的病理学特征。这表明 Parkin 介导的神经退行性病变可能和经典的伴随路易氏体形成的帕金森病通过了不同的途径，或者说这个突变是 LBs 形成的下游事件[78]。路易氏体具有保护作用的证据来源于对 Parkin 有关的 AR-JP 患者的观察，这些患者缺乏路易氏体，与经典的帕金森病患者相比，AR-JP 患者发病更早、发展更快[79]。

（六）其他因素

同型半胱氨酸是蛋氨酸脱甲基形成的代谢产物，同型半胱氨酸在一碳基团的转移过程中起重要作用。提高细胞同型半胱氨酸的水平能够导致叶酸、维生素 B_6、维生素 B_{12} 的缺失以及同型半胱氨酸代谢相关酶类的突变[80]。最近研究表明，同型半胱氨酸代谢的改变导致同型半胱氨酸过敏症，这可能在帕金森病病理学方面起重要作用。同型半胱氨酸和兴奋性氨基酸非常类似，这可能是由于兴奋性毒性作用对神经系统造成损伤，而神经系统可能对同型半胱氨酸非常敏感[81]。但是，没有直接实验证据证明同型半胱氨酸具有直接的细胞毒性作用，然而，它可能与兴奋性氨基酸对神经毒性损伤有协同效应[82]。帕金森病患者伴随同型半胱氨酸症非常普遍，这可能与左旋多巴代谢的甲基化反应有关。因此，同型半胱氨酸症可能不是运动失调或神经疾病特异的致病原因，却能够协同其他致病因素共同导致帕金森病患者加重病情[83]。

（贾海群　刘健康）

第三节　视黄斑退行性疾病

视黄斑退行性疾病能剥夺人们最重要的感觉——视觉，并且变得越来越普遍，因而视黄斑退行性疾病对人们的影响越来越大。通常在没有特别提到的情况下，视黄斑退行性疾病都是指老年性视黄斑退行性疾病（age-related macular degeneration，AMD）。该病是目前发达国家导致严重视觉损害的最普遍原因[84]。尽管目前仍不清楚视黄斑退行性疾病的发病机制，但研究显示，免疫系统、感光细胞、视网膜色素上皮（retinal pigment epithelial，RPE）、转录因子、氧化损伤、脂代谢甚至饮食及吸烟都可能与视黄斑疾病相关[84]。

据推测，美国目前大约有 700 万人不同程度地受到 AMD 的困扰，20 多年后这个数字会增长到 950 万人，其中约 10% 的患者会导致脉络膜新血管生成[85]，即湿型 AMD，这中间的大部分人最终都会失明[86]。AMD 还是造成欧洲 65 岁以上老人失明的主要原因[13, 86-90]。AMD 的流行随年龄剧增，超过 80 岁的白人女性有 15% 以上患有湿型 AMD。据推测，有超过 700 万人视网膜内晶簇超过 125μm，这些人极有可能患上 AMD。由于老龄化人口的增加，AMD 患者也会逐渐增多，需要注意的是，白人患有 AMD 的人数远比黑人多[85]。

大量流行病学研究表明，年龄在 65 岁以下的人群视黄斑疾病的发病率低于

5%[85]，而75岁以上的人则35%以上患有不同程度的视黄斑疾病[91]。80岁以上的人超过10%会遭受晚期AMD带来的严重视觉损失[85]。19世纪末20世纪初，美国人的平均寿命是53岁，很少能超过75岁。那时视黄斑疾病对失明的影响很小，而更多的失明则是传染和外伤造成的。相比之下，2003年，美国人的平均寿命达到了78岁，其中有1800万人超过75岁[92]。到2025年，将有2700万人超过75岁，其中1/3的人将有患视黄斑疾病的风险。由上述可见，对AMD的预防及治疗已是刻不容缓。

一、AMD的临床及组织病理学特征

视黄斑是一个直径小于4mm，厚度小于250μm的盘状结构，其包含的细胞及特殊结构可以让正常人识别物体。在视黄斑中央部位有一块直径250μm无视网膜血管通过的特殊区域——中央凹。中央凹很敏感，即便很微弱的伤害都会导致视力的严重丧失。与视黄斑关系最密切的包括感光细胞、RPE细胞以及脉络膜毛细血管细胞，这些不同类型的细胞间也互相密切关联，往往一种细胞受损会导致另外两种细胞相继受损[93]。感光细胞包括光转导过程所需要的所有结构及必需酶类，但它不能使维生素A衍生物异构化，而后者的发生是检测光子的必须步骤，这一系列复杂反应主要是在RPE细胞内完成的。RPE细胞同时还负责吞噬外层空间脱落的感光细胞，以让其达到生成和凋亡的平衡。RPE细胞和感光细胞所需要的血液则是由脉络膜毛细血管供应。

AMD是一种具累积效应的慢性疾病，主要表现为视网膜发生退行性变化，导致中央视力急剧减退[94]。AMD导致中央视觉差，仅能用眼角看清事物，但是正视时，有云雾遮挡感，甚至更差，完全遮挡什么也看不清。AMD造成视觉损失的机制在于其能导致光感器的退化，而这种结果是由于RPE的退行性变化造成的。AMD最显著的镜检特征是晶簇的生成，晶簇是由脂质、蛋白质及RPE和玻璃膜间细胞代谢物构成的复杂集合体。通常情况下晶簇在检眼镜下呈黄色，其直径可从10μm到超过200μm，并且这些晶簇还可相互接合形成更大的集合体。尽管这些晶簇对患者的视觉不会造成太大影响，但是假以时日，晶簇常会导致其他两种AMD临床症状的发生，即RPE中央萎缩和脉络膜新血管生成。中央萎缩是部分RPE凋亡性丧失，如果这种萎缩波及中央凹，则会导致视力严重受损；脉络膜新血管生成是绒毛毛细血管穿过玻璃膜延伸到视网膜色素上皮及视网膜下层空间引起的毛细血管的异常增生，这些血管在光感受体下生长，造成破裂、流血最后在视网膜下结痂，从而影响视觉功能。通常只有10%的AMD患者伴有这种并发症，但却会导致90%的患者严重视力丧失[95]。有这种症状的AMD一般称为湿型AMD。显然，RPE中央萎缩和新血管生成都是AMD的并发症。RPE细胞的退行性病变可导致或伴随相关视杆细胞和视锥细胞的死亡。人们认为这种病变是由细胞消化机制不完善引起的异常的细胞代谢所导致；同时，这种病变会造成RPE细胞内异常物质的积累，这种积累会加剧对正常细胞代谢的干扰，引发细胞异常排泄并积累成片状沉积物，最终在玻璃膜内脱落。这种异常的胞外代谢物和新血管形成或中央萎缩相关[96]。

二、AMD 的发病机制

事实上，直到现在，人们对 AMD 的病因仍未完全了解。根据一些流行病学研究结果，人们总结导致 AMD 发病的原因包括氧化损伤、脂代谢异常、凋亡的异常、外层感光细胞结构畸变、RPE 离子通道的病变、绒毛新血管生成、细胞外基质的变化以及免疫系统的病变等[97-99]，其中导致氧化损伤包括环境因素和营养学因素，前者如光照影响、吸烟及烟雾影响，后者主要是对一些抗氧化营养素摄取不足[100]。

这些不同病因间并不互相排斥，在发病时也没有特定的一种影响另一种的顺序。尽管通常都是晶簇生成、变大，再引发 RPE 转变及脉络膜新血管生成，但也时有异常病例发生。例如，先天脉络膜新血管生成患者就是在未受到视觉损失因素威胁的情况下在脉络膜内发生新血管生成；还有人在年过半百时尽管有晶簇在变大，却很少有危害到视觉的中央萎缩发生。视黄斑退行性疾病的主要病理变化是视网膜上 4 层功能相关结构，即脉络膜毛细血管层、玻璃膜、RPE 及感光细胞的变化。几十年前人们已经认识到这些细胞或结构一旦受到伤害会导致其他细胞和结构发生畸变[93]。感光细胞耗氧量比人体其他任何细胞都多。大量氧气的存在及与此相伴由可见光产生的慢性照射使视网膜外层和 RPE 极易受到氧化损伤[97]。在视觉周期内感光细胞需要依靠 RPE 的异构化作用将顺式视黄醇转变为反式视黄醇，同时外层不断变长脱落的感光细胞也会被 RPE 吞噬掉。在视觉周期内当酶促反应或转运蛋白功能发生异常时会给感光细胞和 RPE 细胞带来毒性损伤[101]。此外，被吞噬的外层脱落细胞很可能是 RPE 内二级溶酶体、晶簇和玻璃膜内层细胞碎片的主要来源。RPE 内部及下部大量积累细胞碎片和脂褐质的结果会导致 RPE 组织变形及凋亡性坏死，即临床上观测到的过量色素积累和中央萎缩。玻璃膜是 RPE 和脉络膜毛细血管层下面的结构层，是一层过滤结构，通过它，血氧和营养物被运到 RPE 及感光细胞，而多种代谢副产物和二氧化碳则会通过它进入血液循环被运出眼外。随着年龄的增长，玻璃膜的转运功能发生很大变化，这种变化部分可能是其间隙内异物，如载脂蛋白和胆固醇等的积累[102-103]。RPE 细胞能分泌基质金属蛋白及其抑制剂（如 TIMP-3），在玻璃膜的持续性重生过程中一直伴随着二者的对抗性作用[104]。一旦这种对抗作用的平衡被打破，就会造成严重的视黄斑疾病。脉络膜毛细血管是为 RPE 和感光细胞提供血液的唯一来源，其结构一直由血管促进因子［如血管内皮生长因子（vascular endothelial growth factor，VEGF）］[105]和血管抑制因子［如色素上皮衍生因子（pigment epithelium derived factor，PEDF）］[106]综合调控，而 RPE 负责合成这两种因子。

三、遗传因素对 AMD 的影响

19 世纪晚期人们发现了首例家族式 AMD[107]，这比孟德尔和摩根提出基因和染色体概念要早数十年。1973 年 Gass 在对一项 200 个 AMD 病例的研究中注意到这种疾病有很强的家族趋势[108]。从那以后，大量更有说服力的病例、人群及双胞胎研究都表明遗传因子在 AMD 中起重要作用[109-111]。最近，一系列联合研究表明 AMD 与多基因及基因座有明显联系，包括补体因子 H（complement factor H，CFH）[112-113]、toll-like receptor [114]和 LOC387715[115]。由于这些高危等位基因与 AMD 不是普遍相关，人们猜测它们可能是 AMD 的诱发因素而不是致病因素。例如，绝大部分 65 岁的人具有高危等位基因 *CFH* 不会表现出任何视黄斑畸变；而在同龄人中，*fibulin*3 基因 345 密码子变异者 90%以上会有大量晶簇并发生显著视力受损[116]。但前者在人群中所占比率超过 39%，而后者则是万中无一。这个例子说明在疾病相关遗传性变异的外显率及其群体流行率间有重要的对应关系。

即便不考虑发病的流行率和个体等位基因的外显率，仅 AMD 是明显能够遗传的这点对科学界就有至少 4 点重要暗示，科学家们可以据此寻找治疗这种疾病的有效手段。第一，通过多种临床及分子研究，人们能发现与疾病相关的多种基因，而对这些基因功能的研究则能够增加人们对 AMD 中生物途径的了解。第二，人们可根据对导致 AMD 的遗传变异的了解来构建相关组织培养和动物模型。这些模型可以让人们更好地了解 AMD 的病理过程并检测开发用于治疗 AMD 的有效方法。第三，由于不同类型的 AMD 有不同的发病过程，任何单独的治疗手段都不太可能用于治疗所有类型的 AMD。例如，一种能抑制脉络膜血管增生的治疗方法用于治疗新血管生成类型患者可能有效，但用于治疗严重中央萎缩类型的患者则可能使其受到伤害。遗传测试则可以帮助医师为其患者制订合适的治疗方案。第四，对患者特殊遗传易感体质的了解可以让医师先于视觉疾病发生前，选取有效的治疗方案。而有了在显著损伤发生前即对患者预防处理的能力，则可使采用的治疗措施在造成相对较弱的生物影响的前提下即对疾病有显著的疗效。

四、吸烟及香烟烟雾的影响

（一）吸烟者 AMD 发病率高

迄今为止，已有超过 20 项研究就吸烟对 AMD 的发生及恶化进行了调查[117]，其中最大规模的三项研究都是对数以千计的对象进行了 10 年以上的跟踪调查[118]。在这些研究中发现，吸烟和 AMD 之间有很大相关性。吸烟者中 AMD 的两种晚期类型（地理性萎缩和脉络膜新血管生成）都远比不吸烟的人多。研究结果显示，吸烟者患有湿型 AMD 的比不吸烟者高出 4 倍以上，患干型 AMD 的也比不吸烟者高 2.5 倍之多。令人振奋的是，研究发现停止吸烟可降低患 AMD 的风险，戒烟 20 年的人患 AMD 的概率几乎和从不吸烟的人处于同一水平[119]。无独有偶，另一项流行病学研究对来自澳大利亚、荷兰和美国的年龄在 43～95 岁的 9523 个对象进行了为期 5～6 年的跟踪调查，结果发现吸烟和 AMD 发病率是成正比的，吸烟的人比戒烟的人发病率要高，而未吸过烟的人 AMD 发病率最低[85]。科学家曾做过一次大规模的调查研究，发现大约 28 000 名 75 岁以上 AMD 导致失明的患者都可能由吸烟影响所致。和以上研究结果相似，吸烟人群患 AMD 的概率是不吸烟人群的 2 倍左右，戒烟的人介乎两者之间，而戒烟超过

20 年的人患 AMD 的概率与不吸烟人群相比基本没有增加[120]。由此可见，戒烟也许是预防 AMD 最有效而简单的方法。

（二）吸烟诱导 AMD 的机制

吸烟与 AMD 联系如此密切，其机制到底是什么呢？科学家认为，香烟烟雾含有大量的氧化性毒素，能够对视网膜组织造成严重氧化损伤[100]，而氧化损伤则是导致 AMD 的罪魁祸首之一。在香烟烟雾中包含的主要毒素包括一氧化碳、尼古丁和焦油[121]。一氧化碳能结合血红素导致组织性缺氧和血管病。尼古丁能迅速进入脑部与特殊受体结合从而导致心理上和生理上对其的依赖性。焦油中含有很多致癌物质（如一些芳香烃），对呼吸系统影响极大。过去人们一直认为吸烟的毒性来自尼古丁，但它并不是吸烟的唯一毒性物质。吸烟是一个很复杂的燃烧过程，在吸烟的气相和焦油中存在大量自由基，它们可以直接和间接攻击细胞成分，可能是引起 AMD 的重要原因。大量文献表明，氧自由基和氧化剂在引起晶状体浑浊过程中起重要作用，直接或间接诱导氧自由基产生的物质可引起白内障。在晶状体中检测到了活性氧自由基，它们都能使眼晶状体变得浑浊。视网膜是一个高度需氧组织，其代谢率非常高，已有显著证据表明视网膜外层及视网膜色素上皮细胞中自由基的产生和氧化损伤会导致 AMD。

此外，焦油中还含有很多氧化性物质（如丙烯醛和甲醛等），这些刺激性物质会导致慢性支气管炎等疾病的发生。香烟中含有 16 种极度危害性污染物，其中丙烯醛、乙醛、丙烯氰、苯、1，3-丁二烯和甲醛这 6 种被认为是危害人体健康的重要毒素，尤以丙烯醛对人体的危害最大。

丙烯醛是主要由香烟烟雾产生的大气污染物，每只香烟含有 25～140μg 丙烯醛。一些研究表明丙烯醛比甲醛、乙醛等毒性大的多，是后者的 10～1000 倍[122-124]。有研究表明丙烯醛能造成许多组织和细胞内的线粒体功能紊乱，包括肺组织[125]、脑组织[124, 126]、脊髓[124]和中国仓鼠卵巢细胞[124]等。刘健康实验室在早期研究中发现，丙烯醛能对体外提取的大鼠肝脏线粒体造成严重损失[127]。在最近的研究中，我们发现高浓度丙烯醛处理一天能对 RPE 细胞造成严重的氧化损伤和线粒体功能紊乱[128-130]，而降低 100 倍后的丙烯醛处理时间延长到 1 个月后同样会造成相似的损伤[128]，这些结果对揭示香烟烟雾导致 AMD 提供了强有力的证据。体内外的研究都表明丙烯醛的毒性是通过刺激氧化剂和氧化损伤来实现的[131]，这些结果说明丙烯醛不仅本身是一种强氧化剂，而且能够通过不同途径产生其他氧化剂。丙烯醛亲电子性很强，和亲核试剂（如巯基和氨基）有很强的反应能力[132]，能和拥有这些基团的抗氧化剂（如 GSH）直接反应，其速度比巴豆醛和 GSH 反应快 100～150 倍，而丙烯醛和巯基生成的产物比其他 α 及 β 不饱和醛和巯基生成的产物要稳定得多，前者分解常数比后者要低 10～10 000 倍[132]。

根据刘健康实验室研究结果，丙烯醛对 RPE 细胞造成的氧化损伤极可能是通过对 Keap1/Nrf2 信号通路的阻断实现的。Nrf2 是细胞内调节二相酶表达的重要转录因子，其在应激条件下与胞质内热激蛋白 Keap1 结合，在诱导剂存在时被 Keap1 释放进入细胞核，结合在二相酶启动子上游的抗氧化反应元件上，从而启动二相酶的表达。而经丙烯醛处理的RPE细胞，核内外Nrf2的表达量都大大下降，而许多受Nrf2调控的抗氧化酶（如GST）的活性也相应降低[128-129]。这些结果说明，香烟可通过丙烯醛对RPE细胞造成氧化损伤，并降低RPE细胞的抗氧化能力。

本实验室还发现，丙烯醛会造成RPE细胞内线粒体功能严重受损。经丙烯醛处理的RPE细胞内线粒体复合物酶活性及耗氧能力显著降低。这种损失可能是通过阻断线粒体生成信号通路实现的。因为丙烯醛处理过的细胞内mtDNA含量、核呼吸因子的表达、存活线粒体数量都显著降低[128-129]。线粒体是细胞功能的主要细胞器，RPE细胞对能量需求很大，线粒体功能受损将直接影响其正常功能发挥。

由上述结果可以看出，香烟内的丙烯醛对RPE损伤极为严重，考虑到RPE在视觉成像中的重要功能，吸烟导致AMD就不足为奇了。

五、小　结

目前在发达国家，AMD是对人们视力威胁最大的疾病。研究证据表明，遗传因素和吸烟是AMD发生的重要危险因素。烟气中的丙烯醛等物质对视网膜色素上皮细胞的抗氧化防御系统和线粒体功能的损伤是AMD病理发生的重要原因。戒烟、改善视网膜上皮色素细胞线粒体功能对延缓和预防视黄斑退行性病变的发生可能具有一定意义。

（刘中博　刘健康）

第四节　2型糖尿病

胰岛素抵抗是2型糖尿病的重要特征，其中的机制尚未完全阐明。脂肪、骨骼肌和肝脏组织是糖代谢的重要器官，因此它们在胰岛素抵抗中扮演着重要的角色。氧化应激被认为是诱导胰岛素抵抗发生的分子机制。研究表明，胰岛素抵抗与线粒体功能紊乱、线粒体数目减少、ATP产生下降相关[133]。在糖尿病前期患者和糖尿病患者中，骨骼肌涉及氧化磷酸化（OXPHOS）的基因表达下降[134]。线粒体是机体产生活性氧的重要部位，如果氧化磷酸化的效率减低（线粒体基因组中涉及能量代谢的基因被剔除），那么合成ATP的同时伴随有更多的超氧自由基的产生。因此通过降低氧化损伤而改善线粒体的功能是治疗（改善）胰岛素抵抗的合理途径。本节主要介绍我们应用天然的营养产品通过刺激线粒体生成的策略来阻止和延缓胰岛素抵抗的发生。

一、氧化损伤导致的线粒体功能紊乱是胰岛素抵抗发生的重要原因

（一）活性氧、氧化损伤和胰岛素抵抗

从生物氧化反应的分子过程来看，氧作为一种必需物质具有双重性，一方面，氧作为呼吸链的终端电子受体参与产生ATP的氧化磷酸化反应，维持生命的重要能量代

谢过程；另一方面，氧可以通过一系列化学反应生成有害的氧自由基、超氧阴离子、过氧化氢和羟自由基等，破坏细胞系统中氧化物和抗氧化物之间的动态平衡，引发细胞氧化应激反应[135]。同时线粒体自身富含的多种酶、结构蛋白、膜脂质及核酸等也是活性氧等氧化剂直接攻击的目标，线粒体结构受损以及DNA突变、酶活性降低反过来又进一步加重线粒体损伤，导致线粒体蛋白表达变化、细胞能量代谢障碍、线粒体本身的衰亡、细胞功能丧失并导致疾病和衰老[136-138]。

越来越多的研究结果和证据提示，肥胖症引发的多种组织与细胞的应激过程，在2型糖尿病的发病机制上起着关键作用。肥胖症伴随着人体靶组织细胞对脂肪组织分泌的脂肪因子（adipokine）、瘦素（leptin）产生抵抗现象，同时导致对胰岛素的抵抗性；另外，具有提升组织对胰岛素敏感性功能的另一个脂肪因子脂联素（adiponectin）在血液中的含量明显降低；胰岛素敏感性下降使循环血液里胰岛素、瘦素以及糖脂、游离脂肪酸（FFA）等代谢物慢性积累、异常升高，在易感个体中造成胰岛细胞功能损伤和衰退。近期研究显示，营养失衡导致能量代谢平衡的破坏，在氧代谢过程中导致细胞能量工厂——线粒体过量产生强活性氧分子（reactive oxygen species，ROS），引发细胞氧化应激反应（oxidative stress）。ROS是反应活性极强的代谢衍生分子，包括超氧自由基（$\cdot O_2^-$）、过氧化氢（H_2O_2）和羟基自由基（·OH），其过量产生能破坏细胞系统中的氧化和抗氧化系统之间的动态平衡，导致线粒体本身的衰亡（mitochondrial decay）、脂类分子的过氧化、DNA和蛋白质修饰异常与细胞功能损伤。高血糖、高脂血症能增强氧化应激反应和内皮功能的紊乱，而且糖尿病患者抗氧化的自我防御能力明显降低，这表现在一些特殊的抗氧化物水平或者抗氧化酶活性的降低上。2型糖尿病是胰岛素抵抗和β细胞功能障碍，导致葡萄糖代谢调节受损和代谢综合征的特别病理状态。

在我们的研究中观察到GK（Goto-Kakizaki）糖尿病大鼠免疫功能的紊乱伴随氧化损伤和线粒体功能紊乱[139]。活性氧的水平与胰岛素抵抗密切相关，应用抗氧化物质通过降低活性氧的水平而改善胰岛素抵抗已被证实[140-143]。Houstis等[144]通过对两个胰岛素抵抗细胞模型全基因组的分析发现，肿瘤细胞坏死因子α（tumor-necrosis factor-α，TNF-α）和糖皮质激素都能诱导发生胰岛素抵抗，但通过不同的信号转导机制。他们发现，18%的基因对不同的刺激表现出相同的调节，这些基因都参与活性氧的调节。活性氧的水平在两个模型中都呈现不同水平的提高。应用不同的抗氧化物或表达高水平的抗氧化酶活性都不同程度地改善了胰岛素抵抗的水平。而且，应用抗氧化物治疗可以提高胰岛素抵抗小鼠胰岛素的敏感性和葡糖糖的稳态。这些数据表明活性氧是导致胰岛素抵抗的重要原因。

活性氧在衰老和慢性疾病进展中的作用取决于它们的总量。一定量的活性氧在维持机体正常生理活动中起着重要的作用。例如，具有重要生理功能的活性氧包括细胞色素P_{450}和过氧化物酶活化的过渡化合物，体内乙醇代谢产生的羟基自由基，核糖核酸还原反应、氧化反应、羧基化和羟基化的反应，巨噬细胞中的过氧化物酶和NADPH氧化酶的反应及氧化不饱和脂肪酸合成二十烷酸（前列腺素和白三烯的前体）[145]。

内源性的一氧化氮是刺激线粒体生成的信号小分子[146]。氧化物可以促进胰岛素的作用，过氧化氢作为第二信使可以刺激胰岛素下游信号通路的激活[140]。另外，糖的限制可以延长秀丽线虫的寿命，目前认为主要是通过诱导线粒体的呼吸和增加氧化应激实现的[142]。过量表达谷胱甘肽过氧化物酶 1 可以增加小鼠胰岛素抵抗的发展，其原因可能是因为谷胱甘肽过氧化物酶 1 的增加抑制了内源性的活性氧，从而干扰了胰岛素的作用[141]。

此外，过多的活性氧产生会导致衰老和疾病的进展。因此，应用抗氧化物防治疾病只有在活性氧过多产生时才会产生效果[147]。

（二）线粒体氧化损伤与胰岛素抵抗

线粒体功能紊乱在衰老相关性疾病和不同类型的肿瘤中具有重要作用[148]。越来越多的研究表明，2 型糖尿病与线粒体功能紊乱密切相关。线粒体是细胞内产生活性氧的主要部位，也是活性氧作用的主要靶点。mtDNA 的氧化损伤包括普通缺失和涉及氧化磷酸化的基因缺失。Liang 等发现在糖尿病或糖耐量异常的老年患者的骨骼肌中，mtDNA 8 468～13 446 位点异源性突变，这个区域认为是普通缺失[149]。他们的研究证实，胰岛素抵抗的大鼠体内 mtDNA 存在缺失的易感性，高糖所致的活性氧增加在体外可以诱导 mtDNA 的变异，推测与高糖相关联的氧化应激和可能的高胰岛素血症可以改变线粒体基因的完整性[150]。糖尿病前期患者和糖尿病患者与正常人相比较，发现涉及线粒体氧化磷酸化的基因在转录水平上是下调的[134]。因此，活性氧导致的线粒体功能紊乱（包括线粒体生成的下降）源于活性氧与线粒体功能紊乱相互促进的恶性循环，在胰岛素抵抗和 2 型糖尿病的进程中发挥重要作用（图 4-1）。

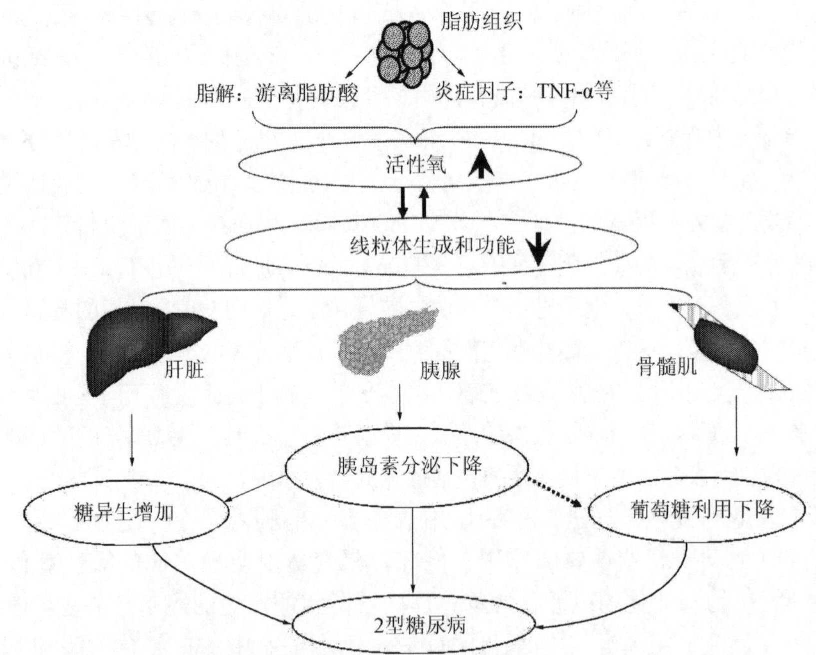

图 4-1 应激状态下脂肪组织释放游离脂肪酸和促炎症因子（如 TNF-α）

游离脂肪酸（FFA）及 TNF-α 可引起线粒体活性氧生成、线粒体功能失活，后者引发更多活性氧产生，形成恶性循环。胰岛素相关的生理生化过程，如葡萄糖激活胰岛 β 细胞释放胰岛素、肌肉对葡萄糖的利用以及肝脏的糖异生可能因细胞线粒体功能紊乱而受阻，从而导致 2 型糖尿病

二、线粒体生成在胰岛素抵抗中具有重要的作用

（一）线粒体代谢：生成、降解和动态演变

哺乳动物组织中线粒体的生成主要是通过 PGC-1α 进行调控的，虽然很多的信号通路目前还没有阐明，但涉及线粒体生成的主要通路包括：①刺激 PGC-1α 转录因子表达的如钙/钙调蛋白激酶 IV（CaMKIV）、AMPK 和一氧化氮；②受 PGC-1α 活化的下游信号分子，包括核呼吸因子（NRF）和过氧化物酶增殖物激活受体；③线粒体转录因子（Tfam）的活化启动线粒体 DNA 的复制。NRF 同时会激活氧化磷酸化基因的转录，启动核编码的蛋白质进入线粒体[146, 151-153]。这些调控线粒体生成的信号通路以图表的形式，概括在图 4-2 中。

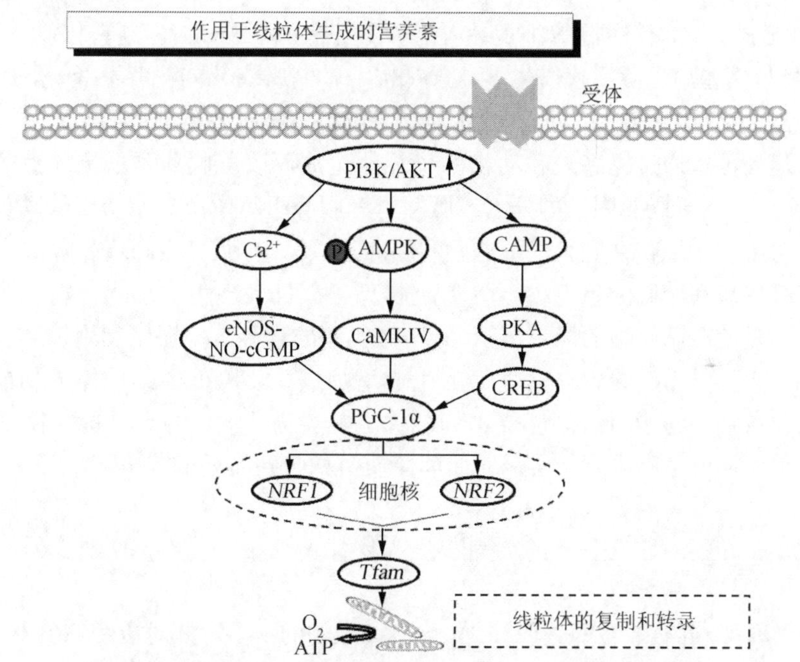

图 4-2　线粒体营养素通过 PGC-1 α促进线粒体生成的作用途径[154]

AMPK. AMP 激活的蛋白激酶；NRF. 核呼吸因子；NO. 一氧化氮；NOS. 一氧化氮合酶；CaMKIV. 钙/钙调蛋白依赖度蛋白激酶 IV；mtTFA. 线粒体转录因子 A；PKA. 蛋白激酶 A；CREB. cAMP 反应原件结合蛋白；PGC-1α. 过氧化物酶体增殖物激活受体 γ 辅激活子 1α

近期的研究表明，线粒体的动态变化在疾病进展中发挥着重要作用[155-156]。Chen 等[157]的研究表明，线粒体的融合取决于融合蛋白 Mfn1 和 Mfn2 的协同作用，线粒体和线粒体之间的相互作用对维持线粒体的数目具有保护作用。Hood 等[158]指出线粒体是高度动态变化的细胞器，它们在细胞内彼此连接呈三维网络状。同时，线粒体在细胞内发

生着频繁的融合与分裂，融合与分裂的相对速度决定了线粒体的形态与数目。这就意味着线粒体的生成需要多细胞事件的参与，包括核基因组和线粒体基因组的转录、脂质和蛋白质的合成、多个蛋白质复合体系形成具有功能的呼吸体系。电子传递链中任何的缺失都会导致 ATP 产生的缺陷，从而难以维持能量的稳态[158]。另外，线粒体的组装涉及分子伴侣，如线粒体输入的刺激因子和胞浆/线粒体的热激蛋白（hsp70）[158]。

（二）线粒体代谢和胰岛素的抵抗

越来越多的研究显示，线粒体数目和功能的下降与人的衰老及疾病相关，如糖尿病和肥胖[159 160]。脂肪组织作为脂肪存储和内分泌器官在能量吸收及消耗中发挥重要的作用，与胰岛素抵抗的进展密切相关。肥胖患者内脏脂肪细胞分泌的脂联素明显减少，脂联素降低使骨骼肌中 AMPK/PGC-1 的通路活化降低[161]。由于 PGC-1α 主要参与调控线粒体的生成，脂联素的下降下调了 PGC-1α 的水平，可能是线粒体氧化磷酸化功能下降的主要原因。确实，肥胖和糖尿病前期骨骼肌 PGC-1 α的表达水平下降[162-165]，2 型糖尿病和肥胖症的患者脂肪细胞和骨骼肌细胞线粒体的生物氧化功能明显下降[133, 166]，2 型糖尿病患者后代发生胰岛素抵抗，骨骼肌线粒体功能下降[8]。糖尿病前期 PGC 1α 表达的下降是结果，而不是脂质诱导胰岛素抵抗发生的原因[165]。

另外，运动可以通过提高人和动物的线粒体生成而改善胰岛素抵抗导致的线粒体功能紊乱[167-170]。由于脂肪因子的分泌，肥胖患者脂肪组织中游离脂肪酸被动员，游离脂肪酸在异常组织中堆积在肝脏、骨骼肌和胰岛β细胞，导致炎症和胰岛素抵抗[171-172]。

在 2 型糖尿病和肥胖的患者中，骨骼肌胰岛素抵抗表现为碳水化合物和脂质代谢的紊乱，主要是游离脂肪酸的异位沉积[173]；糖代谢的紊乱（骨骼肌利用糖和肝脏葡萄糖输出增加）主要是由于线粒体活性氧的生成增加进一步降低了线粒体的功能。细胞中氧化磷酸化的能力与脂肪酸的燃烧密切相关。上述描述的线粒体功能下降是肥胖胰岛素抵抗和糖尿病的危险因素。骨骼肌肌间脂质沉积与胰岛素抵抗相关。

（三）PI3K/Akt 可能是促进线粒体生成的上游信号通路

Akt 是丝氨酸/苏氨酸激酶，PI3K 位于 Akt 激酶的上游，并对激活 Akt 极为关键，PI3K 可以被胰岛素或其他生长因子所激活。Akt 能够在 3T3-L1 脂肪细胞中调节葡萄糖转运和代谢[174]。PI3K/Akt 的信号传导通路和线粒体生成之间的关系尚未阐明。PI3K/Akt 可能是线粒体生成的上游信号传导通路。众所周知，PI3K/Akt 活化的靶基因是 eNOS 和 CREB，它们都与 PGC-1α 的活化相关。活化的 Akt/PKB 灭活了糖原合成酶（GSK3 β）的活性，转录因子 Nrf2 被激活后，在核呼吸因子（NRF）-1 的启动子区域与 ARE 元件结合，促使线粒体生成[175]。同样，PI3K/Akt 的信号传导通路参与调控 Sirt1/FoxO 的系统，Sirt1 乙酰化促使 PGC-1α 的激活[176]。

（刘健康　沈伟利）

第五节　心血管疾病

心血管疾病是一组心脏和血管疾病，主要包括风湿热、慢性风湿性心脏病、高血压病、缺血性心脏病、肺心病、脑血管疾病及动脉粥样硬化、栓塞等。心血管疾病是严重威胁人类健康的主要疾病。在西方发达国家，自20世纪30年代以来心血管疾病的发病率和死亡率就居首位。随着我国经济的发展、人民生活水平的提高，我国心血管疾病的发病率和病死率已接近或超过许多发达国家。根据《2006年中国卫生事业发展情况统计公报》显示，在我国，心血管疾病的发病率和死亡率均居各类疾病的首位。根据目前已有的流行病学资料推测，到2020年，人类疾病死因的排列顺序将有重大变化，但冠心病和脑卒中仍将是人类死因的第一位和第二位。到那时，估算全球冠心病死亡人数将自1990年的630万增至1100万；脑卒中将自440万增至770万。近几年来，大量的研究使人们对心血管疾病的病因、预防和治疗等方面有了更深入的了解，同时也发现心血管疾病的发生、发展与线粒体功能障碍密切相关。线粒体功能障碍的发生涉及mtDNA突变、核基因编码的线粒体相关基因突变，以及环境因素、营养条件、生活方式等所致的线粒体功能障碍。本节侧重于介绍mtDNA突变所致心血管疾病的致病基础及有关研究。

一、mtDNA突变导致心血管疾病的致病基础

线粒体是细胞内的“能量工厂”，是能量产生的主要场所，通过其呼吸链的氧化磷酸化作用生成ATP为细胞提供各种生命活动所需的能量。此外，线粒体还与ROS的生成、细胞氧化还原的信号转导、细胞凋亡的调控和基因表达的调节等相关，涉及生物体的进化、发育、遗传、代谢、衰老、心血管疾病、神经-肌肉疾病、恶性肿瘤及细胞死亡等多个重要问题。线粒体病的发生是由mtDNA的异常（突变）导致线粒体内酶功能失活、呼吸链传递或氧化磷酸化功能缺陷，从而出现ATP合成障碍，不能维持细胞的正常氧化还原平衡，产生过多的氧自由基，进一步引起多种人类疾病。

大量研究表明，mtDNA突变具有以下几个独特的遗传学特征[177]。①非孟德尔的母系遗传（maternal inheritance）。一个卵母细胞拥有10万～20万个线粒体，但每个精子只有几百个线粒体。因此mtDNA的遗传方式为母系遗传，不遵循孟德尔定律。②高突变率。mtDNA裸露无组蛋白保护且缺乏有效的修复系统，因此其突变率远高于nDNA（为nDNA的10～100倍），并且在细胞内不断积累。③异质性（heteroplasmy）。每个细胞含有成百上千个线粒体，有害的突变基因常常仅影响部分mtDNA。因此，细胞、组织中野生型和突变型DNA可同时存在，称这种现象为异质性；细胞中所有mtDNA等同（野生型或突变型）时，称为同质性。④阈值效应（thresholdeffect）。突变mtDNA分子的数量只有在达到某种程度时才足以引起人体器官或组织的功能异常，阈值的高低依赖组织器官对线粒体产生的ATP依赖程度。⑤ 协同效应。mtDNA的表达受nDNA制约，二者协同作用，参与机体调节和发病。

突变基因的比例必须超过临界极限才能产生临床症状，导致细胞功能异常的突变mtDNA比例依据组织对氧的需求不同而异，症状一般首先出现在需要高能量代谢的组织，如脑、心脏或肌肉。肌肉的mtDNA突变量和临床表现具有更高的相关性。不同的mtDNA突变可导致相同疾病，而同一突变也可引起不同表型，并且通常与突变mtDNA的异质性水平和组织分布相关。例如，A8344G、T8356C均可导致伴有破碎红纤维的肌阵挛癫痫（MERRF）；低比例的T8993G（*ATPase6*基因）点突变导致神经源性肌软弱、共济失调并发色素性视网膜炎（NARP），比例＞90％时导致Leigh病；高比例的A3243G突变造成线粒体脑肌病伴乳酸酸中毒及卒中样发作（MELAS），低比例时可导致母系遗传的糖尿病和耳聋。

心肌细胞的代谢、兴奋传递及收缩等所需的能量都是由线粒体提供的，它是高度依赖线粒体供能的细胞之一，其氧耗量也显著高于其他一些组织、器官。如果线粒体功能发生紊乱，导致细胞能量生成障碍，就容易发生心血管疾病。

我们知道氧化应激或硝基化应激、钙紊乱、线粒体通透性转变、mtDNA突变或损害以及线粒体生物合成减少等是导致线粒体功能障碍的主要因素。同时研究表明，这些因素在心血管疾病的发生发展中也起重要作用。有趣的是，一些造成心血管疾病的危险因素，如氧化应激、高血糖、高血脂、高同型半胱氨酸、氧化型低密度脂蛋白、血管紧张素II、衰老以及内源性一氧化氮合酶抑制物等也是引起线粒体功能障碍的主要原因。因此，深入研究线粒体功能障碍在心血管疾病中的重要作用，对阐明心血管疾病的发病机制以及研究心血管疾病临床防治和预防手段具有重要意义。

二、与线粒体异常相关的心血管疾病

（一）原发性心肌病

原发性心肌病是一组原因未明的以心肌病变为主，合并心功能减退的心脏疾病，可分为扩张型、肥厚型、限制型等类型。克山病也属于原发性心肌病的一种，其临床表现、心电图、X射线、超声心动图等表现与扩张型心肌病相类似，但克山病有显著的地方流行性特点。

扩张型心肌病（dilated cardiomyopathy，DCM）：此型心肌病以左心室（多数）或右心室扩大，或双室扩大，并伴有不同程度的心肌肥厚，心室收缩功能减退为特点。临床表现多伴有充血性心力衰竭、心律失常、栓塞和猝死，病情呈进行性加重，死亡可发生于疾病的任何阶段。此型在心肌病中最为常见，占70％～80％，以中、青年为多见。病毒感染后发生的免疫性心肌损害、遗传因素、心肌内小冠状动脉分支的病变引起的痉挛阻塞及营养障碍（如食物中缺乏微量元素硒）等因素被认为是其发病原因。

肥厚型心肌病（hypertrophic cardiomyopathy，HCM）：此型心肌病是以心肌非对称性肥厚（典型者在左心室，以室间隔为甚，偶然呈同心性肥厚）、心室腔变小为特征，以左心室血液充盈受阻、左心室舒张期顺应性下降为基本病理的心肌疾病。该型也较为常见，占10％～20％。约1/3的患者有家族史，且常为常染色体显性遗传。此外，去甲肾上腺素分泌过多、原癌基因（如 *myc* 和 *fos*）表达异常和心肌细胞钙负荷过重等也与其发病有关。

限制型心肌病（restrictive cardiomyopathy，RCM）：此型心肌病是以心室内膜、内膜下或内膜心肌纤维增厚累及一侧或两侧心室，引起舒张期难于舒展及充盈受限，心脏舒张功能严重受损，而收缩功能保持正常或仅轻度受损的心肌病，心室无明显肥厚或扩张。该型较为少见，大多为零星散发性。其病因至今仍不清楚，可能与病毒感染心内膜、营养不良和自身免疫有关。

克山病（Keshan disease）：一种地区流行的原发性心肌病。于 1935 年在黑龙江省克山县首先发现，因而命名克山病。主要病变是心肌实质变性、坏死和纤维化交织在一起，心脏扩张，心室壁不增厚，附壁血栓常见，光镜下可见心肌变性坏死；电镜下可见线粒体肿胀，嵴分离和断裂。临床表现主要有心脏增大、急性或慢性心功能不全和各种类型的心律失常，急重患者可发生猝死。学龄前儿童多见，起病急，病死率极高。病因可能与营养不良、硒等微量元素缺乏或病毒感染及真菌毒素中毒有关。

原发性心肌病与 mtDNA 缺陷和功能异常的关系较早就被人们所认识，研究发现原发性心肌病患者心肌细胞中的 mtDNA 常有突变和缺失，线粒体功能发生障碍，因此也常将心肌线粒体呼吸链的酶和 mtDNA 异常引起的心肌病称为线粒体心肌病（mitochondrial cardiomyopathy ，MCM）。与 mtDNA 突变有关的心肌病可被认为是一组独立的疾病，但是单独表现为心肌病的病例占少部分。由于线粒体功能缺陷在全身各系统器官均可发生，故大部分病例常常伴随其他一个或者多个系统（如骨骼肌和中枢神经系统）的受累，这些多系统疾病共存可能是由于神经组织、心脏组织对氧合能量要求极高以及对能量缺乏的极度敏感而引起的。例如，骨骼肌受累后会表现为运动耐量减低和肌张力低下；中枢神经系统受累可出现卒中发作、白质脑病、颅内钙化、脑萎缩伴随痴呆、癫痫、共济失调、锥体外系表现和智能障碍；外周神经系统受累后可有轴索性神经病变。

组织病理学检查可见线粒体结构异常，如线粒体嵴肿胀、电子密集、不全晶体包涵体、线粒体膜肿胀和扩大。线粒体数量增加和聚集常见于 HCM，用 Gomori dye 染色时呈现破碎红色肌纤维（ragged-red fiber，RRF），这对 MCM 的诊断有特异性。RRF 出现的原因是伴随致密嵴和不全晶体包涵体异常增多的线粒体在肌膜下的积聚，多见于成年或青春后期患者，疾病早期不易见到。

目前认为，与心肌病相关的 mtDNA 突变主要包括：与蛋白质合成有关的 tRNA 基因点突变、编码线粒体呼吸复合体亚基的结构基因突变、mtDNA 片段缺失和mtDNA 的耗竭。此外，由于大多数呼吸链复合体亚基是由核 DNA（nDNA）编码，并且mtDNA 复制和表达需要的许多酶也是由 nDNA 编码，因此 nDNA 基因突变也是心肌病发病的重要原因。

1998 年，Arbustini 等[178] 对 601 例扩张性心肌病患者进行心内膜活检，对其中 85 例有明显线粒体形态学改变者检查了 mtDNA 突变，发现 18 种突变，9 种位于 tRNA、5 种位于 rRNA、4 种错义突变，所有突变均呈异质性，心肌组织的突变比例高于血液；而在 111 例正常及 32 例无线粒体形态学改变的患者中未发现这些突变。进一步检测证实，这些具有 mtDNA 突变的心肌组织细胞色素 c 氧化酶活性明显低于其他无 mtDNA 突变的心肌，NADH 脱氢酶的活性也有下降，认为 mtDNA 突变对某种临床表现型扩张性心肌病的发生及心脏功能受损的发展起着至关重要的作用。

线粒体 tRNA 在蛋白质合成中起关键作用，一旦发生突变可涉及心肌和神经系统等多系统病变，如 MELAS、MERFF 和 Leigh 综合征。使用分子生物学技术，如单链构象多态性（single strand conformation polymorphism，SSCP）分析法、限制酶酶切法和自动 DNA 序列分析等可检测 tRNA 突变。研究发现[179-180]，在 22 种线粒体 tRNA 基因中，与心肌病有直接关系的突变 tRNA 基因有 4 种，即 *tRNALeu*、*tRNAIle*、*tRNALys* 和 *tRNAGly*。表 4-1 中列出了与心肌病相关的部分 tRNA 基因突变位点、异质性、临床特征和受影响酶的生物化学改变。由表 4-1 可以看出，至今大多数心肌病 tRNA 突变仅只有一个家系或个例报道，如果要确定 tRNA 基因突变的发生率，明确突变的临床意义，阐明基因型与表型的关系，尚需进行大样本检测。

表 4-1　心肌病的特异线粒体 tRNA 缺陷

基因部位		遗传类型	发生率	异质性/同质性	临床表现	生物化学改变
Leu	3243 A→G	母系	病例较多	异质性	MELAS，RRF	复合体Ⅰ、Ⅳ缺陷，蛋白质翻译缺陷，无 RNA 缺陷
Leu	3260 A→G	母系	少，仅在一家族中 5 例报告	同质性-先证者（85%）	呼吸困难，心动过速，成人发作肌病	复合体Ⅰ、Ⅳ缺陷
Leu	3303 C→T	母系	少，仅在一家族中 7 例报告	同质性-先证者 异质性-亲族	肌病，致死性婴儿心肌病	?
Ile	4300 A→G	母系	少，仅在一家族中 6 例报告	同质性-先证者 异质性-亲族	呼吸困难，RRF 成人发病 HCM	在骨骼肌或心脏中无缺陷
Ile	4317 A→G	未检查	未测定	未测定	致死性婴儿心肌病	复合体Ⅳ缺陷
Ile	4320 C→T	未检查	仅 1 例先证者	异质性	致死性婴儿心肌病	柠檬酸合成酶和氧化磷酸化无缺陷
Ile	4269 A→G	未检查	仅 1 例先证者	同质性（血液、肌肉）异质性（心脏）	聋，癫痫， 心衰，RRF	复合体Ⅳ缺陷
Lys	8344 A→G	母系	病例较多	异质性	Leigh，MERFF	复合体Ⅰ、Ⅳ缺陷
Lys	8363 A→G	母系	有限，仅 2 个家族	异质性	听力丧失，共济失调	复合体Ⅰ、Ⅲ、Ⅳ缺陷，复合体Ⅱ升高，RNA 无变化
Gly	9997 T→C	母系	有限，仅 1 个家族	异质性	室性心动过速，HCM	复合体Ⅰ、Ⅲ、Ⅳ缺陷

目前已发现在 13 种编码线粒体呼吸链复合体亚基的结构基因中与心肌病有关的突变有 *Cytb*、*CoI*、*CoII*、*ND*1、*ND*3、*ND*5 和 *ATPase*6[181] 等。其中研究最多的是

Cyt b 基因突变，已确定的 3 个与心肌病有关的 Cyt b 突变位点均伴随心肌复合体酶 III 的活性下降，这是 mtDNA 的热点突变。其他 *CoI*、*CoII*、*ND*1、*ND*3 和 *ND*5 仅发现了相应的突变位点，尚未证实这些基因突变的致病性。表 4-2 列出了部分已发现的与心肌病相关的编码线粒体呼吸链复合体亚基的结构基因突变位点、氨基酸改变和心脏表现。

表 4-2　心肌病相关的编码线粒体呼吸链复合体亚基的结构基因突变

基因	mtDNA 突变位点	核苷酸变化	氨基酸变化	心脏表型
Cyt b	14 927	A→G	Thr→Ala	心脏扩大
Cyt b	15 236	A→G	Ile→Val	扩张型或肥厚型心肌病
Cyt b	15 452	C→A	Leu→Ile	扩张型或缺血型心肌病
Co Ⅰ	6 521	c→G	Ile→Met	扩张型心肌病
Co Ⅱ	7 673	A→G	Ile→Val	心脏扩大
ND1	3 394	T→C	Thr→His	肥厚型心肌病
ND5	13 258	A→T	Ser→Cys	肥厚型心肌病
ND6	14 180	T→C	Tyr→Cys	扩张型心肌病

Ozawa 等[182]应用分子杂交技术、PCR 及 DNA 序列分析等方法，发现心肌病患儿存在 mtDNA 的多重丢失，其易发生于 ATP 酶亚单位 6 基因和 D 环（D-loop）之间，在丢失两侧尚发现存在 12bp 的重复序列，这种相同重复序列可能是 mtDNA 丢失研究的热点。扩张型及肥厚型心肌病患者心肌组织中常见多种 mtDNA 缺失突变，最常见的是 7436 片段缺失，它位于 np8 637—16 073，含有 *ATP6*、*COX Ⅲ*、*Cytb* 及 *ND* 等 8 个编码基因，该片段缺失可造成氧化磷酸化功能严重障碍，ATP 生成显著减少。例如，mtDNA 突变积累到一定程度，细胞产生的能量低于组织、器官发挥功能所需能量的最低阈值时，心脏功能将出现不可逆转衰竭。

（二）冠　心　病

冠状动脉粥样硬化性心脏病（coronary atherosclerotic heart disease，CHD）是指冠状动脉粥样硬化使血管腔阻塞，导致心肌缺血、缺氧而引起的心脏病，简称冠心病，也称缺血性心脏病（ischemic heart disease）。

体细胞 mtDNA 损伤性积累是人类疾病（如心肌病和其他心血管疾病等）的潜在因素。这与缺血性心肌病发生机制上尤其相关，它是以氧化应激增加为特征改变。一些研究[183]证明，mtDNA 损伤存在于动脉粥样硬化病变和组织中，mtDNA 损伤显著促进动脉粥样硬化形成和进展，同时 mtDNA 损伤水平与冠心病的危险因素相关。

线粒体的氧化磷酸化过程产生大量的氧自由基，正常生理条件下可被 SOD 清除，在细胞缺氧或灌注异常条件下，氧化磷酸化过程受抑制，氧自由基产生增加，而 SOD 因酶活性改变使其清除能力下降，导致 mtDNA 损伤而发生突变，mtDNA 突变的结果又使氧化磷酸化障碍加重，形成恶性循环。在冠脉狭窄、心肌细胞缺血和反复出现低血氧时，心肌细胞产生大量的氧自由基可对 mtDNA 造成不可逆性的损害，心肌细胞出现永久性的心肌细胞氧化功能障碍，因此，心肌缺血与 mtDNA 突变互为因果关系。

氧化应激可能是引起冠心病患者的 mtDNA 损伤最重要的原因。自由基通过产生一些严重代谢失常而发挥细胞的毒性作用。例如，不饱和脂肪酸在细胞膜或血浆脂蛋白中过氧化反应直接抑制线粒体呼吸链酶，使膜上钠通道失活。细胞色素 c 氧化酶是线粒体呼吸链的关键酶，细胞色素 c 氧化酶亚基Ⅱ是其活性中心，其活性的改变导致线粒体呼吸链的电子传递受阻，并直接将电子泄漏于线粒体基质内，使超氧阴离子产生增多，使线粒体内的氧化应激水平提高，导致 mtDNA 损伤。

研究发现，一些已知的动脉粥样硬化危险因素可导致 DNA 损伤[184]。吸烟是冠心病的一个主要危险因素。香烟含有的许多复合物具遗传毒性和致癌性，包括多环芳香烃、亚硝胺和活性氧产物。吸烟降低总抗氧化能力、增加 mtDNA 氧化损伤和抑制 DNA 修复过程。脂质过氧化能诱导 mtDNA 氧化损伤。脂质过氧化是一个产生许多产物（如环氧化物、醛等）的链式反应，它们能自身活化并与 DNA 相互作用。高胆固醇血症和糖尿病对冠心病患者 mtDNA 的损伤效果已经通过活性氧产物增加得到证实。肥胖患者游离脂肪酸水平和脂肪形成能力增加，游离脂肪酸诱导氧化亚氮合成和过度氧化亚氮产生。氧化亚氮在生理条件下作为调节剂，在病理生理条件下作为细胞毒素。研究发现，肥胖患者 mtDNA 损伤显著高于正常体重者，肥胖是 mtDNA 损伤的危险因素。高半胱氨酸血症为冠状动脉粥样硬化的一个危险因素。高半胱氨酸水平增高也可诱导 mtDNA 损伤，活性氧产物增加可能与高半胱氨酸介导的 mtDNA 损伤有关。

同时研究发现，mtDNA 的氧化损伤是引起动脉粥样硬化的主要影响因素之一，其主要作用表现在细胞内 ATP 的合成和 Ca^{2+} 浓度动态平衡发生改变。在动脉粥样硬化组织中，由于线粒体内产生过量的氧自由基，引起 mtDNA 的氧化损伤，mtDNA 的损伤与编码氧化磷酸化体系的核基因的表达受损相关联，其损伤后果将导致线粒体呼吸功能受损，使 ATP 的合成和 Ca^{2+} 动态平衡受到破坏，进一步引起线粒体功能受损。在此过程中，电子传递链被抑制，导致腺苷酸池减少，负电性增加，低密度脂蛋白氧化和清除剂缺失，伴随着随后的线粒体损害、组织损伤和坏死。细胞死亡是动脉粥样硬化斑块的重要成分，而且活性细胞衰竭被高浓度细胞因子通过细胞凋亡激活。表明线粒体及 mtDNA 损伤在冠心病发病中起重要作用。

在冠心病患者中经常发现 mtDNA 的碱基缺失。有研究表明，mtDNA 4977bp 片段的缺失是正常人的 7～220 倍，同时，mtDNA 的 7436bp 缺失片段和 10 422bp 缺失片段的缺失率也有所提高。Corral-Debrinaki 等[185]对 10 名正常人、7 名缺血性心脏病患者和 10 名非缺血性心脏病患者的心肌细胞进行 mtDNA 定量分析，发现缺血性心脏病患者 mtDNA 缺失量远远超过正常对照组中的缺失量。在 10 例非缺血性心脏病患者中，仅有 3 例有这种 mtDNA 缺失，其中 2 例是扩张型心肌病患者，而且 mtDNA 缺失量也明显低于缺血性心脏病组。mtDNA 大范围突变缺失的后果十分严重，因为它涉及多个 mtDNA 的基因编码区域，可导致氧化磷酸化障碍，ATP 产生不足，引起组织器官损害。而且心脏缺血的程度越重，心肌细胞缺失突变率越高。Botto 等[186]对 65 例经冠状动脉造影证实的冠心病患者和 22 例年龄相匹配的健康受试者的外周血进行 mtDNA 定量分析，发现冠心病组患者血细胞积累的 mtNDA 4977bp 缺失数量明显高于年龄相匹配的正常对照组。

在心肌细胞缺血时还常伴有 nDNA 和 mtDNA 非缺失区编码的氧化磷酸化基因转录水平的代偿性升高，为正常人的 1.5～4.6 倍，转录水平升高的有核 DNA 编码的腺苷酸转位子 ANT1 和 ANT3，mtDNA 编码的 Cytb、12S rRNA 和 16S rRNA。而且心脏缺血的程度越重，心肌 mtDNA 5.0kb 缺失率越高，则氧化磷酸化基因转录水平也越高。

上述情况表明，冠心病患者动脉粥样硬化斑块和血细胞中存在显著的 mtNDA 缺失损伤，其累积缺失数量明显高于健康对照组，说明 mtNDA 损伤在冠心病发病机制中起着重要的作用。

（三）高 血 压 病

高血压病（hypertensive disease）是一种以动脉血压持续升高为主要表现的慢性疾病，常引起心、脑、肾脏等重要器官的病变，并出现相应的后果。其临床主要表现为体循环动脉血压持续升高并伴有心、脑、肾脏及血管壁的结构与功能的进行性损害，起病及经过缓慢，最终死亡原因为心衰、肾衰及脑血管意外。该病为最常见的心血管疾病，WHO 公布成人高血压病患病率高达 15%。高血压可分为原发性和继发性两类。原发性高血压是指病因尚未十分明确的高血压，又称为高血压病。其发病因素主要与遗传因素、高盐高脂饮食、吸烟饮酒及职业和环境有关。由其他已知疾病所致的血压升高则称为继发性或症状性高血压。

目前研究明确了某些单基因遗传性高血压（如原发性醛固酮增多症、盐皮质激素增多症等）的发病相关基因，但对多基因遗传模式的原发性高血压发病机制仍不明确。原发性高血压的发病与环境及遗传的相互作用密切相关，其中遗传因素对血压波动的影响可达 30%～50%。核基因与原发性高血压发病关系的研究已取得重要进展，许多研究显示核基因的多态性在原发性高血压的发病中起着重要的作用，而线粒体基因与原发性高血压的关系仍是有待研究的新领域。

研究发现部分原发性高血压病患者具有母系遗传的特征，母亲的高血压病病史与子代高血压的发病具有明显的相关性，因此认为它是 mtDNA 与核基因相互作用导致的疾病。并观察到一些因 mtDNA 突变引起疾病的患者同时伴有血压升高。例如，在对患有破碎红纤维肌阵挛癫痫的家系研究中发现，患者除了有肌阵挛、强直性阵挛性癫痫等临床症状外，常常伴随有血压的升高，提示血压的升高可能与 mtDNA 的突变有关。

Watson 等[187]通过高分辨限制性内切核酸酶分析方法，对正常血压及有高血压病病史、处于肾病晚期的非裔美国人的 mtDNA 进行了分析，发现高血压病患者在 10 398 A-G、10 086 A-G、6620 T-C/6260 G-A、7028 G-A/7055 T-C、2758 G-A 及 10 810 T-C 6 个位点变异频率高于正常血压组，其中 10 086 A-G 在两组间的区别最为明显（$P<0.0036$）。他们认为这些突变可能与这组患者高血压病易患性有一定的关系。刘玲玲等[188]利用时相温度梯度变性凝胶电泳（temporal temperature gradient gel electrophoresis，TrGE）对原发性高血压病患者全 mtDNA 进行变异扫描分析，发现原发性高血压病患者与正常血压人群比较具有 mtDNA 高变异频率及高变异密度的特点，尤其以 mtDNA 的控制区基因（D 环区）及 tRNA 基因区域的变异更为明显。进一步的研究发现，其中以 np152 T-C 及 np16 189 T-C 的突变最为显著。其中 np16 189 位于 np16 184～16 193 的微卫星区域，np16 189 T-C 的变异形成了 10 个多聚 C，导致该微卫星区域出现长度的不稳定变异。此外，高血压组在 D 环控制区线粒体转录因子 1 结合位点 223～260 位点的变异频率高于正常血压组，这种变异可能是造成线粒体功能的障碍引发高血压的重要原因之一。而某些 tRNA 基因的变异（如 *np7521 G-A*）发生在 tRNA 的氨基酸携带臂上，变异导致 tRNA 结构中碱基配对改变，可能会影响 tRNA 结构稳定及对氨基酸的识别、携带及转移，最终导致线粒体功能失常。北京解放军总医院[189]的研究发现，线粒体基因点突变 *A8343G*、*T8603* 与性别协同作用，共同影响高血压病患者的收缩压。*A8343G* 是报道过的位于 tRNA 的 A54TΨC 环的致病基因。通过多变量分析，点突变 *A8343G* 与血压有较强的负相关，这意味着点突变 *A8343G* 对高血压病的发病有一定的保护作用，值得在功能方面进一步研究。位于 ATP6 基因上的突变 *T8603C* 引起氨基酸改变（苯丙氨酸置换为丝氨酸），进而影响蛋白质的合成，参与高血压病的发生发展过程。

线粒体基因各功能区的变异会影响线粒体编码基因的复制和转录，随之影响线粒体氧化磷酸化中复合物酶的活性，而氧化磷酸化过程的异常会引起一系列的病理生理变化。例如，自由基的产生增加、一氧化氮利用度降低等，使血管皮细胞功能的维持和器官局部血流的调节产生变化，这可能在高血压的发病中发挥一定的作用。

（四）心力衰竭

心力衰竭（heart failure）是各种心脏疾病导致心功能不全的一种综合征，绝大多数情况下是指心肌收缩力下降使心排量不能满足机体代谢的需要，器官、组织血液灌注不足，同时出现肺循环和（或）体循环淤血的表现。心力衰竭时通常伴有肺循环和（或）体循环的被动性充血，故又称为充血性心力衰竭。心力衰竭是导致心血管疾病死亡的主要原因。有 40％的心血管疾病发展为心力衰竭。随着我国社会老龄化和高血压、冠心病发病人数的逐年增多，心力衰竭的发病率也越来越高。

心脏是人体的“发动机”，而细胞的“发动机”则是线粒体。心脏是人体耗氧量最大的器官，基础代谢时的耗氧量为 8～15mL/（min·100 g），运动时可增加到 70mL/（min·100 g），其中 90％ 以上的氧为线粒体所消耗。线粒体是决定细胞生死存亡的关键细胞器——它不但为细胞提供代谢所需的主要能源，也是细胞凋亡的主要途径。心衰的发展过程就是线粒体功能紊乱的过程，线粒体是防治心衰的重要靶点。

线粒体生成 ATP 所提供的能量主要用于心肌收缩和维持离子稳态，两者分别占心肌细胞能耗的 75％和 25％。使心衰患者心脏收缩功能丧失的关键因素是线粒体无法给心肌细胞提供足够的 ATP，导致细胞能量缺失以及随后发生的细胞坏死或凋亡。在人和实验动物的心衰心脏上，ATP 合成减少，表现为线粒体（与 ADP 偶联的）Ⅲ态呼吸速率（Ⅲ态和Ⅳ态呼吸速率都为反映线粒体呼吸功能的重要指标）的下降。而要使Ⅲ态速率明显下降，需至少抑制呼吸链复合体Ⅰ或Ⅳ活性达50%。

临床上，心衰晚期显示出线粒体呼吸链复合体Ⅰ、Ⅲ和Ⅳ的功能失调。作为NADH脱氢酶的呼吸链复合体Ⅰ，与三羧酸循环中三个关键酶中的异柠檬酸脱氢酶和α-酮戊二酸脱氢酶密切相关。异柠檬酸脱氢酶和α-酮戊二酸脱氢酶活性下降会直接影响ATP的生成。此外，在发生心肌缺血后，心肌细胞线粒体的ATP合酶（ATP synthase，ATPase）从ATP的合成者转变为ATP的主要消耗者之一，加剧了心肌细胞的能量缺损。缺血、缺氧后，线粒体呼吸濒临停止，线粒体膜电位因质子泄漏而耗散，ATPase的平衡会相应推动该酶逆转成消耗ATP、从线粒体泵出质子的酶，同时对线粒体的去极化速率进行制动[190]。从上述能量代谢的诸多方面表明，由线粒体功能紊乱引起的能量衰竭是导致心衰的主要原因。

心衰心脏处于明显的氧化应激状态，ROS生成量增加。ROS主要来源于线粒体，它侵犯线粒体内细胞生物大分子（如蛋白质、脂质及DNA），引起心肌细胞结构及功能损伤。心磷脂（cardiolipin，CL）是一种高度不饱和的长链脂肪酸，是电子传递链复合物以及其他线粒体内膜组分组装和功能维持的必需因子，由于其与ROS生成的部位（复合物Ⅰ和复合物Ⅲ）非常接近，使其成为心肌氧化应激损伤的重要目标。腺苷酸转位酶对ROS高度敏感，其受损也是线粒体释放细胞色素c并引发凋亡的关键因素。ROS也可破坏线粒体膜上的质子泵，使ATP供应不足而致细胞电解质紊乱加剧。

ROS对mtDNA造成的损伤主要体现在mtDNA的突变。mtDNA与细胞核DNA不同，缺乏内含子、组蛋白以及其他具有保护和修复功能的蛋白质，使其更容易受氧化应激的损伤。在缺血性心脏病、心肌病、动脉粥样硬化和高血压中都可观察到mtDNA受损。心肌梗死后心力衰竭的心脏存在因ROS产生增加而造成的mtDNA损伤，主要表现在mtDNA氧化损伤产物8-羟基脱氧鸟嘌呤核苷的堆积，mtDNA拷贝数及mtRNA转录数下降。由于一定数量mtDNA存在是维持线粒体内某些蛋白质正常表达的基本条件，因此mtDNA拷贝数减少必定造成线粒体的功能异常，从而在心肌梗死后心功能的衰竭、心肌重构的发生及进展过程中可能起着一定的作用。

维持细胞内Ca^{2+}浓度的平衡是线粒体的重要功能之一。众所周知，Ca^{2+}在肌肉收缩的调节中处于关键地位。心肌细胞Ca^{2+}的浓度差是心肌细胞兴奋、引起心肌收缩的基本条件。而心肌的肌质网及其Ca^{2+}储存比骨骼肌少，因而对细胞膜外的Ca^{2+}内流依赖性大。心肌缺血再灌注损伤触发Ca^{2+}大量内流，造成心肌细胞的Ca^{2+}超载，破坏了Ca^{2+}正常的浓度差和自稳态，导致心肌收缩能力的丧失。这也是心衰的一个重要病理原因。

此外，线粒体Ca^{2+}超载能引起线粒体渗透转移通道（mPTP）的开放。mPTP开放使线粒体发生肿胀及呼吸链解偶联，并伴有腺苷酸耗竭、磷酸浓度升高、膜去极化或氧化应激等状况。而mPTP开放可引发隐藏于线粒体内、外膜间中的细胞色素c等凋亡因子释放，从而触发凋亡的联级反应。由mPTP开放引起的线粒体凋亡途径已被认为是细胞的主要凋亡途径。因而，心肌线粒体的Ca^{2+}超载在心肌细胞凋亡上起着关键作用。

以上研究提示，mtDNA 损伤所造成的线粒体结构和功能的改变在心力衰竭的发生发展中可能起着重要作用。

三、展　　望

综上所述，越来越多的研究表明，一些心血管疾病的确与 mtDNA 突变有密切关系。这些基因的突变怎样改变其编码蛋白质的结构及功能，这些具有酶学功能的蛋白质又通过何种机制影响线粒体的氧化磷酸化、ATP 能量的产生等仍不十分明了。此外，除了本文讨论的 mtDNA 突变外，核基因编码的线粒体代谢相关基因的突变与心血管疾病的发生也存在着广泛联系；环境因素、生活方式等引起的线粒体功能损伤，也是心血管疾病发生的重要因素。上述研究的深入开展，将有助于从线粒体角度阐明心血管疾病的发生机制，为预防和治疗心血管疾病开拓新的思路。

（杨生生）

第六节　肿　　瘤

线粒体是真核细胞内唯一的由线粒体基因组（mtDNA）和核基因组（nDNA）共同编码调控的细胞器，是细胞的能量代谢中心，也是一些重要物质代谢反应发生的场所。另外，线粒体还是细胞程序性死亡的重要参与者，在细胞的增殖、自由基产生和凋亡等过程中发挥作用。线粒体的生物学功能受 mtDNA 和 nDNA 两个遗传体系的控制。研究发现，线粒体结构与功能的异常包括线粒体在能量代谢、mtDNA 及形态学等方面发生的改变[191-192]。

肿瘤是在致瘤因素作用下，细胞的基因发生了改变，失去对生长的正常调控，导致异常增生。线粒体与肿瘤发病关系的研究可追溯到 20 世纪 70 年代以前，但之前的研究主要集中在肿瘤细胞线粒体的形态和能量代谢等方面。肿瘤细胞在能量代谢方面的明显特征，是所谓的“肿瘤细胞的呼吸功能障碍”，即糖的有氧氧化能力显著下降，而糖酵解能力显著增强[192]。随着研究的深入，越来越多的实验证实，线粒体可参与细胞的多种生命过程。目前认为肿瘤的生物学特征不仅取决于核内遗传物质，而且与核外 mtDNA 密切相关。在多种肿瘤组织中，相继发现了 mtDNA 异常、线粒体结构与功能的异常，这可能是导致肿瘤细胞能量代谢障碍的重要原因。同时，由于人们逐渐认识到线粒体在细胞凋亡乃至细胞死亡过程中所起的关键性作用，因此线粒体异常与肿瘤关系的研究得到了越来越多的关注。

一、肿瘤细胞线粒体形态学异常

在生长迅速、代谢十分活跃的恶性肿瘤中，常发现肿瘤细胞所含的线粒体数目、大小及形状等存在异常。与周围正常细胞相比，恶性肿瘤线粒体的数目一般变少、形状不一，更容易发生变性改变，包括线粒体多形性（如呈 C 形、环形、长杆状）、肿胀、增生、内室水肿、基质致密等；有的线粒体嵴可以与线粒体的长轴平行，而不像正常时垂直排列，且异常线粒体与正常线粒体常常共存。目前已在结肠癌、肾癌、乳腺癌、胰腺癌、儿童及成年胚胎性癌肉瘤（肾）、胃癌、白血病、甲状腺癌、颚淋巴瘤、颊黏膜嗜酸性细胞癌等多种肿瘤组织中发现线粒体形态的异常。线粒体除上述的一些改变外，还有外膜皱曲、嵴结构破坏、线粒体向核周的转移以及空泡变等[193-194]。其中，线粒体肿胀、嵴形状的不规则及断裂是最常见的超微结构改变。出现异常线粒体的细胞，呼吸功能严重缺陷，葡萄糖摄取和乳酸累积现象更为活跃[195]。

导致线粒体形态学发生改变的原因之一是肿瘤组织中 mtDNA 的不稳定性和频繁发生突变。Rho^0细胞是一类 mtDNA 缺失，依靠糖酵解存活的细胞系。因为不含mtDNA，其线粒体也没有功能，线粒体的结构与正常线粒体明显不同，线粒体嵴膜严重减少并紊乱[196]。

二、肿瘤细胞 mtDNA 异常

自 1981 年完成人类 mtDNA 全序列的测定以后，mtDNA 与肿瘤关系的研究受到人们的普遍关注。近年来的大量研究表明，mtDNA 突变、拷贝数的变化以及基因表达水平的变化等与肿瘤的形成与发展存在密切联系[197]，有望成为恶性肿瘤早期诊断和预后的标志物。

（一）mtDNA 突变

肿瘤形成与 mtDNA 损伤有关。由于 mtDNA 相邻基因间极少有非编码基因，mtDNA 的突变率是 nDNA 的 10～20 倍[191]。Fliss 等[198]通过测序来自于不同部位的早期肿瘤的 mtDNA 序列发现，64%的皮肤癌患者、46%的头颈肿瘤患者及 43%的肺癌患者的体液样本存在体细胞 mtDNA 的突变。同时他们发现，检测 mtDNA 突变比检测核 nDNA 突变更灵敏。例如，mtDNA 突变发生比 *p53* 基因突变的发生高 200 倍以上。mtDNA 高突变的特点是由其易损伤性和突变遗传特点等因素决定的。在 mtDNA 的任何位置均有可能发生突变，但其中的 D 环区是突变发生最为频繁的区域。这是因为，尽管 D 环区是 mtDNA 的主要非编码区，但含有 3 个高变区，有 mtDNA 复制的起始位点和转录启动子，对 mtDNA 复制和转录具有调控作用。

1. 肿瘤细胞 mtDNA 突变的类型

不同组织来源的肿瘤 mtDNA 的突变位点、突变形式和突变程度并不一致，这可能是由于不同组织的肿瘤发生所必需的 mtDNA 突变率、线粒体的数目和细胞分化固有的数目存在着差异。

（1）mtDNA 突变方式：有核酸大片段缺失、单碱基替换（从 T→C 和 G→A）、错义突变、插入突变、缺失等。不同种类的肿瘤的突变方式或同一种肿瘤的不同实验室的报道结果并不完全一致。

(2) D环区（控制区）突变：是mtDNA突变的热点区域。D环区有重链的复制起点、重链和轻链的转录启动子，具有高度多态性。重链合成时形成的特异三链结构以及与内膜直接接触的特点，使它对ROS十分敏感。D环区的突变可能会改变该区域与mtDNA复制相关的反式作用因子的亲和力，从而影响mtDNA的复制情况；也可能改变线粒体的转录和蛋白质生成，导致ROS产生增加，而ROS的增加又加剧了mtDNA突变，进一步增加ROS产生，最终影响线粒体氧化磷酸化系统，从而造成线粒体内持续的氧化应激环境，促使癌症的发生。

(3) mtDNA拷贝数的改变。D环区负责mtDNA的复制和转录，所以该控制区的突变可引起mtDNA拷贝数和基因表达的改变。

总体而言，目前已在大量肿瘤，包括膀胱癌、乳腺癌、卵巢癌、肝癌、食管癌、胃癌、结肠癌、胰腺癌、肾癌、前列腺癌、甲状腺癌和造血系统肿瘤等组织中检测到mtDNA突变。但受检测方法及样本差异性等因素的影响，即使针对同一种肿瘤的mtDNA突变情况，各种报道之间也往往存在一定差距，甚至有一些互相矛盾。对肿瘤中mtDNA突变的发生频率及种类等问题仍无定论，需进一步研究阐述。

2. 引起肿瘤细胞mtDNA损伤的因素

有许多因素可引起mtDNA的损伤，包括物理因素、化学因素和生物因素等，造成线粒体功能损伤、细胞凋亡或者肿瘤发生。mtDNA与nDNA相比较易突变，这与mtDNA自身结构特点及所处的生物学环境密切相关，主要的可能影响因素包括以下几点[199-200]：

(1) mtDNA分子质量小，裸露于线粒体基质中，缺乏组蛋白的保护。

(2) 复制保真度较低，负责mtDNA复制的DNA聚合酶γ校对能力差，而tRNA基因部位易形成发夹样结构，从而使其复制错误频率明显高于nDNA。

(3) 亲脂性致癌物优先聚集于mtDNA上。mtDNA与富含脂质的线粒体内膜相连，线粒体内脂肪/DNA值较高，mtDNA对脂溶性致癌物的结合率比nDNA高。用^{14}C标记的多种化学致癌剂处理培养细胞或体内注射一定时间后，分离靶细胞的mtDNA和nDNA，检测标记致癌剂与它们的结合量。结果显示，烷化类致癌剂与mtDNA的结合率是nDNA的5倍；苯并芘为40～90倍；多环香烃为50～500倍；黄曲霉素B_1为3～4倍[201]，而且这些结合不易消除。

(4) mtDNA在整个细胞周期中都处于不断合成状态，易受外界干扰，且受损伤后线粒体中缺乏有效的DNA损伤修复机制，稳定性差。

(5) mtDNA中除了一小段D环区外，其他序列无内含子，序列微小的改变可涉及其基因组内的重要结构基因的变化，导致线粒体功能障碍。由于mtDNA借D环区连接于线粒体内膜，而重链合成时形成的三链结构又使D环区成为单链形式，从而使D环区与脂质过氧化物非常接近，更易受到氧化损伤，因而较其他区域更易发生突变。

(6) mtDNA存在于线粒体基质内或依附于线粒体内膜，并因此与电子传递系统相接近，mtDNA暴露于呼吸链产生的高水平ROS及其他自由基包围之中，易受氧化损伤。

在可能导致 mtDNA 突变的有害因子中，ROS 的影响受到人们的普遍关注。通常，人体内 90%的分子氧在线粒体呼吸链系统上消耗。有研究认为，正常机体产生的 90%以上的 ROS 是由线粒体氧化呼吸链的“电子漏”产生的。在有氧呼吸过程中，大部分电子沿呼吸链传递至末端与分子氧结合生成水，但一小部分电子（2%～3%）可由呼吸链酶复合体Ⅰ或Ⅲ处漏出，使分子氧进行单电子还原，生成具有较强氧化作用的超氧阴离子，并通过特定的化学反应生成自由基、过氧化氢 ROS。正常生理情况下，机体自身的防御系统（如抗氧化酶系统等）可将这些 ROS 及时清除。当电子传递链功能障碍或机体抗氧化防御系统作用减弱时，ROS 不能被有效地清除而累积，使暴露在其中的 mtDNA 由于缺乏组蛋白的保护和有效的修复系统等原因更易受损，而损伤 mtDNA 的累积与肿瘤密切相关。进一步的研究还表明，ROS 对生物膜、蛋白质和核酸等大分子的氧化损伤被认为是启动和促进肿瘤发生的最重要因素[202]；特别是 DNA，它的损伤可能诱发细胞突变，未修复或修复有误的突变可能导致肿瘤的发生。

分析癌基因 *ras* 介导的细胞致瘤性转化的分子机制时发现，转染 ras 的卵巢上皮细胞的线粒体抗氧化能力增强，细胞得以在高 ROS 的条件下继续生长并失控，继而发生恶性转化[203]。肿瘤细胞中 mtDNA 发生突变与肿瘤细胞内有高水平的超氧化物和氢过氧化物相吻合，这可能是由于各种原因引起 mtDNA 突变后可致编码基因异常，进而导致呼吸链异常并使 ROS 增加，ROS 又可导致新的突变发生。不论哪种情况先发生，都将形成恶性循环，产生一个持续的高氧环境，有助于肿瘤的发生、发展。

3. 肿瘤细胞 mtDNA 突变的遗传特点

（1）母系遗传：突变会沿母系连续积累，突变的积累增加了致癌的风险。

（2）异质状态（heteroplasmic state）和阈值效应：每一个细胞中有成百上千的 mtDNA 拷贝，线粒体基因突变可以产生突变含量为 0%～100 %的 mtDNA 突变体，同一线粒体内或不同线粒体间同时存在突变型和野生型 mtDNA，称之为异质状态。mtDNA 突变是否出现表型效应取决于突变类型、异质状态（突变型所占比例）以及组织的能量阈值（组织器官维持正常功能的最低能量水平）。当突变负荷超过一定范围，野生型 mtDNA 的数量不能维持呼吸链的功能时，组织或器官就会出现异常，这种现象称为阈值效应[204]。人体不同组织或器官的阈值存在差异，能量需求低的部位（如肺、皮肤和韧带）对突变不敏感、阈值高，较高的突变负荷才能引发异常情况；相反，能量需求高的部位（如脑、心和肾等）容易受突变影响、阈值低，即较低的突变负荷就能引起临床症状。

（3）复制分离现象（replicative segregation）：细胞分裂时 mtDNA 随机进入子代细胞中，可使突变型与野生型分离，子代细胞拥有不同比例的突变型 mtDNA 分子。分裂相对不旺盛的细胞（如肌肉组织），容易出现突变 mtDNA 的累积。

（4）突变率高：平均而言，mtDNA 的突变率比 nDNA 高 10 倍以上。

（5）广谱性：mtDNA 的任何突变都可能累及人体基因组中的重要功能区域部分，因此病理性 mtDNA 的突变比 nDNA 突变更为常见。

（二）肿瘤细胞 mtDNA 拷贝数异常

肿瘤中 mtDNA 不仅有局部的突变，还有数量的改变。但不同的报道，其结果并不完全一致。Yu 等[205]发现 mtDNA 拷贝数的降低可能参与乳腺癌细胞的转化或进展。Yin 等[206]报道了对肝癌患者 mtDNA 分析结果，发现肝癌组织中 mtDNA 拷贝数目较正常肝组织中明显减少，而且男、女患者 mtDNA 突变有显著差异，这种差异和临床表现相关。这种减少现象类似于处于再生过程的肝细胞，其线粒体的数量经常是减少的。另外，在不同分期头颈部肿瘤患者的肿瘤组织中，mtDNA 拷贝数随组织学分级程度而增加[207]。例如，发现部分肿瘤组织（如肾癌、结肠癌、乳腺癌、胃腺癌、食管鳞状上皮癌和肺癌）线粒体内 ATP 酶复合体 β 亚基表达缺陷，通过电泳可观察到该条带缺失（57kDa），mtDNA 拷贝数的增加对呼吸链功能下降可能起到代偿作用。在白血病患者中，白细胞 mtDNA 的拷贝数也有不同程度的增加[208]。

恶性胶质瘤中最常被检测到的异常就包括 mtDNA 拷贝数的变化。一项对 45 例神经胶质瘤样本的研究发现，mtDNA 的数量在 87％的样本中被高度放大，而另一个经常在人类肿瘤中用来作为参照核编码的基因拷贝数只在 18％的样本中升高，提示在恶性胶质瘤中 mtDNA 的改变比核编码的基因更为频繁[209]。对 15 个肿瘤切片的单独检测，证实了 mtDNA 拷贝数变化的高发生率[210]，也检测到了 mtDNA 向核内的转移，并且转移与 mtDNA 拷贝数的增多相关。mtDNA 向 nDNA 的转移代表着一种原癌基因激活的机制[211]。因此，mtDNA 的改变在脑肿瘤的发生发展过程中发生频繁，值得进一步深入研究。

由上可以看出，不同部位的肿瘤中 mtDNA 的突变和不稳定性不很一致，整体分析它们的关系还不成熟。mtDNA 在线粒体间、细胞内及细胞间的调控机制、它们的遗传背景和环境、它们的突变以及与肿瘤发生和发展的关系等，均需继续进行深入的研究。

（三）肿瘤细胞 mtDNA 的微卫星不稳定性

微卫星（microsatellite，MS）和微卫星不稳定性（microsatellite instabitity，MSI）是核基因组的不稳定性中最常见且常在肿瘤组织中发生的事件，是继癌基因和抑癌基因之后，研究肿瘤发生、发展和预后方面的又一热点。

微卫星 DNA 是真核细胞基因组中大量而随机出现的简单串联重复序列（STR），也称为简单重复序列（SSR）。微卫星 DNA 不仅广泛存在于人类 nDNA，也存在于 mtDNA 序列，约占基因组的 10％。

微卫星 DNA 不稳定性（MSI）是指基因组中微卫星 DNA 重复序列的拷贝数发生变化的现象。MSI 包括核微卫星不稳定（nMSI）和线粒体微卫星不稳定（mtMSI）。由于所处的环境和自身的某些缺陷，mtDNA 易受氧自由基及致癌物质攻击，出现 mtDNA 突变和 mtMSI。许多研究表明，某些癌前病变或肿瘤细胞中均发现 mtMSI，并显示出它们在正常细胞与肿瘤细胞间的明显差异。此外，由于氧化损伤，mtDNA 也可能会出现 D 环区的 mtMSI[212]，形式以 D 环区的（CA）n 和 poly（C）不稳定最为常见。近年来，有关 mtMSI 与肿瘤发生的相关性报道逐渐增多。到目前为止，除结直肠癌外，在乳腺癌、肺癌、胃癌、肝癌、食管癌、胆囊癌和血液系统等肿瘤，均发现存在不同程度的 mtMSI[213-214]。mtMSI 可能通过影响 mtDNA 复制或使肿瘤细胞获得选择性生长优势而促进肿瘤发生，这可能与 DNA 聚合酶 γ 复制忠实性低有关。也有报道认为 MSI 与肿瘤的组织类型和分化程度无关[215]，并非肿瘤细胞恶性转化的标志[216]。mtMSI 对肿瘤形成的影响以及肿瘤的发生机制还有待进一步探索。

（四）肿瘤细胞 mtDNA 转录及表达水平异常

肿瘤细胞 mtDNA 除了易发生突变之外，其转录水平（mtRNA）也常发生改变。许多研究发现，肿瘤细胞中线粒体基因的表达总体是上调的，而转录水平的增高可使细胞凋亡降低，可能与其致癌有关[217]。Sharp 等[218]发现在恶性乳腺癌组织中复合物Ⅳ的细胞色素氧化酶亚基Ⅱ（COXⅡ）的转录水平显著升高，并且 COXⅡ表达越高则恶性肿瘤的分化程度就越低。另外，在许多实体性肿瘤中发现编码呼吸链复合体的 mtDNA表达增加，这也可能是对肿瘤细胞能量需求增多的一种适应反应。一项对 15 名结肠癌患者进行的研究发现，NADH 脱氢酶 2（ND2）的 mRNA 水平在恶性肿瘤组织中升高[219]。早期胃癌组织部分线粒体基因的表达与正常组织存在明显差异，部分线粒体编码基因的表达水平显著上升[220]。乳头状甲状腺癌组织中 NADH 脱氢酶、ATP 合酶 6（ATPase6）、细胞色素 b（Cyt b）及细胞色素氧化酶亚基Ⅰ（COX Ⅰ）和亚基Ⅲ（COX Ⅲ）编码基因的表达水平上调[221]。Lu 等[222]发现人结肠癌细胞系 HT29 细胞中的 ND4、ND4L、Cyt b、COXⅡ、ATPase6 和 ATPase 8 及 16S rRNA 的转录水平均高于正常细胞，而且 ND4、ND4L 的 mRNA 水平与细胞的分化可能有关，对结肠癌预后有判定作用。在结肠癌患者的原发性肿瘤组织和恶化前有家族性多发性结肠息肉综合征的患者体内，存在线粒体编码的呼吸链亚单位表达的改变[223]。

线粒体氧化呼吸链编码基因表达的升高，既反映线粒体对肿瘤细胞高能量需求的代偿，同时也可能通过抑制肿瘤细胞凋亡等途径间接诱导肿瘤的发生。尽管基因表达总体水平上升，肿瘤细胞的氧化磷酸化功能却表现出障碍，提示肿瘤组织中线粒体基因表达产物的功能可能存在缺陷。

三、mtDNA 异常参与肿瘤发生与进展的可能机制

线粒体 mtDNA 突变以及线粒体结构和功能异常，可导致肿瘤的发生。

（一）mtDNA 突变引起细胞氧化应激并抑制细胞凋亡从而诱导肿瘤发生

mtDNA 突变可削弱线粒体的正常呼吸功能，影响线粒体电子传递链的氧化磷酸化系统，释放较多的 ROS。中度增高的 ROS 是细胞分裂的激动剂，可促使 nDNA 的突变

和细胞分裂，使细胞获得选择性增生的优势；较高的 ROS 可损伤 mtDNA，导致 mtDNA突变，引起线粒体编码基因异常，从而导致呼吸链的异常加剧，进一步使 ROS 增高而引起恶性循环，最终导致肿瘤发生。研究也证实，肿瘤细胞中 mtDNA 发生突变与肿瘤细胞内高水平的 ROS 是一致的。另外，细胞凋亡受阻与肿瘤发生也密切相关，而线粒体参与调控细胞凋亡过程。mtDNA 突变导致其功能异常，释放的激活凋亡诱导因子 caspase 家族的蛋白酶和 Cyt c 减少，同时高的 ROS 还引起抗凋亡因子 Bcl-2 和 Bcl-xL 的过表达，而促凋亡蛋白 Bid 和 Bax 表达却下降，因此细胞的凋亡受抑。

乳腺癌细胞 mtDNA 的缺失可以导致氧化应激，加重了脂质过氧化作用；对比乳腺癌细胞（Rho^+ 细胞）和由其获得的 Rho^0 细胞（无 mtDNA 的细胞）在 nDNA 表达谱方面的差异，发现在 Rho^0 细胞中一些涉及细胞能量代谢、细胞结构、信号转导、细胞生长、分化和凋亡的 nDNA 的表达发生了改变，这些基因可能与调节细胞核和线粒体之间的相互作用有关[184]。此外，由于丧失了 mtDNA，乳腺癌 Rho^0 细胞失去了锚着依赖性，转入正常线粒体后则锚着依赖性又恢复；Rho^0 细胞注射入裸鼠后，不再成瘤，而转入正常人成纤维细胞的线粒体后则恢复成瘤性[224]。而另一项研究发现，将缺失 mtDNA 的人宫颈癌、卵巢癌细胞系和骨肉瘤细胞注射入裸鼠后腿肌肉中可形成肿瘤，而注射入皮下的瘤细胞无成瘤能力或成瘤能力很弱。这些实验结果表明，mtDNA 参与肿瘤发生，但具有环境依赖性，说明这可能与某些 nDNA 的表达有关，这些 nDNA 与 mtDNA 相互作用而导致肿瘤发生。

在小鼠身上进行的研究还显示，mtDNA 突变能够刺激肿瘤转移，药物可以逆转这一过程，提示 mtDNA 突变导致肿瘤扩散。Hayashi 研究小组等[225]将一种高转移性小鼠肿瘤细胞的 mtDNA 与另一种不转移的肿瘤细胞的 mtDNA 进行了交换。将这种杂交细胞给小鼠皮下注射后，这些细胞逐渐发育为肿瘤并最终扩散到肺。与注射了来自较低转移性的细胞 mtDNA 的小鼠相比，那些体内携带转移性 mtDNA 细胞的小鼠形成了更多的肺肿瘤，提示 mtDNA 是最终的罪魁祸首。但是，mtDNA 似乎与最初的肿瘤形成无关，当研究人员将来自转移细胞的 mtDNA 交换到正常细胞中后，后者并没有形成肿瘤。进一步的研究发现，高转移肿瘤细胞的 mtDNA 在编码 ND6 的基因中有两处突变，造成线粒体呼吸复合物Ⅰ失活，使线粒体过度生产 ROS。用 ROS 清除剂预先处理高转移肿瘤细胞，皮下注射了转移细胞的小鼠几乎没有形成新的肿瘤。提示 mtDNA 突变导致肿瘤扩散。

（二）mtDNA 突变的积累与非随机分离引起细胞恶性转化

在细胞的生命活动中，突变的 mtDNA 逐渐积聚，能否引发肿瘤则取决于 mtDNA 突变类型、突变型所占比例以及组织器官维持正常功能所需的最低能量水平。当 mtDNA突变的积累起主导作用时，可引起氧化磷酸化功能丧失，尤其在能量需求高的部位（如脑、心和肾脏等）更易受突变的影响，可出现与代谢相关的遗传病和衰老，包括引发早期癌症。

体内外的各种损伤因子，首先导致少量 mtDNA 突变，造成 mtDNA 异质性。细胞在连续分裂的过程中，异质性 mtDNA 随机进入子代细胞中，可使突变型与野生型分离，使子代细胞拥有不同比例的突变型 mtDNA 分子。如果突变使细胞获得生长或是 mtDNA 复制的优势，突变 mtDNA 则逐渐取代野生型 mtDNA，当异质性 mtDNA 突变积累到一定程度则导致细胞向恶性转化及肿瘤发生[226]。

（三）mtDNA 分子及其碎片在 nDNA 中整合引起细胞恶性转化

mtDNA 诱发细胞癌变的另一个途径是通过 mtDNA 分子及其碎片在 nDNA 中整合来实现。线粒体的 DNA 和 RNA 合成的聚合酶都是由细胞 nDNA 编码的，mtDNA 的复制和转录都受 nDNA 的指导和调控，mtDNA 遗传系统只有依靠 nDNA 所合成的大量多肽类物质的协调才能发挥作用。mtDNA 的主要功能是与 nDNA 协同作用，指导合成呼吸链蛋白亚基以及控制线粒体的复制等，是细胞的主要能源基因组。但作为核外基因 mtDNA，当细胞内、外环境有害因素增加，核酸降解酶活性下降以及线粒体 RNA 在胞质中反转录成 mtDNA 片段等情况下，其一旦游离于线粒体外，就可能会像致瘤病毒那样，通过核膜随机整合到 nDNA 中。对 HeLa 细胞进行的研究发现，mtDNA的 *COX Ⅲ* 基因在 nDNA 组中发生了整合，位于 *c-myc* 基因中。这一发现提示 mtDNA 在 nDNA 内的整合可能是诱发细胞癌变的重要机制之一[227]。这种整合可能通过两条途径引起细胞癌变：一是通过引起 nDNA 组的不稳定，导致 nDNA 的原癌基因的激活或抑癌基因的失活，或使核基因的结构和功能发生改变，使细胞增殖分化失控，导致癌变；二是通过改变细胞能量产生，提高线粒体氧化压力，引起线粒体酶表达异常和（或）调控凋亡等途径异常，进而引起细胞恶变。

（四）干细胞 mtDNA 可能参与肿瘤形成

美国国家心肺和血液研究所的 Finkel 及其同事，以小鼠胚胎干细胞进行研究发现，细胞线粒体的代谢率高低决定了干细胞的命运，线粒体活力越高，干细胞就越不易分化，却易形成畸胎瘤[228]。

研究人员依照小鼠胚胎干细胞内线粒体的静息跨膜电位的高低，将干细胞分成了两类，即跨膜电位高的干细胞（ΔΨmH）和跨膜电位低的干细胞（ΔΨmL）。这些干细胞从形态学上或从表达的特殊标记上是无法区别的，但它们的代谢率却明显不同。ΔΨmL 细胞，氧呼吸率低，体外易于分化成中胚层，但在小鼠体内不易形成畸胎瘤；ΔΨmH 细胞却表现出相反的特性。哺乳动物雷帕霉素靶蛋白（mTOR）是对细胞生长和增殖至关重要的蛋白激酶。Finkel 等在上述的研究中，进一步证实 ΔΨm 反映了 mTOR 的活化水平，mTOR 的抑制剂雷帕霉素降低了 ΔΨmH 细胞的代谢率、促进了分化并抑制了肿瘤的形成。

四、肿瘤细胞线粒体蛋白异常

蛋白质是生命活动的执行者。研究发现，肿瘤在发展过程中往往有蛋白质的动态变化，线粒体蛋白有可能成为新的肿瘤早期诊断标志物[229]。在对前列腺癌标本进行的研究发现，随着肿瘤分期的增加，核编码的细胞色素 c 氧化酶（COX）亚单位Ⅳ、Vb 和 VIc 与线粒体编码的 COXⅠ和 COXⅡ的比值逐渐增高，提出细胞 COX 可作为癌的早期诊断标志物和治疗的靶点[230]。另外一项对前列腺癌的研究[231]发现，存在多种致病性的 mtDNA 突变，其中 COX Ⅰ缺失为前列腺癌的普遍特点；继而提取 DNA 进行 COX Ⅰ测序，显示 12%前列腺癌中有致保守氨基酸改变的 *COX* Ⅰ基因突变，而非癌对照组中此突变率不到 2%。对线粒体的蛋白质表达运用双向凝胶电泳进行分离[232]，分辨出正常肝细胞株 L02 细胞和人的肝癌细胞株 QGY-7703 的线粒体的差异蛋白有 49 个斑点，对表阿霉素干预前后 QGY-7703 细胞线粒体进行比较，筛选到 29 个差异表达蛋白斑点，并指出这些差异表达蛋白斑点可能会有与肿瘤发生、转化相关的蛋白质；Isidoro 等[233]发现许多肿瘤细胞（肝癌、肾癌、乳腺癌、胃癌、前列腺癌、食管鳞癌）的线粒体内膜 ATP 酶复合体亚基表达显著下降，通过电泳可观察该条带缺失，并提出该线粒体蛋白表型可用于肿瘤的诊断。

可见，肿瘤线粒体蛋白的表达与肿瘤的发生、发展和临床治疗等密切相关。目前对线粒体蛋白和肿瘤早期诊断的研究还处在起步阶段，但线粒体蛋白表达的临床检测，将为线粒体相关疾病的诊断和治疗提供全新的思路。而且研究亚细胞结构的蛋白质只需面对一个较小范围的蛋白质，这些蛋白质在分离的亚细胞器中的相对集中，使检测的灵敏度和特异性能够得到提高。

五、肿瘤细胞线粒体能量代谢异常

（一）肿瘤与 Warburg 效应

哺乳动物细胞通过葡萄糖代谢获取 ATP 的两种方式是氧化磷酸化和糖酵解。正常的细胞在有氧环境中，葡萄糖的有氧氧化为细胞生存提供了 90%以上的能量需求，其余则通过无氧糖酵解产生；供氧不足时，葡萄糖经酵解分解成乳酸，释放能量合成 ATP。在有氧条件下，正常哺乳动物细胞的糖酵解途径受到了抑制，称为 Pasteur 效应。德国生化学家 Warburg 发现，与正常细胞在氧充足的情况下糖酵解途径受到抑制的情况不同，肝癌细胞始终优先利用糖酵解，代谢葡萄糖生成 ATP[234]。后来，人们把这种在有氧条件下恶性肿瘤细胞糖酵解代谢明显活跃的特殊生化表型，称为 Warburg 效应或有氧糖酵解。

Warburg 效应的发现，使肿瘤细胞糖酵解的代谢研究成为热点。当时，Warburg 等将肿瘤细胞糖酵解代谢活跃的原因归结为肿瘤线粒体呼吸功能的损伤，并认为糖酵解代谢增强是致癌因素。后来，随着“肿瘤是基因疾病”的观念在学术界得到普遍认可，肿瘤糖酵解的研究又渐入低谷。1988 年，由于正电子发射断层显像（PET）技术在肿瘤临床诊断上的成功应用，肿瘤细胞糖代谢这一特异性表型再度引起人们的高度关注[235]。目前，Warburg 效应作为肿瘤的能量代谢标志，已在多种类型的细胞中得到证实。肿瘤细胞的糖酵解能力是正常细胞的 20～30 倍，糖酵解的增强与肿瘤的生长速度成正比，而与分化程度成反比。同时，Warburg 效应的活跃程度随细胞类型不同而异，还与肿瘤的侵袭性生长密切相关。

（二）Warburg 效应有利于肿瘤的生长

尽管糖酵解途径较线粒体氧化磷酸化产能效率较低，但恶性肿瘤细胞可从活跃的糖酵解代谢中受益，主要表现在以下几个方面。

第一，与氧化磷酸化相比，糖酵解产生 ATP 效率尽管低，但产生速度快，这对快速增殖的肿瘤细胞极为有利，因为肿瘤细胞对氧的依赖性降低了，而对依赖氧化磷酸化作用产生 ATP 的细胞来说，氧的缺乏可能是致命的。肿瘤细胞受局部缺氧等内外因素影响，使线粒体氧化磷酸化过程受到不同程度的抑制，而糖酵解代谢可尽快补充 ATP 的不足[236]。

第二，肿瘤细胞可通过糖酵解获取中间代谢产物，用于合成脂肪、蛋白质和核酸，以满足其活跃的合成代谢需求。例如，累积的糖酵解代谢产物丙酮酸可用于脂质合成，而脂质对维持膜的完整性和脂依赖蛋白转录后修饰是必不可少的。

第三，糖酵解通过影响线粒体外膜通透性使肿瘤细胞获得拮抗细胞凋亡的能力，可导致恶性肿瘤对放、化疗等促凋亡作用耐受性。

第四，糖酵解产生大量乳酸，导致微环境酸化，有助于肿瘤侵袭和免疫逃逸。早期酸化的微环境对肿瘤细胞生存不利，而肿瘤的发生、发展是一个不断变异选择的过程，当耐酸的肿瘤细胞株形成后，这种微环境则对肿瘤细胞有着保护作用，而对正常细胞却具有一定毒性，可导致细胞基质的分解和外源性碱性抗癌药物的失效，从而有利于肿瘤细胞的生长与转移。

第五，糖酵解还直接促进缺氧诱导因子 1（HIF-1）表达，HIF-1 通过其下游的信号传导途径促进肿瘤细胞增殖、启动肿瘤血管新生、躲避细胞凋亡程序等；同时HIF-1反过来还可直接促进肿瘤细胞糖酵解[192]。

（三）Warburg 效应发生的可能机制

线粒体氧化磷酸化功能损害、细胞 nDNA 突变或糖代谢酶表达异常、癌基因的激活、抑癌基因的失活、信号转导通路异常以及肿瘤微环境的改变等因素，都可能影响 Warburg 效应的发生[236-237]。其中，氧化磷酸化作用障碍是肿瘤细胞糖酵解的主要原因。

1. 线粒体氧化磷酸化功能损害

在 Warburg 效应中，肿瘤细胞的氧化磷酸化功能发生了不可逆性的损伤，迫使细胞在有氧情况下也利用糖酵解生成 ATP。后来的研究发现，肿瘤细胞 mtDNA 突变引起的线粒体氧化磷酸化过程的损伤，可导致糖酵解代谢活性增强。已在多种类型的肿瘤组织中鉴定出线粒体中氧化磷酸化多肽链的编码基因突变或表达量异常，并且在其转录调控区域突变率更高，因此可能导致其转录失调、合成功能低下或无功能的呼吸链复合体组分，使肿瘤氧化磷酸化水平降低。例如，发现在肝癌、肾癌、结肠癌、乳腺癌、胃腺癌、食管鳞状上皮癌和肺癌等多种肿瘤组织内，线粒体内膜 ATP 酶复合体 β 亚基表达量显著下降[233]；在嗜酸性粒细胞腺瘤组织内，线粒体呼吸酶复合体Ⅰ表达量降低且功能下降[238]；线粒体 ATP 合成酶催化亚单位的表达水平与 Warburg 效应程度成反比，在大多数肿瘤中表达下降；研究还发现，寡霉素在抑制肺癌细胞氧化磷酸化的同时，诱导需氧糖酵解的快速增加，提示肿瘤细胞可能由于线粒体氧化磷酸化过程受到抑制而转而依赖糖酵解[239]，而当糖酵解过程受到抑制的时候，肿瘤细胞不能有效上调氧化磷酸化功能[240]。

这些研究结果初步证实，线粒体氧化磷酸化功能部分受损是导致 Warburg 效应的原因之一。然而，需要指出的是，Warburg 效应不仅存在于肿瘤细胞，也存在于多种快速生长的正常细胞中，一些研究也证实肿瘤细胞中线粒体的功能并不降低[236, 241]。说明除氧化磷酸化功能受损外，肿瘤细胞中一定还存在其他上调糖酵解的机制。

2. 细胞 nDNA 突变或糖代谢酶的表达异常

大部分线粒体呼吸链组成成分和糖酵解酶由细胞的 nDNA 编码。nDNA 突变或表达异常可导致肿瘤细胞线粒体氧化磷酸化功能和糖酵解代谢异常。已在部分肿瘤组织中发现，一些线粒体氧化磷酸化相关酶\［如 COX、琥珀酸脱氢酶（SDH）和延胡索酸水合酶（FH）等\］的表达下降，而糖酵解相关酶的表达增强。目前关注较多的糖酵解酶有以下几种：己糖激酶-Ⅱ（HK-Ⅱ）、磷酸果糖激酶（PFK）、乳酸脱氢酶（LDH）和磷酸甘油醛脱氢酶（GAPDH）等。

HK-Ⅱ是糖酵解途径的第一个限速酶。人类细胞的 HK 有 4 种亚型，它们有不同的组织和细胞内分布特异性，其中，HK-Ⅱ与肿瘤相关性最大。正常情况下，HK-Ⅱ仅在脂肪、肌肉和心肌组织中微量表达。Sebastian 等通过 RT-PCR 的方式发现，很多肿瘤细胞系中都有 HK-Ⅱ RNA 的诱发和过表达[242]，在许多生长迅速的恶性肿瘤细胞中高表达。HK-Ⅱ表达增多，从基因水平上而言，首先是其基因复制增多；其次是 HK-Ⅱ的启动子有广泛的信号转导级联激活途径（胰岛素、乏氧环境、佛波酯、突变型的 p53 和 HIF-1α 所激活）[243]。除催化活性外，HK-Ⅱ还可拮抗线粒体途径的细胞凋亡[244]。

PFK：磷酸果糖激酶-1（PFK-1）催化果糖-6-磷酸生成果糖-1,6-二磷酸，是控制糖酵解速度最主要的限速酶。而磷酸果糖激酶-2（PFK-2）催化果糖-6-磷酸生成果糖-2,6-二磷酸，果糖-2,6-二磷酸可以别构激活 PFK-1 而促进糖酵解，抑制糖异生作用。此外，PFK-2 还具有果糖-2,6-二磷酸酶（FBPase）活性，能催化果糖-2,6-二磷酸的 2 位去磷酸。因此，PFK-2 是一种双功能酶，酶蛋白中具有两个独立的催化中心。细胞内，果糖-2,6-二磷酸浓度依赖于 PFK-2/果糖-2,6-二磷酸酶（FBPase）的相对活性。PFK-2 通过影响果糖-2,6-二磷酸水平实现对糖酵解通路的调节。在许多肿瘤细胞中，果糖-2,6-二磷酸比正常的组织细胞的水平高。将编码 PFK-2 的基因导入肿瘤细胞，可增强细胞糖酵解活性[245]。

3. 反馈性诱导

由于肿瘤的有氧氧化障碍，反馈性地诱导了葡萄糖转运体（glucose transporter，GLUT）的表达和线粒体 ATP 酶活性的提高，从而增强了对葡萄糖的摄取，导致对葡萄糖的消耗和依赖性大大增加，这是恶性肿瘤患者中晚期出现恶病质的重要原因之一[246]。

4. 癌基因及相关信号通路异常

肿瘤细胞糖酵解活性受癌基因和抑癌基因的调控。癌基因有促进细胞糖酵解、削弱线粒体氧化磷酸化的功能。癌基因 *Akt* 的激活在肿瘤细胞中普遍存在。*Akt* 基因编码一种 56kDa 的丝氨酸/苏氨酸蛋白激酶，处于 PI3K/Akt 信号通路的核心位置。Akt 通过将葡萄糖载体定位到肿瘤细胞表面，在缺乏外在因素的情况下维持己糖激酶功能等各种转录后机制上调糖酵解，同时不影响氧化磷酸化功能；该信号途径通过胰岛素受体激活 PI3K 和 Akt，刺激糖摄取和糖酵解。另外，Akt 还可促进细胞体积增大、代谢活性增高以及细胞存活[247]。*Ras* 和 *Src* 基因通过增加糖转运体的表达，导致糖摄取增加。H-ras 可以促进糖酵解，且降低氧消耗。抑制 H-ras 表达，可抑制膀胱癌 U87 糖酵解，使细胞死亡，降低其 HIF-1a 和糖酵解酶的活性[248]。癌基因 *Bcr-Abl* 促进 Warburg 效应的作用能被 Bcr-Abl 的抑制剂 Gleevec 逆转，使糖代谢从糖酵解向线粒体氧化磷酸化转变；抑癌基因 *p53* 可抑制肿瘤细胞糖酵解活性[249]，*p53* 缺失细胞优先利用糖酵解产生 ATP[250]。可见，肿瘤基因信号可能在能量调节中起着重要的作用，并是形成 Warburg 效应的一个原因。

5. 核基因突变的影响

由于线粒体呼吸链复合体各组分是由细胞 nDNA 与 mtDNA 共同编码的，其中任何一个环节出现问题都可能导致呼吸功能的异常。在多种癌组织中，发现了编码线粒体氧化磷酸化酶链的 nDNA 有突变，nDNA 对线粒体结构和功能的调节有异常。例如，在遗传性嗜铬细胞瘤、结直肠癌等肿瘤中，编码线粒体氧化磷酸化酶链成分细胞色素 b 的小亚基（cybS）的基因和 *SDHD* 基因有突变[251]；nDNA 的突变影响了线粒体呼吸链组分（如琥珀酸脱氢酶）的活性，导致代谢中间产物的堆积，从而抑制 HIF-1α 脯氨酰羟化酶，通过这一途径造成了异常的糖酵解表型[252]。

6. 缺氧状态

肿瘤细胞的失控生长导致细胞耗氧量的增加，造成肿瘤内缺氧微环境的形成，这在人的实体瘤中表现得尤其明显。处于缺氧微环境的瘤细胞的供氧量不能满足线粒体产生 ATP 的需求，肿瘤细胞继而通过上调糖酵解，补偿氧化磷酸化产能的不足，逃避缺氧导致的死亡。HIF-1 是在缺氧条件下存在于哺乳动物和人体内的一种转录因子，广泛存在于人和动物的多种肿瘤细胞中，可调控一系列靶基因。HIF-1 是由 HIF-1α 和 HIF-1β 亚单位组成的异源二聚体，HIF-1β 是组成性表达亚基，在常氧和缺氧状态下均可表达，它与 HIF-1α 结合成二聚体形成有活性的 HIF-1，抵抗蛋白水解酶的降解。通常情况下，在氧浓度正常时，HIF-1α 在细胞内表达量维持在较低水平，易于泛素化并被蛋白酶水解；当细胞氧浓度降低时，HIF-1α 的转录、翻译水平呈指数增加，是肿瘤细胞适应低氧状态的关键调控分子，可促进葡萄糖摄入和糖酵解等相关基因的表达，参与糖酵解关键步骤激活[192]。近期的研究表明，HIF-1α 还可通过转录活化丙酮酸脱氢酶激酶（PDK1）来抑制线粒体有氧呼吸[236]。PDK1 可以使丙酮酸脱氢酶（PDH）失活，因而抑制 PDH 催化丙酮酸生成乙酰 CoA 的作用，从而减少乙酰 CoA 进入三羧酸循环，降低了释放到电子呼吸链的 NADH 和 $FADH_2$ 的水平，使细胞糖代谢由线粒体内的氧化磷酸化方式转向糖酵解[253]。

一般认为 HIF-1 仅在低氧情况下才稳定、才有功能，而 Warburg 效应是在正常氧情况下，糖酵解水平出现了增高，因此对肿瘤细胞而言，在有氧情况下 HIF-1 很可能出现了异常的活化状态。某些肿瘤在充氧环境下，也观察到高水平的 HIF-1α 表达，提示除了低氧，其他因素（如激素和生长因子等）也可诱导 HIF-1 的稳定表达[254]。

7. 抑癌基因 *p53* 突变

抑癌蛋白 p53 是细胞生长周期中的负调节因子，是与细胞周期的调控、DNA 修复、细胞分化、细胞凋亡等重要的生物学特性密切相关的一个中枢性调节分子，一直深受细胞生物学家和肿瘤生物学家的关注。p53 不仅参与细胞的增殖与凋亡的调控，也参与线粒体呼吸调节。迄今的研究发现，在 50％以上的肿瘤中存在 *p53* 基因的异常（包括点突变、等位基因缺失、重排、插入、基因融合等）。因此，*p53* 基因与肿瘤的发生、发展以及临床疗效均有密切关系[255]。

近年的研究发现，p53 转录依赖型信号途径不仅调控细胞凋亡，还调控肿瘤细胞的能量代谢，决定着 ATP 合成方式，是平衡有氧呼吸和糖酵解的一种重要因素。研究发现，肿瘤细胞中 p53 的突变，改变了肿瘤细胞糖酵解和有氧呼吸的平衡[250]。p53 缺失能增加糖酵解水平并降低有氧呼吸。

Hwang 研究小组[250]测定了 p53 三种基因型，即野生型（＋/＋）、杂合型（＋/－）和纯合缺失型（－/－）的小鼠肝脏线粒体的耗氧量，发现 p53 缺失与肝脏线粒体耗氧量下降呈明显相关性。与此相似，缺失 p53（－/－）的人类结肠癌细胞（HCT116）的耗氧量也降低，但生成的 ATP 总量在三种基因型（＋/＋、＋/－、－/－）HCT116 细胞中却是相同的；进一步分析三种基因型细胞中 ATP 的形成过程，即分析经糖酵解（测乳酸）或经有氧呼吸（测耗氧量）过程产生的 ATP 的量，发现 p53 缺失的细胞产生更多的乳酸，且三种基因型细胞的糖酵解与有氧呼吸产生的 ATP 的比值依次增加，表明 p53 缺失的细胞优先利用糖酵解产生 ATP。

p53 通过重要靶蛋白 SCO2（synthesis of cytochrome c oxidase 2，细胞色素 c 氧化酶复合物的一个关键调节亚基）调控有氧呼吸。为了研究 p53 调控的能介导线粒体呼吸的靶基因，Hwang 及其同事采用基因表达序列分析法（serial analysis of gene expression，SAGE），分析了表达 p53 和缺失 p53 的 HCT116 细胞，发现 SCO2 的转录依赖于 p53 的表达。*SCO2* 基因是合成 COX 所必需的一个编码铜结合蛋白的核基因，p53

在核内转录激活 *SCO2* 表达，SCO2 移位到线粒体内膜合成电子传输链上 COX 复合物。人类 SCO2 突变引起严重 COX 缺乏，在 SCO2 缺失患者的心脏中，COX 活性常减少到正常水平的 10%以下，COX 缺乏减少了细胞色素 c 的生成，降低了膜电位，减少了 ATP 生成，从而影响线粒体能量的产生。如果在 p53 缺失的 HCT116 细胞或另外两种 p53 发生突变的结肠癌细胞（DLD1 和 SW480 细胞）中表达一定量的野生型的 SCO2，线粒体的耗氧量就增加。在 SCO2 蛋白增加的 p53（—/—）细胞中，线粒体呼吸达到了在生理条件下 p53（+/+）细胞水平。在 HCT116 细胞中，用 siRNA 技术敲除 *p53* 基因，发现细胞中 p53 表达减少了，并导致了 SCO2 蛋白表达量和线粒体耗氧量的降低，表明 p53 通过调节 SCO2 参与有氧呼吸的调节。同样，如果破坏 HCT116 细胞的 SCO2 位点，消除 SCO2 的基因表达量，那么表达野生型 p53（+/+）和杂合型 SCO2（+/—）细胞的耗氧量降低、糖酵解能力增强（乳酸生成增多），而细胞内 ATP 总浓度却相同，进一步证实了 p53 是通过调节 SCO2 的表达来调节线粒体的有氧呼吸的。

将含有 p53 结合序列的 *SCO2* 基因的调控区片段克隆至含荧光素酶的质粒中，在 p53（—/—）的 HCT116 细胞中同时表达荧光素酶和外源性 *p53* 基因，发现细胞荧光素酶活性的增加依赖于外源性野生型 p53 的表达，而表达突变型 p53 的细胞中，其荧光素酶活性并不增加。另外，如果将 *SCO2* 基因调控序列中的 *p53* 结合序列进行突变，外源性 p53 的转录活性消失，荧光素酶的活性也不增加。这表明 p53 与 *SCO2* 基因中的 p53 结合序列发生特异性结合而启动了 *SCO2* 基因的转录，即 p53 直接激活 *SCO2*。

如上所述，从对能量代谢的选择性调控来看，p53（+/+）可通过 SCO2 的转录调控促进线粒体有氧氧化；另外，p53（+/+）还可同时通过 TIGAR（TP53-induced glycolysis and apoptosis regulator）的转录调控抑制糖酵解，将细胞能量代谢导向有氧氧化方向；而 p53（—/—）、p53 沉默或突变情况则相反。*TIGAR* 基因定位在染色体 12p13-3，可能含有 6 个外显子和 2 个 p53 结合位点[249]。TIGAR 是脊椎动物从鱼到人高度保守的蛋白质，具有磷酸酶活性，能使果糖-2,6-二磷酸去磷酸化变成果糖-6-磷酸，使细胞中的果糖-2,6-二磷酸的水平降低。而果糖-2,6-二磷酸是 PFK-1 的强力激活因子，可以加速糖酵解。p53 诱导 TIGAR 表达可抑制糖酵解，把代谢转向戊糖磷酸盐旁路（PPP）产生更多的 NADPH，后者有利于还原型谷胱甘肽（GSH）清除 ROS，使细胞内 ROS 水平降低。同时，p53 调控的 PPP 上调增加了核糖-5-磷酸的量，它有助于 DNA 的生物合成和修复[256]。

六、肿瘤细胞线粒体参与的凋亡活性异常

（一）细胞凋亡与线粒体

肿瘤的发生不仅与细胞的异常增殖和分化有关，也与细胞凋亡的异常有关。凋亡信号的异常，可导致正常细胞发生恶性转化。随着对细胞凋亡分子机制的认识，发现细胞凋亡主要包括两条转导途径，即死亡受体介导的外源性途径（extrinsic pathway）和线粒体参与的内源性途径（intrinsic pathway）[257]。线粒体是细胞生命活动控制中

心，它不仅是细胞呼吸链和氧化磷酸化的中心，而且是细胞凋亡调控中心，被视为细胞凋亡的关键元件，是多种促细胞凋亡信号转导分子的靶点，同时也是细胞死亡通路的整合元件。

（二）线粒体-细胞色素 c 凋亡途径

线粒体调节细胞凋亡的主要途径是通过线粒体膜通透性的改变，介导凋亡分子的释放，其中细胞色素 c 释放至胞质是引发凋亡的关键步骤。当线粒体受到氧化剂、神经酰胺、Ca^{2+}、某些胱天酶（caspase）、Bax 等刺激后，释放出细胞色素 c，从而活化凋亡蛋白酶激活因子-1（apoptotic protease activating factor-1，Apaf-1）。活化的 Apaf-1 通过 CARD-CARD（caspase recruitment domain，CARD）的相互作用活化 caspase-9，随即 caspase-9 酶切 caspase-3 酶原，导致细胞凋亡。

细胞色素 c 的释放是线粒体外膜通透性增高的结果。关于细胞色素 c 释放的具体机制，目前主要有两种解释：一是线粒体外膜蛋白聚合形成线粒体渗透转移通道（mPTP）复合体，定位于内外膜的接触点，促凋亡信号会引发 mPTP 通道开放，导致外膜非特异性断裂，释放出包括细胞色素 c 在内的各种活性蛋白；二是 Bcl-2 家族蛋白形成通道，调控细胞色素 c 和凋亡诱导因子（AIF）的释放。

（三）肿瘤细胞线粒体与凋亡调控

由于线粒体在细胞凋亡乃至细胞死亡过程中起了关键性的作用[258]，肿瘤细胞的持续生长可能就与线粒体功能受损导致的凋亡抑制有关。参与线粒体细胞凋亡途径的相关基因可分为抗凋亡基因和促凋亡基因两类。当细胞抗凋亡基因被激活或促凋亡基因活性受到抑制均会引起凋亡抑制，导致肿瘤的发生。大部分肿瘤细胞在其形成过程中，抗凋亡能力增强，与线粒体相关的机制包括抑制 mPTP 通道的形成、降低或阻断凋亡信号的释放、增加抗凋亡/凋亡蛋白的比例等。

1. 肿瘤线粒体 mPTP 参与的凋亡抑制

一般认为，mPTP 主要由三部分组成：位于外膜中的电压依赖性阴离子通道蛋白（VDAC）、位于内膜中的腺苷酸转位体（ANT）以及位于基质的亲环蛋白 D（Cyp-D）[259]。另外还包括一些附加蛋白，如位于细胞质的己糖激酶（HK）、线粒体外膜蛋白\［外周型苯并二嗪受体（PBR）\］、外膜上的 Bcl-2 家族成员 Bax 和线粒体膜间间隙蛋白肌酸激酶（CK）等。

越来越多的研究表明，肿瘤细胞中 mPTP 组成发生了改变，从而参与肿瘤发生，mPTP 蛋白的过表达有助于肿瘤对凋亡的耐受。PBR 存在于线粒体外膜 VDAC 与 ANT 接触处，与 VDAC 密切相关，在细胞增殖中起着重要作用。PBR 特异性配体与细胞共培养后，可明显增加线粒体膜流动性、线粒体脂代谢及 DNA 合成，增加细胞分裂所需能量。PBR 在一些肿瘤组织和肿瘤细胞株中表达增加，尤其在乳腺癌、卵巢癌、肝癌和结肠癌等中。卵巢肿瘤中PBR的表达是正常卵巢组织的3～5倍。86%的腺瘤均高表达PBR，并可能与肿瘤转移有关[260]。

有氧糖酵解功能增强是肿瘤细胞的特点之一。HK-Ⅱ是糖酵解途径的限速酶，它在肿瘤组织中的表达及活性都增强，使肿瘤组织即使在缺氧情况下，仍能获得足够的能量。研究发现，HK-Ⅱ可以阻断Bax与VDAC结合，抑制mPTP开放与细胞凋亡[261]。另外，HIF-1可以诱导细胞糖酵解增加，缺氧条件下HIF-1通过激活HK-Ⅱ转录因子，使HK-Ⅱ表达增强，从而也抑制细胞凋亡[262]。CK在线粒体呼吸控制中起重要作用，是细胞代谢的关键酶。肿瘤细胞如肺癌、淋巴瘤、乳腺癌等中，CK表达增加[263]。CK在肌酸存在下可抑制mPTP开放[261]，导致细胞对凋亡耐受。CypD的表达上调见于多种激素敏感组织来源的肿瘤，尤其是在乳腺癌、卵巢癌和子宫癌等来源于雌激素敏感的组织中，表达更甚[264]。CypD的高表达，可以抑制肿瘤细胞mPTP开放。

综上可见，肿瘤通过对构成mPTP的不同成分的异常表达，调控了mPTP的开放，进而获得了凋亡抑制能力，参与了肿瘤发病，有助于肿瘤细胞持续生长。

2. Bcl-2家族蛋白与凋亡调控

Bcl-2家族蛋白对线粒体诱导的细胞凋亡具有重要的调节作用[265]。根据功能和结构，Bcl-2家族成员可分为抗凋亡和促凋亡两类，其中抗凋亡成员，如Bcl-2、Bcl-xL、Bcl-W、Mcl-1等；促凋亡成员，如Bax、Bak、Bok、Bid；仅含BH3结构域的蛋白（如Bid、Bim/Bod、Bad和Bmf等）等[266]。具有抑制凋亡作用的Bcl-2和Bcl-xL可抑制caspase-3或类似蛋白酶的活性，进而抑制凋亡[267]。

Bcl-2是目前发现的与凋亡关系密切的原癌基因之一。Bcl-2、Bcl-xL等可以通过与Bax竞争性地与ANT结合，或直接阻止Bax与ANT、VDAC的结合来发挥其抗凋亡作用。高水平的Bcl-2蛋白可抑制细胞死亡，延长细胞寿命，但并不促进细胞增殖。Bcl-2的异常表达在重度异型增生区及癌变区明显增加，使已经发生癌变的及有明显癌变倾向的细胞寿命延长、堆积，从而形成癌性瘤块。

在实体肿瘤中，由于肿瘤细胞快速增殖造成的组织缺氧，可增加Bcl-2的表达，同时组织缺氧的环境还可抑制肿瘤坏死因子相关凋亡诱导配体（tumor necrosis factor related apoptosis-inducing ligand，TRAIL）诱导的细胞凋亡，其原因在于缺氧明显抑制了TRAIL诱导Bax自胞内向线粒体转位的功能[268]，而位于线粒体外膜的促凋亡分子Bax的转位，可导致线粒体跨膜电位降低，细胞色素c释放入胞质。已在多种恶性肿瘤中发现Bax突变[269]。在慢性淋巴细胞、白血病细胞中发现Bcl-2高表达，Bcl-2/Bax值明显增高[270]。细胞抗凋亡能力增加有助于肿瘤细胞持续生长。

3. 癌基因高表达或肿瘤抑制蛋白丢失与凋亡调控

在多种肿瘤中，可检查到癌基因产物C-Raf蛋白（C-Raf的底物是一种丝氨酸/苏氨酸蛋白激酶，即MAPK激酶MEK1/2）的高表达。C-Raf蛋白可以与位于线粒体外膜的Bcl-2蛋白和VDAC结合，抑制VDAC诱导的线粒体膜去极化、干预功能性mPTP通道的形成，从而抑制细胞凋亡[271]。

TGF-β信号通路凋亡相关蛋白（apoptosis-related protein in the TGF-beta signaling pathway，ARTS）定位于线粒体，可激活 caspase 3 并促进 TGF-β诱导的细胞凋亡。约 70%的儿童急性淋巴细胞白血病（ALL）患者的淋巴母细胞出现 ARTS 表达缺失，在 ALL 缓解期时所有患者体内可检测到 ARTS 的表达。缺乏 ARTS 的白血病细胞系 ALL-1 和 HL-60 能抵抗阿糖胞苷诱导的凋亡，当转染 ARTS 后，两种细胞在阿糖胞苷等化疗药物的作用下均发生凋亡。因此在儿童 ALL 中，线粒体的 ARTS 为肿瘤抑制蛋白，ARTS 缺失使细胞具有逃避凋亡的选择优势，从而转化为恶性淋巴母细胞[272]。

七、小　　结

肿瘤细胞线粒体与正常细胞线粒体的结构和功能的差异，不仅涉及肿瘤细胞的发生、生长、代谢和增殖等过程，同时还会涉及肿瘤细胞的凋亡。因此，线粒体研究为肿瘤的发病机制、肿瘤的诊断等研究提供了重要的线索。

mtDNA 突变与肿瘤的关系尽管引起了越来越多的关注，但突变的 mtDNA 是否能引起肿瘤这一根本问题，人们的认识并不一致。一些研究人员认为，mtDNA 突变可能导致了肿瘤。但也有人认为，变异仅仅是肿瘤的一个副产品；他们强调，那些患有线粒体疾病的患者并没有显著的癌症倾向，同时患癌症的风险并非来自于母亲，因此不能肯定线粒体与癌症的形成有关。最近进行的一项研究，尽管证实了 mtDNA 的突变能够刺激肿瘤转移，而且该转移过程能够被药物所逆转，但并未能证明高转移细胞的突变 mtDNA 转入正常细胞中后能引起肿瘤[225]。在目前的研究中，发现多种肿瘤都与 mtDNA 的突变有关，但对这些突变所导致的功能变化的研究还只处于起步阶段，尚未得到 mtDNA 突变与细胞癌变间直接相关的证据，许多设想尚缺乏充分的实验依据。也有资料显示，很多已发现的突变在它们的翻译产物中并没有表现出影响。因此，mtDNA 在肿瘤发病中的作用等问题还需要进一步探讨研究。

目前对肿瘤的起源有两种假设，其一是认为来源于体细胞的去分化，其二是认为来源于干细胞。由于在哺乳动物中通常已分化的细胞不再具备自我更新能力，即使有突变也只是功能异常而不至于转化；而干细胞一直存在，并不断更新，因此干细胞易累积突变，所以大多数人更倾向于认为肿瘤是来源于恶性干细胞。最近，美国国家心肺和血液研究所的研究人员，按静息膜电位的高低将小鼠胚胎干细胞分成两组进行实验，发现干细胞线粒体的代谢率高低决定了干细胞的命运，线粒体活力越高，干细胞就越易分裂，也容易形成畸胎瘤[228]，提示干细胞的线粒体状况与成瘤性有关。那么在肿瘤干细胞中，线粒体的基因是否发生了突变，线粒体的结构与功能是否发生了变化，与肿瘤成瘤性的关系如何等这些问题都有赖于进一步的深入研究。

Warburg 效应[234]认为当线粒体功能受损后，细胞则通过增强无氧酵解来提供能量，并认为糖酵解代谢增强是致癌因素。Warburg 因此获得了 1931 年的诺贝尔奖。这样的现象引起了研究者们的好奇，是否能借此引导细胞恢复正常的有氧循环，或切断癌细胞的能量供应来阻止癌细胞生长。同时，人们对这个假说也有着无休止的争论。

争论的焦点是这个代谢转变是癌症产生的原因还是癌细胞代谢改变的结果。最近Weinberg等[236]根据近年的研究结果，对Warburg效应中的物质代谢问题又提出了新的诠释。所以，阐明线粒体异常与肿瘤关系的研究，一直是肿瘤研究的重要问题，也是关于线粒体研究的重要课题。

（孔令洪　时　多）

参考文献

[1] Taylor S W, Fahy E, Zhang B, et al. Characterization of the human heart mitochondrial proteome. Nature Biotechnology, 2003, **21**: 281-286.

[2] Liu D, Lu C, Wan R, et al. Activation of mitochondrial ATP-dependent potassium channels protects neurons against ischemia-induced death by a mechanism involving suppression of Bax translocation and cytochrome c release. Journal of Cerebral Blood Flow & Metabolism, 2002, **22**: 431-443.

[3] Albers D S, Beal M F. Mitochondrial dysfunction and oxidative stress in aging and neurodegenerative disease. J. Neural Transm. Suppl. , 2000, **59**: 133-154.

[4] Hauptmann S, Scherping I, Drose S, et al. Mitochondrial dysfunction: an early event in Alzheimer pathology accumulates with age in AD transgenic mice. Neurobiol Aging, 2009, **30**: 1574-1586.

[5] Pratico D, Uryu K, Leight S, et al. Increased lipid peroxidation precedes amyloid plaque formation in an animal model of Alzheimer amyloidosis. J Neurosci, 2001, **21**: 4183-4187.

[6] Kraytsberg Y, Schwartz M, Brown T A, et al. Recombination of human mitochondrial DNA. Science, 2004, **304**: 981.

[7] Ohyagi Y, Yamada T, Nishioka K, et al. Selective increase in cellular A [beta] 42 is related to apoptosis but not necrosis. Neuroreport, 2000, **11**: 167.

[8] Nunomura A, Perry G, Aliev G, et al. Oxidative damage is the earliest event in Alzheimer disease. J Neuropathol Exp Neurol, 2001, **60**: 759-767.

[9] Mosconi L, De Santi S, Li J, et al. Hippocampal hypometabolism predicts cognitive decline from normal aging. Neurobiology of Aging, 2008, **29**: 676-692.

[10] Pratico D, Clark C M, Liun F, et al. Increase of brain oxidative stress in mild cognitive impairment: a possible predictor of Alzheimer disease. Arch Neurol, 2002, **59**: 972-976.

[11] Tamagno E, Parola M, Bardini P, et al. Beta-site APP cleaving enzyme up-regulation induced by 4-hydroxynonenal is mediated by stress-activated protein kinases pathways. Journal of Neurochemistry, 2005, **92**: 628-636.

[12] Lovella M A, Xionga S, Xiea C, et al. Induction of hyperphosphorylated tau in primary rat cortical neuron cultures mediated by oxidative stress and glycogen synthase kinase-3. Journal of Alzheimer's Disease, 2004, **6**: 659-671.

[13] Zhu K J, Wang Z C, Wang X M. Progress of enzyme in mitochondrial DNA repair system. Yi Chuan, 2004, **26**: 274-282.

[14] Nunomura A, Hofer T, Moreira P I, et al. RNA oxidation in Alzheimer disease and related neurodegenerative disorders. Acta Neuropathologica, 2009, **118**: 151-166.

[15] Maurer I, Zierz S, Moller H J. A selective defect of cytochrome c oxidase is present in brain of Alzheimer disease patients. Neurobiol Aging, 2000, **21**: 455-462.

[16] Bubber P, Haroutunian V, Fisch G, et al. Mitochondrial abnormalities in Alzheimer brain: mechanistic implications. Ann Neurol, 2005, **57**: 695-703.

[17] Huang H M, Ou H C, Xu H, et al. Inhibition of α - ketoglutarate dehydrogenase complex promotes cyto-

chrome c release from mitochondria, caspase - 3 activation, and necrotic cell death. Journal of Neuroscience Research, 2003, **74**: 309-317.

[18] Swerdlow R H, Parks J K, Cassarino D S, et al. Cybrids in Alzheimer's disease: a cellular model of the disease? Neurology, 1997, **49**: 918-925.

[19] Inoue I, Nagase H, Kishi K, et al. ATP-sensitive K+ channel in the mitochondrial inner membrane. Nature, 1991, **352** (6332): 244-247.

[20] Parker W, Mahr N, Filley C, et al. Reduced platelet cytochrome c oxidase activity in Alzheimer's disease. Neurology 1994, **44**: 1086-1086.

[21] Bosetti F, Brizzi F, Barogi S, et al. Cytochrome c oxidase and mitochondrial F1F0-ATPase (ATP synthase) activities in platelets and brain from patients with Alzheimer's disease. Neurobiol Aging, 2002, **23**: 371-376.

[22] Valla J, Schneider L, Niedzielko T, et al. Impaired platelet mitochondrial activity in Alzheimer's disease and mild cognitive impairment. Mitochondrion, 2006, **6**: 323-330.

[23] Hirai K, Aliev G, Nunomura A, et al. Mitochondrial abnormalities in Alzheimer's disease. The Journal of Neuroscience 2001, **21**: 3017-3023.

[24] Lin M T, Beal M F. Mitochondrial dysfunction and oxidative stress in neurodegenerative diseases. Nature, 2006, **443**: 787-795.

[25] Oddo S, Caccamo A, Shepherd J D, et al. Triple-transgenic model of Alzheimer's disease with plaques and tangles intracellular Aβ and synaptic dysfunction. Neuron, 2003, **39**: 409-421.

[26] Anandatheerthavarada H K, Biswas G, Robin M A, et al. Mitochondrial targeting and a novel transmembrane arrest of Alzheimer's amyloid precursor protein impairs mitochondrial function in neuronal cells. Journal of Cell Biology, 2003, **161**: 41.

[27] Lustbader J W, Cirilli M, Lin C, et al. ABAD directly links A {beta} to mitochondrial toxicity in Alzheimer's disease. Science, 2004, **304**: 448.

[28] Parks J K, Smith T S, Trimmer P A, et al. Neurotoxic Aβ peptides increase oxidative stress in vivo through NMDA - receptor and nitric - oxide - synthase mechanisms, and inhibit complex IV activity and induce a mitochondrial permeability transition in vitro. Journal of neurochemistry, 2001, **76**: 1050-1056.

[29] Bezprozvanny I, Mattson M P. Neuronal calcium mishandling and the pathogenesis of Alzheimer's disease. Trends Neurosci, 2008, **31**: 454-463.

[30] Kang-Decker N, Cao S, Chatterjee S, et al. Nitric oxide promotes endothelial cell survival signaling through S-nitrosylation and activation of dynamin-2. J Cell Sci, 2007, **120**: 492-501.

[31] Moon S, Cho S, Kim H. Organization and evolution of mitochondrial gene clusters in human. Genomics, 2008, **92**: 85-93.

[32] Youle R J, Karbowski M. Mitochondrial fission in apoptosis. Nat Rev Mol Cell Biol, 2005, **6**: 657-663.

[33] Barsoum M J, Yuan H, Gerencser A A, et al. Nitric oxide-induced mitochondrial fission is regulated by dynamin-related GTPases in neurons. Embo J, 2006, **25**: 3900-3911.

[34] Baloyannis S J. Mitochondrial alterations in Alzheimer's disease. J Alzheimers Dis, 2006, **9**: 119-126.

[35] Sheehan J P, Swerdlow R H, Miller S W, et al. Calcium homeostasis and reactive oxygen species production in cells transformed by mitochondria from individuals with sporadic Alzheimer's disease. J Neurosci, 1997, **17**: 4612-4622.

[36] Selkoe D J. Alzheimer's disease is a synaptic failure. J. Immunol, 2001, **166**: 4278.

[37] Pigino G, Morfini G, Pelsman A, et al. Alzheimer's presenilin 1 mutations impair kinesin-based axonal transport. J Neurosci, 2003, **23**: 4499-4508.

[38] Moreira P I, Siedlak S L, Wang X, et al. Autophagocytosis of mitochondria is prominent in Alzheimer disease. Journal of Neuropathology & Experimental Neurology, 2007, **66**: 525.

[39] Moreira P I, Zhu X, Wang X, et al. Mitochondria: a therapeutic target in neurodegeneration. Biochimica et Biophysica Acta (BBA) -Molecular Basis of Disease, 2010, **1802**: 212-220.

[40] Liu J, Ames B N. Reducing mitochondrial decay with mitochondrial nutrients to delay and treat cognitive dysfunction, Alzheimer's disease, and Parkinson's disease. Nutr Neurosci, 2005, **8**: 67-89.

[41] Aliev G, Liu J, Shenk J C, et al. Neuronal mitochondrial amelioration by feeding acetyl-L-carnitine and lipoic acid to aged rats. Journal of Cellular and Molecular Medicine, 2009, **13**: 320-333.

[42] Shenk J C, Liu J, Fischbach K, et al. The effect of acetyl-L-carnitine and R-α-lipoic acid treatment in ApoE4 mouse as a model of human Alzheimer's disease. J Neurol Sci, 2009, **283**: 199-206.

[43] Hager K, Kenklies M, McAfoose J, et al. α-Lipoic acid as a new treatment option for Alzheimer' s disease—a 48 months follow-up analysis. J Neural Transm Suppl, 2007, **72**: 189-193.

[44] Bianchetti A, Rozzini R, Trabucchi M. Effects of acetyl-L-carnitine in Alzheimer's disease patients unresponsive to acetylcholinesterase inhibitors. Current Medical Research and Opinion, 2003, **19**: 350-353.

[45] Wharton W, Gleason C E, Lorenze K R, et al. Potential role of estrogen in the pathobiology and prevention of Alzheimer's disease. Am J Transl Res, 2009, **1**: 131-147.

[46] Nilsen J, Brinton R D. Mitochondria as therapeutic targets of estrogen action in the central nervous system. Curr Drug Targets CNS Neurol Disord, 2004, **3**: 297-313.

[47] Bachurin S O, Shevtsova E P, Kireeva E G, et al. Mitochondria as a target for neurotoxins and neuroprotective agents. Ann N Y Acad Sci, 2003, **993**: 334-344; discussion 345-339.

[48] Siler-Marsiglio K I, Pan Q, Paiva M, et al. Mitochondrially targeted vitamin E and vitamin E mitigate ethanol-mediated effects on cerebellar granule cell antioxidant defense systems. Brain Res, 2005, **1052**: 202-211.

[49] Liu J, Shen W, Zhao B, et al. Targeting mitochondrial biogenesis for preventing and treating insulin resistance in diabetes and obesity: Hope from natural mitochondrial nutrients. Advanced Drug Delivery Reviews, 2009, **61**: 1343-1352.

[50] Li J Y, Englund E, Holton J L, et al. Lewy bodies in grafted neurons in subjects with Parkinson's disease suggest host-to-graft disease propagation. Nat Med, 2008, **14**: 501-503.

[51] Kordower J H, Chu Y, Hauser R A, et al. Lewy body-like pathology in long-term embryonic nigral transplants in Parkinson's disease. Nat Med, 2008, **14**: 507-506.

[52] Mendez I, Vinuela A, Astradsson A, et al. Dopamine neurons implanted into people with Parkinson's disease survive without pathology for 14 years. Nat Med, 2008, **14**: 507-509.

[53] Lang A E, Lozano A M. Parkinson's disease. First of two parts. N Engl J Med, 1998, **339**: 1044-1053.

[54] Tanner C M, Langston J W. Do environmental toxins cause Parkinson's disease? A critical review. Neurology, 1990, **40** (suppl): 17-30; discussion 30-11.

[55] Wood N W. Genetic risk factors in Parkinson's disease. Ann Neurol, 1998, **44**: S58-62.

[56] Polymeropoulos M H, Lavedan C, Leroy E, et al. Mutation in the alpha-synuclein gene identified in families with Parkinson's disease. Science, 1997, **276**: 2045-2047.

[57] Polymeropoulos M H. Autosomal dominant Parkinson's disease and alpha-synuclein. Ann Neurol, 1998, **44**: S63-64.

[58] Chandra S, Gallardo G, Fernandez-Chacon R, et al. Alpha-synuclein cooperates with CSPalpha in preventing neurodegeneration. Cell, 2005, **123**: 383-396.

[59] Wittmann C W, Wszolek M F, Shulman J M, et al. Tauopathy in Drosophila: neurodegeneration without neurofibrillary tangles. Science, 2001, **293**: 711-714.

[60] Moore D J, West A B, Dawson V L, et al. Molecular pathophysiology of Parkinson's disease. Annu Rev Neurosci, 2005, **28**: 57-87.

[61] Cookson M R. The biochemistry of Parkinson's disease. Annu Rev Biochem, 2005, **74**: 29-52.

[62] Clements C M, McNally R S, Conti B J, et al. DJ-1, a cancer- and Parkinson's disease-associated protein, stabilizes the antioxidant transcriptional master regulator Nrf2. Proc Natl Acad Sci U S A, 2006, **103**: 15091-15096.

[63] Clark I E, Dodson M W, Jiang C, et al. Drosophila pink1 is required for mitochondrial function and interacts genetically with parkin. Nature, 2006, **441**: 1162-1166.

[64] Park J, Lee S B, Lee S, et al. Mitochondrial dysfunction in Drosophila PINK1 mutants is complemented by parkin. Nature, 2006, **441**: 1157-1161.

[65] Outeiro T F, Marques O, Kazantsev A. Therapeutic role of sirtuins in neurodegenerative disease. Biochim Biophys Acta, 2008, **1782** (6): 363-369.

[66] Okawara M, Katsuki H, Kurimoto E, et al. Resveratrol protects dopaminergic neurons in midbrain slice culture from multiple insults. Biochem Pharmacol, 2007, **73**: 550-560.

[67] Olanow C W, Tatton W G. Etiology and pathogenesis of Parkinson's disease. Annu Rev Neurosci, 1999, **22**: 123-144.

[68] Schapira A H, Cooper J M, Dexter D, et al. Mitochondrial complex I deficiency in Parkinson's disease. J Neurochem, 1990, **54**: 823-827.

[69] DiMauro S, Simonetti S, Chen X, et al. Mitochondrial dysfunction as a mechanism of CNS injury. Res Publ Assoc Res Nerv Ment Dis, 1993, **71**: 67-79.

[70] Swerdlow R H, Parks J K, Miller S W, et al. Origin and functional consequences of the complex I defect in Parkinson's disease. Ann Neurol, 1996, **40**: 663-671.

[71] Scotcher K P, Irwin I, DeLanney L E, et al. Effects of 1-methyl-4-phenyl-1, 2, 3, 6-tetrahydropyridine and 1-methyl-4-phenylpyridinium ion on ATP levels of mouse brain synaptosomes. J Neurochem, 1990, **54**: 1295-1301.

[72] Davey G P, Clark J B. Threshold effects and control of oxidative phosphorylation in nonsynaptic rat brain mitochondria. J Neurochem, 1996, **66**: 1617-1624.

[73] Mizuno Y, Matuda S, Yoshino H, et al. An immunohistochemical study on alpha-ketoglutarate dehydrogenase complex in Parkinson's disease. Ann Neurol, 1994, **35**: 204-210.

[74] Brunet A, Sweeney L B, Sturgill J F, et al. Stress-dependent regulation of FoxO transcription factors by the SIRT1 deacetylase. Science, 2004, **303**: 2011-2015.

[75] Glinka Y, Tipton K F, Youdim M B. Mechanism of inhibition of mitochondrial respiratory complex I by 6-hydroxydopamine and its prevention by desferrioxamine. Eur J Pharmacol, 1998, **351**: 121-129.

[76] Nordberg J, Arner E S. Reactive oxygen species, antioxidants, and the mammalian thioredoxin system. Free Radic Biol Med, 2001, **31**: 1287-1312.

[77] McNaught K S, Perl D P, Brownell A L, et al. Systemic exposure to proteasome inhibitors causes a progressive model of Parkinson's disease. Ann Neurol, 2004, **56**: 149-162.

[78] Giasson B I, Lee V M. Are ubiquitination pathways central to Parkinson's disease? Cell, 2003, **114**: 1-8.

[79] Matsumine H. A loss-of-function mechanism of nigral neuron death without Lewy body formation: autosomal recessive juvenile parkinsonism (AR-JP). J Neurol, 1998, **245**: P10-14.

[80] Mattson M P, Shea T B. Folate and homocysteine metabolism in neural plasticity and neurodegenerative disorders. Trends Neurosci, 2003, **26**: 137-146.

[81] Duan W, Ladenheim B, Cutler R G, et al. Dietary folate deficiency and elevated homocysteine levels endanger dopaminergic neurons in models of Parkinson's disease. J Neurochem, 2002, **80**: 101-110.

[82] Ho P I, Ortiz D, Rogers E, et al. Multiple aspects of homocysteine neurotoxicity: glutamate excitotoxicity, kinase hyperactivation and DNA damage. J Neurosci Res, 2002, **70**: 694-702.

[83] Martignoni E, Tassorelli C, Nappi G, et al. Homocysteine and Parkinson's disease: a dangerous liaison? J Neurol Sci, 2007, **257**: 31-37.

[84] Stone E M. Macular degeneration. Annu Rev Med, 2007, **58**: 477-490.

[85] Friedman D S, O'Colmain B J, Munoz B, et al. Prevalence of age-related macular degeneration in the United States. Arch Ophthalmol, 2004, **122**: 564-572.

[86] Klein R, Wang Q, Klein B E, et al. The relationship of age-related maculopathy, cataract, and glaucoma to visual acuity. Invest Ophthalmol Vis Sci, 1995, **36**: 182-191.

[87] Sommer A, Tielsch J M, Katz J, et al. Racial differences in the cause-specific prevalence of blindness in east

Baltimore. N Engl J Med, 1991, **325**: 1412-1417.

[88] Klaver C C, Wolfs R C, Vingerling J R, et al. Age-specific prevalence and causes of blindness and visual impairment in an older population: the Rotterdam Study. Arch Ophthalmol, 1998, **116**: 653-658.

[89] Munoz B, West S K, Rubin G S, et al. Causes of blindness and visual impairment in a population of older Americans: the salisbury eye evaluation study. Arch Ophthalmol, 2000, **118**: 819-825.

[90] Weih L M, Van Newkirk M R, McCarty C A, et al. Age-specific causes of bilateral visual impairment. Arch Ophthalmol, 2000, **118**: 264-269.

[91] Klein R, Klein B E, Linton K L. Prevalence of age-related maculopathy. The Beaver Dam Eye Study. Ophthalmology, 1992, **99**: 933-943.

[92] U. S. Census Bureau. Interim Projections by Age, Sex, Race and Hispanic Origin. Washington, DC: U. S. Census Bureau, 2004.

[93] Korte G E, Reppucci V, Henkind P. RPE destruction causes choriocapillary atrophy. Invest Ophthalmol Vis Sci, 1984, **25**: 1135-1145.

[94] Novack G D. Pharmacotherapy for the treatment of choroidal neovascularization due to age-related macular degeneration. Annu Rev Pharmacol Toxicol, 2008, **48**: 61-78.

[95] Ferris F L, 3rd, Fine S L, Hyman L. Age-related macular degeneration and blindness due to neovascular maculopathy. Arch Ophthalmol, 1984, **102**: 1640-1642.

[96] Hazel C A, Petre K L, Armstrong R A, et al. Visual function and subjective quality of life compared in subjects with acquired macular disease. Invest Ophthalmol Vis Sci, 2000, **41**: 1309-1315.

[97] Winkler B S, Boulton M E, Gottsch J D, et al. Oxidative damage and age-related macular degeneration. Mol Vis, 1999, **5**: 32.

[98] Dunaief J L, Dentchev T, Ying G S, et al. The role of apoptosis in age-related macular degeneration. Arch Ophthalmol, 2002, **120**: 1435-1442.

[99] Chong N H, Keonin J, Luthert P J, et al. Decreased thickness and integrity of the macular elastic layer of Bruch's membrane correspond to the distribution of lesions associated with age-related macular degeneration. Am J Pathol, 2005, **166**: 241-251.

[100] Cai J, Nelson K C, Wu M, et al. Oxidative damage and protection of the RPE. Prog Retin Eye Res, 2000, **19**: 205-221.

[101] Radu R A, Han Y, Bui T V, et al. Reductions in serum vitamin A arrest accumulation of toxic retinal fluorophores: a potential therapy for treatment of lipofuscin-based retinal diseases. Invest Ophthalmol Vis Sci, 2005, **46**: 4393-4401.

[102] Curcio C A, Millican C L, Bailey T, et al. Accumulation of cholesterol with age in human Bruch's membrane. Invest Ophthalmol Vis Sci, 2001, **42**: 265-274.

[103] Moore D J, Hussain A A, Marshall J. Age-related variation in the hydraulic conductivity of Bruch's membrane. Invest Ophthalmol Vis Sci, 1995, **36**: 1290-1297.

[104] Guo L, Hussain A A, Limb G A, et al. Age-dependent variation in metalloproteinase activity of isolated human Bruch's membrane and choroid. Invest Ophthalmol Vis Sci, 1999, **40**: 2676-2682.

[105] Adamis A P, Shima D T, Yeo K T, et al. Synthesis and secretion of vascular permeability factor/vascular endothelial growth factor by human retinal pigment epithelial cells. Biochem Biophys Res Commun, 1993, **193**: 631-638.

[106] Ohno-Matsui K, Morita I, Tombran-Tink J, et al. Novel mechanism for age-related macular degeneration: an equilibrium shift between the angiogenesis factors VEGF and PEDF. J Cell Physiol, 2001, **189**: 323-333.

[107] Doyne R W. Peculiar condition of choroiditis occurring in several members of the same family. Trans. Ophthalmol. Soc, 1899, **19**: 71-74.

[108] Gass J D. Drusen and disciform macular detachment and degeneration. Arch Ophthalmol, 1973, **90**: 206-217.

[109] Seddon J M, Cote J, Page W F, et al. The US twin study of age-related macular degeneration: relative roles of

genetic and environmental influences. Arch Ophthalmol，2005，**123**：321-327.

[110] Hammond C J，Webster A R，Snieder H，et al. Genetic influence on early age-related maculopathy：a twin study. Ophthalmology，2002，**109**：730-736.

[111] Heiba I M，Elston R C，Klein B E，et al. Sibling correlations and segregation analysis of age-related maculopathy：the Beaver Dam Eye Study. Genet Epidemiol，1994，**11**：51-67.

[112] Haines J L，Hauser M A，Schmidt S，et al. Complement factor H variant increases the risk of age-related macular degeneration. Science，2005，**308**：419-421.

[113] Edwards A O，Ritter R 3rd，Abel K J，et al. Complement factor H polymorphism and age-related macular degeneration. Science，2005，**308**：421-424.

[114] Zareparsi S，Buraczynska M，Branham K E，et al. Toll-like receptor 4 variant D299G is associated with susceptibility to age-related macular degeneration. Hum Mol Genet，2005，**14**：1449-1455.

[115] Rivera A，Fisher S A，Fritsche L G，et al. Hypothetical LOC387715 is a second major susceptibility gene for age-related macular degeneration，contributing independently of complement factor H to disease risk. Hum Mol Genet，2005，**14**：3227-3236.

[116] Heon E，Piguet B，Munier F，et al. Linkage of autosomal dominant radial drusen（malattia leventinese）to chromosome 2p16-21. Arch Ophthalmol，1996，**114**：193-198.

[117] Thornton J，Edwards R，Mitchell P，et al. Smoking and age-related macular degeneration：a review of association. Eye，2005，**19**：935-944.

[118] Vingerling J R，Hofman A，Grobbee D E，et al. Age-related macular degeneration and smoking. The Rotterdam Study. Arch Ophthalmol，1996，**114**：1193-1196.

[119] Khan J C，Thurlby D A，Shahid H，et al. Smoking and age related macular degeneration：the number of pack years of cigarette smoking is a major determinant of risk for both geographic atrophy and choroidal neovascularisation. Br J Ophthalmol，2006，**90**：75-80.

[120] Evans J R，Fletcher A E，Wormald R P. 28，000 Cases of age related macular degeneration causing visual loss in people aged 75 years and above in the United Kingdom may be attributable to smoking. Br J Ophthalmol，2005，**89**：550-553.

[121] Lagrue G，Branellec A，Lebargy F. Toxicology of tobacco. Rev Prat，1993，**43**：1203-1207.

[122] Ambalavanan N，Carlo W F，Bulger A，et al. Effect of cigarette smoke extract on neonatal porcine vascular smooth muscle cells. Toxicol Appl Pharmacol，2001，**170**：130-136.

[123] Yang Q，Hergenhahn M，Weninger A，et al. Cigarette smoke induces direct DNA damage in the human B-lymphoid cell line Raji. Carcinogenesis，1999，**20**：1769-1775.

[124] Nguyen E，Picklo M J. Inhibition of succinic semialdehyde dehydrogenase activity by alkenal products of lipid peroxidation. Biochimica et Biophysica Acta（BBA）-Molecular Basis of Disease，2003，**1637**：107-112.

[125] Liu Y，Tai H H. Inactivation of pulmonary NAD+-dependent 15-hydroxyprostaglandin dehydrogenase by acrolein. Biochem Pharmacol，1985，**34**：4275-4278.

[126] Luo J，Shi R. Acrolein induces oxidative stress in brain mitochondria. Neurochem Int，2005，**46**：243-252.

[127] Sun L，Luo C，Long J，et al. Acrolein is a mitochondrial toxin：effects on respiratory function and enzyme activities in isolated rat liver mitochondria. Mitochondrion，2006，**6**：136-142.

[128] Jia L，Liu Z，Sun L，et al. Acrolein，a toxicant in cigarette smoke，causes oxidative damage and mitochondrial dysfunction in RPE cells：protection by（R）-α-lipoic acid. Investigative Ophthalmology & Visual Science，2007，**48**：339-348.

[129] Liu Z，Sun L，Zhu L，et al. Hydroxytyrosol protects retinal pigment epithelial cells from acrolein-induced oxidative stress and mitochondrial dysfunction. J Neurochem，2007，**103**（6）：2690-2700.

[130] Li X，Liu Z，Luo C，et al. Lipoamide protects retinal pigment epithelial cells from oxidative stress and mitochondrial dysfunction. Free Radic Biol Med，2008，**44**：1465-1474.

[131] Luo J，Shi R. Acrolein induces axolemmal disruption，oxidative stress，and mitochondrial impairment in spinal

cord tissue. Neurochem Int, 2004, **44**: 475-486.

[132] Esterbauer H, Schaur R J, Zollner H. Chemistry and biochemistry of 4-hydroxynonenal, malonaldehyde and related aldehydes. Free Radic Biol Med, 1991, **11**: 81-128.

[133] Kelley D E, He J, Menshikova E V, et al. Dysfunction of mitochondria in human skeletal muscle in type 2 diabetes. Diabetes, 2002, **51**: 2944-2950.

[134] Mootha V K, Handschin C, Arlow D, et al. Erralpha and Gabpa/b specify PGC-1alpha-dependent oxidative phosphorylation gene expression that is altered in diabetic muscle. Proc Natl Acad Sci U S A, 2004, **101**: 6570-6575.

[135] Hagen T M, Liu J, Lykkesfeldt J, et al. Feeding acetyl-L-carnitine and lipoic acid to old rats significantly improves metabolic function while decreasing oxidative stress. Proceedings of the National Academy of Sciences, 2002, **99**: 1870.

[136] Harman D. Aging: a theory based on free radical and radiation chemistry. J Gerontol, 1956, **11**: 298-300.

[137] Harman D. The aging process. Proc. Natl. Acad. Sci. USA, 1981, **78**: 7124-7128.

[138] Beckman K B, Ames B N. The free radical theory of aging matures. Physiol Rev, 1998, **78**: 547-581.

[139] Hao J, Shen W, Tian C, et al. Mitochondrial nutrients improve immune dysfunction in the type 2 diabetic Goto - Kakizaki rats. Journal of Cellular and Molecular Medicine, 2009, **13**: 701-711.

[140] Goldstein B J, Mahadev K, Wu X. Redox paradox: insulin action is facilitated by insulin-stimulated reactive oxygen species with multiple potential signaling targets. Diabetes, 2005, **54**: 311-321.

[141] McClung J P, Roneker C A, Mu W, et al. Development of insulin resistance and obesity in mice overexpressing cellular glutathione peroxidase. Proc Natl Acad Sci U S A, 2004, **101**: 8852-8857.

[142] Schulz T J, Zarse K, Voigt A, et al. Glucose restriction extends Caenorhabditis elegans life span by inducing mitochondrial respiration and increasing oxidative stress. Cell Metab, 2007, **6**: 280-293.

[143] Gomez-Cabrera M C, Domenech E, Romagnoli M, et al. Oral administration of vitamin C decreases muscle mitochondrial biogenesis and hampers training-induced adaptations in endurance performance. Am J Clin Nutr, 2008, **87**: 142-149.

[144] Houstis N, Rosen E D, Lander E S. Reactive oxygen species have a causal role in multiple forms of insulin resistance. Nature, 2006, **440**: 944-948.

[145] Halliwell B, Gutteridge J M C. Free Radicals in Biology and Medicine. 3rd ed. New York: Oxford University Press, Inc. , 1999.

[146] Nisoli E, Clementi E, Paolucci C, et al. Mitochondrial biogenesis in mammals: the role of endogenous nitric oxide. Science, 2003, **299**: 896-899.

[147] Liu J, Mori A. Stress, aging, and brain oxidative damage. Neurochem Res, 1999, **24**: 1479-1497.

[148] Schriner S E, Linford N J, Martin G M, et al. Extension of Murine Lifespan by Overexpression of Catalase Targeted to Mitochondria. Science, 2005, **308** (5730): 1909-1911.

[149] Liang P, Hughes V, Fukagawa N K. Increased prevalence of mitochondrial DNA deletions in skeletal muscle of older individuals with impaired glucose tolerance: possible marker of glycemic stress. Diabetes, 1997, **46**: 920-923.

[150] Fukagawa N K, Li M, Liang P, et al. Aging and high concentrations of glucose potentiate injury to mitochondrial DNA. Free Radic Biol Med, 1999, **27**: 1437-1443.

[151] Reznick R M, Shulman G I. The role of AMP-activated protein kinase in mitochondrial biogenesis. J Physiol, 2006, **574**: 33-39.

[152] Leary S C, Shoubridge E A. Mitochondrial biogenesis: which part of "NO" do we understand? Bioessays, 2003, **25**: 538-541.

[153] Ruan H, Tang X D, Chen M L, et al. High-quality life extension by the enzyme peptide methionine sulfoxide reductase. Proc Natl Acad Sci U S A, 2002, **99**: 2748-2753.

[154] Liu J. The Effects and Mechanisms of Mitochondrial Nutrient alpha-Lipoic Acid on Improving Age-Associated

Mitochondrial and Cognitive Dysfunction：An Overview. Neurochem Res，2008，**33**：194-203.

[155] Detmer S A，Chan D C. Functions and dysfunctions of mitochondrial dynamics. Nat Rev Mol Cell Biol，2007，**8**：870-879.

[156] Anderson S，Bankier A，Barrell B G，et al. Sequence and organization of the human mitochondrial genome. Nature，1981，**290**（5806）：457-465.

[157] Chen H，Detmer S A，Ewald A J，et al. Mitofusins Mfn1 and Mfn2 coordinately regulate mitochondrial fusion and are essential for embryonic development. J Cell Biol，2003，**160**：189-200.

[158] Hood D A，Irrcher I，Ljubicic V，et al. Coordination of metabolic plasticity in skeletal muscle. J Exp Biol，2006，**209**：2265-2275.

[159] Ritov V B，Menshikova E V，He J，et al. Deficiency of subsarcolemmal mitochondria in obesity and type 2 diabetes. Diabetes，2005，**54**：8-14.

[160] McCarty M F. Chronic activation of AMP-activated kinase as a strategy for slowing aging. Med Hypotheses，2004，**63**：334-339.

[161] Kadowaki T，Yamauchi T. Adiponectin and adiponectin receptors. Endocr Rev，2005，**26**：439-451.

[162] Wu Z，Puigserver P，Andersson U，et al. Mechanisms controlling mitochondrial biogenesis and respiration through the thermogenic coactivator PGC-1. Cell，1999，**98**：115-124.

[163] Semple R K，Crowley V C，Sewter C P，et al. Expression of the thermogenic nuclear hormone receptor coactivator PGC-1alpha is reduced in the adipose tissue of morbidly obese subjects. Int J Obes Relat Metab Disord，2004，**28**：176-179.

[164] Roden M. Muscle triglycerides and mitochondrial function：possible mechanisms for the development of type 2 diabetes. Int J Obes（Lond），2005，**29**（**Suppl 2**）：S111-115.

[165] Hoeks J，Hesselink M K，Russell A P，et al. Peroxisome proliferator-activated receptor-gamma coactivator-1 and insulin resistance：acute effect of fatty acids. Diabetologia，2006，**49**：2419-2426.

[166] Lowell B B，Shulman G I. Mitochondrial dysfunction and type 2 diabetes. Science，2005，**307**：384-387.

[167] Beckman K B，Saljoughi S，Mashiyama S T，et al. A simpler，more robust method for the analysis of 8-oxoguanine in DNA. Free Radic Biol Med，2000，**29**：357-367.

[168] Russell A P. PGC-1alpha and exercise：important partners in combating insulin resistance. Curr Diabetes Rev，2005，**1**：175-181.

[169] Benton C R，Wright D C，Bonen A. PGC-1alpha-mediated regulation of gene expression and metabolism：implications for nutrition and exercise prescriptions. Appl Physiol Nutr Metab，2008，**33**：843-862.

[170] Earnest C P. Exercise interval training：an improved stimulus for improving the physiology of pre-diabetes. Med Hypotheses，2008，**71**：752-761.

[171] Wilson-Fritch L，Nicoloro S，Chouinard M，et al. Mitochondrial remodeling in adipose tissue associated with obesity and treatment with rosiglitazone. J Clin Invest，2004，**114**：1281-1289.

[172] Bogacka I，Xie H，Bray G A，et al. Pioglitazone induces mitochondrial biogenesis in human subcutaneous adipose tissue in vivo. Diabetes，2005，**54**：1392-1399.

[173] Lameloise N，Muzzin P，Prentki M，et al. Uncoupling protein 2：a possible link between fatty acid excess and impaired glucose-induced insulin secretion? Diabetes，2001，**50**：803-809.

[174] Kohn A D，Summers S A，Birnbaum M J，et al. Expression of a constitutively active Akt Ser/Thr kinase in 3T3-L1 adipocytes stimulates glucose uptake and glucose transporter 4 translocation. J Biol Chem，1996，**271**：31372-31378.

[175] Piantadosi C A，Carraway M S，Babiker A，et al. Heme oxygenase-1 regulates cardiac mitochondrial biogenesis via Nrf2-mediated transcriptional control of nuclear respiratory factor-1. Circ Res，2008，**103**：1232-1240.

[176] Canto C，Gerhart-Hines Z，Feige J N，et al. AMPK regulates energy expenditure by modulating NAD+ metabolism and SIRT1 activity. Nature，2009，**458**：1056-1060.

[177] Wallace D C. A mitochondrial paradigm of metabolic and degenerative diseases，aging，and cancer：a dawn for

evolutionary medicine. Annual Review of Genetics，2005，**39**：359.

[178] Arbustini E，Diegoli M，Fasani R，et al. Mitochondrial DNA mutations and mitochondrial abnormalities in dilated cardiomyopathy. Am J Pathol，1998，**153**：1501-1510.

[179] Marin-Garcia J，Goldenthal M J. Mitochondrial cardiomyopathy：molecular and biochemical analysis. Pediatr Cardiol，1997，**18**：251-260.

[180] Casali C，d'Amati G，Bernucci P，et al. Maternally inherited cardiomyopathy：clinical and molecular characterization of a large kindred harboring the A4300G point mutation in mitochondrial deoxyribonucleic acid. J Am Coll Cardiol，1999，**33**：1584-1589.

[181] Marin-Garcia J，Ananthakrishnan R，Goldenthal M J，et al. Mitochondrial dysfunction in skeletal muscle of children with cardiomyopathy. Pediatrics，1999，**103**：456-459.

[182] Ozawa T，Katsumata K，Hayakawa M，et al. Genotype and phenotype of severe mitochondrial cardiomyopathy：a recipient of heart transplantation and the genetic control. Biochem Biophys Res Commun，1995，**207**：613-620.

[183] Andreassi M G. Coronary atherosclerosis and somatic mutations：an overview of the contributive factors for oxidative DNA damage. Mutat Res，2003，**543**：67-86.

[184] Delsite R，Kachhap S，Anbazhagan R，et al. Nuclear genes involved in mitochondria-to-nucleus communication in breast cancer cells. Mol Cancer，2002，**1**：6.

[185] Corral-Debrinski M，Stepien G，Shoffner J M，et al. Hypoxemia is associated with mitochondrial DNA damage and gene induction. Implications for cardiac disease. JAMA，1991，**266**：1812-1816.

[186] Botto N，Berti S，Manfredi S，et al. Detection of mtDNA with 4977 bp deletion in blood cells and atherosclerotic lesions of patients with coronary artery disease. Mutat Res，2005，**570**：81-88.

[187] Watson B，Khan M A，Desmond R A，et al. Mitochondrial DNA mutations in black Americans with hypertension-associated end-stage renal disease. American Journal of Kidney Diseases，2001，**38**：529-536.

[188] 刘玲玲，谭端军，徐斌，等. 原发性高血压遗传机制研究：全线粒体基因变异扫描分析. 中国临床康复，2004，**8**：2271-2273.

[189] 朱海燕，王士雯，刘丽，等. 环境因素及线粒体基因突变在原发性高血压发病机制中的协同作用. 临床心血管病杂志，2009，**25**：109-111.

[190] Duchen M R. Mitochondria in health and disease：perspectives on a new mitochondrial biology. Mol Aspects Med，2004，**25**：365-451.

[191] Ryan F P. An alternative approach to medical genetics based on modern evolutionary biology. Part 1：mutation and symbiogenesis. J R Soc Med，2009，**102**：272-277.

[192] Ralph S J，Neuzil J. Mitochondria as targets for cancer therapy. Mol Nutr Food Res，2009，**53**：9-28.

[193] Kummoona R. Ultrastructural studies of jaw lymphomas and apoptosis. Ultrastructural Pathology，2007，**31**：393-400.

[194] Newman R A，Kondo Y，Yokoyama T，et al. Autophagic cell death of human pancreatic tumor cells mediated by oleandrin，a lipid-soluble cardiac glycoside. Integrative Cancer Therapies，2007，**6**：354-364.

[195] Xu R H，Pelicano H，Zhou Y，et al. Inhibition of glycolysis in cancer cells：A novel strategy to overcome drug resistance associated with mitochondrial respiratory defect and hypoxia. Cancer Research，2005，**65**：613-621.

[196] Gilkerson R W，Margineantu D H，Capaldi R A，et al. Mitochondrial DNA depletion causes morphological changes in the mitochondrial reticulum of cultured human cells. Febs Letters，2000，**474**：1-4.

[197] Poetsch M，Petersmann A，Lignitz E，et al. Relationship between mitochondrial DNA instability，mitochondrial DNA large deletions，and nuclear microsatellite instability in head and neck squamous cell carcinomas. Diagnostic Molecular Pathology，2004，**13**：26-32.

[198] Fliss M S，Usadel H，Cabellero O L，et al. Facile detection of mitochondrial DNA mutations in tumors and bodily fluids. Science，2000，**287**：2017-2019.

[199] Balaban R S，Nemoto S，Finkel T. Mitochondria，oxidants，and aging. Cell，2005，**120**：483-495.

[200] Chien K R, Karsenty G. Longevity and lineages: toward the integrative biology of degenerative diseases in heart, muscle, and bone. Cell, 2005, **120**: 533-544.

[201] Backer J M, Weinstein I B. Mitochondrial-dna is a major cellular target for a dihydrodiol-epoxide derivative of benzo [a] pyrene. Science, 1980, **209**: 297-299.

[202] Kawanishi S, Hiraku Y, Oikawa S. Mechanism of guanine-specific DNA damage by oxidative stress and its role in carcinogenesis and aging. Mutat Res, 2001, **488**: 65-76.

[203] Carew J S, Zhou Y, Albitar M, et al. Mitochondrial DNA mutations in primary leukemia cells after chemotherapy: clinical significance and therapeutic implications. Leukemia, 2003, **17**: 1437-1447.

[204] Rossignol R, Faustin B, Rocher C, et al. Mitochondrial threshold effects. Biochem J, 2003, **370**: 751-762.

[205] Yu M, Zhou Y L, Shi Y R, et al. Reduced mitochondrial DNA copy number is correlated with tumor progression and prognosis in Chinese breast cancer patients. Iubmb Life, 2007, **59**: 450-457.

[206] Yin P H, Lee H C, Chau G Y, et al. Alteration of the copy number and deletion of mitochondrial DNA in human hepatocellular carcinoma. British Journal of Cancer, 2004, **90**: 2390-2396.

[207] Kim M M, Clinger J D, Masayesva B G, et al. Mitochondrial DNA quantity increases with histopathologic grade in premalignant and malignant head and neck lesions. Clinical Cancer Research, 2004, **10**: 8512-8515.

[208] Boultwood J, Fidler C, Mills K I, et al. Amplification of mitochondrial DNA in acute myeloid leukaemia. British Journal of Haematology, 1996, **95**: 426-431.

[209] Liang B C, Hays L. Mitochondrial DNA copy number changes in human gliomas. Cancer Letters, 1996, **105**: 167-173.

[210] Liang B C. Evidence for association of mitochondrial DNA sequence amplification and nuclear localization in human low-grade gliomas. Mutation Research-Fundamental and Molecular Mechanisms of Mutagenesis, 1996, **354**: 27-33.

[211] Reid R A. Can Migratory mitochondrial-DNA activate oncogenes. Trends in Biochemical Sciences, 1983, **8**: 190-191.

[212] Wang Y, Liu V W, Xue W C, et al. The increase of mitochondrial DNA content in endometrial adenocarcinoma cells: a quantitative study using laser-captured microdissected tissues. Gynecol Oncol, 2005, **98**: 104-110.

[213] Fang D-C, Fang L, Wang R-Q, et al. Nuclear and mitochondrial DNA microsatellite instability in hepatocellular carcinoma in Chinese. World J Gastroenterol, 2004, **10**: 371-375.

[214] Kumimoto H, Yamane Y, Nishimoto Y, et al. Frequent somatic mutations of mitochondrial DNA esophageal squamous cell carcinoma. International Journal of Cancer, 2004, **108**: 228-231.

[215] Kose K, Hiyama T, Tanaka S, et al. Somatic mutations of mitochondrial DNA in digestive tract cancers. J Gastroenterol Hepatol, 2005, **20**: 1679-1684.

[216] Maximo V, Lima J, Soares P, et al. Mitochondrial D-Loop instability in thyroid tumours is not a marker of malignancy. Mitochondrion, 2005, **5**: 333-340.

[217] Wang J, Silva J P, Gustafsson C M, et al. Increased in vivo apoptosis in cells lacking mitochondrial DNA gene expression. Proc Natl Acad Sci U S A, 2001, **98**: 4038-4043.

[218] Sharp M G F, Adams S M, Walker R A, et al. Differential expression of the mitochondrial gene cytochrome-oxidase ii in benign and malignant breast-tissue. Journal of Pathology, 1992, **168**: 163-168.

[219] Chester K A, Robson L, Begent R H J, et al. Insitu and slot hybridization analysis of rna in colorectal tumors and normal colon shows distinct distributions of mitochondrial sequences. Journal of Pathology, 1990, **162**: 309-315.

[220] Han C-B, Mao X-Y, Xin Y, et al. Quantitative analysis of tumor mitochondrial RNA using microarray. World J Gastroenterol, 2005, **11**: 36-40.

[221] Haugen D R F, Fluge O, Reigstad L J, et al. Increased expression of genes encoding mitochondrial proteins in papillary thyroid carcinomas. Thyroid, 2003, **13**: 613-620.

[222] Lu X, Walker T, Macmanus J P, et al. Differentiation of ht-29 human colonic adenocarcinoma cells correlates

with increased expression of mitochondrial rna - effects of trehalose on cell-growth and maturation. Cancer Research，1992，**52**：3718-3725.

［223］ Savre-Train I，Piatyszek M A，Shay J W. Transcription of deleted mitochondrial DNA in human colon adenocarcinoma cells. Human Molecular Genetics，1992，**1**：203-204.

［224］ Cavalli L R，Varella-Garcia M，Liang B C. Diminished tumorigenic phenotype after depletion of mitochondrial DNA. Cell Growth Differ，1997，**8**：1189-1198.

［225］ Ishikawa K，Takenaga K，Akimoto M，et al. ROS-generating mitochondrial DNA mutations can regulate tumor cell metastasis. Science，2008，**320**：661-664.

［226］ Bianchi N O，Bianchi M S，Richard S M. Mitochondrial genome instability in human cancers. Mutat Res，2001，**488**：9-23.

［227］ Shay J W，Baba T，Zhan Q M，et al. HeLaTG cells have mitochondrial DNA inserted into the c-myc oncogene. Oncogene，1991，**6**：1869-1874.

［228］ Schieke S M，Ma M，Cao L，et al. Mitochondrial metabolism modulates differentiation and teratoma formation capacity in mouse embryonic stem cells. J Biol Chem，2008，**283**：28506-28512.

［229］ Verma M，Kagan J，Sidransky D，et al. Opinion - Proteomic analysis of cancer-cell mitochondria. Nature Reviews Cancer，2003，**3**：789-795.

［230］ Herrmann P C，Gillespie J W，Charboneau L，et al. Mitochondrial proteome：Altered cytochrome c oxidase subunit levels in prostate cancer. Proteomics，2003，**3**：1801-1810.

［231］ Petros J A，Baumann A K，Ruiz-Pesini E，et al. mtDNA mutations increase tumorigenicity in prostate cancer. Proc Natl Acad Sci USA，2005，**102**：719-724.

［232］ 李兴，潘卫，邱峰，等. 双向电泳分析肝癌细胞线粒体的差异表达蛋白. 癌症，2005，**24**：1327-1331.

［233］ Isidoro A，Martinez M，Fernandez P L，et al. Alteration of the bioenergetic phenotype of mitochondria is a hallmark of breast，gastric，lung and oesophageal cancer. Biochemical Journal，2004，**378**：17-20.

［234］ Warburg O. Origin of cancer cells. Science，1956，**123**：309-314.

［235］ Gambhir S S. Molecular imaging of cancer with positron emission tomography. Nat Rev Cancer，2002，**2**：683-693.

［236］ Weinberg F，Chandel N S. Mitochondrial metabolism and cancer. Ann N Y Acad Sci 2009，**1177**：66-73.

［237］ 彭秋平，梁后杰. 糖酵解代谢在恶性肿瘤细胞中的特异性表型及其意义. 临床肿瘤学杂志，2009，**14**：470-473.

［238］ Simonnet H，Demont J，Pfeiffer K，et al. Mitochondrial complex I is deficient in renal oncocytomas. Carcinogenesis，2003，**24**：1461-1466.

［239］ Lopez-Rios F，Sanchez-Arago M，Garcia-Garcia E，et al. Loss of the mitochondrial bioenergetic capacity underlies the glucose avidity of carcinomas. Cancer Research，2007，**67**：9013-9017.

［240］ Wu M，Neilson A，Swift A L，et al. Multiparameter metabolic analysis reveals a close link between attenuated mitochondrial bioenergetic function and enhanced glycolysis dependency in human tumor cells. American Journal of Physiology-Cell Physiology，2007，**292**：C125-C136.

［241］ Gottlieb E，Tomlinson I P. Mitochondrial tumour suppressors：a genetic and biochemical update. Nat Rev Cancer，2005，**5**：857-866.

［242］ Sebastian S，Kenkare U W. Expression of two type II-like tumor hexokinase RNA transcripts in cancer cell lines. Tumour Biol，1998，**19**：253-260.

［243］ 赵迎超，伍钢. 己糖激酶与恶性肿瘤关系的研究进展. 肿瘤防治研究，2006，**33**（9）：496，596，696.

［244］ Pedersen P L. Warburg，me and hexokinase 2：multiple discoveries of key molecular events underlying one of cancers' most common phenotypes，the "Warburg Effect"，i. e.，elevated glycolysis in the presence of oxygen. Journal of Bioenergetics and Biomembranes，2007，**39**：211-222.

［245］ Sirover M A. New nuclear functions of the glycolytic protein，glyceraldehyde-3-phosphate dehydrogenase，in mammalian cells. Journal of Cellular Biochemistry，2005，**95**：45-52.

[246] Debatin K M, Poncet D, Kroemer G. Chemotherapy: targeting the mitochondrial cell death pathway. Oncogene, 2002, **21**: 8786-8803.

[247] Plas D R, Thompson C B. Akt-dependent transformation: there is more to growth than just surviving. Oncogene, 2005, **24**: 7435-7442.

[248] Blum R, Jacob-Hirsch J, Amariglio N, et al. Ras inhibition in glioblastoma down-regulates hypoxia-inducible factor-1alpha, causing glycolysis shutdown and cell death. Cancer Res, 2005, **65**: 999-1006.

[249] Bensaad K, Tsuruta A, Selak M A, et al. TIGAR, a p53-inducible regulator of glycolysis and apoptosis. Cell, 2006, **126**: 107-120.

[250] Matoba S, Kang J G, Patino W D, et al. p53 regulates mitochondrial respiration. Cardiovascular Drugs and Therapy, 2006, **20**: 415-415.

[251] Habano W, Sugai T, Nakamura S, et al. Reduced expression and loss of heterozygosity of the SDHD gene in colorectal and gastric cancer. Oncol Rep, 2003, **10**: 1375-1380.

[252] Selak M A, Armour S M, MacKenzie E D, et al. Succinate links TCA cycle dysfunction to oncogenesis by inhibiting HIF-alpha prolyl hydroxylase. Cancer Cell, 2005, **7**: 77-85.

[253] Kim J W, Tchernyshyov I, Semenza G L, et al. HIF-1-mediated expression of pyruvate dehydrogenase kinase: A metabolic switch required for cellular adaptation to hypoxia. Cell Metabolism, 2006, **3**: 177-185.

[254] Hagg M, Wennstrom S. Activation of hypoxia-induced transcription in normoxia. Experimental Cell Research, 2005, **306**: 180-191.

[255] 李瑶琛，孔令洪，王一理，等. 磷酸化、乙酰化修饰对 p53 功能的影响. 中华病理学杂志，2002，**6**：551-553.

[256] Kruse J P, Gu W. p53 aerobics: the major tumor suppressor fuels your workout. Cell Metab, 2006, **4**: 1-3.

[257] Fulda S, Debatin K M. Extrinsic versus intrinsic apoptosis pathways in anticancer chemotherapy. Oncogene, 2006, **25**: 4798-4811.

[258] Don A S, Hogg P J. Mitochondria as cancer drug targets. Trends Mol Med, 2004, **10**: 372-378.

[259] Abou-Sleiman P M, Muqit M M, Wood N W. Expanding insights of mitochondrial dysfunction in Parkinson's disease. Nat Rev Neurosci, 2006, **7**: 207-219.

[260] Maaser K, Grabowski P, Oezdem Y, et al. Up-regulation of the peripheral benzodiazepine receptor during human colorectal carcinogenesis and tumor spread. Clin Cancer Res, 2005, **11**: 1751-1756.

[261] Robey R B, Hay N. Mitochondrial hexokinases, novel mediators of the antiapoptotic effects of growth factors and Akt. Oncogene, 2006, **25**: 4683-4696.

[262] Yasuda S, Arii S, Mori A, et al. Hexokinase II and VEGF expression in liver tumors: correlation with hypoxia-inducible factor 1 alpha and its significance. J Hepatol, 2004, **40**: 117-123.

[263] Meffert G, Gellerich F N, Margreiter R, et al. Elevated creatine kinase activity in primary hepatocellular carcinoma. BMC Gastroenterol, 2005, **5**: 9.

[264] Schubert A, Grimm S. Cyclophilin D, a component of the permeability transition-pore, is an apoptosis repressor. Cancer Res, 2004, **64**: 85-93.

[265] Shimizu S, Ide T, Yanagida T, et al. Electrophysiological study of a novel large pore formed by Bax and the voltage-dependent anion channel that is permeable to cytochrome c. J Biol Chem, 2000, **275**: 12321-12325.

[266] Youle R J, Strasser A. The BCL-2 protein family: opposing activities that mediate cell death. Nat Rev Mol Cell Biol, 2008, **9**: 47-59.

[267] Shimura T, Toyoshima M, Adiga S K, et al. Suppression of replication fork progression in low-dose-specific p53-dependent S-phase DNA damage checkpoint. Oncogene, 2006, **25**: 5921-5932.

[268] Kim M, Park S Y, Pai H S, et al. Hypoxia inhibits tumor necrosis factor-related apoptosis-inducing ligand-induced apoptosis by blocking bax translocation. Cancer Research, 2004, **64**: 4078-4081.

[269] Mullauer L, Gruber P, Sebinger D, et al. Mutations in apoptosis genes: a pathogenetic factor for human disease. Mutation Research-Reviews in Mutation Research, 2001, **488**: 211-231.

[270] Kolb J-P, Kern C, Quiney C, et al. Re-establishment of a normal apoptotic process as a therapeutic approach

in B-CLL. Current Drug Targets - Cardiovascular & Haematological Disorders，2003，**3**：261-286.

[271] Le Mellay V，Troppmair J，Benz R，et al. Negative regulation of mitochondrial VDAC channels by C-Raf kinase. BMC Cell Biol，2002，**3**：14.

[272] Elhasid R，Sahar D，Merling A，et al. Mitochondrial pro-apoptotic ARTS protect is 1ost in the majority of acute lymphoblastic 1eukemia patients. Oncogene，2004，**23**：5468-5475.

第五章 线粒体相关疾病的预防与治疗

近年来随着对线粒体结构和功能的深入研究，发现线粒体不仅在多种相关疾病的发生、发展中起着关键作用，同时，线粒体也是多类药物/营养素的细胞内作用靶点，在肿瘤药物研究、神经退行性疾病防治、代谢性疾病（如肥胖、糖尿病等）等的治疗中被广泛关注。特别是在神经退行性疾病、代谢性疾病中，单纯的药物疗法疗效有限并且无法逆转疾病进程，而且可能伴有较为严重的副作用，因此，探索有效的预防手段、降低发病率是防治此类疾病的根本途径之一。本课题组在前期研究中发现，线粒体营养素能够相对靶向于线粒体，维持和改善线粒体功能，对上述多种疾病的预防和治疗已经在临床实验或临床前研究中获得了大量有力证据。因此以线粒体为细胞内作用靶点，寻找适当的药物和营养素，将有助于确定和优化上述疾病的预防方案，对应对老龄人口剧增以及代谢性疾病的高发病率等重大公共卫生挑战具有极为重要的意义。

本章内容结合本课题组近年来的研究成果，并综合国内外其他相关实验室的发现，介绍了线粒体作为细胞内药物或营养素作用靶点的生物学机制，并就线粒体营养素的基本理论及线粒体营养素在衰老和相关疾病中的防治作用分别进行讨论。

第一节 线粒体：细胞内药物作用靶点

线粒体是细胞内的重要细胞器，参与细胞内三羧酸循环、脂肪酸代谢、氧化磷酸化等多项重要的生理和生化过程。近年来的研究表明，线粒体是介导细胞凋亡的重要途径之一。线粒体中的一系列代谢过程与细胞凋亡密切相关，如呼吸链中氧自由基（ROS）的过度生成、线粒体膜通透性转运孔（PTP）异常开放、凋亡诱导因子（AIF）与线粒体细胞色素 c 释放等。线粒体衰退是衰老及相关疾病发生、发展的重要原因。此外，线粒体膜具有多种离子通道用来介导离子转运，离子通道的调节可能影响线粒体甚至细胞的功能。随着线粒体上述功能的逐步阐明，发现多种药物的作用靶点位于线粒体膜或线粒体内酶复合物，其药理作用主要通过调节线粒体呼吸链功能、代谢酶活性、膜通透性来实现。同时，利用线粒体靶点原理，一些研究者已经设计出靶向性较强的线粒体靶点药物，用于抗肿瘤或自由基清除。

线粒体作为药物靶点有两种情况，一种情况是线粒体作为主要靶点，药物作用后产生治疗效应，如某些抗肿瘤药物、抗氧化药物、线粒体营养素等；另一种情况是药物的主要靶位并非是线粒体，线粒体作为次要靶位与药物作用后可产生毒副作用。本节主要介绍线粒体的有关特点以及以线粒体作为主要靶点的相关药物的研究现状[1]。

一、与药物靶点有关的线粒体结构与功能

（一）线粒体膜电位

在哺乳动物的主要组织中，80%～90%ATP由线粒体呼吸链氧化磷酸化生成。呼吸链位于线粒体内膜，在电子传递过程中的氧化还原能可将质子由基质泵出内膜，线粒体膜电位是驱动质子回流的主要能量，电位可高达180mV，是细胞内膜电位最高的细胞器，电性内负外正，内环境pH为8.0。因此线粒体不仅可富集阳离子型透膜物质，而且对阴离子形式的弱酸也具有亲和性[2]。这些性质对于药物的线粒体靶向性至关重要。

（二）线粒体氧化损伤与相关疾病

大量研究表明，线粒体内生物大分子（如蛋白质、核酸及脂类分子等）的氧化损伤是机体衰老及发生衰老相关疾病的重要原因，对这方面已经有较多全面的论述[3-6]。线粒体氧化损伤包括膜脂质、结构蛋白、酶、核酸等多种损伤形式，其中线粒体中富含的多种酶（如三羧酸循环酶系、脂肪酸代谢酶系、呼吸链酶复合物等）是细胞完成能量代谢和物质代谢的重要分子，酶的氧化损伤直接造成线粒体自由基释放增加、细胞能量代谢障碍、细胞功能降低或丧失。在衰老及相关疾病中，线粒体中有较高的氧化物及氧化产物（如活性醛）含量[3]，酶易于产生氧化损伤或形成酶与醛类产物的加合物，从而降低酶与底物及辅酶的亲和力和反应活性[3,7]。衰老进程中，许多线粒体酶的活性随年龄增加而降低[8]。因此，预防和修复线粒体氧化损伤（特别是酶的氧化损伤）、维持线粒体中关键酶的活性是延缓衰老、预防老年性疾病的重要环节。线粒体内复杂的生化反应涉及众多酶，Brenda酶数据库中列出定位于线粒体的酶有1089种（www.brenda.uni-koeln.de/Enzyme），其中860种（22%）需要辅基。硫辛酸、乙酰肉碱及B族维生素及其衍生物［如FAD、NAD（P）、FMN、FAD、PLP、TPP、COA、THF等］是线粒体内众多酶共用的辅基。以上辅基以及酶反应底物、代谢物统称为线粒体营养素[9]。线粒体营养素进入机体后，经过代谢或直接以原形形式通过多种跨膜方式进入线粒体，参与相应酶的催化反应。这是B族维生素等辅基或底物等靶向性修复线粒体损伤的重要生化基础。

（三）线粒体膜通透方式与细胞凋亡

线粒体是细胞能量代谢等重要反应的场所，线粒体膜上频繁的无机离子流动和跨膜代谢过程需要适当的膜通透方式。线粒体膜的通透方式主要包括自由扩散、载体蛋白介导和膜通道三种。线粒体外膜存在电压依赖性阴离子通道（voltage dependent anion channel，VADC或porin），允许5kDa以下的极性分子通过。线粒体内膜是胞浆与

线粒体基质物质交换的重要屏障，仅水、CO_2、O_2、NH_3等少数分子自由通过，而ATP、ADP、Pi及呼吸链底物和C_1～C_3化合物则通过载体蛋白跨膜运输。一些重要的无机离子，如K^+、Na^+、Mg^{2+}、Ca^{2+}在线粒体内膜上具有选择性离子通道，可以对细胞内离子浓度进行精确调节。其中K^+通道尤其重要（后文述及）。

一般认为，线粒体渗透转移通道（mPTP）跨越线粒体内外膜，由位于外膜（outer mitochondrial membrane，OMM）的VDAC、内膜（inner mitochondrial membrane，IMM）的腺嘌呤核苷酸转位酶（ANT）以及基质中亲环蛋白等共同构成的复合体（图5-1）[10]。通透性转运孔允许小分子质量物质在基质和胞浆之间进行交换，其转运能力可被环孢菌素A抑制。其他蛋白质如外周型苯二氮卓受体（peripheral benzodiazepine receptor，PBR）、已糖激酶（hexokinase，HK）及肌酸激酶（creatine kinase，CK）可能也参与调节mPTP的开放。

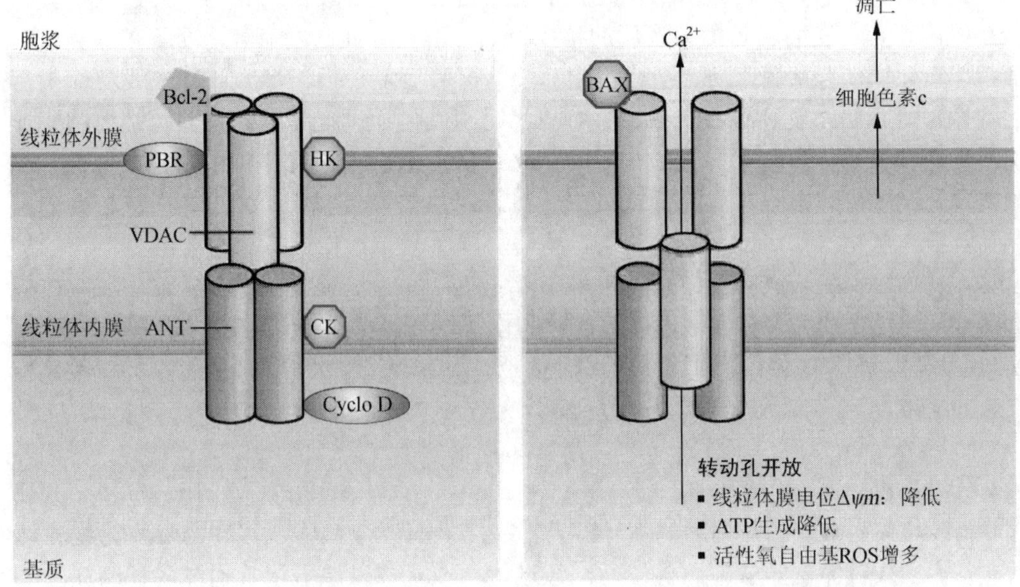

图5-1　线粒体渗透转移通道（mPTP）的可能结构及其开放的调节（根据文献［10］改编）

线粒体通透性转运孔跨越线粒体内外膜，由位于外膜的VDAC，内膜的腺嘌呤核苷酸转位酶（ANT）及基质中亲环蛋白（CycloD）等共同构成的复合体。其他蛋白质如外周型苯二氮卓受体（peripheral benzodiazepine receptor，PBR）、已糖激酶（hexokinase，HK）及肌酸激酶（creatine kinase，CK）可能也参与调节mPTP开放

越来越多的研究表明，在凋亡信号的刺激下，线粒体跨膜电位崩溃，线粒体通透性增加，各种凋亡因子从线粒体释放到细胞质中，它们或激活caspase，或独立破坏核染色质，从而表现出细胞凋亡的各种形态特征，即一方面胞质浓缩、DNA大规模片段化，最后细胞膜内陷形成凋亡小体；另一方面线粒体内膜通透性增加是凋亡信号转导

的早期事件。线粒体内膜通透性增加又称为线粒体通透性转换（mitochondrial permeability transition，mPT），mPT 与 mPTP 开放有关，异常高通透性开放会导致线粒体跨膜电位消失和凋亡相关蛋白因子释放等。许多因素可以影响 mPTP 开或闭，从而影响细胞生死命运，如细胞氧化还原水平、能量代谢水平、Ca^{2+} 和其他二价金属离子、环孢菌素 A（cyclosporine A，CsA）、米酵菌酸（BA）、Bcl-2 家族等均可调节 mPTP 开闭[11]。例如，mPTP 与促凋亡蛋白 Bax 结合后，PTP 开放，可选择性释放细胞色素 c 及 AIF 等物质；与 Bax 作用相反，抑凋亡蛋白 Bcl-2 可阻止 PTP 与 Bax 结合及其选择性通道的形成，阻断凋亡通路，故 mPTP 的调控在细胞凋亡中极为关键（见第三章第三节），是重要的药物作用靶点。

此外，一些研究者认为，在细胞凋亡中，caspase 激活并不是必然事件，与细胞凋亡关系更为密切的是线粒体膜通透性的改变[12]。因此，线粒体靶向的抗肿瘤药物在诱导细胞凋亡中可能更具针对性。

（四）线粒体与脂类代谢

线粒体中发生多种能量和物质代谢反应，如三羧酸循环、线粒体呼吸链生物氧化；许多重要的脂代谢过程也发生在线粒体内，如脂肪酸转化为脂酰 CoA 的反应，在线粒体外膜或内质网上完成，之后活化脂肪酸经线粒体外膜的肉碱脂酰转移酶Ⅰ及内膜的肉碱脂酰转移酶Ⅱ作用，进入线粒体基质，完成 β-氧化反应。线粒体外膜也是合成磷脂的首步反应，即生成磷脂酸的位点。心磷脂合成、磷脂酰丝氨酸去羧基生成磷脂酰乙醇胺的反应均在线粒体内完成。此外，近年来线粒体内膜解偶联蛋白（uncoupling protein，UCP）引起了研究者的广泛重视。目前 UCP 家族成员至少已有 5 个（UCP1～UCP5）被克隆，亚细胞定位均在线粒体内膜，各成员序列同源性较高，组织分布具有一定特异性，UCP 可介导脂肪酸阴离子快速穿过线粒体内膜，使电化学质子梯度快速耗散，致使氧化磷酸化解偶联，电化学能以热能形式耗散[13,14]。作为上述几条脂代谢途径的交汇点，线粒体因此可能是一些脂代谢调节药物的敏感靶位[15]。

（五）细胞内线粒体的动态变化①

生理条件下，线粒体在细胞内有自己的生命周期[16]，线粒体生成后，在细胞内经历融合、分裂，个体形状、大小、分布位置等动态变化过程，最后经细胞自噬过程降解。在上述线粒体形态及位置变化过程中，必然伴随着线粒体功能的变化。病理因素会引发某些组织中细胞线粒体动态变化的异常，加剧细胞功能的退变[17]。因此，利用药物或营养素等作用于线粒体的动态变化过程，通过调节线粒体分裂、生成、降解等过程调控细胞内线粒体的数目及活性，可以调节细胞功能，延缓或改善疾病病理发生和发展[18]。

① 参见第一章第六节。

二、实现药物靶向线粒体的主要方式及原理

以线粒体为作用靶点的药物，特别是抗肿瘤药物和清除自由基药物，如果能够在线粒体膜结构或基质内相对富集，有利于提高药物效能和减少可能的副作用。如何实现药物的靶向性分布？目前认为，主要的靶向策略有以下几种。

（一）亲脂性阳离子载体

亲脂性阳离子载体可以在线粒体膜电位存在时向线粒体基质分布。利用这种载体特性实现药物的线粒体靶向性已经在实验研究中得以证实。Aleksandra 等[19]巧妙融合反义核酸技术和线粒体靶向原理，将三苯膦与特定的肽核酸（peptide nucleic acid，PNA）结合，依靠三苯膦的正电性使之能够在线粒体中富集，而后肽核酸与目标 DNA 或 RNA 结合，抑制相应线粒体基因的复制或翻译。这有望成为今后治疗线粒体基因病的有效手段。又比如，MitoQ 是三苯膦与 CoQ 复合物，线粒体内的分布浓度可以高出线粒体外数百倍。相较于普通的 CoQ，MitoQ 的抗氧化效能明显高出许多[20]。而某些肿瘤细胞中膜电位高于正常细胞[21]，亲脂性阳离子可以携带药物向肿瘤细胞线粒体富集。

（二）SS　肽

SS 肽（Szeto-Schiller peptides）是 Szeto 等[22]发现的含酪氨酸/二甲基酪氨酸或苯丙氨酸及一个碱性氨基酸的三氨基酸短肽，具有特异的线粒体靶向性和活性氧清除能力，这种靶向性对线粒体膜电位及线粒体的完整性依赖程度很低，并且不具饱和性。进一步确认 SS 肽的线粒体靶向机制以及在线粒体相关疾病防治中的效应具有重要的科学和临床应用价值。

（三）脂质体载体

脂质体载体具有特殊的靶向作用，目前已有实验室开发出亲线粒体的脂质体载体，为药物和线粒体 DNA 的线粒体靶向增加了可供选择的转运方式[23]。

（四）线粒体蛋白转运系统

给蛋白类药物或线粒体 DNA 等连接线粒体信号肽，该复合物可以通过线粒体蛋白转运系统进入线粒体，起到靶向治疗或替换受损线粒体 DNA 的作用。这一靶向方式在实验室已有初步尝试，可望成为一种有效的蛋白类药物或线粒体基因治疗的手段[24]。

三、以线粒体作为主要靶点的药物及线粒体营养素

（一）K^+通道开放剂

K^+通道开放剂（potassium channel opener，KCO）是20世纪80年代发现的一类专一性开放K^+通道、促进K^+跨膜转运、血管平滑肌舒张的药物，包括色满卡林（cromakalim）、尼可地尔（nicorandil）、二氮嗪（diazoxide）等，主要用于心绞痛、高血压和心肌缺血保护。虽然早在1991年，Inoue等[25]就在大鼠肝及牛心肌线粒体膜上发现K^+通道（mitochondrial ATP-regulated potassium channel，mitoK_{ATP}），其性质与细胞膜钾通道相近。但随后发现KCO的药理作用靶点并非细胞膜K^+通道，而是主要作用于线粒体膜上的mitoK_{ATP}[26]。

KCO的药理作用与心肌缺血预适应效应相似，那么KCO是如何通过开放mitoK_{ATP}来发挥药理作用的呢？目前认为其可能机制有以下几种：①Garlid等[27]认为，K^+通道开放后并不导致呼吸链部分解偶联，仅引起线粒体肿胀，同时维持线粒体内氧的正常消耗，改善缺血引发的ATP生成减少；②KCO的保护作用可能是由于K^+通道开放后，线粒体内过量Ca^{2+}释放，维护了线粒体内Ca^{2+}的内稳态[28]；③线粒体膜K^+通道开放后影响呼吸链功能，致使ROS生成增多，而ROS的增加又会激活蛋白激酶C，后者在心肌保护中具有重要作用[29]；④KCO可能参与缺血迟发预适应，如缺氧海马神经元用二氮嗪处理后，抑凋亡蛋白Bcl-2表达增加，而Bax与线粒体膜的结合受到抑制，从而减少氧应激所诱导的心肌细胞凋亡[30]。

（二）抗氧化（自由基清除）药物

过量ROS是造成线粒体和细胞功能损伤的重要原因，如何控制线粒体内ROS的生成，防护线粒体或细胞损伤是许多研究者关注的热点。目前认为有以下一些手段。①升高细胞内谷胱甘肽水平。例如，提供合成谷胱甘肽的前体乙酰半胱氨酸，或通过增加细胞内CoA（补充其前体泛酸）也可以提高谷胱甘肽水平；另外，姜黄素及其氢化物可以提高细胞谷胱甘肽过氧化物酶等抗氧化酶活性。②诱导细胞内二相酶表达，如血红素加氧酶1（heme oxygenase-1，HO-1）、谷酰基半胱氨酸连接酶（g-glutamyl cysteine ligase，g-GCL）、NAD（P）H泛醌氧化还原酶1［NAD（P）H quinine oxidoreductase-1，NQO-1］，促进谷胱甘肽、还原性CoQ等生成，缓解细胞内氧化水平[31]。当然以上方式并非特异性靶向于线粒体，而是影响细胞水平的氧化还原水平，但可以有效调节线粒体的氧化还原水平。③线粒体靶向性的抗氧化剂。Kelso、Smith等[32,33]将CoQ或维生素E的衍生物与亲脂性三苯膦阳离子（lipophilic triphenylphosphonium cation）结合生成一种阳离子型抗氧化剂，在细胞膜和线粒体膜电位的双重驱动下，可以在线粒体中高度富集，线粒体内外的药物浓度比值可高达数百倍至上千倍，使抗氧化效果显著增强。④呼吸链氧化磷酸化的部分解偶联也是一种有效的减少ROS生成的途径。例如，内源性解偶联蛋白

（UCP）可使氧化磷酸化部分解偶联，减少ROS生成[14]。

（三）抗肿瘤药物

线粒体是激活特异性肿瘤杀伤效应的重要靶点，近年临床实验证明了多种线粒体靶向性药物具有显著的抗肿瘤治疗效果。这一类迅速出现的药物被称为“Mitocans”，体现其以线粒体为靶点发挥抗肿瘤活性[34]。

线粒体靶向性药物作为临床肿瘤治疗方法的一个显著优势在于它们针对肿瘤细胞中功能和特性改变的线粒体，而不影响正常细胞的线粒体，对体内正常细胞的副作用很低。在通常状态下肿瘤细胞使用糖酵解提供生长需要的能量，随着肿瘤体积增大，肿瘤细胞在缺氧环境下呼吸降低，因此肿瘤微环境与正常组织不同，尤其在脉管系统和组织缺氧方面[35]。这导致缺氧条件下肿瘤细胞的转录因子和信号转导改变，而能量代谢的改变影响了线粒体的功能。正常细胞糖酵解生成的丙酮酸进入线粒体三羧酸循环（TCA），而肿瘤细胞线粒体中存在大量已糖激酶（hexokinase，HK），促进糖酵解，阻断VDAC离子通道，使丙酮酸不进入线粒体，而是在细胞浆内转化成乳酸，导致细胞外酸化[36-38]。

Mitocans主要通过影响以下线粒体行为发挥药效：抑制已糖激酶；阻断电子呼吸链传递；激活VDAC或ANT（adenine nucleotide transporter）等线粒体膜通道蛋白，增加线粒体膜通透性（mitochondrial membrane permeability）；抑制Bcl-2抗凋亡家族蛋白和模拟Bax/Bid等促凋亡蛋白等，尤其最新出现的小分子抑制剂和BH3模拟分子可阻断Bcl-2/Bcl-xL功能，促进线粒体诱导的肿瘤细胞死亡，增强其他化疗药物的抗癌效果[34]。根据Mitocan的作用靶点将Mitocan具体分为7类（表5-1）。

表5-1 Mitocan的分类及作用靶点[25]

Mitocan分类	作用靶点	药物名称
HK抑制剂	HK-I或HK-Ⅱ	3-Bromopyruvate、2-deoxyglucaose
BH3模拟剂	Bcl-2、Bcl-xL、VDAC、ANT	Gossypol、EGCG、antimycin、-TOS、HA14-Isothiocyabates、PEITCs、phenylarseneoxides、arsenites、Cu-phenanthrolines
VDAC/ANT靶向药物	VDAC、ANT	Lonidamine、bisphosphonates、MT21、teroid analogues like CD437、ATRA
ETC靶向药物	复合体Ⅰ、Ⅱ、Ⅲ或Ⅳ	TOS、4-OH retinamide，tamoxifen、resveratrol、dicumarol
MIM靶向的亲脂性阳离子	MIM（线粒体内膜）	Rhodamine123、MIKT-077、dequalimlium、F16、(KLAKKLAK) 2 peptide
mtDNA靶向药物	DNA polymerase	Menadione
其他	具体位点未知	Betulinlic acid、phenoxodiol、sesquiterpene lactones (parthenolides)

更为有意义的是，Ellerby等[39,40]根据线粒体及肿瘤细胞的特点，设计了一种双靶向肽，后者由线粒体靶向肽和恶性细胞靶向肽结合而成。其中恶性细胞靶向肽为较短的环

形肽，对新生血管内皮细胞及其他一些恶性细胞有亲和力。而线粒体靶向肽为双亲螺旋肽，主要包含阳离子型氨基酸，具有依靠线粒体内膜的膜电位和高磷脂阴离子成分的特点，与线粒体内膜磷脂结合。此种双靶向肽进入新生血管内皮细胞或肿瘤细胞后，与线粒体特异结合，引起线粒体肿胀变形，引发细胞凋亡。其治疗效应已在培养细胞和荷瘤（人乳腺癌）小鼠中得到证实。此外，部分线粒体靶点抗肿瘤药物的促凋亡作用可能并不完全依赖 caspase、CD95/CD95L、p53 等介导的凋亡通路。例如，氯尼达明、亚砷酸盐、CD437 诱导细胞凋亡不受 caspase 抑制剂影响，且与 p53 水平无关；同样，betulinic acid、Vpr 诱发凋亡是通过增强线粒体膜的通透性，并不依赖 CD95 及 p53[41-43]。这一特点在化疗中非常重要，因为一些肿瘤细胞往往表现为 caspase 抑制或 *p53* 基因突变，从而对传统抗肿瘤药物产生耐药性，此时线粒体靶点药物可能对耐药细胞具有杀伤作用。

（四）调节解偶联蛋白药物

虽然 UCP 家族的功能还有待阐明，但由于 UCP 蛋白可能具有促进能量消耗（与机体肥胖调控有关）及减少自由基生成的特点，目前有关 UCP 的研究已迅速成为线粒体靶点药物的新热点[13,14]。

（五）调节脂代谢药物

对于非胰岛素依赖的糖尿病患者，控制脂酸的氧化可以防止高血糖。目前已有一些肉碱脂酰转移酶抑制剂，通过抑制脂酸穿过线粒体膜来减少其氧化，此类肉碱脂酰转移酶抑制剂包括不可逆抑制剂和可逆性抑制剂，后者副作用较小，但可增加甘油三酯合成或引起脂肪肝。

（六）线粒体营养素①

线粒体营养素特指一类相对靶向于线粒体，能够维护和促进线粒体结构功能的营养物质[9,31]。综合相关的研究报道，这类线粒体相关营养素主要包括维生素 B_1、B_2、B_3、B_5、B_6、B_7、B_{12}，叶酸，乙酰肉碱，硫辛酸，CoQ，胆碱，维生素 A，维生素 E，维生素 C 等[9]。在衰老与神经退行性疾病（如阿尔茨海默病、帕金森病）及代谢性疾病（如 2 型糖尿病、肥胖等）的预防与治疗中，线粒体营养素具备良好的应用前景[9,44]。

（七）细胞自噬激活剂——雷帕霉素

雷帕霉素（Rapamycin）是细胞自噬的激活剂，临床上用于减轻肾移植中的免疫排斥。近期在肿瘤防治、延缓衰老等方面发现雷帕霉素具有重要作用[45]，并可能改善老

---

① 参见本章第二节。

年痴呆症等衰老相关疾病症状[46]。细胞自噬的一种主要形式是以线粒体为吞噬对象的自噬，称作线粒体自噬。因此，雷帕霉素的延缓衰老等作用可能与线粒体自噬的调节有密切关系[18,47]。

（八）其他相关药物

除以上所述外，还有一些药物/物质也可能是以线粒体作为靶点，但与线粒体的相互作用还缺乏深入研究。例如，线粒体内外膜结合点有苯二氮卓外周受体（peripheral benzodiazepine receptor，PBR），虽然已经发现了一些 PBR 的内源性配体，但对其生理功能仍然知之甚少。又如格列本脲等硫脲类药物可以与 $mitoK_{ATP}$结合，抑制 K^+通道开放；另外一类抗肿瘤的二芳基硫脲类药物可能以呼吸链为靶点，通过氧化磷酸化解偶联诱发细胞死亡，但两类硫脲药物与线粒体的相互作用机制目前还缺乏明确阐述。

值得注意的是，Aleksandra 等[48]巧妙融合反义核酸技术和线粒体靶向原理，将三苯膦与特定的肽核酸（peptide nucleic acid，PNA）结合，依靠三苯膦的正电性使之能够在线粒体中富集，而后肽核酸与目的 DNA 或 RNA 结合，抑制相应线粒体基因的复制或翻译，这一新思路可望成为今后治疗线粒体基因病的有效手段。

四、与线粒体相关的药物毒副反应

线粒体除了作为药物治疗靶点外，也是某些药物的次要作用靶点，这些药物与线粒体的作用往往与药物的毒副作用有关。例如，抗病毒药物齐多夫定可以抑制艾滋病毒的复制，延缓艾滋病发展，但由于其对线粒体内酶及 mtDNA 的损伤，所以对心脏、肝脏、骨骼肌等组织有较强毒性；又如，局麻药与线粒体的相互作用会导致心脏毒性（如布比卡因）或诱发细胞凋亡（如狄布卡因）。因此，研究线粒体在作为药物作用靶点时其结构和功能变化，对防止药物毒副作用、设计高效低毒药物有一定的指导意义。

五、小　　结

线粒体不仅在胞内能量代谢中起着关键作用，而且与细胞凋亡、氧自由基产生、细胞脂质代谢等有密切联系。故线粒体功能障碍一方面直接导致线粒体病，另一方面与多种神经退行性病变、机体肿瘤发生、衰老等息息相关。近年来，随着 KCO、抗氧化剂、促凋亡等药物及线粒体营养素的研究进展，线粒体的药物靶点作用逐步得到揭示，这一方面促进了对线粒体结构功能等方面的深入认识，另一方面也对新药设计、防止药物毒副作用等提供了新的思路。

（龙建纲　吴　静）

第二节　线粒体营养素

线粒体退变是多种线粒体相关疾病（如神经退行性病变等疾病）中的病理标志。

同时，以线粒体为细胞内作用靶位，调节和改善线粒体结构功能，对改善相关疾病症状、预防疾病发生具有重要意义。我们在前期动物实验中发现，补充线粒体内的一些代谢物、辅基或辅基前体等营养物质能够有效延缓衰老、防治衰老相关疾病（帕金森病、视网膜黄斑病变及糖尿病等）等。基于本课题组的研究成果及相关实验室的发现，我们将一类相对靶向于细胞内线粒体，并能够保护和维持线粒体结构和功能的营养物质定义为线粒体营养素。本文讨论了衰老过程中线粒体的退变机制，阐述了线粒体营养素的概念，以及线粒体营养素缺乏与线粒体损伤和认知功能障碍之间的关系[44,49]。

一、伴随衰老的线粒体衰退

线粒体为基础代谢过程提供能量，不可避免的产生活性氧等产物。线粒体因为氧化损伤而衰退，破坏了细胞代谢功能导致细胞功能下降（图 5-2）。线粒体的膜电位、呼吸控制率和细胞耗氧量随着衰老有所下降，同时氧化产物增多[50,51]。此外，可能也涉及线粒体中 DNA、RNA、蛋白质及质膜的氧化损伤。编码线粒体蛋白基因的突变可以通过改变电子传递链的组成部分而损伤线粒体，导致低效的电子传递和过氧化产物的增多[51,52]。线粒体 DNA 损伤及蛋白质、脂质过氧化随着衰老而积累[53]，导致线粒体低效，从而产生更多的氧化物质。同时线粒体膜的流动性也随衰老而下降，导致膜蛋白质变形从而使线粒体功能发生紊乱[54,55]。

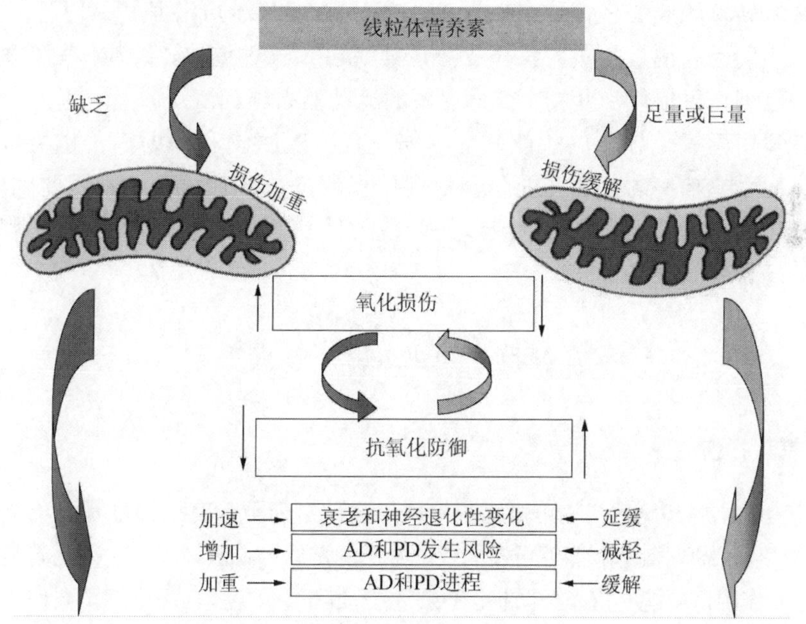

图 5-2　线粒体营养素与线粒体退变及衰老/衰老相关疾病的关系（另见彩版）

抗氧化防御（antioxidant defense）包括抗氧化剂（如维生素 E、维生素 C、类胡萝卜素、胆红素、肌肽、泛醌、谷胱甘肽、尿酸和硫辛酸等）和抗氧化酶（如超氧化物歧化酶、过氧化氢酶、谷胱甘肽氧化酶、谷胱甘肽还原酶和二相酶等）等。氧化应激（oxidative stress）包括氧化物的升高（如过氧化氢、脂质过氧化物、醛类、单线态氧、超氧阴离子、一氧化氮）及酶辅基底物和氧化磷酸化的降低。

二、K_m 概念和新陈代谢

（一）K_m 概念

K_m（米氏常数）表示酶和底物之间的亲和能力，K_m 值越大，亲和能力越弱；反之亦然。K_m 数值等于酶促反应达到其最大速度一半时的底物浓度。有研究者针对遗传性疾病提出了酶的 K_m 的损伤假说[56]，即一个基因的所有突变中，大约 1/3 导致相关酶的 K_m 值增大或与辅酶亲和力下降，从而导致反应速率下降。在一项研究中，50 个患有遗传疾病的人中，14 人带有缺陷的线粒体酶，通过给予高剂量的 B 族维生素可以提高辅酶水平并部分恢复酶活性，从而使相关症状得以改善。

补充辅酶所需要的 B 族维生素的例子很可能仅仅代表了一小部分可适用于线粒体营养物质治疗的缺陷型酶。我们认为，通过加入高剂量的酶的底物和辅助因子，可以恢复酶的活性。例如，线粒体复合体Ⅲ和Ⅳ随着衰老表现为 K_m 值升高和 V_{max} 降低（复合物Ⅲ中的泛醇和复合物Ⅴ中还原型的 Cyt c）[57]。肉毒碱乙酰基转移酶在 CoA 和肉毒碱之间转移一个乙酰基基团，CoA 和乙酰基肉毒碱的结合能力随着衰老而下降，丧失了酶的活性。如果同时补充乙酰-L-肉毒碱和硫辛酸（一种线粒体抗氧化剂），可以恢复肉毒碱乙酰基转移酶对 L-乙酰肉毒碱（ALCAR）和 CoA 的 K_m 值[3]。而且，最近的一项临床研究表明，高剂量的核黄素（一种 FAD 和 FMN 的前体，线粒体复合物Ⅰ辅基）和避免食用红肉，可促使一些帕金森病患者的运动能力得到恢复[58]。

除了恢复由于氧化导致的酶效率的损伤，高浓度底物和辅助因子也可以保护酶，因为高浓度底物或辅酶的存在可能防止活性位点的进一步氧化失活。因此临床测验表明：高剂量的线粒体营养素复合物或单一的线粒体营养素可能是阿尔茨海默病和帕金森病防治的一种有效策略。

（二）改变酶 K_m 的可能机制

1. 蛋白质氧化损伤

我们知道氧化剂和氧化产物可修饰蛋白质，这种修饰至少有一部分是由于蛋白质中氨基酸残基的氧化。游离氨基酸能够可逆的或不可逆的被修饰或破坏[59-62]，因此游离氨基酸对氧化剂的猝灭作用，可能在抗氧化防护以保护蛋白质和组织免遭破坏中起重要作用[63]。

蛋白质中氨基酸的氧化修饰可引起酶的变形和失活。脂肪族氨基酸的氧化引起脱氨作用并主要产生羧酸和醛，而芳香族氨基酸以吲哚环和芳香基团靶位进行较弱的脱氨作用而发生氧化。模拟体内环境的适度体外氧化可以在不断裂肽键的情况下修饰蛋白质中大量不同的氨基酸残基[53,64]。因此，氨基酸的修饰对蛋白质而言小到可以引起小的结构修饰，大到降解成片段的变性效应。氨基酸最主要的修饰位点是组氨酸、精氨酸、赖氨酸、脯氨酸、甲硫氨酸和半胱氨酸残基的修饰。氧化修饰使大量关键的代谢酶失活，如谷氨酸合成酶、丙酮酸激酶、乳酸脱氢酶和磷酸甘油激酶等[65]。抗氧化剂、金属螯合物或高浓度底物可以保护酶的活性[65]。

由质膜的脂质过氧化产生的醛产物可与氨基和硫基类化合物发生反应[66]，因此间接地使酶失活[67]。丙二醛（malonaldehyde，MDA）和 HNE 是众多已知的由脂质过氧化形成的活性醛中的两种重要致酶失活物。体外实验表明，MDA 和 HNE 可导致酶的活性丧失、引起肉毒碱乙酰转移酶和丙酮酸脱氢酶与底物的亲和力下降（K_m 升高）[3]。由脂质过氧化的产物（如 MDA 和 HNE）引起的酶功能缺陷可能是衰老相关性酶功能缺陷的普遍机制，这可能与这些酶在它们的活性位点或活性位点附近存在氨基和硫醇类基团有关。借助以蛋白质组学为依托的新技术可在阿尔茨海默病患者的大脑中识别出被特异性氧化的蛋白质[68]。

2. 蛋白质硝酸化和氯化

氮氧化物与过氧化物反应生成过氧化亚硝酸盐，后者和其他活性氧化物可攻击蛋白质形成硝基酪氨酸。另外，HOCl 和 NO_2Cl 也可攻击蛋白质导致硫醇类和甲硫氨酸残基氧化，或酪氨酸中的芳香环和氨基氯化[69]。运用蛋白质组学技术，已从阿尔茨海默病患者大脑中识别出蛋白硝酸化的 6 个靶位，从而在活性氮相关的蛋白质修饰和神经退行性病变之间建立一种联系[68]。维生素 E 的亲核形式——γ-维生素 E 已被证明可保护蛋白质免遭硝酸化[70]和炎症反应[70]。

3. 蛋白质糖基化和交联

蛋白质的氨基可非催化地与葡萄糖浓缩聚集形成西佛碱，进一步形成重排产物。后者可降解成 α-酮醛。例如，1，3-脱氧葡萄糖与蛋白质反应形成糖基化终产物。

4. 蛋白质降解/更替

通常，蛋白质是被蛋白酶体和溶酶体中的蛋白水解酶水解，但是交联后的蛋白质可能对降解产生耐受[71]。细胞衰老部分取决于无法降解的不溶性蛋白质的累积。导致蛋白质寡聚的机制包括：①氧化剂可通过蛋白质的二硫键与附近酮类物质形成交联；②葡萄糖的羰基和相关底物引发两个氨基之间交联形成糖基化终产物[71]。

蛋白质水解系统由泛素蛋白酶体系统、钙蛋白酶和溶酶体组成，并随衰老而功能下降[72]。在整个减缓衰老和与衰老相关的退行性疾病的抗氧化防护中，蛋白酶体起了重要作用，它能够减少蛋白质聚集、交联并消除有潜在毒性的蛋白质片段[73,74]。然而，蛋白酶体自身也能够被氧化修饰，因此蛋白酶体活性下降也可导致某种与衰老相关的氧化蛋白的积累。蛋白酶体活性降低的可能结果是氧化的蛋白质开始快速积累并导致细胞功能缺陷和老化[73,74]。氧化蛋白的积累、蛋白质更替速度减缓和蛋白酶体系统活性的下降不仅与有丝分裂后期的衰老有关，还导致氧化蛋白半衰期的增加[75-77]。

不溶性蛋白沉淀的积累和交联是衰老和神经退化的一个特征。例如，在阿尔茨海默病患者大脑中存在两种原纤维蛋白聚集物，细胞外的沉淀（斑）主要由 β-淀粉状蛋白组成，胞内沉淀（交联）主要由微管相关蛋白 tau 构成。斑点和交联都有糖基化修饰，主要发生于赖氨酸和精氨酸残基[78]。

5. 衰老相关蛋白质/酶的氧化

随着年龄增长，抗氧化系统下降而氧化产物增加，氧化蛋白质的积累是细胞衰老的一个特征。许多实验性衰老模型和神经退行性疾病都被报道了氧化蛋白数量的增加，这种增加是指胞内蛋白质羰基或二酪氨酸水平的提高或含有诸如脂褐质和蜡样色素等包含蛋白质的色素的积累[53,64,73,74]。在衰老大鼠大脑神经元中，可诱导的 NO 合酶(nNOS 和 iNOS)[79]是由于氮氧化物的氧化应激升高而表达的。硝基酪氨酸在阿尔茨海默病神经元纤维交联中的发现表明：阿尔茨海默病与其他主要神经退行性衰老疾病——帕金森病和肌萎缩性侧索硬化具有共同的病理机制[80]。在衰老[84-83]和糖尿病中[70]也发现有糖基化终产物的积累。

线粒体酶对过氧化物和羟自由基敏感，如羟自由基或过氧化物能使 NADH 脱氢酶、NADH 氧化酶、琥珀酸脱氢酶、琥珀酸氧化酶和 ATP 合酶快速失活[84]。

某些酶的损伤伴随着对底物和辅助因子（包括某些受体蛋白，如 β-肾上腺素能受体、TGF-β 受体、多巴胺受体、乙酰胆碱受体、腺苷酸环化酶、胰岛素受体、血液中复合胺受体、类固醇激素受体和 1，4，5′-三磷酸肌糖受体等）K_m 值的上升，δ-6-去饱和亚油酸的 K_m 值随着动物年龄的增加而上升，然而在 25 个月大鼠肝脏微体中 V_{max} 值无变化。Feuers 研究了年轻及衰老雌性大鼠的腓肠肌电子传递链复合物，发现复合物Ⅲ、Ⅳ的最大反应速率和底物亲和力随着年龄显著下降[57]，而热量限制可以降低氧化应激，有效的提高复合物的活性和底物的亲和力。

三、线粒体营养素及其作用机制

由于线粒体在氧化损伤中的核心作用，线粒体退变与衰老及相关疾病的关系密切，以及靶向于线粒体的营养素可能有效缓解衰老或与疾病相关的线粒体氧化损伤，预防和治疗相关疾病的发生及发展。因此我们提出线粒体营养素概念。

（一）线粒体营养素的概念

线粒体营养素是指能够靶向性保护线粒体结构功能完整或促进线粒体功能发挥的营养素。主要包括 L-肉毒碱/乙酰-L-肉毒碱、α-硫辛酸/二氢硫辛酸、CoQ_{10}、肌酸、胆碱、磷脂、谷胱甘肽/*N*-半胱氨酸、丙酮酸和各种维生素（A、B、C、E）等。我们总结了参与线粒体中能量和物质代谢的营养物质或它们的代谢产物，以及它们对线粒体结构和功能的影响。表 5-2 概述了线粒体营养素包括 CoQ、ALCAR、LA、肌氨酸、磷酸/脂肪酸和各种维生素，列举了此类营养素对线粒体功能的影响。表 5-3 给出了饮食摄入量(DRI)、可耐受量上限（tolerable upper level，TUL）和线粒体营养素的最大剂量。

表 5-2　线粒体营养素及可能的功能

线粒体营养素		在线粒体中的可能功能
B 族维生素	硫胺（B_1）	焦磷酸硫胺素辅酶的前体，它是被线粒体中 α-酮酸脱氢酶（1.2.4.4）、丙酮酸脱羧酶（4.1.1.1）、α-酮戊二酸脱氢酶（1.2.4.2）所催化的关键反应所需要的物质
	核黄素（B_2）	黄素腺嘌呤单核苷酸和黄素腺嘌呤二核苷酸的前体。这两种物质都参与各种氧化还原反应，是能量产生和细胞呼吸所必需的。用黄素腺嘌呤单核苷酸或黄素腺嘌呤二核苷酸（黄素蛋白）作为辅助因子的线粒体酶包括：原卟啉氧化酶（1.3.3.4），电子传递黄素蛋白和电子传递泛醌氧化还原蛋白（1.5.5.1），短链、中链、长链的乙酰 CoA 脱氢酶（1.3.99.2；1.3.99.3；1.3.99.13）和线粒体复合物Ⅰ（1.6.5.3）
	烟酸（B_3）	烟碱腺嘌呤二核苷酸和烟碱腺嘌呤二核苷酸盐的前体，是复合物Ⅰ的底物/辅助因子。用 NAD 或 NADP（烟酸）作为辅助因子的线粒体酶包括：乙醛脱氢酶（NAD^+）（1.2.1.3）、复合物Ⅰ（1.6.5.3）和长链 3-羟酰基-CoA 脱氢酶。NAD 也是多聚（ADP-核酶）聚合酶的底物，它通过产生重复的多聚体序列整合到修复的 DNA 中参与核 DNA 碱基的切除-修复机制中。NADH 和 NADPH 也是线粒体抗氧化剂
	羟酰基泛酸盐（B_5）	由 CoA 和脂肪酸合酶的磷酸泛酰巯基乙胺部分组成，参与脂肪、蛋白质的代谢，也是糖经由柠檬酸循环合成脂肪酸和胆固醇所必需的。超过 70 种酶利用 CoA 或其衍生物
	维生素 B_6（B_6）	吡哚醛磷酸盐的前体，是氨基酸产生能量所需要的，以磷酸吡多醛为辅基的线粒体酶包括鸟氨酸转氨酶（2.6.1.13）和红细胞特异性的 δ-氨基乙酰丙酸合酶（2.3.1.37）
	生物素（B_7）	使用生物素作为辅助因子的线粒体酶包括：丙酮酸碳酸酵素（用于草酰乙酸的合成或糖质新生以及柠檬酸循环的补充）、乙酰 CoA 碳酸酵素（用于脂肪酸生物合成）、乙酰 CoA 羧化酶（用于氨基酸、胆固醇和奇数脂肪酸链的代谢，蛋氨酸、亮氨酸、甲基巴豆酰基-CoA 及缬氨酸的代谢）及羧化酶合成酶（6.3.4.10）
	叶酸	造血维生素。各种一碳四氢叶酸酯的衍生物被用于生物合成反应，如胆碱、丝氨酸、甘氨酸、嘌呤和三磷酸脱氧腺苷的合成。叶酸缺乏影响 nDNA 或 mtDNA 的合成。与细胞溶质相比线粒体含有更高水平的叶酸辅酶，如 5′-甲基四氢叶酸、5，10-甲酰四氢叶酸脱甲酰酶、四氢叶酸酯，也有很多四氢叶酸酯合成酶
	钴胺素（B_{12}）	参与红细胞、上皮组织等生成的维生素。线粒体中甲基丙二酰 CoA 变位酶（5.4.99.2）以腺甙钴胺素或甲基钴胺素作为辅酶
其他维生素	抗坏血酸（维生素 C）	具有还原和羟基化反应的功能，是细胞质和线粒体中第一线的抗氧化剂
	α-生育酚（维生素 E）	维生素 E 是一种抗氧化剂，集聚在流动的脂蛋白、细胞膜和脂肪堆积物中，与氧化物质反应很快，在线粒体内膜上大量存在
	维生素 A/类胡萝卜素	β-胡萝卜素、番茄红素和其他类胡萝卜素是有效的抗氧化剂。β-胡萝卜素在线粒体中分布最为丰富，能够增加维生素 E 和维生素 A 的水平，β-胡萝卜素保护细胞免受光老化所致的 mtDNA 突变，以及保护膜内细胞色素 b 在有氧光合作用中避免氧化损伤
抗氧化剂	CoQ	线粒体复合物Ⅰ、复合物Ⅱ、复合物Ⅲ的辅助因子；线粒体抗氧化剂
	R-α-硫辛酸（LA）/二氢硫辛酸（LA 还原态）	线粒体内 α-酮戊二酸脱氢酶及丙酮酸脱氢酶辅基；多功能线粒体抗氧化剂，清除自由基，参与其他抗氧化剂（包括谷胱甘肽、维生素 C、CoQ 和硫氧还蛋白，这些都能够重复循环维生素 E）的再生；螯合催化金属离子防止自由基的生成；诱导二相酶
	N-乙酰半胱氨酸	抗氧化剂，谷胱甘肽的前体（也是一种线粒体抗氧化剂）

续表

线粒体营养素		在线粒体中的可能功能
增强能量供应物质及其他	肉毒碱/乙酰-L-肉毒碱	转移长链脂肪酸通过线粒体膜，增加心磷脂水平，增强呼吸，被认为是次级抗氧化剂
	肌氨酸	增强磷酸肌氨酸的存储，减少 ATP 的损耗
	丙酮酸盐	线粒体酶丙酮酸脱氢酶的底物，在衰老的大脑和阿尔茨海默病等疾病中降低。丙酮酸盐也是一种可进入胞质的抗氧化剂，阻止胞内胞质的氧化，但是达不到亲脂性的抗氧化剂维生素 E 的水平
	胆碱/胞啶 5-二磷酸胆碱	磷脂、卵磷脂和鞘磷脂合成的前体，对维持生物膜的功能、胞内信号转导、极低密度脂蛋白的肝脏输出都很重要，也是乙酰胆碱合成前体。大脑线粒体分布有胆碱乙酰基转移酶、乙酰胆碱酯酶及乙酰胆碱受体。线粒体含有胆碱磷酸转移酶（EC 2.7.8.2），并能合成内源性卵磷脂。外源性卵磷脂能够参与线粒体膜的构成并迅速更替，鞘磷脂很容易进入到微粒体和质膜中。胞啶 5-二磷酸胆碱是细胞膜磷脂生物合成的中间体，在脑损伤动物模型中能够恢复线粒体 ATP 酶的活性以及细胞膜 Na^+-K^+ ATPase 的活性
	廿二碳六烯酸（DHA）、廿五烯酸（EPA）	长链多聚不饱和脂肪酸廿二碳六烯酸和廿五烯酸，由于高度不饱和性，能够进入线粒体膜，对发挥线粒体功能及大脑发育是必需的。DHA 与 EPA 在线粒体生成中发挥不同作用。EPA 可以通过增加线粒体中脂肪酸的 β 氧化和降低甘油三酯合成来降低血浆中的甘油三酯
微量元素	铁	血红蛋白、细胞色素及含铁酶类成分。铁累积致使氧化物的生成，损伤线粒体脂质、蛋白质和 DNA 等生物大分子，导致线粒体功能缺陷，促进衰老和神经退行性疾病。铁缺乏导致血红素的缺乏，扰乱了线粒体复合物Ⅳ的组装，并造成 mtDNA 的损伤
	铜	作为很多酶的辅基在细胞的代谢中起着关键作用，包括线粒体细胞色素 c 氧化酶；它是神经紊乱中线粒体功能缺陷的一个指标。铜的积累和缺乏都与线粒体的功能缺陷有关
	锌	80 多种酶的必需成分。锌-金属肽酶（一种胰岛素降解酶）调节组织线粒体内的 β 淀粉样蛋白和质膜胰岛素水平。Zn^{2+} 充当 ATP 衰竭诱导的细胞凋亡的抑制剂；Zn^{2+} 能从线粒体中释放，导致线粒体氧化物的过度生成
	锰	锰是多种酶的核心组成部分或激活剂，包括线粒体过氧化物清除剂——锰过氧化物歧化酶（MnSOD），后者是我们机体中最重要的抗氧化酶

表 5-3　线粒体营养素的相关参数

分　类	名　称	膳食参考摄入量（男/女）	可耐受上限	巨　量
B 族维生素	硫胺素（B_1）	1.2mg/1.1mg	—	1 000mg
	核黄素（B_2）	1.3mg/1.1mg	—	400mg
	烟酸（B_3）	16mg/14mg	35mg	2 000mg
	泛酸（B_5）	5mg/5mg	—	150mg
B 族维生素	吡哆醇（B_6）	1.3mg/1.3mg	100mg	1 000mg
	生物素（B_7）	30μg/30μg	—	100 000μg
	叶酸	400μg/400μg	1 000μg	40 000μg
其他维生素	抗坏血酸（维生素 C）	90mg/75mg	2 000mg	10 000mg
	α-生育酚（维生素 E）	15mg/15mg	—	800mg
	维生素 A（视黄醇）	900μg/700μg	—	10 000μg

续表

分　类	名　称	膳食参考摄入量（男/女）	可耐受上限	巨　量
抗氧化剂	CoQ	—	—	1 200mg
	R-Alpha-硫辛酸（LA）/二氢硫辛酸（硫辛酸还原形式）	—	—	300～1 000mg
	N-乙酰半胱氨酸	—	—	3 000mg
增加能量供应物质	肉碱、乙酰肉碱	—	—	2 000mg
	肌酸	—	—	5～20g
微量元素	铁	8mg/8mg*	40mg	
	铜	900μg/900μg	10mg	
	锌	11mg/8mg	40mg	
	锰	2.3mg/1.8mg	11mg	

注：膳食参考摄入量（dietary reference intake，DRI）；可耐受上限（tolerable upper level，UL）；巨量是指本文中引用的用于疾病防治时的大剂量。

* 绝经期后妇女膳食推荐剂量 8mg/d，绝经前 18mg/d，孕期妇女 27mg/d。

（刘健康　Bruce N Ames）

（二）线粒体营养素的可能作用机制

我们认为，线粒体营养素的主要作用途径如下所述。

（1）提高线粒体酶的底物和辅酶浓度，促进线粒体功能。

（2）清除自由基，减少线粒体中氧化产物的堆积。

（3）修复线粒体膜。以上机制参见图 5-3。

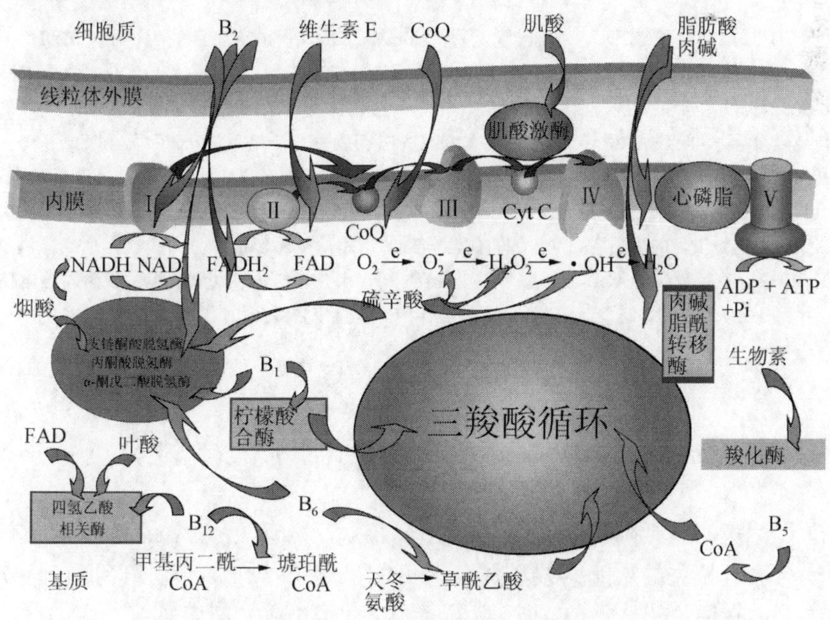

图 5-3　线粒体营养素在线粒体内发挥保护作用的途径（另见彩版）

（4）诱导二相酶，增强细胞抗氧化防护。

（5）激活线粒体生成。机制（4）、（5）见图 5-4。

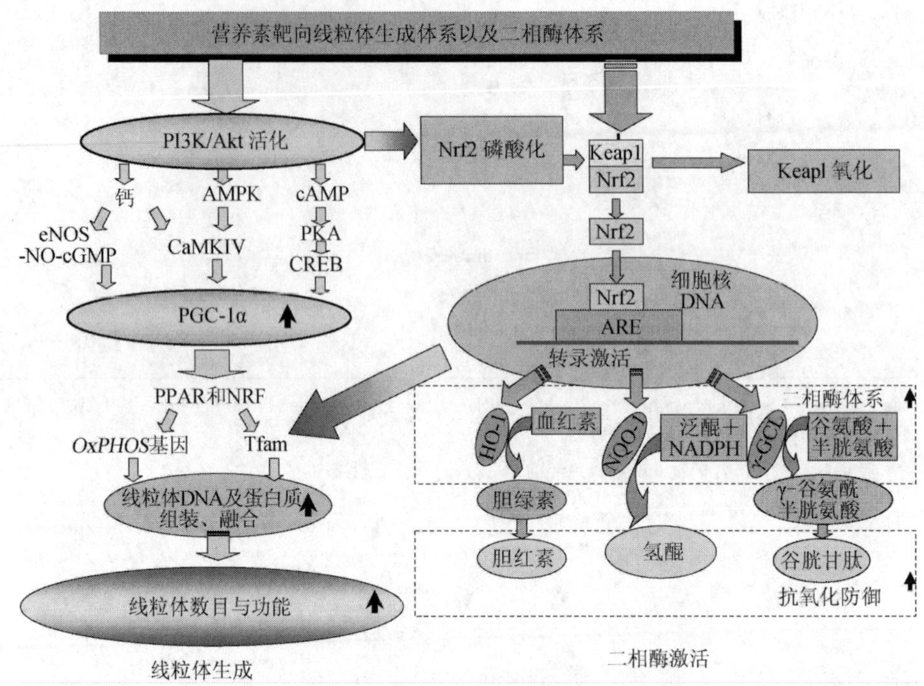

图 5-4　线粒体营养素的作用途径

保护途径包括：①避免线粒体遭受氧化损伤，如抗氧化剂维生素 E、硫辛酸、CoQ 及金属离子螯合剂等。②修复线粒体膜，如维生素 E、肉碱。③恢复线粒体功能，如酶的底物、酶的辅基、硫辛酸、烟酸、泛酸、核黄素、生物素和肉碱等归于此类。B_1. 硫胺素；B_2. 核黄素；B_3. 烟酸；B_5. 泛酸；B_6. 吡哆醇；B_{12}. 钴胺素；CoQ. CoQ_{10}；Cyt c. 细胞色素 c；LA. 硫辛酸；PDH. 丙酮酸脱氢酶；alpha-KGDH. α-酮戊二酸脱氢酶；BC-KADH. 支链酮酸脱氢酶；CAT. 肉碱脂酰转移酶；Carboxilase. 羧化酶，包括丙酮酸羧化酶、乙酰 CoA 羧化酶；THF-related enzyme. 四氢叶酸相关酶，包括蛋氨酸合成酶，甲叉四氢叶酸还原酶；④二相酶表达；如硫辛酸、硫辛酰胺和羟基酪醇作为线粒体营养素，可能通过诱导 Keap1/Nrf2 调控的二相酶表达，如 NQO1、GCL 和 HO-1 等。NQO1 是 NADPH 和醌发生氧化还原反应的限速酶，其产物氢醌是一种重要的抗氧化剂；GCL 是 GSH 合成的主要限速酶，其活性的高低直接决定 GSH 在细胞内的含量；HO-1 是血红素降解至生成胆红素的主要限速酶，直接决定胆红素的生成，而后者是体内自由基的重要清除剂。线粒体营养素的作用途径还包括⑤激活线粒体生成。例如，线粒体营养素通过 PI3K/Akt 途径激活 PGC-1α，通过 NRF 蛋白和 NRF-1 介导的转录共激活作用激活线粒体呼吸链担蛋白亚基的表达，继而 mtTFA 转入线粒体中，并直接激活 mtDNA 的转录和复制

（刘健康　Bruce N Ames）

第三节　线粒体营养素与阿尔茨海默病

神经退行性疾病包括阿尔茨海默病、帕金森病、AMD、肌萎缩性侧索硬化和亨廷顿病，都是与衰老相关的疾病。线粒体衰退可能是衰老[51,56,85-90]及神经退行性疾病发生和发展的主要内在原因[91-98]。在神经退行性疾病（如阿尔茨海默病、帕金森病）中，线粒体营养素的应用可能能够延缓或修复线粒体损伤、增强线粒体功能，从而预防和

改善疾病症状[49]。另外，我们近来的研究发现，在代谢性疾病（如 2 型糖尿病）中，适当的线粒体营养素组合可以有效地防治胰岛素抵抗的产生[44]。

在阿尔茨海默病发病机制中，β-淀粉体和 tau 蛋白功能仍是人们争议的话题[95,99-101]。但越来越多的数据表明，阿尔茨海默病以及在阿尔茨海默病和其他痴呆中出现的记忆力减退均涉及线粒体功能紊乱现象[87,92,94,95,102-104]。

一、氧化性损伤引起的线粒体衰退是引起衰老与阿尔茨海默病的关键性因素

阿尔茨海默病患者大脑呈现氧化性损伤增加（包括脂质过氧化、蛋白质氧化、DNA/RNA 氧化和活泼金属的氧化还原作用）、抗氧化物减少、氧化应激的易损伤性增加。氧化应激诱导下的损伤涉及不同细胞内蛋白质的选择性修饰，这些蛋白质包括关键酶和结构蛋白，先于阿尔茨海默病大脑神经元纤维缠绕的发生，并可能会引起后者的退化[100]。

阿尔茨海默病是医疗花费仅次于心脏病与癌症的第三大疾病，目前没有治愈的手段和药物。只有少数药物能缓解轻/中度患者的症状。我们认为使用线粒体营养素可能是防治阿尔茨海默病的有效手段。

二、线粒体营养素与阿尔茨海默病

抗氧化剂是对阿尔茨海默病患者最常用的营养物质[105]。流行病研究显示，通过饮食摄入的一些外源抗氧化剂可能降低阿尔茨海默病的发病率[106]。有研究认为，增加内外源抗氧化剂应被视为预防或至少可以减缓阿尔茨海默病进程的最佳战略[106]。

线粒体是活性氧的来源，同时也是其攻击的对象，线粒体抗氧化剂及其代谢物水平的下降有可能会损伤神经细胞抗氧化防御机制的效果，导致阿尔茨海默病等神经退行性疾病发生。有证据表明，单独或联合应用营养素，对增加线粒体 ATP 的产生、缓解或抑制线粒体功能紊乱确有疗效[107]。在所有线粒体营养素中，对乙酰肉碱、硫辛酸、CoQ、维生素 E、维生素 C 和一些 B 组维生素研究较多。

胆碱能神经元功能低下会产生类似阿尔茨海默病的症状，影响认知、行为以及日常生活。乙酰胆碱脂酶（AchE）表现出年龄依赖性的活力下降和 K_m 升高[108]。与正常人相比，严重阿尔茨海默病患者脑中 AchE 及胆碱乙酰转移酶水平下降 90%，AchE 抑制剂有助于缓解阿尔茨海默病症状[109]。

（一）乙酰-L-肉毒碱/L-肉毒碱

乙酰-L-肉毒碱（ALCAR）是 L-肉毒碱的乙酰基衍生物，能够将长链脂肪酸转入线粒体进行氧化。ALCAR 较 L-肉毒碱更易吸收，并能够更有效的穿越血脑屏障[110]。动物（包括人类）组织中的肉碱水平随年龄增长而下降[111-113]。对大小鼠、犬类等动物

的研究表明，补充 ALCAR 可以改善与衰老相关的认知障碍和促进神经细胞再生，保护神经细胞免受线粒体解偶联剂与抑制剂毒害，减轻脑局部贫血和再灌注后的神经损伤，提高脑中谷胱甘肽和氨基丁酸水平，提高心磷脂含量与线粒体酶活性，增强线粒体功能[114-116]。

ALCAR 可改善阿尔茨海默病或痴呆患者症状并缓解疾病进程。在对 500 个阿尔茨海默病及其他衰老相关痴呆患者的研究中发现，口服 ALCAR 能改善线粒体功能、提高抗氧化活性、稳定细胞内膜和胆碱能的神经传递，从而减缓神经退行性变化的进程[117]。一项针对 7 个阿尔茨海默病患者的小范围 ALCAR/安慰剂双盲治疗测试显示，ALCAR 有显著的临床和中枢神经系统功能改善的效果[118]。另一项在 40 天内对 40 个阿尔茨海默病患者进行的双盲安慰剂量化实验中，除焦虑外，ALCAR 对认知、行为及情感测试情况均有明显改善[119]。对门诊患者持续 6 个月的研究也发现，患者的注意力及注意力集中时间的状况也略有改善[120,121]。在综合分析 21 例双盲安慰剂预定量的临床实验中，持续应用 3～12 个月 ALCAR 对轻微认知损伤及早期阿尔茨海默病具有明显疗效[122]；补充 ALCAR 的效应不仅表现在临床症状缓解上，同时，从服用 ALCAR 3 个月开始，心理学测试评分随治疗时间延长而渐趋明显。ALCAR 对预防和缓解阿尔茨海默病进程比治疗严重的阿尔茨海默病更为有效。

（二）α-硫辛酸/二氢硫辛酸

有相当的证据表明，β-淀粉样蛋白引起的线粒体氧化损伤可能是阿尔茨海默病发病的关键因素。因此，抗氧化剂 α-硫辛酸（LA）（可穿越血脑屏障）可能是治疗阿尔茨海默病的适当营养物。

LA 是线粒体 α-酮戊二酸脱氢酶、丙酮酸脱氢酶等的辅酶成分。LA 的还原形式二氢硫辛酸（DHLA）是一种线粒体强抗氧化剂[123-126]，它能再生其他胞内抗氧化剂，包括 CoQ、维生素 C、维生素 E、GSH，并能螯合铁、铜[123-126]。LA 可以穿过血脑屏障，为神经细胞所吸收，并可被依赖 NADH 的线粒体二氢脂酰脱氢酶还原为 DHLA[123]。LA 被用于治疗或预防糖尿病外周及心脏自主性神经功能紊乱[127,128]以及其他线粒体疾病[100]。

LA 也被用于阿尔茨海默病等痴呆患者的治疗[129]。LA 保护皮层神经细胞免遭 β-淀粉样蛋白或过氧化氢诱导产生的细胞损伤，并可诱导 Akt 表达，这说明抗氧化剂 LA 的神经保护功效部分通过 PKB/Akt 信号转导通路进行传递[130]。

不同形式 LA 的效用（氧化型或还原型，天然 R-LA 及人工合成 S-LA 对映体）在不同系统中可能不同[113,131]。例如，Lovell 等[132]认为在原代皮层及海马神经细胞培养中，DHLA（LA 的还原形式）对 β-淀粉样蛋白及 Fe/H_2O_2引起的氧化损伤具有显著的保护作用，但 LA 与 Fe/H_2O_2同时存在可能增加细胞的氧化损伤。因此，在阿尔茨海默病患者中如果存在较高水平的 Fe，则 LA 的使用应该谨慎[133]。当然，如果体内的还原性成分（如 NADH 和 NADPH 等）含量充足，那么外源性的 LA 能够被及时还原为 DHLA，则不致引起氧化损伤[134]。

当GSH无法完全抵御阿尔茨海默病中出现的氧化应激或炎症时，LA同其他抗氧化剂（如维生素E或黄酮类）一样，能够间接加强抗糖基化及抗氧化防御系统。活性羰基化合物及后续糖基化终产物的形成促进蛋白纤维的交联并引发促炎症反应信号通路，促进阿尔茨海默病病理学变化及痴呆进程。人脑所具有的醛酮变位酶系是一种能有效清除小的二羰基化合物（如乙二醛、甲基乙二醛）的防御系统，GSH则为此系统的限速辅基[135]。

LA的另外一种保护机制是通过二相酶诱导来传递。LA诱导Nrf2表达，后者与相关基因的抗氧化反应原件（antioxidative response element，ARE）结合，继而提高谷胺酰基-半胱氨酸连接酶[136]、二相酶［如GSH转移酶、NAD（P）H：醌还原酶］和GSH合成酶的活性。二相酶的诱导作用可中和活性亲电体并作为非直接抗氧化剂，有效抵御动物及人类各种致癌物和其他氧化损伤[137]。二相酶体系降低细胞氧化应激、增强细胞内抗氧化防御体系，因而间接减轻线粒体的氧化应激。

（三）CoQ_{10}

CoQ_{10}是位于线粒体内膜的一个电子载体，它可以稳定呼吸链组分并能够作为一种线粒体抗氧化剂[58,138,139]。在多种线粒体相关疾病［包括帕金森病、亨廷顿病和弗里德赖希氏共济失调（Friedreich sataxia）］中，CoQ_{10}可以显著改善它们的临床症状和患者的生化指标[58,140,141]。然而至今CoQ_{10}还没有用于阿尔茨海默病的临床研究。虽然在阿尔茨海默病患者和痴呆患者的血浆[142]及血清[143]中并没有发现CoQ_{10}的变化，但鉴于CoQ_{10}在线粒体中的重要性及其在治疗其他线粒体氧化损伤相关疾病中的效果，推测CoQ_{10}对阿尔茨海默病的防治可能是有效的。

（四）肌　　酸

肌酸能提高肌酸/磷酸肌酸的转化并抑制线粒体通透性转运孔的开启[144]。在细胞质和线粒体之间，肌酸/磷酸肌酸转化（PCr）系统能够利用一种独特的线粒体肌酸激酶（CK）同工酶，从而在细胞质和线粒体间起着能量缓冲起作用。一项以45名年轻的素食者为对象所进行的双盲、安慰剂对照的交叉实验显示，口服肌酸6周（5g/d）对记忆力及理解力均有所改善[145]。肌酸已经用于对包括帕金森病和亨廷顿病在内的多种神经退行性疾病的治疗，但是还没有用于治疗阿尔茨海默病。

（五）硫　　胺

焦磷酸硫胺素是由硫胺磷酰化形成的，它是包括线粒体酶在内的多种酶的辅因子，如α-酮酸脱氢酶、丙酮酸脱羧酶和α-酮戊二酸脱氢酶。硫胺对乙酰胆碱的代谢及其从突触膜的释放有着重要作用。已有报道指出在阿尔茨海默病患者中丙酮酸脱氢酶和α-

酮戊二酸脱氢酶的活性降低[96,146,147]。Blass 等报道，每天用 3g 硫胺治疗的阿尔茨海默病患者表现出了认知方面的显著改善[148]。Meador 等发现药理学剂量（3～8g/d）的硫胺对有轻微的有益作用[149]。另一项动物实验表明，以苯磷硫胺（硫胺的一种衍生物）对 20 周龄的 APP/PS1 小鼠（一种阿尔茨海默病的动物模型）进行为期 8 周的灌胃处理（50mg/kg/d、100mg/kg/d、200mg/kg/d）能剂量依赖性的增强 APP/PS1 小鼠的空间记忆力，并有效减少其大脑皮层区淀粉样斑的数量和 tau 蛋白的磷酸化水平[150]。当然，也有研究者认为硫胺治疗阿尔茨海默病证据并不充分，并不推荐患者使用硫胺[151]。

关于硫胺在阿尔茨海默病防治中的可能机制，有研究者认为，线粒体退变导致线粒体中蛋白质的氧化，而其中的某些损伤又影响焦磷酸硫胺素与相应酶的亲和力（K_m）值。高水平的硫胺能提高线粒体中焦磷酸硫胺素的水平，因此能够缓解酶的损伤，由此改善阿尔茨海默病[56]。一些线粒体酶的基因缺陷（其中的两种：丙酮酸脱氢酶和 α-酮戊二酸脱氢酶在人类衰老过程中会减少并会导致脑功能降低）会影响焦磷酸硫胺素的 K_m 值，而高剂量的硫胺可提高酶亲和力。因此，正常的和病理性的衰老（如阿尔茨海默病）所特有的脑机能失调，可能可以通过高剂量的硫胺来缓解。

（六）烟酸/NADH

尼克酸和烟酰胺统称烟酸。尼克酸是 NAD 和 NADP 的前体。在线粒体和细胞质中，高剂量的尼克酸能提高 NAD/NADP 的水平[56]。由于烟酰胺在肠道中能够通过脱酰胺作用转变为尼克酸，因此烟酰胺也可以说是 NAD/NADP 的前体。一般来说人体对尼克酸的耐受性比烟酰胺更强，因此尼克酰胺更广泛的被用作营养添加剂和食物强化剂[152]。高剂量的烟酸可用于对抗胆固醇，然而烟酰胺却常常被用于对抗衰老的研究中并在临床实验中作为一种治疗糖尿病和癌症的方法。

NADH 是线粒体复合物Ⅰ的底物，NADPH 可以作为一种内源的抗氧化剂[153]。在对用 NADH 治疗阿尔茨海默病患者的初步实验中，17 名患者都有认知功能的改善[154]。

（七）二十二碳六烯酸

脊椎动物不能自身合成亚油酸和 α-亚麻酸，而二者是机体必需的多不饱和脂肪酸，也是食物中仅有的长链多不饱和脂肪酸的前体。二十二碳六烯酸（DHA）是一种 22 碳、羧基在 n-3 位的脂肪酸，可由亚油酸和 α-亚麻酸在体内代谢而来。DHA 在神经元脂肪酸含量中占 30%。补充 DHA 乙酯和卵磷脂，能够改善年轻和老年小鼠的迷宫学习能力[56]。富含 DHA 的磷脂能够改善老年小鼠的学习能力、视觉功能，逆转与衰老相关的生化修饰[155]。补充磷脂和 DHA 会改善与衰老相关的认知功能丧失[156]。

阿尔茨海默病患者的血浆和红细胞磷脂中的必需脂肪酸浓度低于相同年龄的对照组；患者脑中可以观察到磷脂酰乙醇胺中 DHA 的减少，并且在阿尔茨海默病患者病情的早期发展中，较低的血清 DHA 可能是一个危险因素，而必需脂肪酸制剂则会改善阿尔茨海默病患者的生活质量[157]。

（八）胆　　碱

胆碱是人体必需的营养物质，也是细胞膜磷脂的必需成分。磷脂不仅是细胞膜的结构成分，也能够作为辅基激活相应酶的活性。胆碱是神经递质——乙酰胆碱生物合成的前体，并且也是活性基的一个重要来源[158-160]。早在 20 世纪 70 年代，人们已经尝试应用胆碱临床治疗阿尔茨海默病[161]。1985 年，Little 等[162]首次针对阿尔茨海默病中高剂量卵磷脂（胆碱前体）进行了长期的双盲对照实验，认为其在特定条件下可能具有治疗效应。此外，用于提高 Ach 有效性或释放量的胆碱及其他胆碱前体还包括磷脂酰胆碱（卵磷脂）、5′-焦磷酸胞苷（胞磷胆碱或 CDP-胆碱）[163-165]、甘油磷酸胆碱[166]和磷脂酰丝氨酸。磷脂酰丝氨酸喂养老年大鼠能够显著改善大鼠在水迷路逃生中的表现，并能够提高乙酰胆碱的释放和老年大鼠突触体的 Na^{+}、K^{+}-ATP 酶的活性[167]。

（九）叶　　酸

多种一碳四氢叶酸酯的衍生物用于生物合成反应，如用于胆碱、丝氨酸、甘氨酸、嘌呤和 dTMP 的合成。缺乏叶酸盐导致嘌呤和 dTMP 含量下降，抑制了 DNA 的合成。Kruman 等[168]指出叶酸缺乏和高半胱氨酸会损害海马神经元 DNA 的修复，并会使一种阿尔茨海默病的动物模型——APP 转基因突变小鼠的神经元对淀粉样物质诱导的氧化损伤敏感。临床研究也显示高胱氨酸血症对痴呆和阿尔茨海默病的发展是一个危险因素[169]。由于高胱氨酸血症是由不当摄入和（或）缺乏叶酸盐、对维生素 B_6 或维生素 B_{12} 的利用降低所引起的，所以添加叶酸盐、维生素 B_6 和维生素 B_{12} 可能减少引起阿尔茨海默病发生的危险因素[170,171]。

三、线粒体营养素组合防治阿尔茨海默病

流行病学的实验室研究和有限的临床研究表明，在预防和治疗阿尔茨海默病中非甾体类消炎药（NSAIDS）和适当微量元素的组合也许比单独用药更有效[172]。以上研究提示，线粒体营养素的恰当组合可能是防治阿尔茨海默病的一个有效策略。

在多种不同的线粒体功能紊乱中已经发现多种营养素组合具有协同效应。例如，用核黄素加肉毒碱来改善复合物Ⅰ缺失患者的肌无力和运动能力；用核黄素加烟酰胺来改善脑病症状和神经传导；临床应用维生素 K 加抗坏血酸盐来改善复合物Ⅲ缺陷患者的运动能力；用 CoQ 加维生素 K_3、抗坏血酸、硫胺、核黄素和烟酸来降低线粒体肌病和脑肌炎的死亡率[107]；用肉毒碱加胆碱和咖啡因来减少身体内脂肪和血清中瘦素的浓度[173]。我们观察到，ALCAR 和 LA 组合使用比分别使用能够更为有效地缓解老年大鼠的线粒体退变。这是由于 ALCAR 与 LA 在恢复线粒体功能中所起作用的不同造成

的，其中包括LA通过抑制氧化应激来协同ALCAR的能量增强效应[3,174,175]。

给载脂蛋白E缺陷型的小鼠喂食含有维生素E，银杏、松树皮提取物以及棕榈酸抗坏血脂的食物会使其寿命显著延长，并使其海马部位组织病理学的包涵体明显减少，DNA断裂明显降低[176]。另外一种混合物（维生素E、磷脂酰胆碱和丙酮酸）比单一成分的抗氧化剂能够更为有效地防止细胞培养中的β-淀粉样蛋白毒性，并且在培养的皮层神经元和载脂蛋白缺陷型小鼠的中枢神经组织中也能更为有效的抵御神经元退化和氧化应激[177]。

临床研究表明，补充维生素E和维生素C有助于预防血管型痴呆并可能会改善晚年的认知能力[178]。在荷兰进行的一项前瞻性队列研究显示，在饮食中摄入高剂量的维生素C和维生素E可以降低患阿尔茨海默病的危险[179]。当然维生素C和维生素E在防治阿尔茨海默病方面还存在争议，需要更多确切的临床证据[180]。

另外一个治疗阿尔茨海默病的方法是将线粒体营养物与其他治疗阿尔茨海默病的药物相结合。用ALCAR（以2g/d的剂量口服3个月）结合多奈哌齐（donepezil）或利斯的明（rivastigmine）治疗对胆碱酯酶抑制剂（AchE-I）无反应的轻度阿尔茨海默病患者。研究结果显示，在同时服用ALCAR后，患者反应速率进一步得到改善（通过测试认知功能、功能状态和行为症状）。提示此种组合对阿尔茨海默病患者也许是一种有效组合[181]。此外，他科林（Tacrine）对阿尔茨海默病患者的认知状态有改善作用，而卵磷脂可以协同他科林的效应[163]。因此，我们认为，将不同药物组合或将线粒体营养素和药物组合的疗法可能是治疗阿尔茨海默病的一种有效策略。

DHLA（L-硫辛酸的还原形式）能够通过转移一对电子来还原CoQ成为泛醇，从而提高生物膜抗氧化能力。所以当L-硫辛酸与CoQ配伍可能效能更高[182]。Packer等[125]认为L-硫辛酸能够使包括CoQ、抗坏血酸盐、谷胱甘肽和硫氧还蛋白在内的抗氧化剂重新循环。因此，将其他抗氧化剂与L-硫辛酸配伍可使体内抗氧化剂重新循环。

载脂蛋白E4的存在增加患阿尔茨海默病的发生，当神经元发生应激反应时，如β-淀粉样蛋白毒性、氧气缺乏、氧化损伤和头部外伤，载脂蛋白E4转运胆固醇的效率会低于载脂蛋白E3的效率[183]。L-硫辛酸具有抗胆固醇的活性[112,184,185]，L-乙酰肉毒碱能够减少大鼠脑中和血液中与衰老相关的胆固醇的提高[186,187]。因此，L-硫辛酸和L-乙酰肉毒碱也许都能通过降低载脂蛋白E4小鼠体内的胆固醇来减缓阿尔茨海默病的发病进程。另外，降低胆固醇的药物（如东弗泰丁）也许能降低CoQ的组织浓度，如果补充CoQ则能将CoQ的水平恢复为正常水平[188]。因此，从改善与载脂蛋白E4相关的胆固醇代谢异常的角度着眼，L-乙酰肉毒碱、L-硫辛酸和CoQ的组合可能是一种有效的组合。

（刘健康　Bruce N Ames）

第四节　线粒体营养素与帕金森病

帕金森病是与衰老相关的神经退行性疾病，线粒体衰退、线粒体功能紊乱、活性氧的产生以及随后生物大分子氧化损伤的加剧可能是衰老及神经退行性疾病发生和发展的主要内在原因。随着衰老的进行，人的身体素质下降，对营养物质的吸收和利用的效率明显降低。另外，由于帕金森病患者身体素质的下降与不同程度的认知功能障碍，非常容易引起心理和情绪的改变。这是导致营养摄取失衡的重要原因，尤其对那些接受手术治疗的患者更容易引起营养素的流失。因此，对于帕金森病患者，通过给予针对保护线粒体衰退的线粒体营养素干预，延缓或修复线粒体损伤以增强线粒体功能，能够预防帕金森病或改善帕金森病患者的生活质量。已有临床观察发现，补充维生素 B_{12} 和维生素 D 对帕金森病患者的恢复非常有帮助[189]。Wolfrath 等对给予药物治疗的帕金森病患者补充维生素进行加强营养干预，发现维生素营养干预的辅助治疗能够非常明显的避免药物副作用，并帮助患者取得更好的治疗效果[190]。

随着衰老的进行，如果能够预先补充线粒体营养素，更好的保护线粒体功能的衰退、降低氧化损伤，无疑能够对帕金森病及其他线粒体衰退相关的疾病有明显的预防作用。提示线粒体营养素干预是重要的帕金森病预防与治疗的辅助策略。

一、用于防治帕金森病的线粒体营养素

线粒体营养素的使用可以通过预防和修复线粒体的损伤对与帕金森病相关的疾病有所效应。我们相信线粒体营养素的使用对有患帕金森病高风险的人们给予了一个预防疾病发生和推迟疾病进展的简捷方法，同时对帕金森病患者起到了有效的辅助治疗效果，也对疾病发生的潜在机制有更好的理解。联合使用线粒体营养素比单独使用营养素有更好的效果，这是因为帕金森病是复杂的线粒体疾病。这些线粒体的抗氧化剂/代谢物起着不同的互补作用，从而对缓解线粒体衰退有互相促进作用。

（一）CoQ

CoQ_{10} 是位于线粒体内膜的电子载体，能够稳定线粒体呼吸链组分，自身也是一种抗氧化剂。食用 CoQ 能明显提高细胞的 CoQ 含量，减缓 DA 神经元的丢失，抑制 α-Synuclein 蛋白的沉积[191]。CoQ 的水平随着衰老而下降。CoQ 的补充可以提高线粒体的功能，改善与衰老相关的认知功能障碍。已有很多综述阐明了 ALCAR、LA、CoQ 在线粒体损伤和认知功能方面的效应[56,192]。Young 等[193]综述了 CoQ 对一系列神经退行性疾病治疗和预防的最新进展，作为最好的内源性抗氧化剂之一，CoQ 能够非常显著的降低蛋白质和 DNA 的氧化损伤，提高氧化磷酸化的效率，CoQ 的生物安全性非常好，300～2400mg/d 的用量均没有明显的毒性。

（二）硫　辛　酸

硫辛酸（Lipoic Acid）是 LA/DHLA 的补充，LA 是参与线粒体代谢机制中的一种辅酶。DHLA 是 LA 的还原形式，是一种功能强大的线粒体抗氧化剂，它能再生其他胞内抗氧化剂，包括 CoQ、维生素 C 和 E、谷胱甘肽并能螯合铁。LA 是内源的辅

酶，极易穿过血脑屏障，易为细胞所吸收，并可被依赖 NADH 的线粒体二氢脂酰脱氢酶还原为 DHLA。我们发现联合使用 LA 和 ALCAR 能够降低 2 型糖尿病的胰岛素抵抗、促进线粒体生成、提高耗氧水平[194]，提示 LA 可能用于 2 型糖尿病的预防与治疗。LA 也是阿尔茨海默病患者的治疗之选，使用 LA 治疗可以保护皮层神经细胞免遭 β-淀粉体或过氧化氢诱导产生的胞内毒害作用，并可诱导提高 Akt（一种磷脂酰肌醇激酶的直接下游效应物）的水平，以此表明抗氧化剂 LA 的神经保护功效部分是通过 PKB/Akt 信号转导通路进行传递的[195]。我们发现 LA 能够明显提高转基因果蝇的运动能力，提示 LA 可能可以用于帕金森病的预防并改善帕金森病患者的生活质量。由此可见，LA 可能用于一系列线粒体疾病的预防与治疗。我们最近的研究发现，硫辛酰胺比硫辛酸有更强的抗氧化能力，培养的 ARPE 细胞用丙烯醛处理诱导细胞全面的氧化损伤，100μmol/L 的硫辛酸预处理能够保护细胞免受丙烯醛诱导的氧化损伤，而 40μmol/L 的硫辛酰胺处理比 100μmol/L 的硫辛酸保护效果更好[196,197]。我们的研究表明，硫辛酰胺可能比硫辛酸更能有效预防机体的氧化损伤。

LA 保护功效的另外一种机制可能是通过 Nrf2 启动二相酶的应答，提高机体的抗氧化能力[31]。这种作用和 DJ-1 分享了类似的信号通路，DJ-1 突变能够导致人帕金森病的发生[198]。从而强烈提示 LA 可能用于帕金森病的预防和治疗。

（三）乙酰胆碱

乙酰胆碱（acytl-L-carnitine）是胆碱的补充，胆碱和其他胆碱的前体包括磷脂酰胆碱（卵磷脂）、5′-焦磷酸胞苷（胞磷胆碱或 CDP-胆碱）、胆碱 alphoscerate 和磷脂酰丝氨酸，特别是 5′-焦磷酸硫胺和胆碱 alphoscerate 能够提高阿尔茨海默病患者的认知能力，常被临床应用。胞啶 5′-二磷酸胆碱同时也能有效的辅助治疗帕金森病。ALCAR 是 L-肉毒碱的乙酰基衍生物，能够运输长链脂肪酸到线粒体内以供燃料所需。ALCAR 较 L-肉毒碱更易吸收，并能够更有效的穿越血脑屏障[110]。动物（包括人类）组织中的肉碱水平随年龄增长而有所下降，肉碱水平的降低损伤了线粒体膜的完整性。通过大鼠、小鼠、犬类等动物的研究表明，补充 ALCAR 可以改善与衰老相关的认知能力障碍并促进神经再生，保护神经细胞免受线粒体解偶联剂与抑制剂的毒害，减轻脑局部贫血和再灌注后的神经损伤，提高脑中谷胱甘肽和氨基丁酸水平，增加心肌磷脂含量，提高线粒体酶的活性，进一步增强线粒体功能[3,174,199,200]。ALCAR 在成神经细胞瘤细胞和猴子中被用做保护细胞免受 MPTP 诱导的毒性治疗剂[201,202]。然而至今还没有关于 ALCAR 治疗帕金森病的临床实验。

（四）尼克酸

尼克酸（维生素 B_3）和尼克酰胺统称为烟酸。烟酸是 NAD/NADP 的前体，高剂量的尼克酸能够提高线粒体和细胞质中 NAD/NADP 水平。研究发现高剂量的烟酸处理能够延缓触突的退行性病变，这可能是通过提高 NAD/NADP 水平实现的[203,204]。高剂量的烟酸是拮抗胆固醇的药物，但被常用于抗衰老的研究中。提高烟酸的摄食能够提高阿尔茨海默病患者的认知功能，但其对阿尔茨海默病的治疗作用尚存在争议。NADH是线粒体复合物Ⅰ的底物，NADH/NADPH可能是内源的抗氧化剂。尼克酰胺能够保护MPTP处理小鼠的毒性损伤。NADH能够刺激内源多巴胺的生成，改善帕金森病患者的运动功能障碍，提高帕金森病患者的认知功能。我们的研究发现，高剂量的尼克酰胺能够显著保护MPP^+处理导致SK细胞的DNA和蛋白质的损伤，提高线粒体复合物Ⅰ及α-酮戊二酸脱氢酶活性，显著提高转基因帕金森病果蝇的运动能力[205]。这些结果提示高剂量的尼克酸可能有助于改善帕金森病患者的运动能力并预防帕金森病的发生。

（五）硫　　胺

硫胺磷（维生素B_1）酸化形式硫胺焦磷酸盐，它是线粒体酶α-酮酸脱氢酶、丙酮酸脱羧酶和α-酮戊二酸脱氢酶在内的多种酶的辅因子。已有报道指出，在阿尔茨海默病患者的脑和外周组织中都存在硫胺依赖的酶活性的降低，包括线粒体硫胺依赖的酶、丙酮酸脱氢酶和α-酮戊二酸脱氢酶[206]。Blass等[148]报道指出，对阿尔茨海默病患者每天服用3g硫胺在统计学上表现出了认知方面的显著改善。有人持不同意见，认为硫胺对阿尔茨海默病的治疗证据不充分，因此并不推荐[207]。硫胺有益于阿尔茨海默病患者的合理解释，可能是硫胺能够提高线粒体中焦磷酸硫胺的水平而延缓酶的损伤，从而改善阿尔茨海默病症状。

（六）核　黄　素

线粒体复合物Ⅰ的缺陷是帕金森病的病理特征，因此给帕金森病患者补充高剂量的核黄素（维生素B_2）可能有助于帕金森病症状的减轻。一项报告表明高剂量的核黄素有助于帕金森病患者运动能力的恢复[208]。我们认为核黄素可能改变了线粒体复合物Ⅰ对FMN/FAD的K_m值，从而挽救线粒体复合物Ⅰ活性的降低。

（七）叶　　酸

多种一碳四氢叶酸的衍生物用于生物合成反应，如胆碱、丝氨酸、甘氨酸、嘌呤和dTMP的合成。叶酸（维生素B_{11}）缺乏最明显的后果是由于嘌呤和dTMP可利用性降低从而抑制DNA的合成。在帕金森病动物模型和左旋多巴治疗的患者中，质膜的高半胱氨酸水平有所提高。体内高半胱氨酸水平与叶酸、维生素B_{12}和PLP的水平呈反相关。因此叶酸、维生素B_6和维生素B_{12}的补充可能有助于左旋多巴治疗的帕金森病患者的高半胱氨酸水平的恢复。我们联合使用羟基泛酸钙（维生素B_5）、叶酸（维生素B_{11}）、维生素B_6和维生素B_{12}能够明显提高转基因果蝇的运动能力并延长其寿命。临床研究表明，帕金森病患者经左旋多巴治疗后，叶酸和维生素B_{12}的水平显著降低，补充

叶酸和维生素 B_{12} 能够改善患者认知功能损伤[209]。临床观察认为叶酸的缺乏容易导致患者情绪低落，维生素 B_{12} 的缺乏容易导致认知功能损伤，因此补充叶酸和维生素 B_{12} 后可能使患者能够在这两个方面受益。

（八）泛　酸　钙

泛酸钙即维生素 B_5，是水溶性的维生素。维生素 B_5 能够帮助细胞形成、维持正常发育和中枢神经系统的发育，对维持肾上腺功能非常必要；体内合成 CoA 必须有维生素 B_5 的参与，因此其是脂肪、糖和蛋白质能量代谢必需的维生素。最初用泛酸钙单独或泛酸钙联合维生素 E 治疗红斑狼疮[210,211]，口服用于治疗风湿性关节炎[212]。泛酸钙能够缓解由于肺结核患者用链霉素治疗带来的副作用[213]。目前尚没有维生素 B 对帕金森病的预防或治疗作用的报道。但是，维生素 B_5 参与了同型半胱氨酸的代谢，维生素 B_5 的缺乏可能影响了能量物质及同型半胱氨酸代谢的进行。

（九）吡哆醛、醇、胺

吡哆醛、醇或胺即维生素 B_6，水溶性维生素。有助于色氨酸的代谢，能够防止各种神经、皮肤疾病，可促进核酸合成，防止组织器官的老化。Finker[214] 最早将维生素 B_6 用于帕金森病的治疗，取得了一定疗效，维生素 B_6 也用于治疗瘫痪和振颤[215,216]。用维生素 B_6 辅助治疗帕金森病取得了比较好的治疗效果[217]。用左旋多巴的替代疗法能够明显提高体内同型半胱氨酸的含量[218]，用维生素 B_6 则能够比较好的降低体内同型半胱氨酸的上升，降低药物的毒副作用[219]。维生素 B_6 和浆果（富含维生素）能够预防衰老相关的神经退行性功能紊乱[219]，联合使用维生素 B_6、叶酸和维生素 B_{12} 能够降低罹患帕金森病的风险[220]。

（十）钴　胺　素

钴胺素即维生素 B_{12}，是广义上的含钴的一类化合物的统称，包括氰钴胺（cyanocobalamin，经氰化物提纯而成的人工成品）、羟钴胺（hydroxocobalamin，即维生素 $B_{12\alpha}$）及维生素 B_{12} 的两种辅酶形式［甲钴胺（methylcobalamin，MeB12）和 5-脱氧腺苷钴胺素（5-deoxyadenosylcobalamin）］。在甲硫氨酸循环中，同型半胱氨酸接受 N5-甲基四氢叶酸的甲基转变为甲硫氨酸的反应，需要以维生素 B_{12} 作为辅酶的 N5-甲基四氢叶酸转甲基酶的催化。用左旋多巴的替代疗法能够明显提高体内同型半胱氨酸的含量[218]，同型半胱氨酸的提高能够导致认知和运动功能的损伤[221]，维生素 B_{12} 对帕金森病预防与治疗的意义在于改善同型半胱氨酸的代谢。维生素 B_{12} 作为左旋多巴的辅助治疗药物，能够显著降低药物的毒副作用[220]。维生素 B_{12} 的缺乏与帕金森病患者的神经毒性作用及氧化应激有关[222]，因此补充维生素 B_{12} 可能有助于降低氧化损伤，改善同型半胱氨酸的代谢。

（十一）生 物 素

生物素（维生素 B_7）是个一环状有如尿素的化学物质，具有硫酚（thiophene）的结构环，此种化学物质有 8 种异构物，但也只有右旋生物素（d-biotin）存在于自然界中并具有维生素的功能。生物素对蛋白质、糖类和脂肪的代谢有重要作用，有助于细胞生长、脂肪酸的生成、碳水化合物的代谢并对其他 B 族维生素的生物利用有增效作用。尚未见单独用维生素 B_7 能够预防和治疗帕金森病，临床也少见维生素 B_7 的缺乏，这是因为食物中维生素 B_7 含量丰富，一般很少缺乏。

（十二）DHA

脊椎动物不能自身合成亚油酸和 α-亚麻酸，它们是两种必需的多不饱和脂肪酸，也是唯一的长链多不饱和脂肪酸的食物前体。DHA 是一种 22 碳、羧基在 n-3 位的脂肪酸，它在神经元的脂肪酸含量中占 30%。高水平的 DHA 可能用于改善阿尔茨海默病患者的认知能力，提高患者的生活质量。

（十三）维 生 素 E

维生素 E 与氧化自由基反应的速度非常快，是非常有效的抗氧化剂。研究认为补充维生素 E 能够非常有效的延缓由于氧化损伤导致的线粒体功能衰退，从而能够很好地预防和治疗帕金森病。Ricciarelli 等[223]综述了维生素 E 对帕金森病预防和治疗的最新研究进展。Etminan 等[224]总结了维生素 C、维生素 E 和 β-胡萝卜素对帕金森病患者的影响，表明维生素 E 的干预能够降低罹患帕金森病的风险，而维生素 C 和 β-胡萝卜素并没有类似神经保护作用。可见维生素 E 可能是预防帕金森病的营养素之一。

（十四）肌 酸

肌酸能提高肌酸/磷酸肌酸的转化并可抑制线粒体通透性转运孔的开启。在细胞质和线粒体之间肌酸/磷酸肌酸转化（PCr）系统能够利用一种独特的线粒体肌酸激酶（CK）的重组异构体作为一种空间能量缓冲器而起作用。一个以 45 名年轻的素食主义者为对象进行的双盲、安慰剂对照的交叉实验显示，口服肌酸添加剂 6 周（5g/d）对于脑力工作和对处理速度有要求的工作都具有显著的正效应[225]。同样，肌酸也已经用于包括帕金森病和亨廷顿病在内的多种神经性疾病的治疗。

许多其他能够保护线粒体免受损伤、提高线粒体功能的化合物均可以归纳为线粒体营养素。但是我们线粒体营养素的概念主要指可以通过日常的营养补充来保护线粒体功能、减少自由基的生成、降低线粒体氧化损伤从而能够起到预防或辅助治疗线粒体衰退相关的疾病（如帕金森病和阿尔茨海默病等）。这就对入围线粒体营养素的对象有更高的要求，如比药物要更有安全性能的要求、比日常的食物要更有针对性等。本书并没有完全介绍我们定义的每种线粒体营养素，只是选择有代表性的做以概括。进一步的了解请见相关参考文献及最新的研究进展。

二、联合应用多种营养素对帕金森病预防和治疗的协同效应

我们总结的线粒营养素主要通过以下途径起作用，如通过启动抗氧化体系（如LA）、补充线粒体酶的底物或辅酶的前体（如LA、CoQ、尼克酸、ALCAR）、直接作用于捕获活性氧减少其危害（如维生素C、DHA）、直接补充能量物质（如肌酸）等保护线粒体及细胞的氧化损伤并尽可能修复线粒体的功能紊乱和生物大分子的氧化损伤。帕金森病相关的线粒体功能紊乱及自由基氧化损伤是线粒体功能损伤的综合反映，往往不仅仅只是线粒体酶或脂质单一的损伤。我们认为单独使用一种线粒体营养素只能在一个方面比较有效的保护线粒体功能，单一线粒体的作用效果相对来说是有限的。因此，我们认为联合使用几种线粒体营养素，通过它们对线粒体损伤恢复作用能够起互补作用，从而对帕金森病的预防及改善帕金森病患者的生活质量可能会取得更好的效果，有一定的协同效应。为此，我们尝试了几种线粒体营养素的组合，发现几种营养素的联合应用确实有非常好的协同效应，提示联合使用几种营养素可能是预防和治疗帕金森病的有效策略。

绝大多数B族维生素都是线粒体酶辅酶或辅酶的前体，在体内经代谢后成为线粒体酶的辅酶。Balk等评价了维生素B_1、B_2、B_6、B_{12}和叶酸等对神经退行性疾病（尤其是阿尔茨海默病和帕金森病）的治疗效果，发现补充B族维生素对神经损伤导致的认知功能障碍的恢复是非常有帮助的[219]。de Lau等[220]的研究发现，口服维生素B_6、叶酸和维生素B_{12}能显著降低患帕金森病的风险，认为可能与联合使用几种维生素能够降低体内同型半胱氨酸的水平有关，另外维生素B_6还能够通过抗氧化作用直接降低帕金森病的风险。Kumar等[226,227]联合使用维生素A，维生素B_1、B_2、B_5、B_6、B_{11}，尼克酸和碘进行为期7～11年的营养素干预，考察其对小学生健康的影响以及其对智力损伤的保护作用。结果表明，联合使用多种线粒体营养素能够提高血液营养素含量、提高白蛋白水平、提高孩子的反应能力及记忆能力，但是并没有提高整体智力水平。我们联合使用B族维生素B_1、B_2、B_3、B_5、B_6、B_7和B_{11}，处理鱼藤酮诱导的慢性帕金森病模型，发现基础浓度为2.5～5倍的复合维生素能够有效降低鱼藤酮处理导致线粒体复合物Ⅰ活性的降低，降低细胞ROS水平，降低DNA、蛋白质的氧化损伤。单独使用其中一种维生素，在同样的浓度条件下不能有效降低细胞自由基的含量，不能提高线粒体的膜电位，单独使用在10倍基础浓度条件下也没有发现保护作用。这些结果提示，B族维生素能够保护线粒体的功能紊乱，高浓度的B族维生素可能用于帕金森病的预防并改善帕金森病患者的生活质量。同时我们发现B族维生素能够有效提高转基因帕金森病果蝇运动能力的损伤，延长果蝇的寿命[228]。综合这些结果为B族维生素对帕金森病的预防有显著的协同效应。联合使用几种维生素可能不但能够降低体内的同型半胱氨酸水平而且能在抗氧化能力上提供帮助。我们协同应用维生素B_5，B_6，B_{11}

和 B_{12} 在很低的浓度也能有效地提高转基因果蝇的运动能力（结果未发表）。我们同时用 MPP^+ 诱导的 SK 细胞急性毒性模型，考察单剂量维生素 B_3 的作用，我们发现维生素 B_3 在 100 倍基础浓度的条件下也能够非常好对抗 MPP^+ 导致的细胞毒性及线粒体功能损伤[205]。维生素 B_3 被认为是线粒体复合物 I 辅酶 NADH 的前体，在体内能够转化成 NADH。维生素 B_3 能够保护 SK 细胞对抗 MPP^+ 毒性，这可能归因于其对 NADH 浓度的提高，进而提高线粒体复合物 I 的活性。

前面已经介绍硫辛酸和乙酰肉碱对线粒体的作用和可能的机制。我们认为硫辛酸可能通过几个途径保护线粒体的氧化损伤和功能紊乱。首先，硫辛酸能够启动 Nrf2 的二相酶系统，同时提高细胞 SOD 和其他抗氧化生物大分子的水平，提高细胞抗氧化能力；其次，硫辛酸是直接的抗氧化剂，能够有效地直接起到抗氧化作用；最后，硫辛酸同时是众多线粒体酶的辅酶，可能通过补充硫辛酸能够提高酶的活性。胆碱是负责长链脂肪酸线粒体内转运酶的辅酶，乙酰胆碱则因为更容易通过血脑屏障进入脑中，因此常被用于预防阿尔茨海默病和帕金森病及其他神经退行性疾病。它可能的作用机制是协助线粒体酶辅助长链脂肪酸进入线粒体；乙酰胆碱也是直接的抗氧剂，可能直接参与了机体的抗氧化作用。我们的研究发现，联合使用硫辛酸和乙酰胆碱能非常好的抑制线粒体的功能紊乱，抑制 DNA 和蛋白的氧化损伤。单独使用其中一种，如果要达到联合使用的效果，就要提高浓度到联合使用时浓度的 100～1000 倍。联合使用的可能机制是，提高线粒体酶活性、降低体内自由基的含量以降低对体内 DNA 和蛋白质的氧化损伤，同时提高 PGC-1α 的表达并促进线粒体生成。这样 LA 和 ALCAR 的协同作用就能够从各个方面更全面地提高线粒体的功能，预防帕金森病的发生。

但是有人发现联合使用几种抗氧化剂的治疗效果仍然比较有限。Weber 等联合应用 CoQ_{10}、维生素 E、GSH 观察其对帕金森病的治疗作用，发现联合使用几种营养素对帕金森病的治疗效果非常有限[229]。这表明几种营养素的联合治疗不但要考虑其剂量还要考虑其合理的组合，具体几种组合各自什么样的剂量才能发挥最大的协同效应尚有待进一步优化组合。但至少指明了联合使用几种线粒体营养素对帕金森病进行预防和治疗的方向。

线粒体功能紊乱被认为是 2 型糖尿病重要的致病原因之一。我们联合使用硫辛酸和乙酰胆碱时发现，联合使用能够有效降低胰岛素抵抗、促进线粒体生成、提高线粒体酶活性、降低氧化损伤，联合使用的协同效应非常明显[194]。

综上所述，线粒体功能紊乱、自由基水平提高、氧化损伤的加剧是散发性帕金森病的重要特征。线粒体营养素能够从各个方面提高线粒体功能、降低细胞的自由基水平并对抗细胞的氧化损伤。联合使用几种营养素是有效延缓线粒体的功能衰退、降低细胞的自由基含量、提高线粒体酶活性的有效方法。提示联合使用多种线粒体营养素可能是预防帕金森病、改善帕金森病患者生活质量的有效策略。

三、小　　结

众多的环境与遗传因素均能导致帕金森病的发生与发展，但是归根结底氧化应激、氧化损伤及线粒体功能紊乱是帕金森病的基础。帕金森病是与衰老相关的神经退行性病变，至今没有特定的药物能够有效治愈或延缓帕金森病的发生和发展。但是针对线粒体功能紊乱是帕金森病病理基础的特点，通过线粒体营养素的干预有效降低氧化应激、氧化损伤以及保护线粒体功能紊乱可能是行之有效治疗的策略之一。本文总结了目前多种线粒体营养素干预对帕金森病预防或辅助治疗的研究进展，概述了联合使用多种线粒体营养素可能是预防或辅助治疗帕金森病的有效策略。

（贾海群　刘健康）

第五节　视黄斑退行性疾病的防治

随着全世界老龄人口的迅速增加，建立科学有效的视黄斑退行性疾病（AMD）的防治策略及措施刻不容缓。依据流行病学研究结果及视黄斑退行性疾病发病机制的研究，补充抗氧化营养素和戒烟是有效延缓和预防视黄斑退行性病变的重要手段。其中，选用线粒体营养素，改善视网膜上皮色素细胞中线粒体功能，在视黄斑退行性疾病的防治中可能具有重要意义。

一、营养素在 AMD 防治中的应用

美国国家卫生研究院（National Institutes of Health，NIH）发起了老年性眼科疾病研究（age-related eye disease study，AREDS）来详细研究抗氧化维生素和锌对 AMD 的发生和恶化的影响[230-231]。研究者很清楚，他们要研究的东西已经近乎公认有效，为了使研究结果更具权威性，他们在设计实验时使用了尽可能高的剂量——比正常人日常摄取的剂量高出几倍。这项研究对近 4000 名患者跟踪调查了 10 年。结果表明，不论抗氧化维生素还是锌对至少中等程度的 AMD 疾病有显著作用。研究中服用维生素的脉络膜新血管生成患者比服用安慰剂的患者症状减轻 25%，相同药物对地理性萎缩患者也有显著影响。这个研究结果的公布，使得许多公司立即把和 AREDS 相近或相当的维生素及矿物质制成成品上市销售，许多医师也推荐其中等程度的 AMD 患者服用相当 AREDS 剂量的维生素和矿物质。尽管相信维生素和矿物质“百利而无一害”很有吸引力，但有些研究还是表明极高剂量的维生素会对个别人造成损害。有两项研究就 β-胡萝卜素对吸烟引起的肺癌的影响进行了调查[232-233]，结果都发现服用与 AREDS 剂量相近的 β-胡萝卜素会导致患肺癌概率增加。事实上对吸烟者来说，人们已经发现 400IU 的 β-胡萝卜素会使其由各种原因致死的概率提高 8%[232]。

还有许多研究就食品和维生素对 AMD 的影响进行了调查[234]。目前研究最热的是维生素 C、维生素 E、β-胡萝卜素和锌。20 世纪 80 年代，有人着重研究了具有抗氧化作用的维生素和锌对 AMD 的缓解作用。有研究表明视网膜的氧化损伤是其罹患相关疾病的重要机制[235]，还有研究报道视网膜组织富含锌[236]。针对后一种结论有人研究了增加饮食中锌的摄取是否有助于缓解 AMD 的发病及恶化。结果发现补充摄取锌的患者视觉损失极其微弱[237]。这些结果的发现，使抗氧化性维生素和锌的应用在 AMD 患者

中盛行起来。

大量锌的摄取会导致铜吸收的降低，锌的过量补充会导致缺铜引起的贫血，为此很多高剂量补锌品都加入 1～2mg 的铜来预防这种副作用。有趣的是锌和铜在另一种老年神经退行性疾病——阿尔茨海默病中起重要作用。锌和铜都能催化淀粉 β-A4 蛋白的构象变化，此过程伴随着阿尔茨海默斑的形成。有实验证明，在阿尔茨海默病的小鼠模型中，缺乏联锌转运蛋白 ZnT3 会使其形成的阿尔茨海默斑大为降低[238]。因此，很多通过减少锌和铜来治疗阿尔茨海默病的方法应运而生[239]。考虑到以上结果及阿尔茨海默的影响，数以万计的老年人正每天服用超过正常量 5 倍的铜和锌来治疗视黄斑疾病，有的甚至已服用多年，这样做是否恰当目前仍无定论。

二、线粒体营养素与 AMD

美国加利福尼亚大学的 Liu 及 Ames 等提出了线粒体营养素的概念，即保护线粒体、改善线粒体功能的营养物质，上述的多种维生素都属于此定义的范畴。如前文所述，刘健康实验室曾发现丙烯醛可造成 RPE 细胞的氧化损伤和线粒体功能紊乱，我们据此建立了 RPE 损伤的模型，并用此模型筛选出多种有良好保护作用的线粒体营养素，如硫辛酸、硫辛酰胺和羟基酪醇等。用这些线粒体营养素对 RPE 细胞进行预处理，结果发现无论在线粒体功能方面还是氧化损伤方面，都能很好地保护 RPE 细胞不受丙烯醛损伤[196-197, 240]。我们推测，这种保护很有可能是线粒体营养素诱导了 RPE 细胞的线粒体生成信号通路，从而提高细胞内线粒体的数量和功能，使细胞抗线粒体损伤能力增强，如图 5-5 所示。

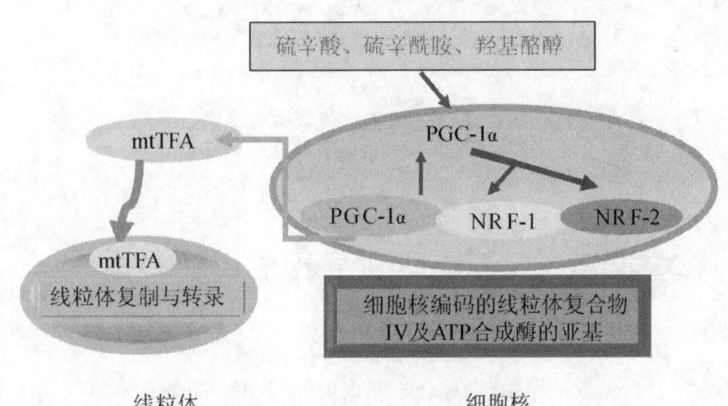

图 5-5　线粒体营养素刺激线粒体生成信号通路

PGC-1α 通过 NRF 蛋白和 NRF-1 介导的转录共激活作用来激活线粒体呼吸链蛋白亚基的表达，继而 mtTFA 转入线粒体中，并直接激活 mtTFA 的转录和复制。PGC-1α. γ-过氧化物酶体增殖物活化受体辅活化蛋白-1α；LA. 硫辛酸；HTS. 羟基酪醇；LM. 硫辛酰胺；NRF. 核呼吸因子；mtTFA. 线粒体 DNA 转录因子 A

另外，线粒体营养素一种可能的保护机制是通过激活 Keap1/Nrf2 信号通路来提高抗氧化剂的保护能力[31]。硫辛酸、硫辛酰胺和羟基酪醇作为线粒体营养素，还可能通过诱导 Keap1/Nrf2 调控的二相酶（如 NQO1、GCL 和 HO-1 等）表达。NQO1 是

NADPH 和醌发生氧化还原反应的限速酶，其产物氢醌是一种重要的抗氧化剂；GCL 是 GSH 合成的主要限速酶，其活性的高低直接决定 GSH 在细胞内的含量；HO-1 是血红素降解至生成胆红素的主要限速酶，直接决定胆红素的生成，而后者是体内自由基的重要清除剂。二相酶的诱导表达能使细胞抗氧化功能扩大化增强。这也可能是这些营养素能保护 RPE 细胞不受丙烯醛损伤的机制之一，如图 5-6 所示。

如前所述，吸烟和营养素摄取不足都可使中等 AMD 进一步恶化并最终导致视力丧失，这其实已间接告诉了我们两条有效的策略来预防 AMD 的发生——戒烟和补充营养素。戒烟对吸烟者来说受益无穷，不但能使因眼疾导致失明的风险降低 4 倍，若一个吸烟者能戒烟超过 20 年，还能延长 6～8 年的寿命[241]。所以，眼科医师应该警告吸烟患者，吸烟会使视黄斑疾病更加严重，最好能够为患者制订完整的戒烟计划，而商品化的一些治疗药物（如尼古丁贴剂、尼古丁口胶剂和一些抗抑郁剂）也可以应用于戒烟治疗[242]。

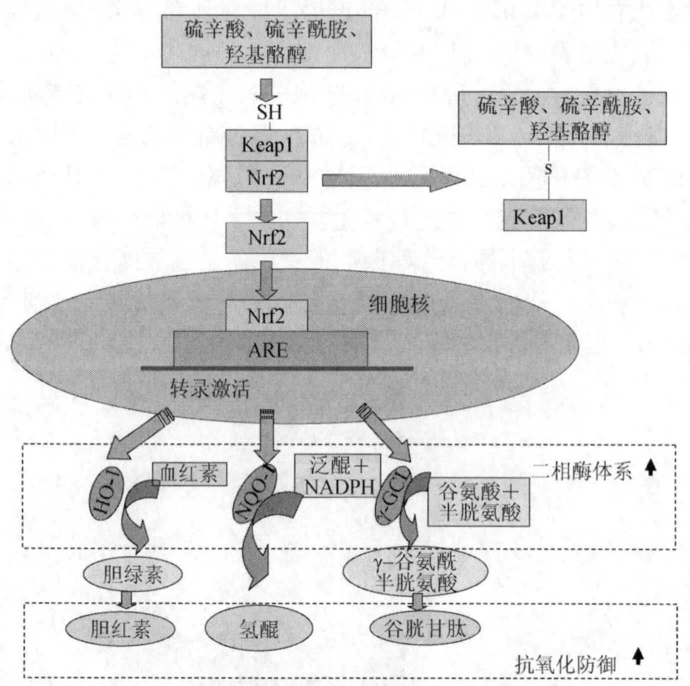

图 5-6　线粒体营养诱导二相酶表达

线粒体营养素可通过与 Keap1 反应释放与其结合的 Nrf2 蛋白，Nrf2 进入细胞核后结合于二相酶启动子上游的 ARE 反应元件，从而激活二相酶的转录。LA. 硫辛酸；HTS. 羟基酪醇；LM. 硫辛酰胺；Keap1. Kelch 样环氧氯丙烷相关蛋白-1；Nrf2. 核因子 E2 相关因子 2；ARE. 抗氧化反应元件；HO-1. 血红素加氧酶-1；NQO-1. NADPH/Quinone 氧化酶；γ-GCL. γ-谷氨酸半胱氨酸连接酶

除戒烟外，营养素的补充也是治疗 AMD 的有效方案。如前所述，适当剂量的维生素 C、维生素 E、β-胡萝卜素和锌都是很好的选择。但是由于目前还不知道长期服用高剂量的这些维生素会否有负面影响，而且也缺少这些维生素对正常人和初期视黄斑疾病一样有效的证据，大多数医师还是建议只给中后期视黄斑疾病患者服用高剂量的维生素。最近 Van Leeuwen 的一项研究表明，正常成人每天摄取常量的上述 4 种维生素

能降低视黄斑退行性疾病的发病率，其程度与AREDS的完全剂量结果相似。这种多营养素的摄取可能对所有成人都是安全的，而不像高剂量的维生素那样仅限于中度以上的视黄斑疾病患者。此外，这种方案里包含的锌不到AREDS剂量的1/5，对由高锌引起阿尔茨海默病的风险相对低得多。此外，刘健康实验室线粒体营养素预防丙烯醛对RPE细胞的损伤的结果也说明，硫辛酸、硫辛酰胺和羟基酪醇在一定程度上也可通过保护RPE细胞从而缓解AMD。本实验室其他研究表明，复合线粒体营养素在治疗帕金森病及糖尿病等方面比单剂量的营养素效果要好[194, 243]，这和Van Leeuwen的结果一致。用更合理的线粒体营养素配比来预防AMD尚需待进一步的研究。

尽管在AMD患者中仅有约1/10会发生脉络膜新血管生成，但AMD中90%以上的严重视力丧失都是由脉络膜新血管生成造成的[244]。由于这种并发症让人遭受巨大痛苦，人们不断努力尝试各种方法来解决这个难题。20年前，视黄斑激光凝固法研究表明如果能明确异常血管的界限，并且不涉及中央凹的话，热量激光凝固法可更好的治疗脉络膜新血管生成。这个方法的缺点是大多数脉络膜新血管生成都不能准确定义。近年来，一种光动力学疗法逐渐发展起来，该法首先用光敏剂静脉染色，然后用低能激光照射异常血管[245]。这种复合疗法能最大限度避免视网膜下感觉神经受到伤害，并且其治疗效果比其他几种临床研究报道的方法效果要好[246-247]。

大量证据表明，VEGF在脉络膜血管形成中起重要作用[248]。于是众多针对抑制VEGF来治疗脉络膜新血管生成的方法纷纷出炉。这方面最早的药物是哌加他尼（pegaptanib），该药是一种核酸适配子，能够特异性抑制VEGF。通过玻璃体内给药，间隔6周一次，其治疗结果很好[249]。除哌加他尼外，很多其他类似的药物也相继问世，如抑制VEGF的单克隆抗体bevacizumab、ranibizumab等。目前，这种玻璃体内抗VEGF的药物疗法在保护患者视力免受脉络新血管生成方面的效果看起来要比其他可用方法更有效些。

三、小　　结

目前在AMD的治疗方面，某些药物或手术措施有一定疗效。在AMD的早期预防中，最廉价方便的防治方法莫过于补充抗氧化营养素和戒烟。特别是针对AMD发生中的线粒体退变，探索和发展线粒体营养素的有效配伍和早期干预措施为AMD预防提供了新的思路。

（刘中博　刘健康）

第六节　线粒体营养素与2型糖尿病

一、改善线粒体代谢和治疗胰岛素抵抗的药物

由于线粒体是氧自由基产生和钙超载的主要部位，因而易导致线粒体功能紊乱、

DNA 损伤及细胞死亡。线粒体的药物是以线粒体为靶点，维持或改善线粒体结构与功能，预防相关疾病的一类药物。某些药物和一些天然的营养品可以直接或间接以线粒体为靶点，通过刺激线粒体的生成而改善线粒体的功能，从而改善胰岛素抵抗和肥胖等症状。

（一）促进线粒体生成的药物

Colca[250]认为胰岛素抵抗是机体对于紊乱的氧化代谢的代偿反应，诱导发生了一系列的炎症代谢反应。胰岛素的增敏剂噻唑烷二酮的药效显示，可以通过改善线粒体的代谢，改善代谢炎症和促进线粒体的生成。噻唑烷二酮类药物（如匹格列酮）可以上调 PGC-1α 的表达和线粒体 DNA 的拷贝数，提高白色脂肪组织的氧化磷酸化能力而增加对胰岛素的敏感性[251-253]。毛喉素通过增加线粒体的拷贝数目和上调与线粒体生成相关基因的表达促进脂肪酸的氧化。

二甲双胍和 AMPK 激酶激动剂（5-aminoimidazole-4-carboxamide ribonucleoside，AICAR）在人的脐静脉内皮细胞中可以抑制高糖诱导的线粒体内在氧自由基的产生，激活 AMPK 的活性，增加 NRF1 和 Tfam mRNA 的表达，刺激线粒体的增殖，增加 PGC-1α 和 MnSOD mRNA 的表达[203,254]。脂联素也显示了抗糖尿病的效应，其可能也是通过增加线粒体的数目和功能[255]。

（二）促进线粒体生成的天然化合物

1. 线粒体营养素①

我们曾发表一篇综述[9]介绍了一组称为线粒体营养素微量维生素，它们是线粒体的组分或代谢物，影响线粒体的结构和功能。线粒体营养素是指能够保护线粒体免受氧化损伤和提高线粒体功能的物质[256]。研究较多的线粒体营养素是硫辛酸、乙酰肉碱和 CoQ_{10}。这些线粒体营养素都能够进入细胞和（或）线粒体内[256]。我们强调这些营养素还有其他的功效，并不需要位于线粒体内。

由于线粒体是细胞内活性氧产生和作用的主要部位[85,257]，线粒体营养素的缺乏将导致活性氧产生过多，线粒体发生氧化损伤，导致或促发线粒体功能紊乱和与衰老相关的疾病，包括代谢综合征。因此维持线粒体内足够的营养素可有效降低线粒体的氧化应激和线粒体功能的紊乱，在某种意义上说会延缓代谢综合征的发展（见图 5-2）。

对流行病实验和临床的研究，提示我们可以适当选择线粒体营养素加以优化配比，以线粒体功能障碍为靶点，可能是防治代谢综合征、延缓衰老和改善认知功能的策略。不同种类的营养组合针对不同的线粒体功能紊乱会产生协同效应。核黄素与肉碱组合可以提高线粒体复合物Ⅰ缺陷导致的肌肉萎缩和运动能力；核黄素与尼克酰胺组合可以改善胰腺脑病综合征和神经系统的功能；维生素 K_3 和抗坏血酸组合在临床上可以改

① 参见第五章第二节。

善线粒体复合物Ⅲ缺陷患者的运动能力；CoQ、维生素 K_3、抗坏血酸、维生素 B_1、核黄素和尼克酸组合可以减少线粒体肌病和胰腺脑病综合征的死亡率[107]；肉碱、胆碱和咖啡因组合可以减轻体重和血瘦素的水平[173]。我们观察到硫辛酸和乙酰肉碱的组合可以较单独应用有效改善老年大鼠线粒体功能的衰退。这是一个成功的范例，因为每个营养素在修复线粒体功能紊乱中行使不同的作用，包括硫辛酸和乙酰肉碱对清除氧化应激的补偿效应。

1）硫辛酸

硫辛酸是线粒体代谢中的重要辅酶，硫辛酸及其还原产物二氢硫辛酸都是有效的抗氧化剂[123-126]。硫辛酸同时具有水溶性和脂溶性，能够通过血脑屏障，可以使水溶性维生素 C 和脂溶性维生素 E 在细胞内外的浓度同时提高，而且通过硫辛酸的氧化还原特性，可使维生素 C 和维生素 E 再生。同时，硫辛酸作为一种金属螯合剂作用于溶酶体[123-126]，抑制羟自由基的产生和脂褐质的积累，维持溶酶体的自噬功能，保证线粒体的正常修复，使细胞免受溶酶体膜破裂导致的自溶死亡。此外，硫辛酸能够诱导二相酶[123]。

硫辛酸可以降低高糖饲喂胰岛素抵抗 SD 大鼠的体重及血浆自由脂肪酸含量[258]，激活胰岛素的信号转导通路，显示出与胰岛素一样的作用。硫辛酸用于治疗糖尿病患者周围神经病变和心脏的自主神经病变[128,259]。进一步研究发现，除了涉及抗氧化的特性，硫辛酸可以调控线粒体的生成，诱导热激蛋白；这都有助于改善胰岛素抵抗[260]。另外，硫辛酸可以直接或间接调节胞浆内 GSH 的水平和线粒体内硫氧还原蛋白水平及硫氧还原酶活性；这些酶组成了细胞抗氧化的防御，维持多种蛋白半胱氨酸残基的还原状态[261]。

硫辛酸可以调控骨骼肌中 AMPK 的活性[262]，抗肥胖的机制可能也涉及 AMPK 的活化[263]。在比目鱼肌中，ALCAR 能够诱导涉及线粒体生成相关基因的表达[264]。我们近期的研究发现，硫辛酸和乙酰肉碱能够协同上调 PPARγ 和线粒体生成相关基因的表达（包括 PGC-1α、Tfam 和 NRF），在 3T3L1 细胞中增加线粒体的数目、蛋白质和功能[265]。

2）乙酰肉碱

乙酰肉碱是肉碱的衍生物，其主要功能是运送长链脂肪酸进入线粒体燃烧。乙酰肉碱比肉碱更容易通过血脑屏障[110]。机体组织中肉碱的水平随年龄的增加而递减[111-113]，导致线粒体完整性的破坏。动物研究显示乙酰肉碱能够修复大鼠、小鼠和狗神经系统的退行性变化，增加心磷脂的含量，提高线粒体的酶活性，改善线粒体的功能[113]，并能够降低血液[187]和脑组织[186]中胆固醇的水平。乙酰肉碱已用于小规模的临床实验并被证实具有防治糖尿病及其并发症的作用，但还需要通过大规模的人群实验进一步验证[266-267]。

3）LA 和 ALCAR 的组合物对于β细胞的作用

线粒体氧化应激所导致的线粒体功能衰退是 2 型糖尿病发病的主要原因。由高脂血症所引发的线粒体氧自由基的产生会损伤胰岛 β 细胞，因为胰岛 β 细胞缺乏抗氧化酶的活性，易产生氧化损伤。因此，防治线粒体的氧化损伤可能是 2 型糖尿病的重要防治措施。LA 用于治疗糖尿病神经病变，在糖代谢中可促进葡萄糖的转运[268]。ALICAR 也用于糖尿病和慢性糖尿病神经病变的动物模型中[269]和临床中[270]。LA 或（和）ALCAR 被证实能够在衰老和退行性疾病中改善线粒体功能和延缓线粒体的衰退，它们的联合作用更加有效，具有协同性[3,200]。因此，选用适当的剂量组合线粒体营养素无疑是治疗和延缓细胞损伤的主要策略。油酸诱导胰岛 β 细胞损伤后，胰岛素分泌被抑制，线粒体活性氧产生明显增加，持续的氧化应激状态促使线粒体跨膜电位下降；同时可诱导线粒体的解偶联蛋白-2（UCP-2）表达，导致线粒体内氧化磷酸化解偶联，使线粒体内的 ATP 合成减少。研究发现线粒体营养素 R-硫辛酸和乙酰肉碱可以清除油酸导致的氧自由基过多产生，修复线粒体膜电位，在 mRNA 和蛋白质水平上抑制 UCP-2 的上调，从而提高线粒体内 ATP 的合成，增加葡萄糖刺激的胰岛素分泌。而且我们观察到上述效应在 R-硫辛酸和乙酰肉碱（10μmol/L）联合剂量组的作用效果优于单个营养素的应用。研究结果表明，油酸诱导的胰岛 β 细胞线粒体功能的紊乱参与 β 细胞功能的障碍，应用 R-硫辛酸或（和）乙酰肉碱预处理可以改善线粒体的功能，从而修复胰岛 β 细胞的功能，有效防治 2 型糖尿病[271]。

4）*硫辛酸和乙酰肉碱对脂肪细胞的作用*

白色脂肪组织是重要的内分泌器官，参与调控机体的代谢和胰岛素的敏感性。因此，脂肪组织的线粒体生成参与调控机体的代谢和胰岛素的敏感性。已有的研究报道提示，脂肪组织的线粒体缺失与 2 型糖尿病的进展有关。因此，刺激线粒体生成，修复了因线粒体缺失而丧失的功能。我们发现联合应用 0.1～10μmol/L 硫辛酸和乙酰肉碱 24h 可显著增加脂肪细胞线粒体的体积，增加线粒体 DNA 和线粒体复合物的表达，促进脂肪细胞的耗氧和脂肪酸的氧化[194]。这些效应伴随促进脂肪酸氧化的转录因子（Pparg、Ppara 和 Cpt1a）在 mRNA 水平上的表达和调控线粒体生成的转录因子（PGC-1 α、Tfam 和 Nrf1）在 mRNA 水平上的表达。然而，单独应用相同浓度的硫辛酸和乙酰肉碱显示对线粒体的生成和功能仅有有限的作用。联合应用硫辛酸和乙酰肉碱对脂肪细胞线粒体生成方面具有显著的协同效应。联合应用硫辛酸和乙酰肉碱改善线粒体的功能为防治胰岛素抵抗和 2 型糖尿病提供了可行的干预措施。

5）*B 族维生素*

B 族维生素对线粒体及其线粒体中的酶具有重要的保护作用，由于它们是线粒体中酶的前体和辅酶[272]。在遗传性疾病中高剂量的 B 族维生素能够有效增加由于酶的缺陷导致的酶的亲和力下降[56]。可能的机制是 B 族维生素的高剂量能够提高酶的催化反应速度。大约 50 种人类遗传性疾病是由于酶的缺陷造成的，包括 14 种线粒体的酶，都能够被高剂量的作为酶的辅酶的 B 族维生素改善。然而，B 族维生素缺乏增加疾病的风险和通过补充维生素改善的生化及遗传机制还不清楚，甚至对叶酸[273]和生物素[274]。尼克酰胺是尼克酸的衍生物，多年来应用其高剂量治疗不同的疾病。

尼克酸被认为是促进脂肪分解的药物，它的作用类似于腺苷受体的激动剂苯异丙基腺苷，能够降低血糖、脂肪酸并降低肝脏的糖异生，同时对 STZ 诱导的糖尿病大鼠可以增加胰岛素刺激的葡萄糖转运[275]，目前用于预防 1 型糖尿病前期和高危患者。

生物素已被发现能够改善遗传性糖尿病 KK 小鼠、自发性非胰岛素依赖性糖尿病大鼠[276]、STZ 诱导的糖尿病大鼠[277]的糖耐量和胰岛素耐量[278]以及非胰岛素依赖的糖尿病。生物素被认为能够通过直接结合和激活鸟苷酸环化酶[279,280]提高 cGMP 的浓度，推测其能够激活 PGC-1α 提高线粒体的生成。因此，线粒体营养素能够调控线粒体的生成从而防止胰岛素抵抗。

6）硫辛酸、乙酰肉碱和 B 族维生素联合应用

GK 大鼠是非肥胖、自发性 2 型糖尿病大鼠，涉及胰岛素分泌障碍，胰岛素抵抗和异常的糖代谢和损伤的胰岛细胞[281,282]、肝脏[283,284]和心脏[284]的线粒体功能紊乱。我们观察到 GK 大鼠糖脂代谢的异常与骨骼肌线粒体的缺失和酶的缺陷相关。我们观察到联合应用线粒体营养素可以改善骨骼肌线粒体的生成和功能。选用硫辛酸、乙酰肉碱、生物素和尼克酸 4 种营养素联合应用的原因在于：硫辛酸能够改善 GK 大鼠的胰岛素抵抗[285]、激活 AMPK 的活性、降低甘油三酯在骨骼肌中的蓄积[286]。乙酰肉碱在脂质代谢中扮演了重要的角色，能够运输长链脂肪酸到线粒体内 β-氧化，合成 ATP，并且能够清除过多的短-中长链脂肪酸。硫辛酸和乙酰肉碱改善 2 型糖尿病患者胰岛素调控的糖的消耗机制在于：①通过调控乙酰基和酰基在细胞内的交换以纠正能量的需求；②通过调控糖酵解和糖异生的关键酶[267,287]。

生物素依赖的羧化酶在线粒体中行使重要功能，生物素的大量摄入可以显著改善胰岛β细胞、肝脏和骨骼肌的糖耐量[288]。更重要的是，单独应用硫辛酸可能抑制大鼠肝脏中生物素依赖的丙酮酸羧化酶和 b-甲基巴豆酰 CoA 羧化酶活性，而联合应用生物素可以消除该效应[289]。尽管应用硫辛酸可以轻度降低羧化酶的活性，但不会导致病理状况。一般情况下，总是联合应用硫辛酸和生物素可以避免副作用的产生，维持机体的稳态。

我们观察到联合应用 4 种线粒体营养素产生的效应可以与治疗糖尿病的药物匹格列酮相媲美，减轻了糖尿病的症状（包括β细胞功能的紊乱），促进了线粒体的生成，提高了线粒体的功能，纠正了 GK 大鼠糖脂代谢的紊乱[265]。

特别值得注意的是，应用匹格列酮可以增加体重，众所周知这是噻唑烷二酮类药物在临床使用中的缺点[290]；相反，营养素治疗不会引起体重的增加，这是营养素较糖尿病药物的优势。

另外，对 2 型糖尿病进程中免疫功能下降的机制目前还未阐明。氧化应激和线粒体功能紊乱可能在糖尿病免疫功能紊乱中扮演着重要角色。基于以上假设，我们联合应用 4 种营养素对 GK 大鼠进行干预治疗，通过观察免疫器官（脾脏和胸腺）中淋巴细胞的增值效应及免疫器官中氧化应激的生化指标［（包括脂质过氧化物、活性氧、氧化的蛋白质、钙和总的抗氧化能力、线粒体膜电位和凋亡的诱导因子（caspase-3、p53 和 p21）］，我们发现这些动物免疫系统功能的下降与增加的氧化损伤和线粒体功能障碍相关，联合应用线粒体营养素可以改善免疫功能、减轻氧化损伤、提高线粒体功能和抑制凋亡相关的因子[291]。更为令人惊讶的是，营养素的这些保护效应竟然超过皮格列酮的作用[205]。以上结果有力提示，联合应用 4 种线粒体营养素可以通过改善线粒体的功能、降低氧化应激以及延缓免疫器官和血液中细胞的死亡而有效改善 2 型糖尿病免疫功能。

2. 其他的天然物和营养素

1）小檗碱

小檗碱是纯天然植物提取物，能够治疗糖尿病，显著减低 db/db 小鼠的体重，改善糖耐量，下调涉及脂肪合成的基因，上调脂肪和肌肉组织中能量消耗的基因，增加 3T3-L1 脂肪细胞和 L6 肌管细胞中的 AMPK 活性[122]。

2）羟基酪醇

羟基酪醇是橄榄和橄榄油中含量最丰富的具有抗氧化特性的多酚类物质，橄榄多酚还是地中海饮食模式中促进健康的多种生物活性成分之一。橄榄多酚，特别是羟基酪醇在心血管健康和其他炎症相关性疾病（如关节炎）中起着抗炎症的作用。很多研究表明，羟基酪醇的健康效应在于它能够直接清除氧自由基，激活体内抗氧化酶的活性[292-294]。我们近期的研究发现，羟基酪醇能够显著保护 ARPE 细胞线粒体的损伤，激活转录因子 Nrf1 和 Tfam 的活性，从而阻止老年性视网膜黄斑病变[295]。羟基酪醇与二甲双胍、LA/ALC 的组合物相似，可能是线粒体生成的促进剂。在脂肪细胞中，生理浓度的羟基酪醇可以提高线粒体的功能：①增加了线粒体复合物Ⅰ、Ⅱ、Ⅲ、Ⅳ和Ⅴ的蛋白质表达和活性；②增加了线粒体的耗氧；③降低了游离脂肪酸。羟基酪醇主要通过激活 PGC-1α 的信号通路，同样羟基酪醇是 AMPK 的激动剂，抑制下游乙酰羧化酶的活性。上述途径可能是羟基酪醇降低肥胖症和 2 型糖尿病风险的主要机制。

3）EGCG

茶叶的有益作用主要是由于含有丰富的儿茶素 EGCG[152,226,296]。EGCG 在高脂诱导的肥胖大鼠和小鼠的模型中均证实其有减肥功效，部分是由于 EGCG 对脂肪细胞的作用[297]. EGCG 抑制脂肪细胞的分化并下调涉及脂肪合成相关基因的表达，并呈现剂量效应。我们近期的研究发现，绿茶中儿茶素的添加可以显著降低肥胖大鼠的体重，降低血和肝脏中甘油三酯的含量，增加皮下白色脂肪组织中 PPAR γ的水平，降低腹部白色脂肪组织中 PPAR γ的水平，增加 PPARa 在白色脂肪组织和棕色脂肪组织中的表达以及涉及脂肪酸氧化的酶的表达。体外研究发现，儿茶素中的主要单体 EGCG 通过上调 PPAR γ以及下游信号分子 C/EBP α和 C/EBP β可以显著改善 3T3-L1 脂肪细胞中脂质的存储和氧化功能。我们研究发现 EGCG 可以增加 3T3-L1 脂肪细胞线粒体的生成，包括线粒体的体积、耗氧量和线粒体复合物蛋白的表达，线粒体 DNA 的表达和 PGC-1 α。这些结果显示，EGCG 可能是通过对脂肪细胞中线粒体的重塑而达到减肥的效应。PPAR γ的活化可导致脂肪酸从循环中或其他器官中进入脂肪细胞，引起脂肪细胞肥大。EGCG 可以抑制 PPAR γ活化，促进脂肪酸氧化从而阻止脂肪细胞的肥大。

二、展　　望

线粒体功能紊乱是导致胰岛素抵抗的重要原因。促进线粒体生成、预防线粒体功能紊乱是防治胰岛素抵抗的主要策略。我们观察到一系列天然化合物和营养品可以促进线粒体生成和功能，这些线粒体营养素和组合物通过有效上调 PGC-1α 的活性而促进线粒体的生成，从而起到防止胰岛素抵抗的作用。

（刘健康　沈伟利）

第七节　基于线粒体靶点的心血管疾病的预防与治疗

线粒体是生物细胞中负责能量供给、调控细胞存亡的重要细胞器。病理条件下，线粒体能量代谢障碍、氧化损伤、动态变化及线粒体所介导的细胞凋亡是线粒体功能相关疾病发生的关键因素。高血压、冠心病等心血管疾病的发生进程中，线粒体发生功能障碍、动态变化紊乱等重要特征性变化，因此线粒体与高血压，冠心病，心肌病等心血管疾病的发生密切相关[298]。引发线粒体功能障碍的因素有多种，如线粒体基因组的突变、线粒体 tRNA 转录后修饰缺陷、线粒体蛋白翻译后修饰异常、线粒体电子传递链异常、线粒体氧化损伤增高等[299]。采用基因治疗或纠正线粒体代谢功能障碍是防治线粒体相关心血管疾病的重要策略。关于基因治疗的相关方法参见本章第九节，本节主要讨论心血管疾病中基于线粒体代谢功能调节的相关药物及其干预策略。

一、以线粒体为靶点的心血管疾病防治的相关药物

如前所述，线粒体基因组损伤、动态变化异常所致的线粒体功能障碍，包括线粒体蛋白异常修饰、电子传递链失调等，将进一步导致 ROS 水平异常升高、Ca^{2+} 稳态失衡以及细胞凋亡等。这些线粒体功能相关的异常与高血压、冠心病等心血管疾病的发生紧密相关。因此，修复线粒体损伤、改善线粒体功能，成为预防和治疗心血管疾病的一个重要途径。目前，基于线粒体靶点的心血管疾病防治主要通过以下途径：修复线粒体 DNA 损伤、降低线粒体氧化损伤、加强损伤线粒体的降解及再循环[300]。

（一）CoQ 与他汀类药物的心血管疾病治疗

他汀类药物（Statins，即 3-羟基-3-甲基一戊二酸单酰辅酶 A 还原酶抑制剂，HMG-CoA inhibitor）作为一种调脂药，已被广泛用于心血管疾病的预防和治疗中。研究证明，Statins 对治疗动脉硬化症有着良好的效果[301]。Statins 在恢复病灶的同时[302]，能通过加快 DNA 修复从而有效降低 DNA 氧化损伤[303]。此外，Statins 可增强 PGC-1α 表达、促进线粒体生成，并减少 ROS 产生[304]。

然而在 Statins 的治疗过程中，由于其具有降低细胞膜低密度脂蛋白水平的特性，也被广泛报道能抑制 CoQ 的生物合成[305]，并在线粒体水平产生不良影响[306]。早在 1990 年，Folkers 等就发现在一些心脏病患者中，他汀类药物 lovastatin 治疗可诱发更为严重的心力衰竭，而 CoQ 可有效逆转该现象[307]。另一项研究发现[308]，atorvastatin 治疗高血脂时伴随左心室功能衰退；每天补充 300mg CoQ 可抑制该不良作用。此外，CoQ 单独或联合其他治疗药物用于心力衰竭、高血压等心血管疾病的治疗或心外科手术等也具有良好效果[306]。

（二）线粒体靶向抗氧化剂 MitoQ

通过接合三苯基膦（TPP），多种抗氧化剂实现了线粒体靶向。MitoQ 是线粒体靶向性泛醌；在线粒体膜电位的驱动下，MitoQ 迅速进入线粒体并聚集于线粒体内膜基质侧，并有效对抗脂质过氧化；此后，MitoQ 在线粒体复合物Ⅱ作用下被还原为具有抗氧化活性的泛醌[309]。因为其上述特点，MitoQ 在线粒体靶向抗氧化研究中受到了广泛关注。一项在大鼠的实验中发现，服含 500μmol/L MitoQ 的饮用水 2 周能在缺血再灌注心脏中产生保护作用，防止心功能丢失、组织损伤及线粒体功能障碍[310]。另一项在卒中易感性自发性高血压大鼠的研究显示，服含 500μmol/L MitoQ 的饮用水 8 周能有效降低收缩压，提高胸动脉 NO 生物利用率，减少心肌肥大[311]。此外，还有研究证实 MitoQ 能防止内毒素导致的心肌线粒体丢失及心脏收缩功能：单独给予内毒素（8 mg/kg/d）或同时使用 MitoQ（500mmol/L）处理动物 48h，发现内毒素降低心脏中线粒体呼吸Ⅲ态、呼吸控制率、ATP 生成，同时细胞凋亡相关蛋白 caspase-3、caspase-9 水平上调；而 MitoQ 则能显著改善上述现象[312]。

（三）线粒体渗透转移通道（mPTP）靶向治疗

心血管疾病中，心肌应激引起的 ROS 过量产生和胞内 Ca^{2+} 异常升高均会导致 mPTP 开放；其结果是发生线粒体基质膨胀、外膜破裂、细胞凋亡因子释放及 ATP 生成障碍[313]。在心血管疾病的防治中，一些药物制剂可靶向 mPTP，通过与其组分作用或降低 ROS、Ca^{2+} 浓度，直接或间接抑制 mPTP 开放[313]。

直接抑制 mPTP 的药物分为亲环蛋白（Cyclo D）结合和腺嘌呤核苷酸转位酶（ANT）结合两种。通过降低 Cyclo D 的活性来抑制 mPTP 开放已成为心血管疾病的治疗策略[313]，以 Cyclo D 为靶点抑制 mPTP 开放的 cyclosporin A 已被报道在缺氧/复氧[314]和多种缺血再灌注动物模型心脏中具有保护作用[315-316]。作为 mPTP 的另一组分，ANT 也是治疗的重要靶点。20 世纪 90 年代，Halestrap 等即报道在分离的心脏和肝脏线粒体中，ANT 的抑制剂 BKA 可抑制由 Ca^{2+} 介导的 mPTP 开放[317]。另一些研究发现，BKA 能阻止缺氧[318]、BNIP3[319]、氧化应激[320]诱导的通道打开。

通过间接方式抑制 mPTP 的相关药物包括 ROS 清除剂（如麻醉剂 propofol[321]）、Ca^{2+} 通道阻断剂（如 Ru360[322]）等，均在心外科手术及心肌缺血中有着广泛应用。

二、基于防治胰岛素抵抗的心血管疾病干预策略

近年来的研究证实，胰岛素抵抗是糖尿病、高血压、冠心病等重要心血管疾病的早期共同病理特征之一。防治胰岛素抵抗的发生，可能是心血管疾病干预的关键环节。

线粒体营养素是一类针对病理条件下线粒体功能退变和动态变化紊乱，能相对靶

向于线粒体，调控线粒体代谢、改善线粒体功能，从而有效预防和治疗线粒体功能紊乱相关疾病发生的物质。

线粒体损伤是胰岛素敏感细胞中胰岛素抵抗发生的关键因素之一。针对胰岛素抵抗中心肌组织中的线粒体退变，线粒体营养素靶向调控线粒体相关代谢途径可以有效缓解线粒体功能障碍，从而预防和改善胰岛素抵抗及相关的心肌细胞功能紊乱（图 5-7）。这些调节途径包括细胞和线粒体两个水平的调节。其中细胞水平的调节主要通过：线粒体生成与降解（自噬）等动态变化过程的调节，以及细胞氧化应激防御系统——二相酶活性的调节[323]；线粒体水平的调节途径包括线粒体内活性氧、活性氮调节，线粒体关键酶活性的调节。

例如，我们在动物实验中发现，硫辛酸/乙酰肉碱（LA/ALCAR）能够有效增强骨骼肌线粒体的数量，显著改善 GK 大鼠（一种自发性糖尿病大鼠模型）胰岛素抵抗症状，茶多酚（EGCG）通过调节骨骼肌、心肌线粒体降解，有效改善糖代谢。通过补充羟基酪醇和硫辛酰胺等营养素来激活二相酶抗氧化体系和线粒体生成系统来预防氧化应激的发生[324]；通过补充茶多酚 EGCG 提高线粒体活性，降低骨骼肌肌细胞自噬从而有效改善糖尿病的症状[325]。

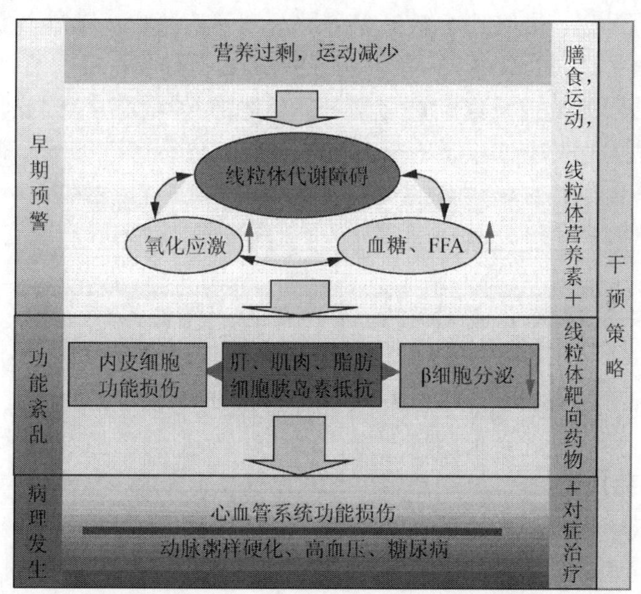

图 5-7　防治胰岛素抵抗的发生是心血管疾病干预的关键环节

在营养过剩、运动不足等条件下，以线粒体代谢紊乱为核心，氧化应激、血糖升高、游离脂肪酸（FFA）增加等因素共同促进胰岛素抵抗的发生，后者是心血管系统功能损伤的早期病理特征，推动动脉粥样硬化、高血压、糖尿病等心血管疾病的病理发生。我们的实验证据显示，线粒体营养素是改善线粒体代谢障碍，缓解胰岛素抵抗的有效干预手段

可见，线粒体营养素通过以上多条途径能够有效靶向防治胰岛素抵抗等疾病中线粒体代谢的退变。虽然基于防治胰岛素抵抗的心血管疾病防治策略尚需更多的实验证据，但是，围绕胰岛素抵抗这一心血管疾病的早期重要病理基础，采用不同线粒体营养素、协同多条线粒体代谢通路将可能是胰岛素抵抗相关的心血管疾病的重要干预手段。

三、展　　望

心血管疾病目前已成为威胁人类健康和生命的重要疾病之一。针对高血压、动脉硬化等心血管疾病中线粒体氧化损伤及功能失调，通过线粒体靶向干预以降低线粒体功能障碍的各种诱导因素，将可能达到预防和治疗心血管疾病的目的。而基于防治胰岛素抵抗的心血管疾病干预策略，线粒体营养素以其在肥胖、糖尿病中的有效作用，可能为防治心血管疾病提供新的方案。

（唐　颖　龙建纲）

第八节　基于线粒体异常的肿瘤治疗

正常细胞与肿瘤细胞线粒体结构和功能的差异，为研究肿瘤的发病机制、肿瘤的诊断和治疗提供了重要的线索和途径。寻找肿瘤药物作用的新靶点和合成新的抗肿瘤药物一直是肿瘤治疗的重大课题。线粒体结构和功能的改变不仅会干扰肿瘤细胞的生长、代谢和增殖等过程，最终还会触发多种肿瘤细胞的凋亡，随着线粒体调控细胞凋亡机制的发现，线粒体作为药物或基因治疗的靶向细胞器成为目前的研究热点[326]。此外，肿瘤细胞对治疗的抵抗性也经常与其凋亡程序的异常相关。因此，能否成功地清除肿瘤细胞，在很大程度上依赖于治疗方法能否有效激活沉默的或被抑制了的凋亡途径。目前基于线粒体的肿瘤治疗，主要围绕以下几个方面进行研究，包括干扰线粒体氧化磷酸化、增加线粒体氧自由基的生成、促进线粒体介导的肿瘤细胞凋亡等措施。

一、基于线粒体的跨膜电位改变

跨膜的质子梯度能产生大量的 ATP 作为细胞的能量来源。线粒体跨膜电位的变化是细胞凋亡的一种标志。近年来陆续有报道说明在细胞凋亡过程中，线粒体跨膜电位的耗散早于核酸酶的激活，也早于磷酯酰丝氨酸暴露于细胞的表面。一旦线粒体跨膜电位耗散，细胞就会进入不可逆的凋亡过程。线粒体解偶联的呼吸链会产生大量活性氧，氧化线粒体内膜上的心磷脂。因此，线粒体跨膜电位的变化能对线粒体呼吸链、能量产生和细胞生存产生严重的危害[327]。

一些去电子亲脂阳离子复合物通过干扰肿瘤细胞线粒体功能而产生毒性作用，由于肿瘤细胞膜及其线粒体膜具有较正常细胞更高的跨膜电位，去电子亲脂阳离子复合物能高度特异地被肿瘤细胞线粒体摄入，进入后抑制 ATP 合成酶，干扰肿瘤细胞线粒体 NADH-CoQ 还原酶活性，选择性杀伤肿瘤细胞，还可扰乱肿瘤细胞线粒体膜结构，抑制线粒体膜结合蛋白的功能，抑制线粒体呼吸功能[328]。

随着线粒体调控细胞凋亡机制的发现，一些能够通过线粒体而改变肿瘤生长活性甚至诱导肿瘤细胞凋亡达到治疗肿瘤的药物引起人们的注意，如若丹明、亚砷酸盐、白桦脂酸等，用解偶联剂 mClCCP 会导致淋巴细胞凋亡，而用稳定线粒体跨膜电位的方法就能防止细胞凋亡。这些实验性抗肿瘤药物能够直接作用于线粒体膜或 mPTP，是克服肿瘤治疗中凋亡耐受的一种新策略。

二、基于线粒体膜通透性转变通道

在细胞凋亡过程中线粒体跨膜电位的耗散主要是由于线粒体内膜的通透性转变，这是由于生成了动态的由多个蛋白质组成的位于线粒体内膜与外膜接触位点的 mPTP。由于 mPTP 在线粒体介导的凋亡中起重要作用，通过影响 mPTP 可能激发肿瘤细胞促凋亡因素和（或）抑制其抗凋亡因素，增加肿瘤细胞对凋亡诱导的敏感性，重新启动肿瘤细胞凋亡的级联反应，加速肿瘤细胞凋亡，因此，mPTP 是一个重要的治疗靶点。

能与 VDAC 或 ANT 作用的药物，能够使 mPTP 处于开放状态，导致细胞凋亡[326]。当 mPTP 孔道与环孢菌素 A、SH 或米酵菌酸结合时 mPTP 孔道关闭。虽然苍术苷与米酵菌酸都是 ANT 的抑制剂，但是它们对 mPTP 孔道的作用并不相同。苍术苷能促进 mPTP 通道开放。这可能与两种抑制剂和 ANT 的结合部位不同有关。苍术苷只能与 ANT 的胞液侧结合而米酵菌酸可与 ANT 的胞液侧及基质侧结合。

存在于线粒体内外膜接触点的外周 PBR 是 mPTP 通道的组成蛋白质之一，PBR 特异性配体 PK11195 或 Ro5-4864 能减低大鼠 C6 胶质瘤细胞线粒体跨膜电位，并诱导细胞凋亡[329]。

植物中的茉莉酸类化合物是新近发现的较有前景的肿瘤治疗制剂，在体外能直接作用于肿瘤细胞线粒体的 mPTP 通道，导致线粒体膜去极化和细胞色素 c 释放，细胞色素 c 也是一种细胞凋亡诱导因子，从而诱导肿瘤细胞凋亡[330,331]。

三氧化二砷（arsenic trioxide，ATO）和其他抗癌药物[332]与巯基结合后导致 mPTP 通道开放，细胞色素 c 释放，并诱导细胞凋亡[333-334]。

另有一些如氯尼达明（LND）、CD437、PK1195 等实验性药物，也都可以直接作用于 mPTP 而达到治疗肿瘤的目的[334]。

总之，许多抗肿瘤药物作用于线粒体，可导致 mPTP 通道开放、线粒体跨膜电位下降或消失，继之使呼吸链脱偶联、谷胱甘肽耗竭、ROS 产生及细胞色素 c 和 AIF 释放并诱导细胞凋亡。

三、基于胞内 ROS 浓度

细胞内 ROS 水平失衡将导致细胞器损伤，细胞可通过自吞噬作用清除，或者导致细胞凋亡。在氧化磷酸化过程中分子氧不完全还原可能导致细胞的脂质过氧化和 DNA 损伤[335]。当呼吸链电子漏出形成 ROS 累积时，将激活 mPTP 开放、导致线粒体膜损伤、细胞色素 c 释放[336]。

超氧化物歧化酶可作为肿瘤治疗中选择性杀伤肿瘤细胞的靶点。雌性激素的代谢产物 2-甲基雌二醇能与白血病细胞胞内超氧化物歧化酶直接结合，抑制其还原 O_2^- 的活性，导致 O_2^- 攻击线粒体膜。线粒体膜损伤的同时，线粒体内细胞色素 c 释放入胞质并触发凋亡[336]。此外，研究显示，肿瘤细胞通过ROS启动凋亡程序需要OXPHOS，适量增加肿瘤细胞OXPHOS产生的ATP，可提高肿瘤细胞对凋亡的易感性[337]。

四、基于电子呼吸链

线粒体呼吸链活性的抑制也使细胞对传统的凋亡刺激敏感化。这类药物都可以靶向电子呼吸链的一个或多个组分，导致ROS的产生和肿瘤细胞的凋亡[326]。包括α-生育酚琥珀酸酯（α-tocopheryl succinate，α-TOS）、芬维A胺（fenretinide）、白藜芦醇（resveratrol）和三苯氧胺（tamoxifen）等。α-TOS可以抑制呼吸链复合物Ⅱ中的琥珀酸脱氢酶活性，使ROS累积，导致细胞凋亡[338]。芬维A胺的作用机制尚未完全明了，但是它的靶点至少是呼吸链中的一个组分，其活性作用需要线粒体的呼吸功能[339]。白藜芦醇可以作用于复合物Ⅰ～Ⅲ中的多个位点，同时还抑制F1-ATPase活性[340,341]。白藜芦醇的甲氧基衍生物在转化细胞中表现出更强的诱导凋亡作用[342]。另外的两项研究也支持白藜芦醇诱导凋亡的结果[343,344]。尽管白藜芦醇被认为是一个抗氧化剂，但它也可以通过提高ROS产生发挥促氧化作用，通过线粒体途径诱导细胞凋亡[345]。三苯氧胺在MCF-7乳腺癌细胞中的研究结果显示，其影响线粒体的功能，增加ROS的蓄积[346]。三苯氧胺的作用靶点最终证明是复合物中黄素单核苷酸位点，导致H_2O_2的形成。3-溴丙酮酸是己糖激酶的抑制剂，它也可以通过抑制复合物Ⅱ中SDH催化亚基SDHA的活性而迅速降低ATP的产生[347]。另外一种靶向SDH的药物是3-硝基丙酸，因为SDH如果受抑，将产生大量的$\cdot O_2^-$[348]。

五、基于Bcl-2蛋白家族的调节

细胞凋亡调节蛋白不论是抑制凋亡的Bcl-2家族还是促进细胞凋亡的Bax家族均以线粒体作为靶细胞器。Bcl-2蛋白C端的疏水肽段能插入线粒体外膜。事实上相当数量的Bcl-2位于线粒体内外膜的接触位点。高表达的Bcl-2能防止跨膜电位的耗散，从而导致对苍术苷、原卟啉IX和mClCCP的不敏感及对AIF释放的抑制；反之，高表达Bax则能导致跨膜电位的耗散。

Bcl-2家族的蛋白质在很多癌症中都过度表达，帮助肿瘤生长，并增强肿瘤对治疗措施的抵抗力。本类药物主要是通过拮抗Bcl-2家族抗凋亡蛋白或降低其表达水平来达到促进肿瘤细胞凋亡的目的，包括化合物ABT-737、多酚药物（棉多酚）、绿茶中最有效的抗氧化多酚［表没食子儿茶素没食子酸酯（EGCG）］以及基于BH3结构域的多肽[326]等。这些药物主要阻断Bcl-2和Bcl-xL与促凋亡分子Bax和Bak结合，当有凋亡信号刺激时，游离的Bax和Bak可以在线粒体外膜上形成孔并诱导细胞凋亡[349,350]。ABT-737是基于NMR的筛选技术、并行合成技术和基于结构的设计技术等开发的一种新小分子Bcl-2抑制剂[351,352]。ABT-737比以前描述过的任何抑制剂的强度大3个数量级，可能会具有疗效。ABT-737本身就能杀死某些癌细胞，如来自淋巴瘤和小细胞肺癌的细胞。另外，该物质还能增强其他癌细胞的化疗和放射疗法的疗效。

六、Warburg效应与肿瘤治疗

（一）Warburg效应与肿瘤诊断

PET技术利用同位素示踪原理进行显像。PET技术利用同位素发射的正电子与负电子碰撞，发生“湮没”辐射，能量转化为两个方向相反的光子。然后对这种成对光子的“符合性”（coincidence）进行检测，“符合事件”的多少可以反映核素在局部的密集程度。通过将发射正电子的核素标记在特定的代谢物或药物上，PET可以从体外无创、定量、动态地观察它们进入生物体后的生理、生化变化，洞察其在正常或病体内的分布和活动。

目前，临床常用的显像剂为^{18}氟标记的脱氧葡萄糖（^{18}F-FDG）。^{18}F-FDG能被葡萄糖载体转运进入细胞内，并被催化为6-磷酸氟化葡萄糖，但6-磷酸氟化葡萄糖不能进入三羧酸循环参与分解代谢或用于糖原合成，而是滞留于细胞内显影。正是由于肿瘤细胞摄取并浓集^{18}F-FDG的能力较正常细胞明显增强，^{18}F-FDG可被用于区别显示良性、恶性病变。PET技术在恶性肿瘤的诊断及对治疗反应的监测等方面的作用得到了较为广泛的认可。

（二）Warburg效应与肿瘤治疗

肿瘤细胞对糖酵解的依赖提供了一种针对于糖酵解途径的抗肿瘤治疗策略，即通过抑制糖酵解途径控制细胞的ATP生成，促进肿瘤细胞死亡。这种方法对存在线粒体氧化磷酸化功能缺陷或处于低氧环境下的肿瘤细胞最为有效，因为在这些条件下线粒体对能量生成的作用最小，抑制糖酵解可能严重耗竭ATP，杀死肿瘤细胞。利用肿瘤细胞Warburg效应，开展靶向性肿瘤治疗是一个极具潜在价值的研究方向。其中，参与糖酵解代谢的酶类，就像肿瘤中其他生物行为的调节因子一样引人注目。从理论上讲，在一定程度上抑制或影响这类调节因子，可以影响肿瘤的能量代谢，而正常细胞不受影响。因此，糖酵解途径的一些组成部分成为治疗研究的靶标。

1. 控制葡萄糖供给

由于肿瘤细胞代谢需要摄取大量葡萄糖，因此，降低环境中葡萄糖浓度，对肿瘤细胞具有选择性的毒性作用。在低浓度葡萄糖培养条件下，致癌基因激活的变异细胞或肿瘤抑制功能丢失的变异细胞都表现出快速凋亡。在异体移植肿瘤实验中，若通过给予胰岛素短暂地减少血流和间质中葡萄糖浓度，对移植瘤具有抑制效果。

2. 抑制葡萄糖转运

葡萄糖在肠黏膜的转运主要是通过钠-葡萄糖共转运载体1（SGLT1）的转运来完成的，而肿瘤细胞中最常见的葡萄糖转运体1（GLUT1）呈现过表达，因此通过干扰GLUT1的活性，可以抑制肿瘤细胞的糖酵解作用。

癌基因Bcr-Abl是由于染色体转位导致的融合DNA序列编码酪氨酸激酶BCR-ABL。BCR-ABL阳性细胞表达高亲和力的GLUT1，其糖摄取也常增加。酪氨酸激酶的抑制剂——伊马替尼以Bcr-Abl为靶标，下调GLUT1的表达，从而导致白血病细胞的糖酵解代谢水平显著下降[353]。

3. 抑制糖酵解酶类

在恶性肿瘤细胞中高表达的糖酵解酶，如HK-Ⅱ、LDH、PFK和GAPDH等均可能作为靶向糖酵解途径的靶点，导致低氧环境下癌细胞ATP缺失而死亡。

HK-Ⅱ是目前研究最多的肿瘤细胞糖酵解酶。氯尼达明可以通过抑制HK与线粒体结合来促进肿瘤细胞凋亡。而2-去氧葡糖（2-DG）及3-溴丙酮酸（3-BrPA）作为HK的抑制剂，在早期的动物实验中已经有了可喜的结果。Kong等[354]通过动物实验显示，HK-Ⅱ药物抑制剂3-BrPA通过局部和全身用药可杀灭大部分肝移植瘤和肺转移瘤，而对癌周正常肝组织和其他主要脏器无损害作用。抑制HK-Ⅱ对化疗耐药的肿瘤细胞同样有明显的杀伤作用[355]。

LDH是另外一个重要的细胞糖酵解酶。LDH的抑制可能是通过抑制PDK1激活PDH，对线粒体氧化磷酸化损伤的肿瘤尤为有效，而对线粒体功能完整的肿瘤细胞则效果有限，因为线粒体ATP合成会补偿被抑制了的糖酵解。因此，在这些条件下，需要补充性应用线粒体活性抑制剂来杀死肿瘤细胞。事实上，LDH抑制因子草氨酸盐与非毒性剂量的线粒体ATP合成酶抑制因子apoptolidin的联合应用，可促进肿瘤细胞死亡[356]。用2-去氧葡糖代替草氨酸盐阻断糖酵解可获得类似的结果。Fantin等[356]研究发现，敲除或减低LDH可明显抑制肿瘤细胞对缺氧的耐受性；动物实验显示，接种敲除或减低LDH表达的荷瘤小鼠（实验组）的生存期明显延长。

4. 缺氧诱导因子1

缺氧诱导因子1（HIF-1）在癌细胞糖酵解及恶性肿瘤的生长和侵袭方面至关重要，HIF-1可以激活与糖酵解、抑制凋亡以及促进血管新生和转移等相关的大量基因表达。干扰HIF-1途径将在未来肿瘤治疗和预防策略中具有重要意义，因此可以采用不同的方法直接抑制HIF-1的转录。

5. 药物联合治疗

由于肿瘤细胞异质性和微环境可变性，糖酵解酶的表达和活性可能会发生变化，单一糖酵解酶的靶向治疗作用相对有限，针对多个糖酵解酶靶点的联合治疗方式可能会取得较好的效果。

糖酵解抑制剂与传统的化疗药联合使用可能为缺氧条件下克服抗药性提供新的策略。已在多种肿瘤细胞中证实，抑制糖酵解可以显著降低有线粒体氧化磷酸化缺陷细胞的ATP水平，造成促凋亡蛋白Bad去磷酸化、Bax向线粒体迁移及大规模的细胞死亡[357]。DNA的修复需要ATP，通过抑制糖酵解导致ATP产生障碍，能够明显抑制细胞的DNA修复能力。因此，联合应用糖酵解抑制剂和DNA损害药物为治疗癌细胞的新策略。此外，抑制葡萄糖载体可使细胞对抗肿瘤药物敏感化。例如，葡萄糖载体抑制剂phloretin显著增加柔红霉素的抗肿瘤效应[195]。在体内研究中，2-DG也能够显著增强阿霉素和紫杉醇（paclitaxel）对人类卵巢癌或非小细胞肺癌的鼠移植肿瘤模型的抗癌作用[358]。

综上所述，糖酵解过程是恶性肿瘤细胞糖代谢获能的重要环节，筛选和确定肿瘤细胞特异性高表达的糖酵解酶（亚型）及其功能，探索通过干预糖酵解代谢途径来治疗恶性肿瘤的策略在肿瘤治疗中是一个重要的方面。

七、基于p53转录非依赖活性的细胞凋亡机制

p53主要通过两条途径诱导细胞凋亡：一是p53转录依赖活性，即p53作为转录因子，促进介导细胞凋亡的靶基因的表达上调，并通过这些蛋白质参与内源和外源凋亡途径；二是p53转录非依赖活性，即胞浆中的p53能转位到线粒体，激活内源性的线粒体途径，促进凋亡。

研究发现在p53转录活性缺失，或基因转录、蛋白质翻译受到抑制的情况下，p53仍然可以诱导细胞凋亡。结果提示p53的转录非依赖途径在促细胞凋亡中发挥着重要的甚至是关键的作用。p53的转录非依赖的活性，参与了线粒体介导的细胞凋亡，其主要是通过与线粒体内具有抗凋亡的Bcl家族成员的直接作用完成的。

在受到凋亡刺激时，肿瘤细胞p53的含量增加，从而分别与Mcl-1和Bcl-xL竞争结合Bak和Bax，然后Bak或Bax均可进行寡聚化，从而增加了线粒体外膜的通透性，导致细胞凋亡[359]。此外，p53可以诱导其他细胞凋亡因子（如tBid、Bak、细胞色素c等）的释放，同样促进了细胞凋亡的发生。因此线粒体中的p53一方面可抑制抗凋亡蛋白（如Bcl-2和Bcl-xL）的作用，另一方面可以诱导凋亡因子（如Bax、Bak等）的释放。

肿瘤细胞在代谢上的一个共同特点是糖酵解的加速。研究表明，p53蛋白对糖酵解和ROS含量也有重要的调控作用。p53诱导TIGAR表达可抑制糖酵解，把代谢转向戊糖磷酸盐旁路（PPP）并使细胞内ROS总体水平下降。PPP是NADPH产生的主要途径，它对GSH清除ROS是非常必要的，而且p53调控的PPP上调增加了核糖-5-磷酸的形成，它有助于DNA的生物合成和修复[360-362]。因此开发一些新的、通过调控线粒体内p53的药物对于临床治疗癌症有着良好的前景。

综上所述，肿瘤细胞的线粒体是肿瘤治疗的新靶点。随着对肿瘤细胞线粒体生物学特性认识不断加深，靶向线粒体的治疗将会发现更多的靶位，同时新发现的药物或已有药物对线粒体作用的新发现等都可以作用于线粒体，通过开放mPTP通道、降低或消除线粒体跨膜电位、呼吸链脱偶联、ROS产生、细胞色素c和凋亡诱导因子释放等中的一个或几个途径，诱导肿瘤细胞凋亡。

八、线粒体异常与肿瘤临床诊治小结

mtDNA 损伤的累积、氧化磷酸化的降低以及与线粒体有关的抗凋亡能力增强等特点，在肿瘤组织中都得到了证实，从而为肿瘤的诊断提供了前提条件。在肿瘤诊断方面进一步要解决的问题是，寻找更简单合理的与线粒体相关的肿瘤标志物，如如何用有效简便方法检测 mtDNA 改变？以前的研究大都基于个别基因，难以反映多个乃至整个 mtDNA 的表达和基因间的相互作用状况，而基因芯片可以解决这个问题。Maitra 等[363]和 Zhou 等[364]等分别研制出了线粒体编码区基因芯片及线粒体全基因组芯片并用于癌症的研究。这些工作将对 mtDNA 突变位点检测、分析不同基因表达水平形成的相应生物学功能上的异常，以及对恶性肿瘤的早期诊断等具有重要的临床意义。

在进行 mtDNA 突变序列分析时，要辩证地分析已报道的研究结果。Salas 等[365]对著名国际学术期刊上发表的阐述 mtDNA 与肿瘤发生相关性的论文中的 mtDNA 测序结果进行了严格的比对，发现论文中所有的 mtDNA 异常证据存在明显的错误。根据他们的分析，提供 mtDNA 测序的样品要么是受污染的，要么是混合物，不能体现 mtDNA 在肿瘤发生中的作用。目前对这一结论仍在争论中，至少它对探究 mtDNA 与肿瘤相互关系提出了更高的要求。

尽管越来越多的证据支持 mtDNA 异常与肿瘤发生和进展相关，mtDNA 突变和 mtMSI 可以作为肿瘤诊断的分子标记物，但迄今为止 mtDNA 与肿瘤之间相关性的研究大多局限于对 mtDNA 改变的检测和对可能机制的推测，而且不同部位的实体性肿瘤中 mtDNA 的突变和不稳定性不很一致，因此，尚无法在整体水平上分析它们之间的关系和规律。

线粒体与细胞凋亡控制机制的阐明，必将为肿瘤放疗、化疗及生物治疗提供新的思路和策略。同时，线粒体作为药物或基因治疗的靶向细胞器，是一种理想的选择，也是克服肿瘤治疗过程中凋亡耐受的一种新策略。

通过影响 mPTP 可能激发肿瘤细胞促凋亡因素或（和）抑制其抗凋亡因素，增加肿瘤细胞对凋亡诱导的敏感性，从而达到治疗的目的。但是，细胞凋亡也存在不依赖 mPTP 的其他通路，其分子组成及机制尚未完全明了，如何评价 mPTP 的作用及与其他通路的关系，并寻找干预肿瘤生长的有效手段，有待进一步研究。

当前肿瘤治疗的目的是尽可能杀死所有肿瘤细胞，如果肿瘤体积缩小，认为治疗方案有效。但实际上经过治疗后，大部分肿瘤经过一段时间缓解期后又复发。根据干细胞理论，由于肿瘤干细胞较分化细胞有更好的抵御化疗与放射治疗的能力，只要存在肿瘤干细胞，肿瘤就不可能治愈。所以，肿瘤治疗的焦点是杀伤肿瘤干细胞。但是肿瘤干细胞通常处于静止状态，只是在增殖时才开始快速分裂产生子细胞，所以，按照传统方法筛选出来的肿瘤治疗药物与杀灭肿瘤干细胞的要求差异巨大。因此，研究开发基于肿瘤干细胞线粒体治疗的药物或疗法，将具有重要意义。

（孔令洪　时　多）

第九节 线粒体相关疾病的基因治疗

一、线粒体相关疾病的基因治疗

前述章节讨论了以线粒体为靶点，应用线粒体营养素、药物等对线粒体功能障碍相关疾病进行防治的机制和干预策略。但是，对一些与线粒体遗传密切相关的疾病，线粒体相关基因的任何一个突变最终都可能影响细胞呼吸链的正常运转，导致线粒体代谢途径的缺陷。这使得给予患者能量代谢物质的支持疗法无法有效地改善患者的症状，而应用基因治疗可能会奏效。因此，研究基于 mtDNA 或核基因中编码线粒体相关组分的基因治疗具有重要意义[366-368]。

对于因核基因突变而致的线粒体病，其治疗与其他孟德尔遗传疾病的治疗方法一样，本节不做赘述。但如果疾病是因 mtDNA 突变所致，则治疗会因 mtDNA 的特性而更加复杂。除了将正常基因导入线粒体中来补偿突变基因的方法外，还可用修复突变基因和抑制突变基因复制等多种方法进行治疗。从远期治疗角度来看，使突变型 mtDNA 的比例降低是根治线粒体病的途径。

二、基因治疗线粒体病的几种方法

线粒体遗传相关疾病的药物治疗效果并不十分理想，因此，探索其基因治疗的可能性就变得十分重要。目前，线粒体疾病基因治疗有以下 5 种途径。

(1) 线粒体外基因代偿性表达。把线粒体中缺陷基因相对应的正常拷贝导入细胞核，使之在细胞核内转录并在细胞质中翻译后，其表达产物被靶向导入线粒体中。

(2) 线粒体内基因代偿性表达。直接将正常拷贝的基因转入线粒体中，通过其在线粒体中顺式或反式互补缺陷基因，在一定程度上实现表型补救。

(3) 异质性缺陷线粒体突变基因组的去除。利用线粒体遗传病的异质性，靶向阻断突变线粒体基因组的复制，使野生型 mtDNA 具有一定的选择优势，从而在传代过程中逐步淘汰突变的 mtDNA[369]。

(4) 细胞融合技术及转线粒体技术[370,371]。

(5) 构建 mtDNA 样质粒[370]。

下面就分别介绍这 5 种治疗途径。

(一) 线粒体外基因代偿性表达[311]

大多数线粒体结构和功能蛋白都是由细胞核基因组编码，在细胞质胞液中合成其前体。仅有少部分线粒体蛋白质由线粒体基因组编码。由细胞核基因组编码的大部分蛋白质前体通过解折叠、识别并结合于线粒体膜受体、穿越线粒体膜到达基质，然后在基质中通过线粒体加工肽酶除去N端前导序列而重折叠，最后形成成熟的线粒体蛋白质。研究人员可以用这样一种方法代偿线粒体缺陷基因并恢复正常线粒体蛋白质的合成。

在治疗过程中，将线粒体缺陷基因的正常拷贝用合适的载体转入细胞核内，使之转录并在细胞质多聚核糖体上翻译成正常的线粒体蛋白质，然后表达产物被靶向导入线粒体中。这种表达产物靶向导入并定位在线粒体基质特定区域的过程依赖于连在产物蛋白质N端的一段特异前导序列。

大多数线粒体蛋白质是在细胞质中合成，然后进入线粒体内加工、组装，并定位于线粒体内的特定部位。典型的线粒体蛋白质其N端有一段信号序列，由20～30个氨基酸残基组成，如细胞色素氧化酶亚单位Ⅳ等。线粒体蛋白质在细胞质合成后，其信号序列与线粒体外膜受体结合，在分子伴侣的作用下以伸展形式进入线粒体，此后该信号序列被切除[370,372-375]。

（二）线粒体内基因代偿性表达

所有的线粒体基因组突变在理论上都能通过将突变基因的正常拷贝转入线粒体并表达而得到表型补救。特别是用线粒体外基因代偿性表达途径所不能治疗的一些异质性缺陷，如mtDNA重组（缺失或插入）和tRNA基因点突变。大多数核基因组编码的线粒体蛋白质都包含一段氨基端前导序列。研究表明，这段序列被线粒体膜受体所识别，并被线粒体所吸收，从而引导蛋白质跨膜运输进入线粒体。类似于这种蛋白质运输途径，外源核酸可以通过与其共价连接的特异信号肽前导序列介导转入线粒体双层膜内。最近，Seibel等报道将鼠鸟氨酸氨甲酰基转移酶前体蛋白的氨基端前导序列连接到一段322bp的DNA片段5′端，并成功地通过这种嵌合体（chimera）把DNA片段导入鼠肝细胞线粒体中。我们知道，线粒体中可转录的tRNA基因一般为300bp左右，包括一个线粒体启动子（O_L，长约150bp）和一个编码区（含RNA修饰所需片段，长约150bp)。这样一些由mtDNA中tRNA基因单碱基替换突变导致的疾病可以通过这种途径得到治疗。

（三）异质性缺陷线粒体突变基因组的去除

许多线粒体疾病是由线粒体DNA异质性缺陷引起的。在这些患者体内，野生型mtDNA和突变型mtDNA可以并存于同一个细胞甚至同一个线粒体中。当细胞中这些突变的mtDNA不超过85%时一般无生化功能的异常。但如果突变的百分率超过这个水平时，患者就会表现出严重的临床症状。这说明线粒体基因组异质性突变在基因型和表型之间有个能阈值。由于突变的mtDNA往往呈隐性功能状态，可以通过特异性阻断线粒体突变基因组的复制而使野生型线粒体基因组具有复制优势。这样即使无法消除所有突变的mtDNA，由于在传代过程中野生型mtDNA含量逐步提高，突变型mtD-NA被逐步淘汰。最后线粒体氧化还原能力超过能阈，其生物功能得以恢复，从而实现表型补救。目前特异性阻断线粒体突变基因组的复制主要依靠反义核酸技术，包括反义寡聚核苷酸和反义 RNA 技术。这些反义核酸能够结合并靶向封闭线粒体突变基因组特定位点，从而阻断该突变基因组的复制或降低其复制效率，而对线粒体野生型基因组没有影响或影响很小。

（四）细胞融合技术及转线粒体技术

应用细胞和分子生物学技术，将含有高水平突变型 mtDNA 的细胞与脱核的含高水平野生型 mtDNA 的细胞进行融合，或者直接应用显微注射的方法将含高水平野生型 mtDNA 的线粒体注入含高水平突变型 mtDNA 的细胞，转线粒体后的杂合细胞含有无核细胞的野生型 mtDNA，并表达野生型 mtDNA 的表型。Barritt 等应用胞浆移植的方法将含高水平野生型 mtDNA 的供体卵细胞浆与将含高水平突变型 mtDNA 的受体卵细胞进行融合，杂合卵细胞体外受精，产生了人类第一个生殖细胞遗传修饰的正常健康婴儿。卵细胞胞浆移植可能提高受孕率，对有 mtDNA 母系家族遗传性疾病的妇女更为适用。在线粒体疾病患者中，mtDNA 的复制分离机制为 mtDNA 突变相关疾病的治疗提供了一个新的途径。对骨骼肌细胞含高水平突变型 mtDNA，而肌卫星细胞群的 mtDNA 突变率很低或未发生突变的患者，应用 bupivacaine 或创伤的方法致肌肉细胞坏死，再生的骨骼肌纤维则将含有肌卫星细胞群的野生型 mtDNA，生物化学活性恢复正常[376,377]。

通过胞质体融合技术将正常 mtDNA 转移至 ρ^0 细胞（无 mtDNA 细胞）。细胞和突变 mtDNA 的细胞以治疗该缺陷的方法称为胞质体介导的线粒体基因疗法。实验研究表明，6-TG 抗性 HeLa 细胞在加入溴化乙锭后转化为 HeLaρ^0 细胞。HeLaρ^0 细胞或含突变 mtDNA 的患者细胞在葡萄糖和富含丙酮酸的培养基中生长。细胞间 mtDNA 转移是在聚乙烯/二醇 1500 溶液中通过胞质体与 ρ^0 细胞的融合实现的。融合混合物在选择性培养基中培养。未融合的 HeLaρ^0 细胞为糖酵解依赖性，在 DM170 中不能存活；未融合的胞质体和胞质杂种的亲代细胞亦随 6-TG 而被清除。

通过胞质体将正常的 mtDNA 导入异质性细胞是有效的，这可由融合蛋白的产生证实。由于 mtRNA 的缺失导致数种 tRNA 的缺乏，所以，从异质性细胞缺失 mtDNA 转录而来的缺失 mtRNA 的融合蛋白的形成揭示了线粒体间的通讯联系。借助共存于细胞中正常 mtDNA 提供的充足的 tRNA，融合 mtRNA 被翻译成融合蛋白。因此，导入细胞中纠正缺陷 mtDNA 的正常 mtDNA 的量仅占细胞 mtDNA 总量的 20%。通过导入正常 mtDNA，缺陷细胞中所有肿胀的线粒体形态恢复正常。

从理论上讲，mtDNA 不含任何原癌基因或病毒基因，而且胞质体中的 mtDNA 也不整合于 nDNA 中，甚至在转录时，mtDNA 的密码与 nDNA 的密码不同，不需要适宜的信号序列，误产多肽并不移位于功能性线粒体中。

（五）构建 mtDNA 样质粒

在真核细胞（如植物和真菌细胞）中发现的质粒大都是线粒体来源的基因[378]。进一步构建 mtDNA 样质粒，作为目的基因的载体，特别是线粒体基因的载体，用来进行线粒体基因表达调控、mtDNA 突变相关疾病的基因治疗是可行的。对于核基因突变所引起的线粒体疾病，可以采用目前常用的基因治疗手段将目的基因导入细胞核或细胞质，使之表达正确的蛋白质，并定位于线粒体[370,379]。

三、展　望

线粒体是细胞内特殊的细胞器，参与细胞内能量代谢、细胞凋亡、钙铁离子稳定以及其他生命活动过程。线粒体含有自身的遗传物质——mtDNA。线粒体相关疾病正越来越为人们所认识，使线粒体病的基因治疗正成为基因治疗领域的研究热点之一[380]。然而由于线粒体及其基因组的特殊性，使对线粒体病的基因治疗要比核基因病的治疗更加复杂、更具挑战性。致力于线粒体病基因治疗领域的科研人员已经取得了一些鼓舞人心的成绩。相信在不久的将来，线粒体病基因疗法的不断改进会使相关患者得到更有效、更安全的治疗[368]。

（蒋　平）

参考文献

[1] 龙建纲，汪振诚，王学敏. 线粒体：新的细胞内药物作用靶点. 中国药理学通报，2003，**19**：859-863.

[2] Szewczyk A，Wojtczak L. Mitochondria as a pharmacological target. Pharmacol Rev，2002，**54**：101.

[3] Liu J，Killilea D W，Ames B N. Age-associated mitochondrial oxidative decay：improvement of carnitine acetyltransferase substrate-binding affinity and activity in brain by feeding old rats acetyl-L- carnitine and/or R-alpha-lipoic acid. Proc Natl Acad Sci U S A，2002，**99**：1876-1881.

[4] Balaban R S，Nemoto S，Finkel T. Mitochondria，oxidants，and aging. Cell，2005，**120**：483-495.

[5] Beal M F. Mitochondrial dysfunction and oxidative damage in Alzheimer's and Parkinson's diseases and coenzyme Q10 as a potential treatment. J Bioenerg Biomembr，2004，**36**：381-386.

[6] Lin M T，Beal M F. Mitochondrial dysfunction and oxidative stress in neurodegenerative diseases. Nature，2006，**443**：787-795.

[7] Long J，Gao F，Tong L，et al. Mitochondrial decay in the brains of old rats：ameliorating effect of alpha-lipoic acid and acetyl-L-carnitine. Neurochemical Research，2009，**34**：755-763.

[8] Navarro A. Mitochondrial enzyme activities as biochemical markers of aging. Mol Asp Med，2004，**25**：37-48.

[9] Liu J，Ames B N. Reducing mitochondrial decay with mitochondrial nutrients to delay and treat cognitive dysfunction，Alzheimer's disease，and Parkinson's disease. Nutr Neurosci，2005，**8**：67-89.

[10] Abou-Sleiman P M，Muqit M M K，Wood N W. Expanding insights of mitochondrial dysfunction in Parkinson's disease. Nat Rev Neurosci，2006，**7**：207-219.

[11] Haeberlein S B L. Mitochondrial function in apoptotic neuronal cell death. Neurochemical Research，2004，**29**：521-530.

[12] Green D，Kroemer G. The central executioners of apoptosis：caspases or mitochondria? Trends Cell Biol，1998，**8**：267-271.

[13] Skulachev V P. Fatty acid circuit as a physiological mechanism of uncoupling of oxidative phosphorylation. FEBS Lett，1991，**294**：158.

[14] Erlanson-Albertsson C. Uncoupling proteins—a new family of proteins with unknown function. Nutr Neurosci，

2002，**5**：1.

[15] Froyland L，Madsen L，Vaagenes H， et al. Mitochondrion is the principal target for nutritional and pharmacological control of triglyceride metabolism. The Journal of Lipid Research，1997，**38**：1851.

[16] Menzies R A，Gold P H. The turnover of mitochondria in a variety of tissues of young adult and aged rats. J Biol Chem，1971，**246**：2425-2429.

[17] Seo A Y，Joseph A M，Dutta D，et al. New insights into the role of mitochondria in aging：mitochondrial dynamics and more. J Cell Sci，2010，**123**：2533-2542.

[18] Batlevi Y，La Spada A R. Mitochondrial autophagy in neural function，neurodegenerative disease，neuron cell death，and aging. Neurobiol Dis，2010，**43** (1)：46-51.

[19] Shults C W，Oakes D，Kieburtz K，et al. Effects of coenzyme Q10 in early Parkinson disease：evidence of slowing of the functional decline. Arch Neurol，2002，**59**：1541.

[20] Jauslin M L，Meier T，Smith R A，et al. Mitochondria-targeted antioxidants protect Friedreich Ataxia fibroblasts from endogenous oxidative stress more effectively than untargeted antioxidants. FASEB J，2003，**17**：1972-1974.

[21] Kaur J，Sanyal S N. Intrinsic mitochondrial membrane potential change and associated events mediate apoptosis in chemopreventive effect of diclofenac in colon cancer. Oncol Res，2010，**18**：481-492.

[22] Zhao K，Zhao G M，Wu D，et al. Cell-permeable peptide antioxidants targeted to inner mitochondrial membrane inhibit mitochondrial swelling，oxidative cell death， and reperfusion injury. J Biol Chem，2004，**279**：34682-34690.

[23] Weissig V，Boddapati S V，Cheng S M，et al. Liposomes and liposome-like vesicles for drug and DNA delivery to mitochondria. J Liposome Res，2006，**16**：249-264.

[24] Murphy M P. Selective targeting of bioactive compounds to mitochondria. Trends Biotechnol，1997，**15**：326-330.

[25] Inoue I，Nagase H，Kishi K， et al. ATP-sensitive K^+ channel in the mitochondrial inner membrane. Nature，1991，**352** (6332)：244-247.

[26] Szewczyk A，Marbán E. Mitochondria：a new target for K channel openers. Trends Pharmacol Sci，1999，**20**：157-161.

[27] Garlid K D. Opening mitochondrial K ATP in the heart-what happens，and what does not happen. Basic Res Cardiol，2000，**95**：275-279.

[28] Crestanello J A，Doliba N M，Babsky A M，et al. Opening of potassium channels protects mitochondrial function from calcium overload. J Surg Res，2000，**94**：116-123.

[29] Pain T，Yang X M，Critz S D，et al. Opening of mitochondrial KATP channels triggers the preconditioned state by generating free radicals. Circ Res，2000，**87**：460.

[30] Liu D，Lu C，Wan R， et al. Activation of mitochondrial ATP-dependent potassium channels protects neurons against ischemia-induced death by a mechanism involving suppression of Bax translocation and cytochrome c release. J Cereb Blood Flow Metab，2002，**22**：431-443.

[31] Liu J. The effects and mechanisms of mitochondrial nutrient alpha-lipoic acid on improving age-associated mitochondrial and cognitive dysfunction：an overview. Neurochem Res，2008，**33**：194-203.

[32] Smith R A J，Porteous C M，Coulter C V，et al. Selective targeting of an antioxidant to mitochondria. Eur J Biochem，1999，**263**：709-716.

[33] Kelso G F，Porteous C M，Coulter C V，et al. Selective targeting of a redox-active ubiquinone to mitochondria within cells. Antioxidant and antiapoptotic properties. J Biol Chem，2001，**276**：4588.

[34] Armstrong J S. Mitochondria：a target for cancer therapy. Br J Pharmacol，2006，**147**：239.

[35] Warburn O，Dickens F. The metabolism of tumors. The American Journal of the Medical Sciences，1931，**182**：123.

[36] Brown J M, Giaccia A J. The unique physiology of solid tumors: opportunities (and problems) for cancer therapy. Cancer Res, 1998, **58**: 1408.

[37] Vaupel P, Mayer A. Hypoxia in cancer: significance and impact on clinical outcome. Cancer Metastasis Rev, 2007, **26**: 225-239.

[38] Brown N S, Bicknell R. Hypoxia and oxidative stress in breast cancer. Oxidative stress: its effects on the growth, metastatic potential and response to therapy of breast cancer. Breast Cancer Res, 2001, **3**: 323.

[39] Arap W, Pasqualini R, Ruoslahti E. Cancer treatment by targeted drug delivery to tumor vasculature in a mouse model. Science, 1998, **279**: 377-380.

[40] Capello A, Krenning E P, Bernard B F, et al. Anticancer activity of targeted proapoptotic peptides. Journal of Nuclear Medicine, 2006, **47**: 122-129.

[41] Del Bufalo D, Biroccio A, Soddu S, et al. Lonidamine induces apoptosis in drug-resistant cells independently of the p53 gene. Journal of Clinical Investigation, 1996, **98**: 1165.

[42] Muthumani K, Zhang D, Hwang D S, et al. Adenovirus encoding HIV-1 Vpr activates caspase 9 and induces apoptotic cell death in both p53 positive and negative human tumor cell lines. Oncogene, 2002, **21**: 4613.

[43] Wanner R, Henseleit-Walter U, Wittig B, et al. Proliferation-dependent induction of apoptosis by the retinoid CD437 in p53-mutated keratinocytes. Journal of Molecular Medicine, 2002, **80**: 61-67.

[44] Liu J, Shen W, Zhao B, et al. Targeting mitochondrial biogenesis for preventing and treating insulin resistance in diabetes and obesity: Hope from natural mitochondrial nutrients. Advanced Drug Delivery Reviews, 2009, **61** (14): 1343-1352.

[45] Harrison D E, Strong R, Sharp Z D, et al. Rapamycin fed late in life extends lifespan in genetically heterogeneous mice. Nature, 2009, **460**: 392-395.

[46] Caccamo A, Majumder S, Richardson A, et al. Molecular interplay between mammalian target of rapamycin (mTOR), amyloid-beta, and Tau: effects on cognitive impairments. J Biol Chem, 2010, **285**: 13107-13120.

[47] Madeo F, Tavernarakis N, Kroemer G. Can autophagy promote longevity? Nat Cell Biol, 2010, **12**: 842-846.

[48] Muratovska A, Lightowlers R N, Taylor R W, et al. Targeting large molecules to mitochondria. Advanced Drug Delivery Reviews, 2001, **49**: 189-198.

[49] Liu J, Ames B N. Reducing mitochondrial decay with mitochondrial nutrients to delay and treat cognitive dysfunction, Alzheimer's disease, and Parkinson's disease. Nutritional Neuroscience, 2005, **8**: 67-89.

[50] Harman D. The biologic clock: the mitochondria? J Am Geriatr Soc, 1972, **20**: 145-147.

[51] Shigenaga M K, Hagen T M, Ames B N. Oxidative damage and mitochondrial decay in aging. Proc Natl Acad Sci U S A, 1994, **91**: 10771-10778.

[52] Sohal R S, Weindruch R. Oxidative stress, caloric restriction, and aging. Science, 1996, **273**: 59-63.

[53] Stadtman E R, Levine R L. Protein oxidation. Ann N Y Acad Sci, 2000, **899**: 191-208.

[54] Chen J J, Yu B P. Alterations in mitochondrial membrane fluidity by lipid peroxidation products. Free Radic Biol Med, 1994, **17**: 411-418.

[55] Choi J H, Yu B P. Brain synaptosomal aging: free radicals and membrane fluidity. Free Radic Biol Med, 1995, **18**: 133-139.

[56] Maximo V, Soares P, Lima J, et al. Mitochondrial DNA somatic mutations (point mutations and large deletions) and mitochondrial DNA variants in human thyroid pathology-A study with emphasis on Hurthle cell tumors. American Journal of Pathology, 2002, **160**: 1857-1865.

[57] Feuers R J. The effects of dietary restriction on mitochondrial dysfunction in aging. Ann N Y Acad Sci, 1998, **854**: 192-201.

[58] Ebadi M, Govitrapong P, Sharma S, et al. Ubiquinone (coenzyme Q10) and mitochondria in oxidative stress of parkinson's disease. Biol Signals Recept, 2001, **10**: 224-253.

[59] Gutteridge J M C. Thiobarbituric acid-reactivity following iron-dependent free-radicals damage to amino acids and carbohydrates. FEBS Lett., 1981, **128**: 343-346.

[60] Bourdon E，Blache D. The importance of proteins in defense against oxidation. Antioxid Redox Signal，2001，**3**：293-311.

[61] Fu S，Hick L A，Sheil M M，et al. Structural identification of valine hydroperoxides and hydroxides on radical-damaged amino acid，peptide，and protein molecules. Free Radic Biol Med，1995，**19**：281-292.

[62] Morin B，Bubb W A，Davies M J，et al. 3-Hydroxylysine，a potential marker for studying radical-induced protein oxidation. Chem Res Toxicol，1998，**11**：1265-1273.

[63] Stadtman E R，Berlett B S. Fenton chemistry. Amino acid oxidation. J Biol Chem，1991，**266**：17201-17211.

[64] Stadtman E R. Protein oxidation and aging. Science，1992，**257**：1220-1224.

[65] Fucci L，Oliver C N，Coon M J，et al. Inactivation of key metabolic enzymes by mixed-function oxidation reactions：possible implication in protein turnover and ageing. Proc Natl Acad Sci U S A，1983，**80**：1521-1525.

[66] Esterbauer H，Schaur R J，Zollner H. Chemistry and biochemistry of 4-hydroxynonenal，malonaldehyde and related aldehydes. Free Radic Biol Med，1991，**11**：81-128.

[67] Humphries K M，Szweda L I. Selective inactivation of alpha-ketoglutarate dehydrogenase and pyruvate dehydrogenase：reaction of lipoic acid with 4-hydroxy-2-nonenal. Biochemistry，1998，**37**：15835-15841.

[68] Castegna A，Thongboonkerd V，Klein J B，et al. Proteomic identification of nitrated proteins in Alzheimer's disease brain. J Neurochem，2003，**85**：1394-1401.

[69] Halliwell B，Gutteridge J M C. Free Radicals in Biology and Medicine. 3rd ed. New York：Oxford University Press，Inc.，1999.

[70] Wolff S P，Jiang Z Y，Hunt J V. Protein glycation and oxidative stress in diabetes mellitus and ageing. Free Radic Biol Med，1991，**10**：339-352.

[71] Hallen A. Accumulation of insoluble protein and aging. Biogerontology，2002，**3**：307-315.

[72] Cuervo A M，Dice J F. When lysosomes get old. Exp Gerontol，2000，**35**：119-131.

[73] Grune T，Reinheckel T，Li R，et al. Proteasome-dependent turnover of protein disulfide isomerase in oxidatively stressed cells. Arch Biochem Biophys，2002，**397**：407-413.

[74] Grune T，Shringarpure R，Sitte N，et al. Age-related changes in protein oxidation and proteolysis in mammalian cells. J Gerontol A Biol Sci Med Sci，2001，**56**：B459-467.

[75] Sitte N，Merker K，Von Zglinicki T，et al. Protein oxidation and degradation during cellular senescence of human BJ fibroblasts：part II—aging of nondividing cells. Faseb J，2000，**14**：2503-2510.

[76] Sitte N，Merker K，von Zglinicki T，et al. Protein oxidation and degradation during proliferative senescence of human MRC-5 fibroblasts. Free Radic Biol Med，2000，**28**：701-708.

[77] Sitte N，Merker K，Von Zglinicki T，et al. Protein oxidation and degradation during cellular senescence of human BJ fibroblasts：part I—effects of proliferative senescence. Faseb J，2000，**14**：2495-2502.

[78] Munch G，Kuhla B，Luth H J，et al. Anti-AGEing defences against Alzheimer's disease. Biochem Soc Trans，2003，**31**：1397-1399.

[79] Uttenthal L O，Alonso D，Fernandez A P，et al. Neuronal and inducible nitric oxide synthase and nitrotyrosine immunoreactivities in the cerebral cortex of the aging rat. Microsc Res Tech，1998，**43**：75-88.

[80] Good P F，Werner P，Hsu A，et al. Evidence of neuronal oxidative damage in Alzheimer's disease. Am J Pathol，1996，**149**：21-28.

[81] Song X，Bao M，Li D，et al. Advanced glycation in D-galactose induced mouse aging model. Mech Ageing Dev，1999，**108**：239-251.

[82] Teillet L，Ribiere P，Gouraud S，et al. Cellular signaling，AGE accumulation and gene expression in hepatocytes of lean aging rats fed ad libitum or food-restricted. Mech Ageing Dev，2002，**123**：427-439.

[83] Teillet L，Verbeke P，Gouraud S，et al. Food restriction prevents advanced glycation end product accumulation and retards kidney aging in lean rats. J Am Soc Nephrol，2000，**11**：1488-1497.

[84] Cadenas E，Davies K J. Mitochondrial free radical generation，oxidative stress，and aging. Free Radic Biol Med，2000，**29**：222-230.

[85] Beckman K B, Ames B N. The free radical theory of aging matures. Physiol Rev, 1998, **78**: 547-581.

[86] Harman D. Increasing Healthy Life Span. New York: The New York Academy of Sciences, 2002.

[87] Roubertoux P L, Sluyter F, Carlier M, et al. Mitochondrial DNA modifies cognition in interaction with the nuclear genome and age in mice. Nat Genet, 2003, **35**: 65-69.

[88] Ho E, Courtemanche C, Ames B N. Zinc deficiency induces oxidative DNA damage and increases p53 expression in human lung fibroblasts. The Journal of Nutrition, 2003, **133**: 2543-2548.

[89] Ames B N, Shigenaga M K, Hagen T M. Mitochondrial decay in aging. Biochimica et Biophysica Acta, 1995, **1271**: 165.

[90] Ames B N, Shigenaga M K, Hagen T M. Oxidants, antioxidants, and the degenerative diseases of aging. Proceedings of the National Academy of Sciences, 1993, **90**: 7915.

[91] Tritschler H J, Packer L, Medori R. Oxidative stress and mitochondrial dysfunction in neurodegeneration. Biochem Mol Biol Int, 1994, **34**: 169-181.

[92] Beal M F. Does impairment of energy metabolism result in excitotoxic neuronal death in neurodegenerative illnesses? Ann Neurol, 1992, **31**: 119-130.

[93] Liu J, Mori A. Stress, aging, and brain oxidative damage. Neurochem Res, 1999, **24**: 1479-1497.

[94] Albers D S, Beal M F. Mitochondrial dysfunction and oxidative stress in aging and neurodegenerative disease. J. Neural Transm. Suppl., 2000, **59**: 133-154.

[95] Nunomura A, Perry G, Aliev G, et al. Oxidative damage is the earliest event in Alzheimer disease. J Neuropathol Exp Neurol, 2001, **60**: 759-767.

[96] Rao A V, Balachandran B. Role of oxidative stress and antioxidants in neurodegenerative diseases. Nutr Neurosci, 2002, **5**: 291-309.

[97] Leuner K, Schütt T, Kurz C, et al. Mitochondria-derived ROS lead to enhanced amyloid beta formation. Antioxidants & Redox Signaling, 2012, **16** (12): 1421-1433.

[98] Karbowski M, Neutzner A. Neurodegeneration as a consequence of failed mitochondrial maintenance. Acta neuropathologica, 2012, **123** (2): 157-171.

[99] Kayed R, Head E, Thompson J L, et al. Common structure of soluble amyloid oligomers implies common mechanism of pathogenesis. Science, 2003, **300**: 486-489.

[100] Aksenov M Y, Tucker H M, Nair P, et al. The expression of several mitochondrial and nuclear genes encoding the subunits of electron transport chain enzyme complexes, cytochrome c oxidase, and NADH dehydrogenase, in different brain regions in Alzheimer's disease. Neurochem Res, 1999, **24**: 767-774.

[101] Head E, Garzon-Rodriguez W, Johnson J K, et al. Oxidation of Abeta and plaque biogenesis in Alzheimer's disease and Down syndrome. Neurobiol Dis, 2001, **8**: 792-806.

[102] Cash A D, Perry G, Ogawa O, et al. Is Alzheimer's disease a mitochondrial disorder? Neuroscientist, 2002, **8**: 489-496.

[103] Corral D M, Horton T, Lott M T, et al. Marked changes in mitochondrial DNA deletion levels in Alzheimer brains. Genomics, 1994, **23**: 471-476.

[104] Mecocci P, MacGarvey U, Beal M F. Oxidative damage to mitochondrial DNA is increased in Alzheimer's disease. Ann Neurol, 1994, **36**: 747-751.

[105] Rösler M, Retz W, Thome J, et al. Free radicals in Alzheimer's dementia: currently available therapeutic strategies. Journal of neural transmission. Supplementum, 1998, **54**: 211.

[106] Rutten B P, Steinbusch H W, Korr H, et al. Antioxidants and Alzheimer's disease: from bench to bedside (and back again). Curr Opin Clin Nutr Metab Care, 2002, **5**: 645-651.

[107] Marriage B, Clandinin M T, Glerum D M. Nutritional cofactor treatment in mitochondrial disorders. J Am Diet Assoc, 2003, **103**: 1029-1038.

[108] Pradhan S N. Central neurotransmitters and aging. Life Sci, 1980, **26**: 1643.

[109] Giacobini E. Cholinergic function and Alzheimer's disease. Int J Geriatr Psychiatry, 2003, **18**: 1-6.

[110] Rebouche C J. Carnitine function and requirements during the life cycle. Faseb J, 1992, **6**: 3379-3386.

[111] Costell M, O'Connor J E, Grisolia S. Age-dependent decrease of carnitine content in muscle of mice and humans. Biochem Biophys Res Commun, 1989, **161**: 1135-1143.

[112] Maccari F, Arseni A, Chiodi P, et al. Levels of carnitines in brain and other tissues of rats of different ages: effect of acetyl-L-carnitine administration. Exp Gerontol, 1990, **25**: 127-134.

[113] Liu J, Atamna H, Kuratsune H, et al. Delaying brain mitochondrial decay and aging with mitochondrial antioxidants and metabolites. Ann. New York Acad. Sci., 2002, **959**: 133-166.

[114] Hagen T M, Ingersoll R T, Wehr C M, et al. Acetyl-L-carnitine fed to old rats partially restores mitochondrial function and ambulatory activity. Proc Natl Acad Sci U S A, 1998, **95**: 9562-9566.

[115] Liu J, Head E, Gharib A M, et al. Memory loss in old rats is associated with brain mitochondrial decay and RNA/DNA oxidation: partial reversal by feeding acetyl-L-carnitine and/or R-α-lipoic acid. Proceedings of the National Academy of Sciences, 2002, **99**: 2356.

[116] Abdul H M, Calabrese V, Calvani M, et al. Acetyl-L-carnitine-induced up-regulation of heat shock proteins protects cortical neurons against amyloid-beta peptide 1-42-mediated oxidative stress and neurotoxicity: Implications for Alzheimers disease. J Neurosci Res, 2006, **84**: 398-408.

[117] Calvani M, Carta A, Caruso G, et al. Action of acetyl-L-carnitine in neurodegeneration and Alzheimer's disease. Ann N Y Acad Sci, 1992, **663**: 483-486.

[118] Pettegrew J W, Klunk W E, Panchalingam K, et al. Clinical and neurochemical effects of acetyl-L-carnitine in Alzheimer's disease. Neurobiol Aging, 1995, **16**: 1-4.

[119] Bonavita E. Study of the efficacy and tolerability of L-acetylcarnitine therapy in the senile brain. Int J Clin Pharmacol Ther Toxicol, 1986, **24**: 511-516.

[120] Sano M, Bell K, Cote L, et al. Double-blind parallel design pilot study of acetyl levocarnitine in patients with Alzheimer's disease. Arch Neurol, 1992, **49**: 1137-1141.

[121] Spagnoli A, Lucca U, Menasce G, et al. Long-term acetyl-L-carnitine treatment in Alzheimer's disease. Neurology, 1991, **41**: 1726-1732.

[122] Sui G P, Zhou S Y, Wang J, et al. Mitochondrial DNA mutations in preneoplastic lesions of the gastrointestinal tract: A biomarker for the early detection of cancer. Molecular Cancer, 2006, **5**.

[123] Moini H, Packer L, Saris N E. Antioxidant and prooxidant activities of alpha-lipoic acid and dihydrolipoic acid. Toxicol Appl Pharmacol, 2002, **182**: 84-90.

[124] Packer L, Roy S, Sen C K. Alpha-lipoic acid: a metabolic antioxidant and potential redox modulator of transcription. Adv Pharmacol, 1997, 0 79-101.

[125] Packer L, Tritschler H J, Wessel K. Neuroprotection by the metabolic antioxidant alpha-lipoic acid. Free Radic Biol Med, 1997, **22**: 359-378.

[126] Packer L, Witt E H, Tritschler H J. Alpha-Lipoic acid as a biological antioxidant. Free Radic Biol Med, 1995, **19**: 227-250.

[127] Evans J L, Goldfine I D. Alpha-lipoic acid: a multifunctional antioxidant that improves insulin sensitivity in patients with type 2 diabetes. Diabetes Technol Ther, 2000, **2**: 401-413.

[128] Ziegler D, Gries F A. Alpha-lipoic acid in the treatment of diabetic peripheral and cardiac autonomic neuropathy. Diabetes, 1997, **46** (**Suppl 2**): S62-66.

[129] Hager K, Marahrens A, Kenklies M, et al. Alpha-lipoic acid as a new treatment option for Azheimer type dementia. Arch Gerontol Geriatr, 2001, **32**: 275-282.

[130] Zhang L, Xing G Q, Barker J L, et al. Alpha-lipoic acid protects rat cortical neurons against cell death induced by amyloid and hydrogen peroxide through the Akt signalling pathway. Neurosci Lett, 2001, **312**: 125-128.

[131] Hagen T M, Vinarsky V, Wehr C M, et al. (R) -alpha-lipoic acid reverses the age-associated increase in susceptibility of hepatocytes to tert-butylhydroperoxide both in vitro and in vivo. Antioxid Redox Signal, 2000, **2**: 473-483.

[132] Lovell M A, Xie C, Xiong S, et al. Protection against amyloid beta peptide and iron/hydrogen peroxide toxicity by alpha lipoic acid. J Alzheimers Dis, 2003, **5**: 229-239.

[133] Lovell M A, Xie C, Xiong S, et al. Protection against amyloid beta peptide and iron/hydrogen peroxide toxicity by alpha lipoic acid. J Alzheimer's Dis, 2003, **5**: 229-239.

[134] Packer L, Tritschler H J, Wessel K. Neuroprotection by the metabolic antioxidant α-lipoic acid. Free Radic Biol Med, 1997, **22**: 359-378.

[135] Munch G, Kuhla B, Luth H, et al. Anti-AGEing defences against Alzheimer's disease. Biochem Soc Trans, 2003, **31**: 1397-1399.

[136] Suh J H, Shenvi S V, Dixon B M, et al. Decline in transcriptional activity of Nrf2 causes age-related loss of glutathione synthesis, which is reversible with lipoic acid. Proceedings of the National Academy of Sciences, 2004, **101**: 3381.

[137] Ramos-Gomez M, Kwak M K, Dolan P M, et al. Sensitivity to carcinogenesis is increased and chemoprotective efficacy of enzyme inducers is lost in nrf2 transcription factor-deficient mice. Proc Natl Acad Sci U S A, 2001, **98**: 3410-3415.

[138] Ernster L. Ubiquinol as a biological antioxidant: A review. *In*: Paaaoletti R. Oxidative Processes and Antioxidants. New York: Raven Press, Ltd, 1994: 185-198.

[139] Frei B, Kim M C, Ames B N. Ubiquinol-10 is an effective lipid-soluble antioxidant at physiological concentrations. Proc Natl Acad Sci U S A, 1990, **87**: 4879-4883.

[140] Beal M F, Matthews R T, Tieleman A, et al. Coenzyme Q10 attenuates the 1-methyl-4-phenyl-1, 2, 3, tetrahydropyridine (MPTP) induced loss of striatal dopamine and dopaminergic axons in aged mice. Brain Res, 1998, **783**: 109-114.

[141] Shults C W, Oakes D, Kieburtz K, et al. Effects of coenzyme Q10 in early Parkinson disease: evidence of slowing of the functional decline. Arch Neurol, 2002, **59**: 1541-1550.

[142] Battino M, Bompadre S, Leone L, et al. Coenzyme Q, Vitamin E and Apo-E alleles in Alzheimer Disease. Biofactors, 2003, **18**: 277-281.

[143] de Bustos F, Molina J A, Jimenez-Jimenez F J, et al. Serum levels of coenzyme Q10 in patients with Alzheimer's disease. J Neural Transm, 2000, **107**: 233-239.

[144] Beal M F. Bioenergetic approaches for neuroprotection in Parkinson's disease. Ann Neurol, 2003, **53** (**Suppl 3**): S39-47; discussion S47-38.

[145] Rae C, Digney A L, McEwan S R, et al. Oral creatine monohydrate supplementation improves brain performance: a double-blind, placebo-controlled, cross-over trial. Proc R Soc Lond B Biol Sci, 2003, **270**: 2147-2150.

[146] Butterworth R F, Besnard A M. Thiamine-dependent enzyme changes in temporal cortex of patients with Alzheimer's disease. Metab Brain Dis, 1990, **5**: 179-184.

[147] Gibson G E, Sheu K F, Blass J P, et al. Reduced activities of thiamine-dependent enzymes in the brains and peripheral tissues of patients with Alzheimer's disease. Arch Neurol, 1988, **45**: 836-840.

[148] Hinman L M, Blass J P. An NADH-linked spectrophotometric assay for pyruvate dehydrogenase complex in crude tissue homogenates. J Biol Chem, 1981, **256**: 6583-6586.

[149] Meador K, Loring D, Nichols M, et al. Preliminary findings of high-dose thiamine in dementia of Alzheimer's type. J Geriatr Psychiatry Neurol, 1993, **6**: 222-229.

[150] Pan X, Gong N, Zhao J, et al. Powerful beneficial effects of benfotiamine on cognitive impairment and β-amyloid deposition in amyloid precursor protein/presenilin-1 transgenic mice. Brain, 2010, **133**: 1342-1351.

[151] Rodriguez-Martin J L, Lopez-Arrieta J M, Qizilbash N. Thiamine for Alzheimer's disease. Cochrane Database Syst Rev, 2000, **2**.

[152] Higdon J V, Frei B. Tea catechins and polyphenols: health effects, metabolism, and antioxidant functions. Crit Rev Food Sci Nutr, 2003, **43**: 89-143.

[153] Kirsch M, De Groot H. NAD (P) H, a directly operating antioxidant? Faseb J, 2001, **15**: 1569-1574.

[154] Birkmayer W, Birkmayer G J. Strategy and tactic of modern Parkinson therapy. Acta Neurol Scand Suppl, 1989, **126**: 63-66.

[155] Perez S E, Berg B M, Moore K A, et al. DHA diet reduces AD pathology in young APPswe/PS1ΔE9 transgenic mice: possible gender effects. Journal of Neuroscience Research, 2010, **88**: 1026-1040.

[156] Filburn C R. Dietary supplementation with phospholipids and docosahexaenoic acid for age-related cognitive impairment. JANA, 2000, **3**: 45-55.

[157] Carrie I, Smirnova M, Clement M, et al. Docosahexaenoic acid-rich phospholipid supplementation: effect on behavior, learning ability, and retinal function in control and n-3 polyunsaturated fatty acid deficient old mice. Nutr Neurosci, 2002, **5**: 43-52.

[158] Blusztajn J K. Choline, a vital amine. Science, 1998, **281**: 794-795.

[159] Zeisel S H, Da Costa K A, Franklin P D, et al. Choline, an essential nutrient for humans. Faseb J, 1991, **5**: 2093-2098.

[160] Zeisel S H. Choline and human nutrition. Annu Rev Nutr, 1994, **14**: 269-296.

[161] Boyd W D, Graham-White J, Blackwood G, et al. Clinical effects of choline in Alzheimer senile dementia. Lancet, 1977, **2**: 711.

[162] Boultwood J, Fidler C, Mills K I, et al. Amplification of mitochondrial DNA in acute myeloid leukaemia. British Journal of Haematology, 1996, **95**: 426-431.

[163] Valle I, Alvarez-Barrientos A, Arza E, et al. PGC-1alpha regulates the mitochondrial antioxidant defense system in vascular endothelial cells. Cardiovasc Res, 2005, **66**: 562-573.

[164] Cacabelos R, Caamano J, Gomez M J, et al. Therapeutic effects of CDP-choline in Alzheimer's disease. Cognition, brain mapping, cerebrovascular hemodynamics, and immune factors. Ann N Y Acad Sci, 1996, **777**: 399-403.

[165] Franco-Maside A, Caamano J, Gomez M J, et al. Brain mapping activity and mental performance after chronic treatment with CDP-choline in Alzheimer's disease. Methods Find Exp Clin Pharmacol, 1994, **16**: 597-607.

[166] De Jesus Moreno Moreno M. Cognitive improvement in mild to moderate Alzheimer's dementia after treatment with the acetylcholine precursor choline alfoscerate: a multicenter, double-blind, randomized, placebo-controlled trial. Clin Ther, 2003, **25** (1): 178-193.

[167] Tamura G, Nishizuka S, Maesawa C, et al. Mutations in mitochondrial control region DNA in gastric tumours of Japanese patients. European Journal of Cancer, 1999, **35**: 316-319.

[168] Duan W, Ladenheim B, Cutler R G, et al. Dietary folate deficiency and elevated homocysteine levels endanger dopaminergic neurons in models of Parkinson's disease. J Neurochem, 2002, **80**: 101-110.

[169] Seshadri S, Beiser A, Selhub J, et al. Plasma homocysteine as a risk factor for dementia and Alzheimer's disease. N Engl J Med, 2002, **346**: 476-483.

[170] Morris M S. Homocysteine and Alzheimer's disease. Lancet Neurol, 2003, **2**: 425-428.

[171] Miller J W, Selhub J, Nadeau M R, et al. Effect of L-dopa on plasma homocysteine in PD patients: relationship to B-vitamin status. Neurology, 2003, **60**: 1125-1129.

[172] Prasad K N, Cole W C, Prasad K C. Risk factors for Alzheimer's disease: role of multiple antioxidants, non-steroidal anti-inflammatory and cholinergic agents alone or in combination in prevention and treatment. J Am Coll Nutr, 2002, **21**: 506-522.

[173] Hongu N, Sachan D S. Caffeine, carnitine and choline supplementation of rats decreases body fat and serum leptin concentration as does exercise. J Nutr, 2000, **130**: 152-157.

[174] Hagen T M, Liu J, Lykkesfeldt J, et al. Feeding acetyl-L-carnitine and lipoic acid to old rats significantly improves metabolic function while decreasing oxidative stress. Proc Natl Acad Sci U S A, 2002, **99**: 1870-1875.

[175] Liu J, Head E, Gharib A M, et al. Memory loss in old rats is associated with brain mitochondrial decay and RNA/DNA oxidation: Partial reversal by feeding acetyl-L-carnitine and/or R-alpha -lipoic acid. Proc Natl Acad Sci U S A, 2002, **99**: 2356-2361.

[176] Veurink G, Liu D, Taddei K, et al. Reduction of inclusion body pathology in ApoE-deficient mice fed a combination of antioxidants. Free Radic Biol Med, 2003, **34**: 1070-1077.

[177] Shea T B, Ekinci F J, Ortiz D, et al. Efficacy of vitamin E, phosphatidyl choline, and pyruvate on buffering neuronal degeneration and oxidative stress in cultured cortical neurons and in central nervous tissue of apolipoprotein E-deficient mice. Free Radic Biol Med, 2002, **33**: 276-282.

[178] Masaki K H, Losonczy K G, Izmirlian G, et al. Association of vitamin E and C supplement use with cognitive function and dementia in elderly men. Neurology, 2000, **54**: 1265-1272.

[179] Engelhart M J, Geerlings M I, Ruitenberg A, et al. Dietary intake of antioxidants and risk of Alzheimer disease. Jama, 2002, **287**: 3223-3229.

[180] Laurin D, Foley D J, Masaki K H, et al. Vitamin E and C supplements and risk of dementia. Jama, 2002, **288**: 2266-2268.

[181] Bianchetti A, Rozzini R, Trabucchi M. Effects of acetyl-L-carnitine in Alzheimer's disease patients unresponsive to acetylcholinesterase inhibitors. Curr Med Res Opin, 2003, **19**: 350-353.

[182] Kozlov A V, Gille L, Staniek K, et al. Dihydrolipoic acid maintains ubiquinone in the antioxidant active form by two-electron reduction of ubiquinone and one-electron reduction of ubisemiquinone. Arch Biochem Biophys, 1999, **363**: 148-154.

[183] Raffai R L, Weisgraber K H. Cholesterol: from heart attacks to Alzheimer's disease. J Lipid Res, 2003, **44**: 1423-1430.

[184] Kritchevsky D, Moyer A W. Anti-cholesterol activity of alpha-lipoic acid. Nature, 1958, **182**: 396.

[185] Jayanthi S, Varalakshmi P. Tissue lipids in experimental calcium oxalate lithiasis and the effect of DL alpha-lipoic acid. Biochem Int, 1992, **26**: 913-921.

[186] Aureli T, Di Cocco M E, Capuani G, et al. Effect of long-term feeding with acetyl-L-carnitine on the age-related changes in rat brain lipid composition: a study by 31P NMR spectroscopy. Neurochem Res, 2000, **25**: 395-399.

[187] Paradies G, Ruggiero F M, Petrosillo G, et al. Effect of aging and acetyl-L-carnitine on the activity of cytochrome oxidase and adenine nucleotide translocase in rat heart mitochondria. FEBS Lett, 1994, **350**: 213-215.

[188] Willis R A, Folkers K, Tucker J L, et al. Lovastatin decreases coenzyme Q levels in rats. Proc Natl Acad Sci U S A, 1990, **87**: 8928-8930.

[189] Evatt M L. Nutritional therapies in Parkinson's disease. Curr Treat Options Neurol, 2007, **9**: 198-204.

[190] Wolfrath S C, Borenstein A R, Schwartz S, et al. Use of nutritional supplements in Parkinson's disease patients. Mov Disord, 2006, **21**: 1098-1101.

[191] Cleren C, Yang L, Lorenzo B, et al. Therapeutic effects of coenzyme Q10 (CoQ10) and reduced CoQ10 in the MPTP model of Parkinsonism. J Neurochem, 2008, **104**: 1613-1621.

[192] McDaniel M A, Maier S F, Einstein G O. "Brain-specific" nutrients: a memory cure? Nutrition, 2003, **19**: 957-975.

[193] Anderson S, Bankier A T, Barrell B G, et al. Sequence and organization of the human mitochondrial genome. Nature, 1981, **290**: 457-465.

[194] Shen W, Liu K, Tian C, et al. R-alpha-Lipoic acid and acetyl-L: -carnitine complementarily promote mitochondrial biogenesis in murine 3T3-L1 adipocytes. Diabetologia, 2008, **51**: 165-174.

[195] Lin B, Kolluri S K, Lin F, et al. Conversion of Bcl-2 from protector to killer by interaction with nuclear orphan receptor Nur77/TR3. Cell, 2004, **116**: 527-540.

[196] Liu Z, Sun L, Zhu L, et al. Hydroxytyrosol protects retinal pigment epithelial cells from acrolein-induced oxidative stress and mitochondrial dysfunction. J Neurochem, 2007, **103** (6): 2690-2700.

[197] Li X, Liu Z, Luo C, et al. Lipoamide protects retinal pigment epithelial cells from oxidative stress and mitochondrial dysfunction. Free Radic Biol Med, 2008, **44**: 1465-1474.

[198] Clements C M, McNally R S, Conti B J, et al. DJ-1, a cancer - and Parkinson's disease-associated protein, sta-

bilizes the antioxidant transcriptional master regulator Nrf2. Proc Natl Acad Sci U S A, 2006, **103**: 15091-15096.

[199] Liu J, Atamna H, Kuratsune H, et al. Delaying brain mitochondrial decay and aging with mitochondrial antioxidants and metabolites. Ann N Y Acad Sci, 2002, **959**: 133-166.

[200] Liu J, Head E, Gharib A M, et al. Memory loss in old rats is associated with brain mitochondrial decay and RNA/DNA oxidation: partial reversal by feeding acetyl-L-carnitine and/or R-alpha -lipoic acid. Proc Natl Acad Sci U S A, 2002, **99**: 2356-2361.

[201] Mazzio E, Yoon K J, Soliman K F. Acetyl-L-carnitine cytoprotection against 1-methyl-4-phenylpyridinium toxicity in neuroblastoma cells. Biochem Pharmacol, 2003, **66**: 297-306.

[202] Bodis-Wollner I, Chung E, Ghilardi M F, et al. Acetyl-levo-carnitine protects against MPTP-induced parkinsonism in primates. J Neural Transm Park Dis Dement Sect, 1991, **3**: 63-72.

[203] Kukidome D, Nishikawa T, Sonoda K, et al. Activation of AMP-Activated Protein Kinase Reduces Hyperglycemia-Induced Mitochondrial Reactive Oxygen Species Production and Promotes Mitochondrial Biogenesis in Human Umbilical Vein Endothelial Cells. Diabetes, 2006, **55**: 120-127.

[204] Han C-B, Mao X-Y, Xin Y, et al. Quantitative analysis of tumor mitochondrial RNA using microarray. World J Gastroenterol, 2005, **11**: 36-40.

[205] Huang Z, Jiang J, Tyurin V A, et al. Cardiolipin deficiency leads to decreased cardiolipin peroxidation and increased resistance of cells to apoptosis. Free Radic Biol Med, 2008, **44**: 1935-1944.

[206] Butterworth R F, Besnard A M. Thiamine-dependent enzyme changes in temporal cortex of patients with Alzheimer's disease. Metab Brain Dis, 1990, **5**: 179-184.

[207] Rodríguez-Martín J L, López-Arrieta J M, Qizilbash N. Thiamine for Alzheimer's disease. Cochrane Database Syst Rev, 2000, (2): CD001498.

[208] Coimbra C G, Junqueira V B. High doses of riboflavin and the elimination of dietary red meat promote the recovery of some motor functions in Parkinson's disease patients. Braz J Med Biol Res, 2003, **36**: 1409-1417.

[209] Triantafyllou N I, Nikolaou C, Boufidou F, et al. Folate and vitamin B12 levels in levodopa-treated Parkinson's disease patients: Their relationship to clinical manifestations, mood and cognition. Parkinsonism Relat Disord, 2008, **14** (4): 321-325.

[210] Cochrane T, Leslie G. The treatment of lupus erythematosus with calcium pantothenate and panthenol. J Invest Dermatol, 1952, **18**: 365-367.

[211] Welsh A L. Lupus erythematosus treatment by combined use of massive amounts of calcium pantothenate or panthenol with synthetic vitamin E. AMA Arch Derm Syphilol, 1952, **65**: 137-148.

[212] Tufts M, Bunde C A. Therapeutic advantages of the addition of calcium pantothenate to salicylates in the oral treatment of rheumatoid arthritis. Am Pract Dig Treat, 1953, **4**: 755-756.

[213] Stepanian E S, BIa S. Calcium pantothenate in clinical tuberculosis in the presence of side effects of streptomycin. Sov Med, 1961, **25**: 90-94.

[214] Finke H. Treatment of Parkinson's syndrome with massive doses of vitamin B6. Munch Med Wochenschr, 1954, **96**: 637-639.

[215] Sigwald J. Indications for large doses of pyridoxine in neurology: Parkinson's disease, tremor of action (essential, lenticular and toxic tremor). Med Contemp, 1957, **75**: 45-52.

[216] Christiansen J. [Treatment of paralysis agitans with vitamin B6 (pyridoxine).]. Ugeskr Laeger, 1962, **124**: 1887.

[217] Sandyk R, Pardeshi R. Pyridoxine improves drug-induced parkinsonism and psychosis in a schizophrenic patient. Int J Neurosci, 1990, **52**: 225-232.

[218] Siniscalchi A, Mancuso F, Gallelli L, et al. Increase in plasma homocysteine levels induced by drug treatments in neurologic patients. Pharmacol Res, 2005, **52**: 367-375.

[219] Balk E, Chung M, Raman G, et al. B vitamins and berries and age-related neurodegenerative disorders. Evid

Rep Technol Assess (Full Rep), 2006, (134): 1-161.

[220] de Lau L M, Koudstaal P J, Witteman J C, et al. Dietary folate, vitamin B12, and vitamin B6 and the risk of Parkinson disease. Neurology, 2006, **67**: 315-318.

[221] Ozer F, Meral H, Hanoglu L, et al. Plasma homocysteine levels in patients treated with levodopa: motor and cognitive associations. Neurol Res, 2006, **28**: 853-858.

[222] Qureshi G A, Qureshi A A, Devrajani B R, et al. Is the deficiency of vitamin b (12) related to oxidative stress and neurotoxicity in Parkinson's patients? CNS Neurol Disord Drug Targets, 2008, **7**: 20-27.

[223] Ricciarelli R, Argellati F, Pronzato M A, et al. Vitamin E and neurodegenerative diseases. Mol Aspects Med, 2007, **28**: 591-606.

[224] Etminan M, Gill S S, Samii A. Intake of vitamin E, vitamin C, and carotenoids and the risk of Parkinson's disease: a meta-analysis. Lancet Neurol, 2005, **4**: 362-365.

[225] Rae C, Digney A L, McEwan S R, et al. Oral creatine monohydrate supplementation improves brain performance: a double-blind, placebo-controlled, cross-over trial. Proc Biol Sci, 2003, **270**: 2147-2150.

[226] Moyers S B, Kumar N B. Green tea polyphenols and cancer chemoprevention: multiple mechanisms and endpoints for phase II trials. Nutr Rev, 2004, **62**: 204-211.

[227] Vinodkumar M, Rajagopalan S. Multiple micronutrient fortification of salt. Eur J Clin Nutr, 2007, **63** (3): 437-445.

[228] Jia H, Liu Z, Li X, et al. Synergistic anti-Parkinsonism activity of high doses of B vitamins in a chronic cellular model. Neurobiology of Aging, 2008, **31** (4): 636-646.

[229] Weber C A, Ernst M E. Antioxidants, supplements, and Parkinson's disease. Ann Pharmacother, 2006, **40**: 935-938.

[230] Age-Related Eye Disease Study Research Group. A randomized, placebo-controlled, clinical trial of high-dose supplementation with vitamins C and E, beta carotene, and zinc for age-related macular degeneration and vision loss: AREDS report no. 8. Arch Ophthalmol, 2001, **119**: 1417-1436.

[231] Group A-REDSR. A randomized, placebo-controlled, clinical trial of high-dose supplementation with vitamins C and E, beta carotene, and zinc for age-related macular degeneration and vision loss: AREDS report no. 8. Arch Ophthalmol, 2001, **119**: 1417-1436.

[232] Omenn G S, Goodman G E, Thornquist M D, et al. Risk factors for lung cancer and for intervention effects in CARET, the Beta-Carotene and Retinol Efficacy Trial. J Natl Cancer Inst, 1996, **88**: 1550-1559.

[233] Albanes D, Heinonen O P, Huttunen J K, et al. Effects of alpha-tocopherol and beta-carotene supplements on cancer incidence in the Alpha-Tocopherol Beta-Carotene Cancer Prevention Study. Am J Clin Nutr, 1995, **62**: 1427S-1430S.

[234] West A L, Oren G A, Moroi S E. Evidence for the use of nutritional supplements and herbal medicines in common eye diseases. Am J Ophthalmol, 2006, **141**: 157-166.

[235] Goldberg J, Flowerdew G, Smith E, et al. Factors associated with age-related macular degeneration. An analysis of data from the first National Health and Nutrition Examination Survey. Am J Epidemiol, 1988, **128**: 700-710.

[236] Karcioglu Z A. Zinc in the eye. Surv Ophthalmol, 1982, **27**: 114-122.

[237] Newsome D A, Swartz M, Leone N C, et al. Oral zinc in macular degeneration. Arch Ophthalmol, 1988, **106**: 192-198.

[238] Mitchell P, Wang J J, Smith W, et al. Smoking and the 5-year incidence of age-related maculopathy: the Blue Mountains Eye Study. Arch Ophthalmol, 2002, **120**: 1357-1363.

[239] Bush A I. Metal complexing agents as therapies for Alzheimer's disease. Neurobiol Aging, 2002, **23**: 1031-1038.

[240] Jia L, Liu Z, Sun L, et al. Acrolein, a toxicant in cigarette smoke, causes oxidative damage and mitochondrial dysfunction in RPE cells: protection by (R) -α-lipoic acid. Investigative Ophthalmology & Visual Science,

2007，**48**，339-348.

［241］ Taylor S W，Fahy E，Zhang B，et al. Characterization of the human heart mitochondrial proteome. Nature Biotechnology，2003，**21**：281-286.

［242］ Karnath B. Smoking cessation. Am J Med，2002，**112**：399-405.

［243］ Jia H，Li X，Gao H，et al. High doses of nicotinamide prevent oxidative mitochondrial dysfunction in a cellular model and improve motor deficit in a Drosophila model of Parkinson's disease. Journal of Neuroscience Research，2008，**86**：2083-2090.

［244］ Ferris F L，3rd，Fine S L，Hyman L. Age-related macular degeneration and blindness due to neovascular maculopathy. Arch Ophthalmol，1984，**102**：1640-1642.

［245］ Miller J W，Walsh A W，Kramer M，et al. Photodynamic therapy of experimental choroidal neovascularization using lipoprotein-delivered benzoporphyrin. Arch Ophthalmol，1995，**113**：810-818.

［246］ Munoz B，West S K，Rubin G S，et al. Causes of blindness and visual impairment in a population of older Americans：The Salisbury Eye Evaluation Study. Arch Ophthalmol，2000，**118**：819-825.

［247］ Lakshmipathy U，Campbell C. Double strand break rejoining by mammalian mitochondrial extracts. Nucleic Acids Res，1999，**27**：1198-1204.

［248］ Campochiaro P A，Soloway P，Ryan S J，et al. The pathogenesis of choroidal neovascularization in patients with age-related macular degeneration. Mol Vis，1999，**5**：34.

［249］ Gragoudas E S，Adamis A P，Cunningham E T，Jr.，et al. Pegaptanib for neovascular age-related macular degeneration. N Engl J Med，2004，**351**：2805-2816.

［250］ Colca J R. Insulin sensitizers may prevent metabolic inflammation. Biochem Pharmacol，2006，**72**：125-131.

［251］ Wilson-Fritch L，Burkart A，Bell G，et al. Mitochondrial biogenesis and remodeling during adipogenesis and in response to the insulin sensitizer rosiglitazone. Mol Cell Biol，2003，**23**：1085-1094.

［252］ Wilson-Fritch L，Nicoloro S，Chouinard M，et al. Mitochondrial remodeling in adipose tissue associated with obesity and treatment with rosiglitazone. J Clin Invest，2004，**114**：1281-1289.

［253］ Bogacka I，Xie H，Bray G A，et al. Pioglitazone induces mitochondrial biogenesis in human subcutaneous adipose tissue in vivo. Diabetes，2005，**54**：1392-1399.

［254］ Suwa M，Egashira T，Nakano H，et al. Metformin increases the PGC-1 {alpha} protein and oxidative enzyme activities possibly via AMPK phosphorylation in skeletal muscle in vivo. J Appl Physiol，2006，**101**（6）：1685-1692.

［255］ Civitarese A E，Ukropcova B，Carling S，et al. Role of adiponectin in human skeletal muscle bioenergetics. Cell Metab，2006，**4**：75-87.

［256］ Liu C C，Huang C C，Lin W T，et al. Lycopene supplementation attenuated xanthine oxidase and myeloperoxidase activities in skeletal muscle tissues of rats after exhaustive exercise. Br J Nutr，2005，**94**：595-601.

［257］ Echtay K S. Mitochondrial uncoupling proteins--what is their physiological role? Free Radic Biol Med，2007，**43**：1351-1371.

［258］ El Midaoui A，Lungu C，Wang H，et al. Impact of α-lipoic acid on liver peroxisome proliferator-activated receptor-α，vascular remodeling，and oxidative stress in insulin-resistant rats. Canadian Journal of Physiology and Pharmacology，2011，**89**：743-751.

［259］ Ziegler D，Hanefeld M，Ruhnau K J，et al. Treatment of symptomatic diabetic peripheral neuropathy with the anti-oxidant alpha-lipoic acid. A 3-week multicentre randomized controlled trial（ALADIN Study）. Diabetologia，1995，**38**：1425-1433.

［260］ McCarty M F. Induction of heat shock proteins may combat insulin resistance. Med Hypotheses，2006，**66**：527-534.

［261］ Turanov A A，Su D，Gladyshev V N. Characterization of alternative cytosolic forms and cellular targets of mouse mitochondrial thioredoxin reductase. J Biol Chem，2006，281：22953-22963.

［262］ Golbidi S，Badran M，Laher I. Diabetes and alpha lipoic acid. Frontiers in Pharmacology，2011，**2**：69.

[263] Moon S, Cho S, Kim H. Organization and evolution of mitochondrial gene clusters in human. Genomics, 2008, **92**: 85-93.

[264] Cassano P, Sciancalepore A G, Pesce V, et al. Acetyl-l-carnitine feeding to unloaded rats triggers in soleus muscle the coordinated expression of genes involved in mitochondrial biogenesis. Biochim Biophys Acta, 2006, **1757** (9-10): 1421-1428.

[265] Shen W, Hao J, Tian C, et al. A combination of nutriments improves mitochondrial biogenesis and function in skeletal muscle of type 2 diabetic Goto-Kakizaki rats. PLoS ONE, 2008, **3**: e2328.

[266] Adriaensen H, Plaghki L, Mathieu C, et al. Critical review of oral drug treatments for diabetic neuropathic pain-clinical outcomes based on efficacy and safety data from placebo-controlled and direct comparative studies. Diabetes Metab Res Rev, 2005, **21**: 231-240.

[267] Mingrone G. Carnitine in type 2 diabetes. Ann N Y Acad Sci, 2004, **1033**, 99-107.

[268] Konrad D, Rudich A, Bilan P J, et al. Troglitazone causes acute mitochondrial membrane depolarisation and an AMPK-mediated increase in glucose phosphorylation in muscle cells. Diabetologia, 2005, **48**: 954-966.

[269] Alves A M, Alves E P, Fregonesi C E, et al. Morphoquantitative aspects of NADH-diaphorase myenteric neurons in the ileum of diabetic rats treated with acetyl-L-carnitine. Anat Histol Embryol, 2006, **35**: 13-18.

[270] Sima A A, Calvani M, Mehra M, et al. Acetyl-L-carnitine improves pain, nerve regeneration, and vibratory perception in patients with chronic diabetic neuropathy: an analysis of two randomized placebo-controlled trials. Diabetes Care, 2005, **28**: 89-94.

[271] Shen W, Liu K, Tian C, et al. Protective effects of R-alpha-lipoic acid and acetyl-L-carnitine in MIN6 and isolated rat islet cells chronically exposed to oleic acid. J Cell Biochem, 2008, **104**: 1232-1243.

[272] Price M C. Longevity Report 91: The role of enzymic cofactors in aging. http: //www. quantium. plus. com/1r/1r91. pdf [2012-07-14].

[273] Stover P J. Physiology of folate and vitamin B_{12} in health and disease. Nutr Rev, 2004, **62**: S3-12; discussion S13.

[274] Mock D M. Marginal biotin deficiency is teratogenic in mice and perhaps humans: a review of biotin deficiency during human pregnancy and effects of biotin deficiency on gene expression and enzyme activities in mouse dam and fetus. J Nutr Biochem, 2005, **16**: 435-437.

[275] Reaven G M, Chang H, Ho H, et al. Lowering of plasma glucose in diabetic rats by antilipolytic agents. Am J Physiol, 1988, **254**: E23-30.

[276] Zhang H, Osada K, Maebashi M, et al. A high biotin diet improves the impaired glucose tolerance of long-term spontaneously hyperglycemic rats with non-insulin-dependent diabetes mellitus. J Nutr Sci Vitaminol (Tokyo), 1996, **42**: 517-526.

[277] Cui X, Li W, Zhang B, et al. Studies on cell senescence induced by D-galactose in cultured neurons and fibroblasts. Zhongguo Ying Yong Sheng Li Xue Za Zhi, 1997, **13**: 131-133.

[278] Reddi A, DeAngelis B, Frank O, et al. Biotin supplementation improves glucose and insulin tolerances in genetically diabetic KK mice. Life Sci, 1988, **42**: 1323-1330.

[279] Vesely D L. Biotin enhances guanylate cyclase activity. Science, 1982, **216**: 1329-1330.

[280] Parrella P, Xiao Y, Fliss M, et al. Detection of mitochondrial DNA mutations in primary breast cancer and fine-needle aspirates. Cancer Research, 2001, **61**: 7623-7626.

[281] Dachicourt N, Bailbe D, Gangnerau M N, et al. Effect of gliclazide treatment on insulin secretion and beta-cell mass in non-insulin dependent diabetic Goto-Kakisaki rats. Eur J Pharmacol, 1998, **361**: 243-251.

[282] Janssen U, Vassiliadou A, Riley S G, et al. The quest for a model of type II diabetes with nephropathy: the Goto Kakizaki rat. J Nephrol, 2004, **17**: 769-773.

[283] Palmeira C M, Ferreira F M, Santos D L, et al. Higher efficiency of the liver phosphorylative system in diabetic Goto-Kakizaki (GK) rats. FEBS Lett, 1999, **458**: 103-106.

[284] Moreira P I, Harris P L, Zhu X, et al. Lipoic acid and N-acetyl cysteine decrease mitochondrial-related oxida-

tive stress in Alzheimer disease patient fibroblasts. J Alzheimers Dis，2007，**12**：195-206.

[285] Wheelhouse N M，Lai P B S，Wigmore S J，et al. Mitochondrial D-loop mutations and deletion profiles of cancerous and noncancerous liver tissue in hepatitis B virus-infected liver. British Journal of Cancer，2005，**92**：1268-1272.

[286] He Y，Liu J，Grossman D，et al. Phosphorylation of mitochondrial phospholipid scramblase 3 by protein kinase C-delta induces its activation and facilitates mitochondrial targeting of tBid. J Cell Biochem，2007，**101**：1210-1221.

[287] Giancaterini A，De Gaetano A，Mingrone G，et al. Acetyl-L-carnitine infusion increases glucose disposal in type 2 diabetic patients. Metabolism，2000，**49**：704-708.

[288] McCarty M F. Up-regulation of PPARgamma coactivator-1alpha as a strategy for preventing and reversing insulin resistance and obesity. Med Hypotheses，2005，**64**：399-407.

[289] Zempleni J，Trusty T A，Mock D M. Lipoic acid reduces the activities of biotin-dependent carboxylases in rat liver. J Nutr，1997，**127**：1776-1781.

[290] Yamanaka M，Itakura Y，Tsuchida A，et al. Comparison of the antidiabetic effects of brain-derived neurotrophic factor and thiazolidinediones in obese diabetic mice. Diabetes Obes Metab，2007，**9**：879-888.

[291] Hao J，Shen W，Tian C，et al. Mitochondrial nutrients improve immune dysfunction in the type 2 diabetic Goto-Kakizaki rats. J Cell Mol Med，2008.

[292] Manna C，Galletti P，Cucciolla V，et al. Olive oil hydroxytyrosol protects human erythrocytes against oxidative damages. J Nutr Biochem，1999，**10**：159-165.

[293] Stupans I，Kirlich A，Tuck K L，et al. Comparison of radical scavenging effect，inhibition of microsomal oxygen free radical generation，and serum lipoprotein oxidation of several natural antioxidants. J Agric Food Chem，2002，**50**：2464-2469.

[294] Lu Z，Zhongbo L，Jiejie H，et al. Hydroxytyrosol protects oxidative damage by simultaneous activation of mitochondrial biogenesis and phase II enzyme systems in retinal pigment epithelial cells. J Nutr Biochem，2010，**21** (11)：1089-1098.

[295] Hao J，Shen W，Yu G，et al. Hydroxytyrosol promotes mitochondrial biogenesis and mitochondrial function in 3T3-L1 adipocytes. J. Nutr. Biochem.，2010，**21** (7)：634-644.

[296] Mandel S，Weinreb O，Amit T，et al. Cell signaling pathways in the neuroprotective actions of the green tea polyphenol (-) -epigallocatechin-3-gallate：implications for neurodegenerative diseases. J Neurochem，2004，**88**：1555-1569.

[297] Wolfram S，Raederstorff D，Wang Y，et al. TEAVIGO (epigallocatechin gallate) supplementation prevents obesity in rodents by reducing adipose tissue mass. Ann Nutr Metab，2005，**49**：54-63.

[298] Limongelli G，Masarone D，D' Alessandro R，et al. Mitochondrial diseases and the heart：an overview of molecular basis，diagnosis，treatment and clinical course. Future Cardiology，2012，**8**：71-88.

[299] Li R，Liu Y，Li Z，et al. Failures in mitochondrial tRNAMet and tRNAGln metabolism caused by the novel 4401A> G mutation are involved in essential hypertension in a Han Chinese Family. Hypertension，2009，**54**：329-337.

[300] Yu E，Mercer J，Bennett M. Mitochondria in vascular disease. Cardiovascular Research，2012，**95** (1).

[301] Brown M S，Goldstein J L. Heart attacks：gone with the century? Science，1996，**272**：629-629.

[302] Safarova M，Trukhacheva E，Ezhov M，et al. Pleiotropic Effects of Nicotinic Acid Therapy in Men With Coronary Heart Disease and Elevated Lipoprotein (a) Levels. Kardiologiia，2011，**51**：9.

[303] Mahmoudi M，Gorenne I，Mercer J，et al. Statins Use a Novel Nijmegen Breakage Syndrome-1-Dependent Pathway to Accelerate DNA Repair in Vascular Smooth Muscle Cells. Circulation Research，2008，**103**，717-725.

[304] Bouitbir J，Charles A L，Echaniz-Laguna A，et al. Opposite effects of statins on mitochondria of cardiac and skeletal muscles：a 'mitohormesis' mechanism involving reactive oxygen species and PGC-1. European Heart

Journal, 2011, **33** (11): 1397-1407.

[305] Littarru G P, Langsjoen P. Coenzyme Q10 and statins: biochemical and clinical implications. Mitochondrion, 2007, **7**: S168-S174.

[306] Pepe S, Marasco S F, Haas S J, et al. Coenzyme Q10 in cardiovascular disease. Mitochondrion, 2007, **7**: S154-S167.

[307] Folkers K, Langsjoen P, Willis R, et al. Lovastatin decreases coenzyme Q levels in humans. Proceedings of the National Academy of Sciences, 1990, **87**: 8931.

[308] Silver M A, Langsjoen P H, Szabo S, et al. Effect of< i> atorvastatin</i> on left ventricular diastolic function and ability of coenzyme Q< sub> 10</sub> to reverse that dysfunction. The American Journal of Cardiology, 2004, **94**: 1306-1310.

[309] Rocha M, Apostolova N, Hernandez-Mijares A, et al. Oxidative stress and endothelial dysfunction in cardiovascular disease: mitochondria-targeted therapeutics. Current Medicinal Chemistry, 2010, **17**: 3827-3841.

[310] Adlam V J, Harrison J C, Porteous C M, et al. Targeting an antioxidant to mitochondria decreases cardiac ischemia-reperfusion injury. The FASEB Journal, 2005, **19**: 1088-1095.

[311] Graham D, Huynh N N, Hamilton C A, et al. Mitochondria-targeted antioxidant MitoQ10 improves endothelial function and attenuates cardiac hypertrophy. Hypertension, 2009, **54**: 322-328.

[312] Supinski G S, Murphy M P, Callahan L A. MitoQ administration prevents endotoxin-induced cardiac dysfunction. American Journal of Physiology-Regulatory, Integrative and Comparative Physiology, 2009, **297**: R1095-R1102.

[313] Javadov S, Karmazyn M, Escobales N. Mitochondrial permeability transition pore opening as a promising therapeutic target in cardiac diseases. Journal of Pharmacology and Experimental Therapeutics, 2009, **330**: 670-678.

[314] Leshnower B G, Kanemoto S, Matsubara M, et al. Cyclosporine preserves mitochondrial morphology after myocardial ischemia/reperfusion independent of calcineurin inhibition. The Annals of Thoracic Surgery, 2008, **86**: 1286-1292.

[315] Halestrap A, Connern C, Griffiths E, et al. Cyclosporin A binding in mitochondrial cyclophilin inhibits the permeability transition pore and protects hearts from ischaemia/reperfusion injury. Molecular and Cellular Biochemistry, 1997, **174**: 167-172.

[316] Sharov V G, Todor A, Khanal S, et al. Cyclosporine A attenuates mitochondrial permeability transition and improves mitochondrial respiratory function in cardiomyocytes isolated from dogs with heart failure. Journal of Molecular and Cellular Cardiology, 2007, **42**: 150-158.

[317] Halestrap A P, Davidson A M. Inhibition of Ca2 (+) -induced large-amplitude swelling of liver and heart mitochondria by cyclosporin is probably caused by the inhibitor binding to mitochondrial-matrix peptidyl-prolyl cis-trans isomerase and preventing it interacting with the adenine nucleotide translocase. Biochemical Journal, 1990, **268**: 153.

[318] Gurevich R M, Regula K M, Kirshenbaum L A. Serpin protein CrmA suppresses hypoxia-mediated apoptosis of ventricular myocytes. Circulation, 2001, **103**: 1984-1991.

[319] Regula K M, Ens K, Kirshenbaum L A. Inducible expression of BNIP3 provokes mitochondrial defects and hypoxia-mediated cell death of ventricular myocytes. Circulation Research, 2002, **91**: 226-231.

[320] Akao M, O' Rourke B, Teshima Y, et al. Mechanistically distinct steps in the mitochondrial death pathway triggered by oxidative stress in cardiac myocytes. Circulation Research, 2003, **92**: 186-194.

[321] Javadov S A, Lim K H H, Kerr P M, et al. Protection of hearts from reperfusion injury by propofol is associated with inhibition of the mitochondrial permeability transition. Cardiovascular Research, 2000, **45**: 360-369.

[322] de Jesús García-Rivas G, Guerrero-Hernández A, Guerrero-Serna G, et al. Inhibition of the mitochondrial calcium uniporter by the oxo - bridged dinuclear ruthenium amine complex (Ru360) prevents from irreversible

injury in postischemic rat heart. FEBS Journal, 2005, **272**: 3477-3488.

[323] Zhu L, Liu Z, Feng Z, et al. Hydroxytyrosol protects against oxidative damage by simultaneous activation of mitochondrial biogenesis and phase II detoxifying enzyme systems in retinal pigment epithelial cells. The Journal of Nutritional Biochemistry, 2010, **21**: 1089-1098.

[324] Zou X, Feng Z, Li Y, et al. Stimulation of GSH synthesis to prevent oxidative stress-induced apoptosis by hydroxytyrosol in human retinal pigment epithelial cells: activation of Nrf2 and JNK-p62/SQSTM1 pathways. The Journal of Nutritional Biochemistry, 2012, **23** (8): 994-1006.

[325] Yan J, Feng Z, Liu J, et al. Enhanced autophagy plays a cardinal role in mitochondrial dysfunction in type 2 diabetic Goto-Kakizaki (GK) rats: ameliorating effects of (-) -epigallocatechin-3-gallate. The Journal of Nutritional Biochemistry, 2011, **23** (7): 716-724.

[326] Ralph S J, Neuzil J. Mitochondria as targets for cancer therapy. Mol Nutr Food Res, 2009, **53**: 9-28.

[327] Hirsch T, Susin S A, Marzo I, et al. Mitochondrial permeability transition in apoptosis and necrosis. Cell Biol Toxicol, 1998, **14**: 141-145.

[328] Modica-Napolitano J S, Singh K K. Mitochondria as targets for detection and treatment of cancer. Expert Rev Mol Med, 2002, **4**: 1-19.

[329] Chelli B, Lena A, Vanacore R, et al. Peripheral benzodiazepine receptor ligands: mitochondrial transmembrane potential depolarization and apoptosis induction in rat C6 glioma cells. Biochemical Pharmacology, 2004, **68**: 125-134.

[330] Rotem R, Heyfets A, Fingrut O, et al. Jasmonates: Novel anticancer agents acting directly and selectively on human cancer cell mitochondria. Cancer Research, 2005, **65**: 1984-1993.

[331] Goldin N, Heyfets A, Reischer D, et al. Mitochondria-mediated ATP depletion by anti-cancer agents of the jasmonate family. J Bioenerg Biomembr, 2007, **39**: 51-57.

[332] Pelicano H, Carney D, Huang P. ROS stress in cancer cells and therapeutic implications. Drug Resist Updat, 2004, **7**: 97-110.

[333] Lowell B B, Shulman G I. Mitochondrial dysfunction and type 2 diabetes. Science, 2005, **307**: 384-387.

[334] Brenner C, Grimm S. The permeability transition pore complex in cancer cell death. Oncogene, 2006, **25**: 4744-4756.

[335] Bergamini C M, Gambetti S, Dondi A, et al. Oxygen, reactive oxygen species and tissue damage. Curr Pharm Des, 2004, **10**: 1611-1626.

[336] Huang P, Feng L, Oldham E A, et al. Superoxide dismutase as a target for the selective killing of cancer cells. Nature, 2000, **407**: 390-395.

[337] Santamaria G, Martinez-Diez M, Fabregat I, et al. Efficient execution of cell death in non-glycolytic cells requires the generation of ROS controlled by the activity of mitochondrial H+-ATP synthase. Carcinogenesis, 2006, **27**: 925-935.

[338] Neuzil J, Dyason J C, Freeman R, et al. Mitocans as anti-cancer agents targeting mitochondria: lessons from studies with vitamin E analogues, inhibitors of complex II. Journal of Bioenergetics and Biomembranes, 2007, **39**: 65-72.

[339] Hail N Jr., Kim H J, Lotan R. Mechanisms of fenretinide-induced apoptosis. Apoptosis, 2006, **11**: 1677-1694.

[340] Zini R, Morin C, Bertelli A, et al. Effects of resveratrol on the rat brain respiratory chain. Drugs Exp Clin Res, 1999, **25**: 87-97.

[341] Gledhill J R, Walker J E. Inhibition sites in F1-ATPase from bovine heart mitochondria. Biochem J, 2005, **386**: 591-598.

[342] Gosslau A, Chen M, Ho C T, et al. A methoxy derivative of resveratrol analogue selectively induced activation of the mitochondrial apoptotic pathway in transformed fibroblasts. Br J Cancer, 2005, **92**: 513-521.

[343] Sareen D, van Ginkel P R, Takach J C, et al. Mitochondria as the primary target of resveratrol-induced apop-

tosis in human retinoblastoma cells. Invest Ophthalmol Vis Sci，2006，**47**：3708-3716.

[344] Zunino S J，Storms D H. Resveratrol-induced apoptosis is enhanced in acute lymphoblastic leukemia cells by modulation of the mitochondrial permeability transition pore. Cancer Lett，2006，**240**：123-134.

[345] Tinhofer I，Bernhard D，Senfter M，et al. Resveratrol，a tumor-suppressive compound from grapes，induces apoptosis via a novel mitochondrial pathway controlled by Bcl-2. FASEB J，2001，**15**：1613-1615.

[346] Kallio A，Zheng A，Dahllund J，et al. Role of mitochondria in tamoxifen-induced rapid death of MCF-7 breast cancer cells. Apoptosis，2005，**10**：1395-1410.

[347] Ko Y H，Smith B L，Wang Y，et al. Advanced cancers：eradication in all cases using 3-bromopyruvate therapy to deplete ATP. Biochem Biophys Res Commun，2004，**324**：269-275.

[348] Bacsi A，Woodberry M，Widger W，et al. Localization of superoxide anion production to mitochondrial electron transport chain in 3-NPA-treated cells. Mitochondrion，2006，**6**：235-244.

[349] Antignani A，Youle R J. How do Bax and Bak lead to permeabilization of the outer mitochondrial membrane? Curr Opin Cell Biol，2006，**18**：685-689.

[350] Robey R B，Hay N. Mitochondrial hexokinases，novel mediators of the antiapoptotic effects of growth factors and Akt. Oncogene，2006，**25**：4683-4696.

[351] Oltersdorf T，Elmore S W，Shoemaker A R，et al. An inhibitor of Bcl-2 family proteins induces regression of solid tumours. Nature，2005，**435**：677-681.

[352] Kuroda J，Kimura S，Andreeff M，et al. ABT-737 is a useful component of combinatory chemotherapies for chronic myeloid leukaemias with diverse drug-resistance mechanisms. Br J Haematol，2008，**140**：181-190.

[353] Serkova N，Boros L G. Detection of resistance to imatinib by metabolic profiling：clinical and drug development implications. Am J Pharmacogenomics，2005，**5**：293-302.

[354] Kong A N，Owuor E，Yu R，et al. Induction of xenobiotic enzymes by the MAP kinase pathway and the antioxidant or electrophile response element (ARE/EpRE). Drug Metab Rev，2001，**33**：255-271.

[355] Xu R H，Pelicano H，Zhou Y，et al. Inhibition of glycolysis in cancer cells：A novel strategy to overcome drug resistance associated with mitochondrial respiratory defect and hypoxia. Cancer Research，2005，**65**：613-621.

[356] Fantin V R，St-Pierre J，Leder P. Attenuation of LDH-A expression uncovers a link between glycolysis，mitochondrial physiology，and tumor maintenance. Cancer Cell，2006，**91** (6)：425-434.

[357] Chen Z，Lu W Q，Garcia-Prieto C，et al. The Warburg effect and its cancer therapeutic implications. Journal of Bioenergetics and Biomembranes，2007，**39**：267-274.

[358] Maschek G，Savaraj N，Priebe W，et al. 2-deoxy-D-glucose increases the efficacy of adriamycin and paclitaxel in human osteosarcoma and non-small cell lung cancers in vivo. Cancer Res，2004，**64**：31-34.

[359] 钱呈睿，葛海良，王颖. p53转录非依赖活性介导细胞凋亡. 生命科学，2007，**19** (3)：326-329.

[360] Kruse J P，Gu W. p53 aerobics：the major tumor suppressor fuels your workout. Cell Metab，2006，**4**：1-3.

[361] Bensaad K，Tsuruta A，Selak M A，et al. TIGAR，a p53-inducible regulator of glycolysis and apoptosis. Cell，2006，**126**：107-120.

[362] Bensaad K，Vousden K H. p53：new roles in metabolism. Trends Cell Biol，2007，**17**：，286-291.

[363] Maitra A，Cohen Y，Gillespie S E，et al. The Human MitoChip：a high-throughput sequencing microarray for mitochondrial mutation detection. Genome Res，2004，**14**：812-819.

[364] Zhou S，Kassauei K，Cutler D J，et al. An oligonucleotide microarray for high-throughput sequencing of the mitochondrial genome. J Mol Diagn，2006，**8**：476-482.

[365] Salas A，Yao Y G，Macaulay V，et al. A critical reassessment of the role of mitochondria in tumorigenesis. PLoS Med，2005，**2**：e296.

[366] Munnich A，Rustin P. Clinical spectrum and diagnosis of mitochondrial disorders. Am J Med Genet，2001，**106**：4-17.

[367] DiMauro S，Schon E A. Mitochondrial DNA mutations in human disease. Am J Med Genet，2001，**106**：18-26.

[368] 眭维国，谭杰峰，陈洁晶，等. 线粒体病的基因治疗. 医学分子生物学杂志，2007，**4**：4.
[369] 宫澜，曾溢滔. 线粒体 DNA 突变相关疾病的基因治疗. 生命科学，1997，**9**：4.
[370] 凌贤龙，陆应麟. 线粒体 DNA 突变相关疾病的基因治疗. 生命的化学，2002，**22**：3.
[371] 熊进，董为人，李进. 用人胞质体对线粒体疾病进行基因治疗（译）. 生命的化学，1998，**18**：4.
[372] Weissig V，D'Souza G G，Torchilin V P. DQAsome/DNA complexes release DNA upon contact with isolated mouse liver mitochondria. J Control Release，2001，**75**：401-408.
[373] Weissig V，Torchilin V P. Towards mitochondrial gene therapy：DQAsomes as a strategy. J Drug Target，2001，**9**：1-13.
[374] Weissig V，Torchilin V P. Mitochondriotropic cationic vesicles：a strategy towards mitochondrial gene therapy. Curr Pharm Biotechnol，2000，**1**：325-346.
[375] Weissig V，Torchilin V P. Cationic bolasomes with delocalized charge centers as mitochondria-specific DNA delivery systems. Adv Drug Deliv Rev，2001，**49**：127-149.
[376] Barritt J A，Brenner C A，Malter H E，et al. Mitochondria in human offspring derived from ooplasmic transplantation. Hum Reprod，2001，**16**：513-516.
[377] Taylor S W，Fahy E，Zhang B，et al. Characterization of the human heart mitochondrial proteome. Nat Biotechnol，2003，**21**：281-286.
[378] Griffiths A J. Natural plasmids of filamentous fungi. Microbiol Rev，1995，**59**：673-685.
[379] Kagawa Y. Basic studies on mitochondria-cloned organisms and gene therapy. Nippon Rinsho，2002，**60**（**Suppl 4**）：1-3.
[380] Jessie B C，Sun C Q，Irons H R，et al. Accumulation of mitochondrial DNA deletions in the malignant prostate of patients of different ages. Experimental Gerontology，2001，**37**：169-174.

第六章　线粒体研究的基本实验方法

引言：如前文所述，线粒体在人类的疾病与健康中充当着十分重要的角色。因此线粒体相关研究已经成为生命科学领域的研究热点，线粒体研究领域的专业期刊 *Mitochondrion* 也于 2001 年应运而生。

线粒体研究相关技术的发展日新月异，但同时很多文献对实验操作描述差别较大，令初涉足者困惑。目前国内还缺乏专门介绍线粒体研究基本技术的书籍，我们根据几年来从事线粒体相关研究的积累，对线粒体生化功能测定等基本方法作一介绍。相关内容主要包括组织及细胞线粒体的提取分离、内膜体制备、线粒体呼吸功能测定、线粒体中关键酶活性测定，以及线粒体渗透转运测定、膜电位测定和钙离子浓度测定等。当然，除了以上基本方法外，线粒体研究还涉及（免疫）荧光染色、线粒体融合技术、线粒体 DNA 研究技术等多种方法，限于篇幅，在本章内容中不作介绍。

目前大多数研究中使用的线粒体主要来源于动物组织及组织培养细胞。动物组织由于其来源广，线粒体含量丰富等原因常被作为首选实验材料，如大（小）鼠的肝脏、脑、心脏、骨骼肌，牛的心脏等。下面我们主要以大鼠的组织及培养细胞为例来讲述线粒体研究中常用到的一些实验技术。

第一节　差速离心法分离线粒体

线粒体是细胞内的一种细胞器，在对其研究时需要将其从细胞中分离出来。简单来讲，通过匀浆等组织破碎的方法将线粒体从细胞内释放出来，采用差速离心的方法将线粒体与其他细胞器、细胞核及细胞碎片分离开来，从而可以得到线粒体颗粒[1]。如果有必要的话，可以采用梯度离心的方法进一步纯化线粒体。在很多生化研究中，对线粒体纯度的要求并不是很高，所以本节对线粒体的纯化不做深入的探讨，而集中讨论线粒体的提取。在这里我们主要遵照两个基本原则：第一，在保证线粒体完整性的前提下，对细胞膜进行充分的破碎；第二，差速离心，即根据不同的细胞组分具有不同的离心力来进行组分分离（表 6-1）。

表 6-1　不同亚细胞组分的大小及离心性质（肝脏）[1]

亚细胞颗粒	大小/μm	离心力/g	时间/min
细胞核	4～12	500～1 000	5～10
线粒体	0.4～2.5	1 000～10 000	10～15
溶酶体	0.4～0.8	6 000～15 000	10～20
过氧化物酶体	0.4～0.8	6 000～15 000	10～20
高尔基体	1.0～2.0	10 000～20 000	20～30
内质网	0.05～0.35	30 000～100 000	30～60

资料来源：选择自 Dealtry G B 编撰的 *Cell Biology Labfax* 一书

由于细胞内各种细胞器的大小并不是均一的，因此很多颗粒可沉降的离心力范围相对而言就比较大（表 6-2），从而会造成细胞器的交叉污染，有时可以通过多次洗涤的方法将不需要组分的影响降低到最小。不同组织来源的线粒体大小不一，根据其沉降的离心力的大小可以分为重线粒体与轻线粒体。一般认为离心力为 3000g 时分离得到的是重线粒体，而离心力在 6 000～10 000g 时分离得到的是轻线粒体。大多数情况下并不需要区分重线粒体与轻线粒体，所以通常使用 10 000g 离心力下分离得到所有的线粒体。

表 6-2　不同离心力下的细胞组分（肝脏）[1]

沉淀	离心力/g * 时间/min	组 分
P1	1 000 * 10	未破碎的细胞、细胞核、细胞膜复合物、重线粒体
P2	3 000 * 10	细胞膜复合物片段、重线粒体
P3	6 000 * 10	线粒体、溶酶体、过氧化物酶体、完整的高尔基体
P4	10 000 * 10	线粒体、溶酶体、过氧化物酶体、高尔基体膜片段
P5	20 000 * 10	溶酶体、过氧化物酶体、高尔基体膜片段、粗面内质网
P6	100 000 * 50	内质网、质膜、高尔基体等的膜片段小泡

资料来源：选择自 Dealtry G B 编撰的 *Cell Biology Labfax* 一书

一、匀浆的策略[2,3]

匀浆方法及匀浆器械的选择。

在线粒体的提取过程中，第一步是破碎组织以及组织培养细胞的细胞膜，释放细胞器。多种哺乳动物的组织主要可以分为柔软的组织（如肝脏、脑）及坚硬的组织（如心脏、骨骼肌）等。柔软的组织一般可通过液态剪切力的方法破碎，而心脏等则需要使用力量更大的机械剪切的方法。组织破碎的方法主要可以分为气态剪切、液态剪切、机械剪切、机械研磨、超声波破碎及渗透压冲击等。在线粒体提取过程中比较常用的是液态剪切和机械剪切。

提供液态剪切力的仪器主要有杜恩斯手动匀浆器（Dounce tissue grinder）和聚四氟乙烯-玻璃电动组织匀浆器（potter-elvehjem tissue grinder ），而能够提供机械剪切力的仪器主要有韦林氏搅切器（waring blender）、高剪切分散乳化机（ultra-Turrax）及匀浆均质机（polytron homogenizer）等。

下面对其中的三种匀浆器简略介绍（图 6-1）。

（1）杜恩斯手动匀浆器主要由玻璃组成，每个匀浆器一般都配套有松型和紧型两种研杵，使其与容器的内壁之间的径向间隙可以进行调节。紧型主要应用于组织培养细胞，而松型则常用于小量的柔软组织。一般来讲，研杵上下 15～20 次，有些可能 5～8次细胞就完全破裂了，比较直接的方法是通过观测研磨前后匀浆液的混浊度或在相差显微镜下观察细胞形态来大致确定细胞的破碎程度。

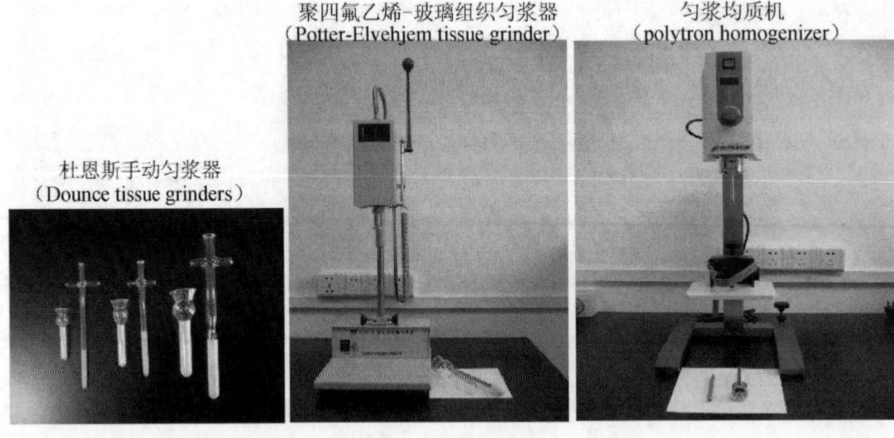

图 6-1　匀浆设备

（2）聚四氟乙烯-玻璃组织匀浆器具有匀浆量大、快速、省力的优点；缺点是产热量相对较高，故而匀浆时样品一定要置于冰水浴中，且每次匀浆的间隔时间尽量长些。这种匀浆器的研杵是由一根不锈钢管顶端连接了一个由聚四氟乙烯组成的杵头，不锈钢管的另一端由一个电子元件所控制，可以调节研杵的转速（一般设置为500r/min左右），研杵上下5～10次即可使组织内细胞的破碎度达到95%以上。

（3）匀浆均质机力度更大，其依靠机械剪切力对坚硬或交联的组织进行破碎。它的转头主要是由不锈钢制作的刀片，由于刀片的直径大小不同，所以可操作的样品容量既可小至1～2mL，也可高达100mL。连接刀片的转头的转动速度也是电子元件控制的，允许使用的最高转速足够满足当前基本的实验要求，并且匀浆的时间也可以自行设置（一般10～60s）。如果待破碎组织的浓度比较均一的话，那么匀浆的条件可以比较容易将其标准化，进而可以减少不同实验组间样品由于操作造成的差异。

二、动物组织及组织培养细胞线粒体的提取方法[2-4]

实验科学技术常通过哺乳动物（如大小鼠、兔、狗等）对某种药物或手术的反应来推测可能对人类造成的影响。所以通过这些动物特定组织内线粒体的变化也就可以间接反映人类在遇到相应的变化时，体内线粒体所作出的应激策略。当外界环境或体内基因发生改变时，线粒体对此会所作出什么反应呢？为了解答这个问题，我们通常必须将线粒体从组织或组织培养细胞中提取出来做后续研究。

（一）大鼠肝脏线粒体的提取

（1）准备工作。

①配制线粒体分离介质（表6-3）。

表 6-3 线粒体分离介质（pH 7.4）

名 称	浓度/（mmol/L）	质量/（g / 500mL）
三羟甲基氨基甲烷（Tris base）	10	0.6055
蔗糖	250	42.79
EDTA 二钠盐	1	0.186

②将离心机、线粒体分离介质、剪刀、镊子，Potter-Elvehjem 匀浆器、烧杯、离心管等至少提前 30min 4℃预冷，并备好足够用量的冰。在室温下，线粒体某些酶容易失活，线粒体膜表现不稳定，因此所有提取线粒体的过程都应该在冰浴中进行。

③在实验的前一天应该对大鼠进行禁食 16～24h（但是不禁水），以减少肝糖原颗粒以及脂肪酸对随后的亚细胞分离造成的影响。

（2）处死大鼠（可以采取麻醉或脱臼方式后断头去血），迅速打开腹腔，取出肝脏，此时如果还需要其他器官，可由另一人继续采集。肝脏取出以后，迅速用预冷的线粒体分离介质清洗表面，称重，然后将其剪成小块（大小尽量不要超过 $3mm^3$），洗净残余的血液或血块。

这一步比较关键，一定要将可能残留的血液去除干净，否则最后得到的线粒体沉淀中会混杂深色的血块而影响线粒体的纯度。

（3）将已经剪碎洗净的肝碎块转入 Potter-Elvehjem 匀浆器内，将转速设置为 500r/min，研杵上下 8～10 次足以破碎组织块释放出细胞器。

为了安全起见，请戴上安全防护手套，既保证自己的安全又尽量避免将手上的热量传递到匀浆容器中的样品，匀浆的过程中注意不要在研杵和匀浆瓶之间形成真空，以免产生气泡破坏线粒体的活性。

细胞的破碎度可以在相差显微镜下进行检查。

（4）将匀浆好的样品转入 50mL 离心管内，1000*g* 离心 10min。

如果觉得有必要可以将沉淀再次重悬，重复第（3）、第（4）步。

（5）将所有上清合并后转移至另外一个新的干净离心管内，10 000*g* 离心 10min。

（6）用棉签将附着在液面以及管壁的油脂清除干净，避免污染线粒体。摈弃上清，用线粒体分离介质重悬沉淀，10 000*g* 离心 10min。

（7）摈弃上清，用少量线粒体分离介质重悬沉淀，分装，－80℃保存。

如果随后需要继续测定线粒体的呼吸速率，请将部分分装的小份样品保持在冰水浴中。

如果需要区分重线粒体以及轻线粒体，第（5）步的离心速率使用 3 000*g*，此时得到的将是重线粒体，然后再重复第（5）步的离心速率使用 10 000*g*，得到的将是轻线粒体。这样得到的重线粒体中溶酶体以及过氧化物酶体等的污染将会减小，线粒体的纯度相对而言会比较高。

最终得到的线粒体沉淀可能会由两部分组成：①破损的线粒体和微粒体组成的淡褐色表层；②外膜完整的线粒体组成的深褐色核心层。因此在重悬线粒体前可以小心地去除淡褐色层，以免干扰后续的实验。

（二）大鼠脑线粒体的提取

（1）准备工作。

①配制线粒体分离介质（表 6-4）。

表 6-4　线粒体分离介质（pH 7.4）

名 称	浓度/（mmol/L）	质量/（g / 500mL）
Tris base	10	0.6055
蔗糖	320	54.77
EDTA 二钾盐	1	0.2022

②将离心机、线粒体分离介质、剪刀、镊子、Potter-Elvehjem 匀浆器、烧杯、离心管等至少提前 30min 4℃预冷，并备好足够使用量的冰。在室温下线粒体某些酶容易失活以及线粒体膜表现不稳定，因此所有提取线粒体的过程都应该在冰浴中进行。

③在实验的前一天应该对大鼠进行禁食 16～24h（但是不禁水），以减少肝糖原颗粒以及脂肪酸对随后的亚细胞分离造成的影响。

（2）处死大鼠（可以采取麻醉或脱臼方式后断头去血），剪下头部，用剪刀小心剪开脑壳，然后用镊子的钝头小心将大脑剥离出来。此时如果还需要其他器官，可由另一人继续采集。大脑取出以后，迅速用预冷的线粒体分离介质清洗表面，称重，然后将其剪成小块（大小尽量不要超过 $3mm^3$），洗净残余的血液或血块。

这一步比较关键，一定要将可能残留的血液去除干净，否则最后得到的线粒体沉淀中会混杂深色的血块而影响线粒体的纯度。

（3）将已经剪碎洗净的脑碎块转入 Potter-Elvehjem 匀浆器内，将转速设置为 500r/min，研杵上下 8～10 次足以破碎组织块释放出细胞器。

为了安全起见，请戴上安全防护手套，既保证自己的安全又尽量避免将手上的热量传递到匀浆容器中的样品，匀浆的过程中注意不要在研杵和匀浆瓶之间形成真空，以免产生气泡破坏线粒体的活性。

细胞的破碎度可以在相差显微镜下进行检查。

（4）将匀浆好的样品转入 50mL 离心管内，1 000*g* 离心 10min。

如果觉得有必要可以将沉淀再次重悬，重复第（3）、第（4）步骤。

（5）将所有上清合并后转移至另外一个新的干净离心管内，10 000*g* 离心 10min。

（6）用棉签将附着在液面以及管壁的油脂清除干净，避免污染线粒体。摈弃上清，用线粒体分离介质重悬沉淀，10 000*g* 离心 10min。

（7）摈弃上清，用少量线粒体分离介质重悬沉淀，分装，－80℃保存。

如果随后需要继续测定线粒体的呼吸速率，请将部分分装的小份样品保持在冰水浴中。

如果需要区分重线粒体以及轻线粒体，第（5）步的离心速率使用 3000*g*，此时得到的将是重线粒体，然后再重复第（5）步的离心速率使用 10 000*g*，得到轻线粒体。

这样得到的重线粒体中溶酶体以及过氧化物酶体等的污染将会减小，线粒体的纯度相对而言会比较高。

最终得到的线粒体沉淀可能由两部分组成：①破损的线粒体和微粒体组成的淡褐色表层；②外膜完整的线粒体组成的深褐色核心层。因此在重悬线粒体前可以小心地去除淡褐色层，以免干扰后续的实验。

（三）大鼠心脏线粒体的提取

（1）准备工作。

①配制线粒体分离介质（表 6-5）。

表 6-5　线粒体分离介质（pH 7.4）

试剂名称	浓度/（mmol/L）	质量/（g / 500mL）
Tris base	10	0.6055
蔗糖	250	42.79
EDTA 二钠盐	1	0.186

②配制线粒体悬浮介质（表 6-6）。

表 6-6　线粒体悬浮介质（pH 7.4）

试剂名称	浓度	质量/（g / 500mL）
Tris base	10mmol/L	0.6055
蔗糖	250mmol/L	42.79
EDTA 二钠盐	1mmol/L	0.186
牛血清白蛋白（BSA）	0.1%	0.5

③配制胰蛋白酶消化液（表 6-7）。

表 6-7　胰蛋白酶消化液（pH 7.4）

试剂名称	浓度	质量/（g/500mL）
Tris base	10mmol/L	0.6055
蔗糖	250mmol/L	42.79
EDTA 二钠盐	1mmol/L	0.186
胰蛋白酶	0.0125%	0.0625

④配制胰蛋白酶抑制剂（表 6-8）。

表 6-8　胰蛋白酶抑制剂（pH 7.4）

试剂名称	浓度	质量/（g/500mL）
Tris base	10mmol/L	0.6055
蔗糖	250mmol/L	42.79
EDTA 二钠盐	1mmol/L	0.186
牛血清白蛋白（BSA）	0.1%	0.5
大豆胰蛋白酶抑制剂	0.0625%	0.3125

⑤将离心机、各种缓冲液、剪刀、镊子、Potter-Elvehjem匀浆器、烧杯、离心管等至少提前30min 4℃预冷，并备好足够使用量的冰。在室温下线粒体某些酶容易失活以及线粒体膜表现不稳定，因此所有提取线粒体的过程都应该在冰浴中进行。

⑥在实验的前一天应该对大鼠进行禁食16～24h（但是不禁水），以减少糖原颗粒及脂肪酸对随后的亚细胞分离造成的影响。

(2) 处死大鼠（可以采取麻醉或脱臼方式后断头去血），迅速打开胸腔，取出心脏，此时如果还需要其他器官，可由另一人继续采集。心脏取出以后，迅速用预冷的线粒体分离介质清洗表面、称重，仔细剔除其中所含的纤维以及脂肪，然后将其剪成小块（尽可能碎小以利于酶充分作用），洗净残余的血液或血块。

这一步比较关键，一定要将可能残留的血液去除干净，否则最后得到的线粒体沉淀中会混杂深色的血块而影响线粒体的纯度。

(3) 加入一定量的胰蛋白酶消化液消化10min左右（注意不可消化过度），接着加入胰蛋白酶抑制剂溶液充分混匀，低速离心获取沉淀组织，摈弃上清，再用线粒体悬浮介质重悬组织碎块。

(4) 将已经剪碎洗净，经胰蛋白酶消化的心肌碎块转入Potter-Elvehjem匀浆器内，将转速设置为500r/min，研杵上下8～10次足以破碎组织块释放出细胞器，接着用2层左右厚的预先用分离介质润湿的纱网过滤大块未能破碎的组织及纤维。

为了安全起见，请戴上安全防护手套，既保证自己的安全又尽量避免将手上的热量传递到匀浆容器中的样品，匀浆的过程中注意不要在研杵和匀浆瓶之间形成真空，以免产生气泡破坏线粒体的活性。

细胞的破碎度可以在相差显微镜下进行检查。

(5) 将匀浆好的样品转入50mL离心管内，1000g离心10min。

如果觉得有必要可以将沉淀再次重悬，重复第(3)、第(4)步。

(6) 将所有上清合并后转移至另外一个新的干净离心管内，10 000g离心10min。

(7) 用棉签将附着在液面及管壁的油脂清除干净，避免污染线粒体。摈弃上清，用线粒体悬浮介质重悬沉淀，10 000g离心10min。

(8) 摈弃上清，用少量线粒体分离介质重悬沉淀，分装，−80℃保存。

如果随后需要继续测定线粒体的呼吸速率，将部分分装的小份样品保持在冰水浴中。

如果需要区分重线粒体及轻线粒体，第(6)步的离心速率使用3000g，此时得到的将是重线粒体，然后再重复第(6)步的离心速率使用10 000g，得到的将是轻线粒体。这样得到的重线粒体中溶酶体以及过氧化物酶体等的污染将会减小，线粒体的纯度相对而言会比较高。

最终得到的线粒体沉淀可能会由两部分组成：①破损的线粒体和微粒体组成的淡褐色表层；②外膜完整的线粒体组成的深褐色核心层。因此在重悬线粒体前可以小心地去除淡褐色层，以免干扰后续的实验。

（四）大鼠骨骼肌线粒体的提取

(1) 准备工作。

①配制线粒体分离介质（表 6-9）。

表 6-9　线粒体分离介质（pH 7.4）

试剂名称	浓度	质量/（g/500mL）
Tris base	100（mmol/L）	6.055
蔗糖	100（mmol/L）	17.11
EDTA 二钠盐	10（mmol/L）	1.86
氯化钾	46（mmol/L）	1.715
BSA	0.5%	2.5

②配制线粒体悬浮介质（表 6-10）。

表 6-10　线粒体悬浮介质（pH 7.4）

试剂名称	浓度/（mmol/L）	质量/（g/500mL）
Tris base	20	1.211
甘露醇	230	20.95
蔗糖	70	11.98
EDTA 二钾盐	0.02	0.004
磷酸氢二钾	5	0.435

③配制枯草菌蛋白酶（nagarse）消化液（表 6-11）。

表 6-11　枯草菌蛋白酶（nagarse）消化液（pH 7.4）

试剂名称	浓度	质量（g/500mL）
Tris base	100mmol/L	6.055
蔗糖	100mmol/L	17.11
EDTA 二钠盐	10mmol/L	1.861
氯化钾	46mmol/L	1.715
Nagarse	0.01%或 0.02%	0.05 或 0.1

④将离心机、各种缓冲液、剪刀、镊子、Potter-Elvehjem 匀浆器、烧杯、离心管等至少提前 30min 4℃预冷，并备好足够使用量的冰。在室温下线粒体某些酶容易失活以及线粒体膜表现不稳定，因此所有提取线粒体的过程都应该在冰浴中进行。

⑤在实验的前一天应该对大鼠进行禁食 16～24h（但是不禁水），以减少糖原颗粒以及脂肪酸对随后的亚细胞分离造成的影响。

(2) 处死大鼠（可以采取麻醉或脱臼方式后断头去血），迅速取出大鼠腿，此时如果还需要其他器官，可由另一人继续采集。腿取出以后，迅速用预冷的分离介质（不含 BSA）清洗表面，称重，仔细剔除其中所含的纤维，神经以及脂肪，按要求剥离出所需的骨骼肌类型，然后将其剪成小块（尽可能碎小以利于酶充分作用），洗净残余的血液或血块。

这一步比较关键，一定要将可能残留的血液去除干净，否则最后得到的线粒体沉淀中会混杂深色的血块而影响线粒体的纯度。

(3) 加入一定量的枯草菌蛋白酶消化液消化 5min 左右（注意不可消化过度），接着加入线粒体分离介质充分混匀，低速离心获取沉淀组织，去除上清，再用线粒体悬浮介质重悬组织碎块。

(4) 将已经剪碎洗净的骨骼肌碎块转入 Potter-Elvehjem 匀浆器内，将转速设置为 500r/min，研杵上下 8～10 次足以破碎组织块释放出细胞器，然后用 2 层左右厚的预先用分离介质润湿的纱网过滤大块未能破碎的组织以及纤维。

为了安全起见，请戴上安全防护手套，既保证自己的安全又尽量避免将手上的热量传递到匀浆容器中的样品，匀浆的过程中注意不要在研杵和匀浆瓶之间形成真空，以免产生气泡破坏线粒体的活性。

细胞的破碎度可以在相差显微镜下进行检查。

(5) 将匀浆好的样品转入 50mL 离心管内，1000*g* 离心 10min。

如果觉得有必要可以将沉淀再次重悬，重复第 (4)、第 (5) 步。

(6) 将所有上清合并后转移至另外一个新的干净离心管内，10 000*g* 离心 10min。

用棉签将附着在液面以及管壁的油脂清除干净，避免污染线粒体。

(7) 摈弃上清，用线粒体悬浮介质重悬沉淀，10 000*g* 离心 10min。

(8) 摈弃上清，用少量线粒体分离介质重悬沉淀，分装，－80℃保存。

如果随后需要继续测定线粒体的呼吸速率，请将部分分装的小份样品保持在冰水浴中。

如果需要区分重线粒体以及轻线粒体，第 (6) 步的离心速率使用 3000*g*，此时得到的将是重线粒体，然后再重复第 (6) 步的离心速率使用 10 000*g*，得到的将是轻线粒体。这样得到的重线粒体中溶酶体以及过氧化物酶体等的污染将会减小，线粒体的纯度相对而言会比较高。

最终得到的线粒体沉淀可能会由两部分组成：①破损的线粒体和微粒体组成的淡褐色表层；②外膜完整的线粒体组成的深褐色核心层。因此在重悬线粒体前可以小心地去除淡褐色层，以免干扰后续的实验。

（五）培养细胞线粒体的提取

由于组织培养细胞彼此之间不像组织样品那样有充分的细胞外基质进行连接，单纯的剪切力不足以破碎细胞，因而需要结合低渗膨胀的办法对组织培养细胞进行破碎。

(1) 准备工作。

①配制线粒体分离介质（表 6-12)。

表 6-12　线粒体分离介质（pH 7.4）

试剂名称	浓度/（mmol/L)	质量/（g/500mL)
Tris base	10	0.6055
蔗糖	250	42.79
EDTA 二钠盐	1	0.186

②配制低渗缓冲液（RSB）（表 6-13）。

表 6-13　低渗缓冲液（pH 7.4）

试剂名称	浓度/（mmol/L）	质量/（g/500mL）
Tris base	10	0.6055
氯化钠	10	0.2922
氯化镁	2.5	0.119

③配制等渗缓冲液（MS）（表 6-14）。

表 6-14　等渗缓冲液（pH 7.4）

试剂名称	浓度/（mmol/L）	质量/（g/500mL）
Tris base	5	0.303
甘露醇	210	19.13
蔗糖	70	11.98
EDTA 二钠盐	1	0.186

④配制 2.5 X 等渗缓冲液（2.5 X MS）（表 6-15）。

表 6-15　2.5 X 等渗缓冲液（pH 7.4）

试剂名称	浓度/（mmol/L）	质量/（g/500mL）
Tris base	12.5	0.758
甘露醇	525	47.83
蔗糖	175	299.5
EDTA 二钠盐	2.5	0.465

⑤将离心机、各种缓冲液、杜恩斯手动匀浆器、烧杯、Eppendorf 管（EP 管）等至少提前 30min 4℃预冷，并备好足够使用量的冰。在室温下线粒体某些酶容易失活以及线粒体膜表现不稳定，因此所有提取线粒体的过程都应该在冰浴中进行。

（2）细胞收集。弃培养液，用预冷的磷酸盐缓冲液（PBS）清洗细胞，然后用细胞刮刀将细胞刮至 EP 管内，300～1000*g* 离心 5～10min，弃上清获取细胞沉淀。

（3）用低渗缓冲液重悬细胞沉淀 5～8min，待细胞膨胀，注意避免核酸因细胞核肿胀而释放，然后将细胞悬液倒入杜恩斯手动匀浆器，研杵上下 8～10 次足以破碎细胞释放出细胞器。然后加入 2.5×等渗缓冲液至溶液为 1×等渗液，充分混匀，中和低渗缓冲液的作用。

为了安全起见，请戴上安全防护手套，既保证自己的安全又尽量避免将手上的热量传递到匀浆容器中的样品，匀浆的过程中注意不要在研杵和匀浆瓶之间造成真空，以免产生气泡破坏线粒体的活性。

细胞的破碎度可以在相差显微镜下进行检查。

（4）将匀浆好的样品转入 EP 管内，用 1×等渗缓冲液冲洗匀浆器，并入 EP 管内，1300*g* 离心 10min；

如果觉得有必要可以将沉淀再次重悬，重复第（3）、第（4）步。

（5）将所有上清合并后转移至另外一个新的干净离心管内，17 000g 离心 15min；

（6）摈弃上清，用1×等渗缓冲液重悬沉淀，10 000g 离心 10min。

（7）摈弃上清，用少量线粒体分离介质重悬沉淀，分装，－80℃保存。

如果随后需要继续测定线粒体的呼吸速率，请将部分分装的小份样品保持在冰水浴中。

如果需要区分重线粒体以及轻线粒体，第（5）、第（6）步的离心速率使用 3000g，此时得到的将是重线粒体，然后再重复第（6）步，得到的将是轻线粒体。这样得到的重线粒体中溶酶体以及过氧化物酶体等的污染将会减小，线粒体的纯度相对而言会比较高。

最终得到的线粒体沉淀可能会由两部分组成：①破损的线粒体和微粒体组成的淡褐色表层；②外膜完整的线粒体组成的深褐色核心层。因此在重悬线粒体前可以小心地去除淡褐色层，以免干扰后续的实验。

（罗　成）

第二节　线粒体内膜体的制备

氧化磷酸化的发生主要是线粒体依靠内膜上的呼吸链利用基质中三羧酸循环产生的能量来完成的。为了解决一些分子（如 NADH 等）不能随意进入线粒体的困难，有时需要将线粒体碎片化，然后通过提供外在的底物或能量来单独研究呼吸链的作用。在各种不同外力（如超声波、机械破碎、去垢剂等）的作用下，线粒体会重新形成一种具有正常电子传递和氧化磷酸化功能的亚线粒体颗粒，这些颗粒中有些由于外力作用过度而造成内膜反转，而有些则被去除了外膜成为内膜包被基质的内膜体。由于内膜体含有线粒体功能所必需的基本元素，且线粒体基本构型未遭到破坏，使线粒体能够更好地直接与底物接触，同时线粒体也得到了进一步的纯化，所以在很多实验中通过使用内膜体代替完整线粒体来检测线粒体的功能。

内膜体的制备一般采用毛地黄皂苷（digitonin）处理的方法[5,6]。毛地黄皂苷是一种具有表面活化作用的植物性类固醇，它通过与胆固醇结合形成复合体而导致生物膜的碎片化[7]。线粒体外膜所含的胆固醇含量远远高于内膜，因此外膜比内膜更容易与这种去垢剂相互作用而破碎。控制毛地黄皂苷与线粒体之间的比例，就能将外膜去除而保留完整的内膜以及其包被的基质。当然如果想将内膜与基质分离的话，也可以通过提高毛地黄皂苷的比例而破碎内膜释放基质，进行更深一步的研究。

一、毛地黄皂苷的预处理

由于商业应用的毛地黄皂苷的纯度不高，且不易溶于水，一般不能直接用于线粒体内膜体的分离。下面我们主要介绍毛地黄皂苷的纯化[8]。取 4g 毛地黄皂苷溶解于 100mL 75℃的无水乙醇中，然后置于冰水浴中 20min 使其沉淀，在 4℃离心收集沉淀。

重复此步骤2次或3次，真空干燥沉淀，此时纯化的毛地黄皂苷的回收率在50%左右，可以很好的溶解于水溶液中。但需要注意的是必须使用新鲜配制的毛地黄皂苷溶液，因为该溶液放置2h左右时毛地黄皂苷会从水溶液中析出，而使溶液不再清澈，变得浑浊。

也有一些实验室[9]不采用再结晶的办法处理毛地黄皂苷，而是直接将毛地黄皂苷进行溶解。首先溶解60mg毛地黄皂苷在5mL几乎煮沸的线粒体分离介质中（持续搅拌至毛地黄皂苷完全溶解），然后让溶液慢慢降至室温后加入0.05mL 5%的BSA，此时该溶液可以在冰水浴中保持稳定达2h左右。

二、内膜体的制备[8,9]

由于实验目的不同，毛地黄皂苷与线粒体蛋白质的比例经常会发生一些变化，但是相对而言，用得较多且最优的比例一般为每毫克线粒体蛋白质需要0.11～0.12mg的毛地黄皂苷。在一个预冷的小型容器内加入蛋白质浓度为100mg/mL的线粒体，持续轻柔的搅拌，此时往溶液中加入等体积浓度为1.0%～1.2%的毛地黄皂苷溶液，持续轻柔搅拌约15min（注意容器放置于冰水浴中）后，加入3倍体积的预冷分离介质稀释混匀（注意避免线粒体外膜形成小泡），接着在9000～10 000*g*下离心4.5min，此步骤重复2次，最后得到的沉淀即为内膜体。

注意：用于制备内膜体的线粒体首先应该是纯度比较高，且更完整的线粒体；其次在离心后要小心去除上清（上清中含有线粒体外膜，以及可能形成蓬松的已被破坏的线粒体内膜层），以免对内膜体造成污染。

三、内膜体纯度的鉴定[9]

内膜体的纯度，我们可以通过以下几个方面来鉴定。

(1) 在电子显微镜下可以看到一个由内膜包被着基质的膜状结构。

(2) 单胺氧化酶及腺苷酸激酶的活性应该处于不可测定的水平。

(3) 能够完成三羧酸循环及氧化磷酸化。

（罗　成）

第三节　线粒体呼吸功能的测定

真核生物通过线粒体消耗大部分呼吸所获得的氧气。研究表明线粒体耗氧与ATP生成之间存在偶联关系，当电子在线粒体呼吸链传递时，所产生的能量能够将质子从线粒体基质逆浓度泵至膜间隙，由于质子为正离子，而完整的线粒体内膜对质子是不通透的，故而在内膜两侧形成一个电化学势梯度，当质子顺浓度梯度通过ATP合酶返回基质时，促进新合成的ATP从ATP合酶上释放，但是基质内必须有充足的ADP存在。只有质子持续不断地通过ATP合酶回流到线粒体基质内，电子传递才能持续下去直至氧气耗竭，因而呼吸控制率[10]能够用来反映线粒体功能的完整性以及这种偶联的程度。呼吸控制率指的是呼吸状态Ⅲ与状态Ⅳ之比，与线粒体的完整性呈正相关。呼吸状态Ⅲ是指在充足的底物以及ADP存在的情况下氧气消耗的速率，而呼吸状态Ⅳ指的是ADP已经被完全磷酸化形成ATP（或说ADP已经被耗竭）以后的线粒体的呼吸速率。线粒体内膜不完整，或者存在解偶联剂（如2，4-二硝基苯酚等）时，呼吸控制率通常会比较低。磷氧比（P∶O）能够说明呼吸耗氧能力与ADP磷酸化产生ATP之间的关系，主要指在氧气充足的情况下，ADP在呼吸状态Ⅲ时被耗竭，对应氧气含量降低的程度，用简单的公式表示为P/O＝ATP量（耗竭的ADP量）/在状态Ⅲ时消耗的氧原子量（降低的氧气浓度×容器容积×2）。利用电化学的原理，使用氧电极测定溶液中溶解氧的减少可以用来反映呼吸控制率及磷氧比的变化[5]。因而可以通过Clark型液相氧电极的工作原理、基本结构及其应用的介绍，说明如何检测线粒体的氧化磷酸化程度[2]。

一、Clark型氧电极的工作原理[11,12]

Clark型氧电极主要由一个银/氯化银的金属片（阳极）环绕金属铂（阴极）组成。该电极浸没在主要成分为半饱和氯化钾溶液的电解液中，在电极与反应溶液之间分隔有一块选择性透过氧的聚四氟乙烯膜，能够避免反应物对电极的损害。在阴极和阳极之间施加极化电压为0.6V（高于氧气的分解电压）时，从反应液中透过电极膜到达阴极的氧分子便会在金属铂上被电解还原：

$$O_2+2H_2O+2e^-\rightarrow H_2O_2+2OH^-$$

$$\downarrow$$

$$H_2O_2+2e^-\rightarrow 2OH^-$$

此时氯离子聚集到阳极，银原子被解离释放出电子：

$$Ag\rightarrow Ag^++e^-$$

$$\downarrow$$

$$Ag^++Cl^-\rightarrow AgCl\downarrow$$

电子在流动的过程中促进了电流的形成，由于氧在阴极被还原，而使阴极表面氧的浓度降低，于是溶液主体中的溶解氧便向阴极扩散补充，所以电解电流的大小受氧的扩散速度的限制。在温度恒定时，电解电流的大小完全取决于溶液主体中氧的浓度。因此，在极化电压及温度恒定的条件下，电解电流的大小即可作为溶解氧定量测定的基础，当使用一个外在电路环路时就能够检测到电解电流。在特定的大气压及温度下，溶液中氧气的含量与检测到的电流成倍比关系，氧还原的数量可以通过产生的电流来测定。氧半透膜将电极与待测样品分开，使膜的两侧形成浓度差，这样使电极电流减少，减缓电极极化速度，延长电极的寿命。另外，膜的存在阻止了反应溶液中的各种干扰元素与电极直接接触，提高了氧测定的选择性。

二、Clark 型氧电极的安装[6]

由于技术革新及实验的需求，现在市场上 Clark 型氧电极的类别很多，主要有 Chlorolab1、Chlorolab2、Chlorolab3、Chloroview1、Oxygrph、Oxytherm 和 Oxyview1 等。下面我们主要以 Oxytherm 为例介绍液相氧电极的安装及校正。

如果氧电极长期搁置不用时，我们需要将其拆解保存以延长电极的使用寿命，因此在开始新的实验时需要将氧电极重新组装。一般分开保存的液相氧电极的部件有电极、反应槽与电极室、配备磁力搅拌器的控制盒。

（1）电极使用一段时间后会在阳极上形成一层氧化膜（氯化银沉淀会聚集在金属银电极表面），使电极的灵敏度下降，这时我们可以使用厂家专配的清洗剂清洗阳极，然后用蒸馏水冲洗干净。

（2）在铂电极的顶部加一滴主要成分为半饱和氯化钾溶液的电解液，取一块长约为 3.5cm、宽约为 0.5cm 的长形盐桥纸片覆盖在电解液上，并且至少使其一角在电极的凹槽内担当盐桥的作用。然后取一块无洞、无皱折的电极膜（避免手直接接触）覆盖在盐桥纸片上面。将电极的“O”形圈放在装膜器的末端，然后将装膜器垂直于圆形电极的顶部，向下滑动装膜器的外套，推动“O”形圈套在覆有电极膜的电极上。检查电极膜是否平滑，膜内不能有气泡，最后在电极凹槽内加入电解液。

（3）电极安装好以后，将电极室的底座逆时针旋转取下。将外部“O”形圈安置在电极外部的凹槽圈内。垂直握住电极室，将电极放入电极室，使覆有薄膜的阴极（铂极）成为反应槽的底部。

（4）将组装好的电极室安置在控制盒上方的黑色磁力搅拌器上，用连接线将电极与控制盒连接（一端插在控制盒的 INPUT 插口，另一端插在电极的 SMB 控制器上），为电极提供极化电压。在反应槽中加入适量的水，然后放入小磁力棒，此微型磁力搅拌棒可使溶液中的氧气分布始终是平衡的。

（5）最后将组装好的氧电极通过数据线与电脑相连（图 6-2）。

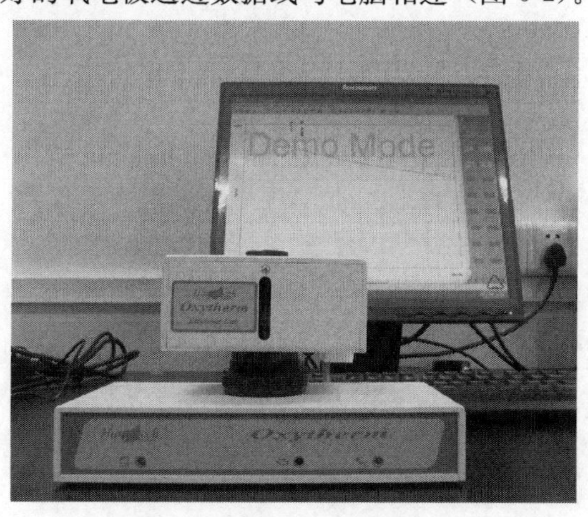

图 6-2　Oxytherm 液相氧电极

三、Clark 型氧电极的校正以及应用[6]

(1) 在反应槽内加入 0.6～1mL 的被空气饱和的去离子水，放入小磁力棒，打开电脑上的 Oxygraph 软件，设置适当的转速启动磁力棒。点击软件工具条上的“configure”，在弹出的窗口上设置你所需要的温度，然后点击“Calibrate”按钮，设置反应槽的温度及大气压。

(2) 当这些都已经设置完毕后，系统会要求开始校正，提示“Establish an air line in the chamber”(建立空气线/有氧线)，点击提示框上的“确定”后，氧电极便会在屏幕记录一条被空气饱和水中的氧含量信号线（一般在一个大气压下、30℃时，饱和水溶液的溶解氧含量为 235nmol/mL)。

(3) 当信号线平稳后，按“Stop”按钮，软件将提示“Establish zero oxygen in the chamber”(建立无氧线)，这时通过反应槽盖的排气孔用注射器加入高浓度的连二亚硫酸钠（俗称保险粉）溶液，注意不能有气泡存在。然后点击提示框上的“OK”，这时屏幕上的信号线几乎垂直下降，因为反应槽内的氧气与连二亚硫酸钠迅速反应，将溶液中的氧气消耗掉，电极附近的氧气下降为零。当然理想的电位信号（踪迹信号线）应该为零，与零氧相符，但实际上无氧时也总有一些小的残余电流（残余信号）发生。当信号线稳定后，在工具栏上按“Stop”按钮，完成电极校正。

(4) 用巴斯德吸管将校正后的溶液取出，用去离子水清洗干净反应槽及盖子，如果下一步直接测定线粒体的耗氧能力时，就可以将预先温浴好的线粒体呼吸测定介质（表 6-16）加入反应槽内。

表 6-16　线粒体呼吸测定介质（pH 7.4）

试剂名称	浓度/(mmol/L)	质量/(g/500mL)
磷酸二氢钾	15	1.021
氯化钾	15	0.559
Tris base	50	3.028
蔗糖	225	38.509
氯化镁	5	0.508
EDTA 二钾盐	0.1	0.02

(5) 加入适量的线粒体（0.5～1mg）于反应槽内，盖上盖子，静置 1min 左右，记录状态Ⅰ（State Ⅰ），用微量注射器通过盖子上的微孔加入 10μL（0.5mol/L 琥珀酸盐＋0.25μg/mL 鱼藤酮）或加入 10μL 0.25mol/L（苹果酸盐＋谷氨酸盐），静置 1～2min，记录状态Ⅱ（State Ⅱ），然后加入 5μL 0.05mol/L ADP，待氧气减少的速率减慢至与状态Ⅱ相仿时，记录状态Ⅲ（State Ⅲ），其后记录状态Ⅳ（State Ⅳ），如图 6-3 所示。

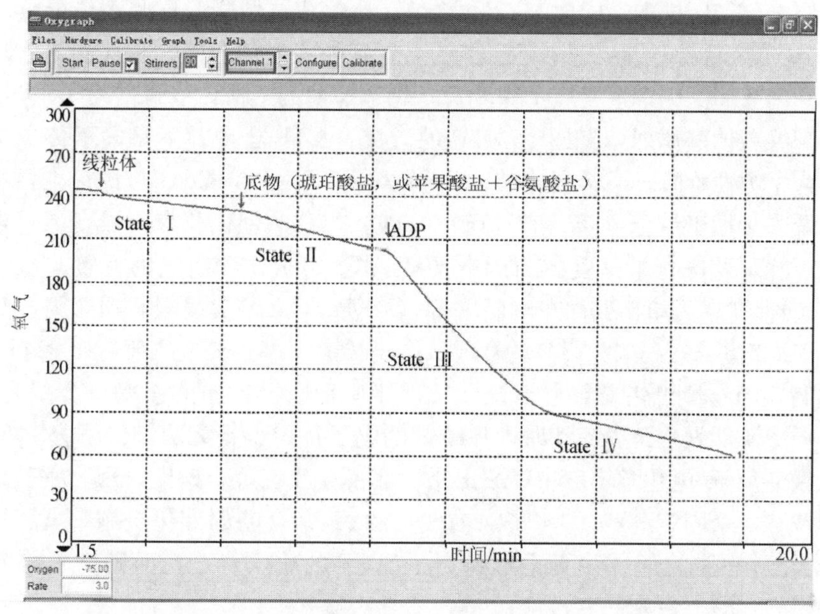

图 6-3　使用液相氧电极测定体外分离线粒体的呼吸耗氧的特征图

（6）数据输出。实验结束时可以将实验结果保存为.DAT 格式（需用氧电极的软件打开），便于直接查看图形变化。如果需要查看某个状态的耗氧速率，可以通过 Tools→get rate 选择区段得到，鼠标右键退出，然后可一次性的通过 Tools→show rates 查看每一状态的耗氧速率。如果想将多次数据放在一起作图，也可以将结果保存为.CSV 格式，此时可以用 Microsoft Excel 打开，调出实时数据，再通过 Microsoft Excel 等软件将数组结果整合在一个数据图中。通过得到的状态Ⅲ及Ⅳ的耗氧量，状态Ⅲ发生时所消耗的 ADP 量，我们可以计算磷氧比及呼吸控制速率，以此来表示线粒体氧化磷酸化的能力。

（7）实验结束后，如果短时间内不再测定线粒体的呼吸耗氧，应该将液相氧电极整体拆解，清洗干净，保存在不易透风的干燥容器内，以免电解液结晶而损坏电极，同时要经常清除可能附着在金属银电极表面的氧化银或氯化银颗粒层。

（罗　成）

第四节　线粒体氧化磷酸化复合体功能的测定

氧化磷酸化复合体主要由电子传递链及 ATP 合成酶组成，利用线粒体基质内的还原性能量载体（如 NADH、$FADH_2$ 等）的能量使 ADP 磷酸化而生成直接的能量形式——ATP。电子传递呼吸链是指将底物氧化产生的自由能用于由参与 ATP 合成的线粒体酶以及氧化还原载体分子组成的系统。在作用力比较强的去垢剂处理后，呼吸链可以分离为 4 个主要部分，从酶复合体Ⅰ（complex Ⅰ）到酶复合体Ⅳ（complex Ⅳ）。这 4 个复合体依次为 NADH-CoQ 氧化还原酶、琥珀酸-CoQ 氧化还原酶、CoQ-细胞色素 c 还原酶及细胞色素 c 氧化酶。这些酶复合体主要嵌合在内膜的脂质层间，按照各自的氧化还原电位依序排列，同时与一些能够移动的载体偶联，这些载体能够将还原性介质（NADH 等）或电子从一个复合体转移到另外一个复合体，与此同时将质子从基质一侧泵到内膜间隙侧，造成质子梯度及电化学梯度的形成，当这些质子通过 ATP 合酶再次回到线粒体基质时，将驱动 ATP 的合成。ATP 合酶并不是电子传递链的一部分，但是为了方便称呼，通常会将其称为酶复合体 V（complex V）。它主要由一个质子通道以及一个用于结合 ADP 和无机磷酸合成 ATP 的催化位点组成，通过使用储藏在跨膜质子梯度及电化学梯度中的能量推动 ATP 合成。呼吸链的运转并不一定需要 ATP 合酶的存在。例如，当存在解偶联剂（DNP、CCCP 等）时，质子发生回流，梯度消失，但此时并不会发生 ATP 的合成。电子传递速率主要取决于呼吸控制，一旦电化学梯度储存的能量更快或更慢地被释放，相应地电子传递的速率也会提高或降低。但是如果质子不能发生跨膜流动时，呼吸链的电子传递也将无法维持下去。ATP 合酶只是将能量从质子/电化学梯度中释放出来，而不会改变这个梯度，因为呼吸链使电化学梯度维持在一个固定/恒定的水平。当然，从 ATP 合酶的催化机制中，我们可以看出质子/电化学梯度的形成并不是单纯为了 ATP 的化学合成，而是为了将新合成的 ATP 从 ATP 合酶上释放下来。

一、酶标仪软件介绍

目前市面上有很多种微孔板检测系统，相对比较大型的生产公司有如 Bioteck、Molecular Devices、Tecan、Thermo Scientific 等。由于我们主要应用可见光谱作为检测光源来测定氧化磷酸化复合体酶功能的变化，而 Molecular Devices 公司的 Softmax 软件具备这些基本功能，所以我们下面主要介绍如何设置 Softmax。

（1）启动软件 Softmax，进入图 6-4 的界面。

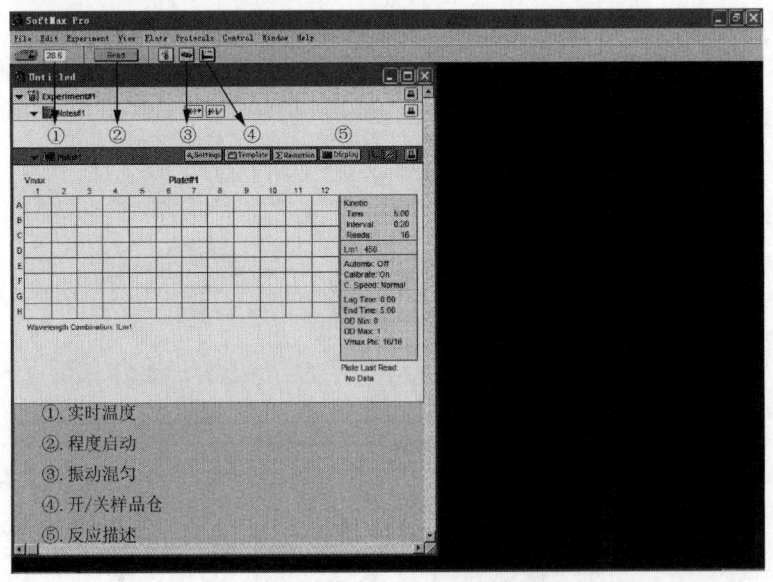

图 6-4　Softmax 软件进入界面

（2）点击“settings”进入，然后选择“Kinetic”，进入图 6-5 的界面。

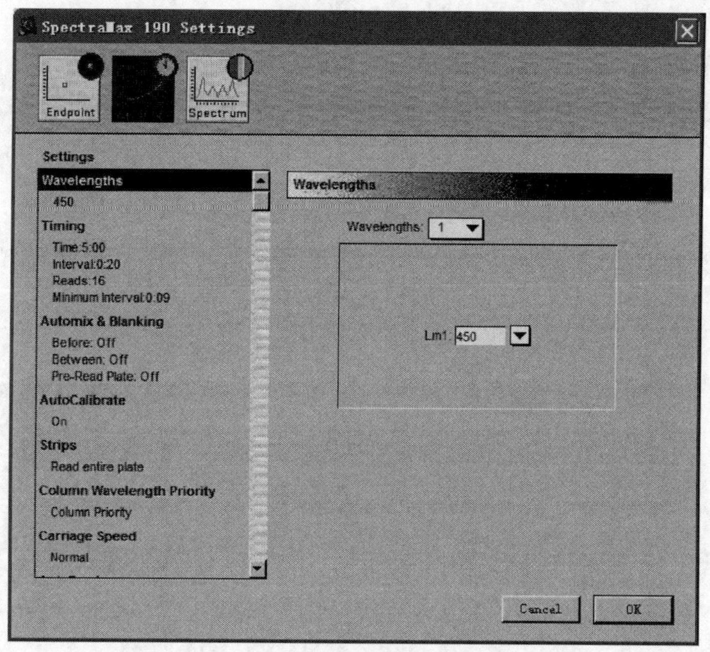

图 6-5　Softmax 软件的基本参数的设置

依次点击左边的“Wavelengths”、“Timing”、“Strips”，在右边做相应的设置。

（3）回到起始界面，点击“Template”，进入图 6-6 的界面，设置实验待反应的相应孔的名称。

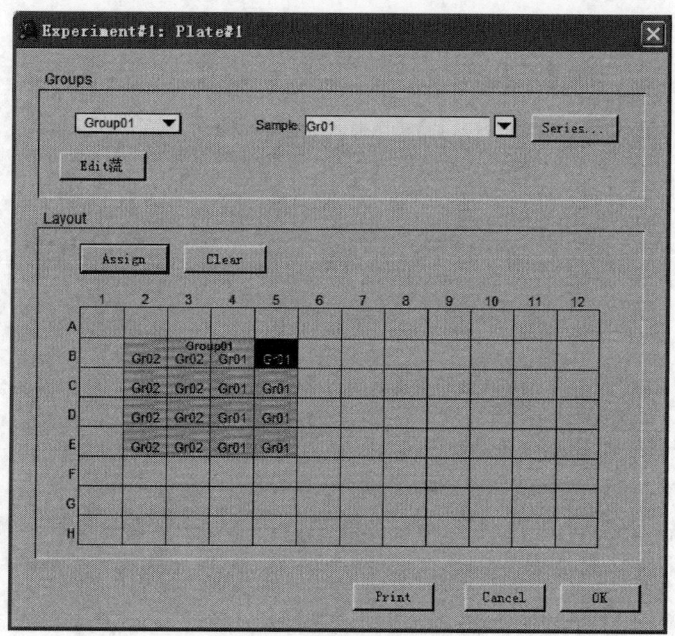

图 6-6　样品名称的标定

(4) 回到起始界面，点击“reduction”，进入图 6-7 的界面，设置实验反应的单位(Kinetic Reduction)、截取的反应时间（Limits）等。

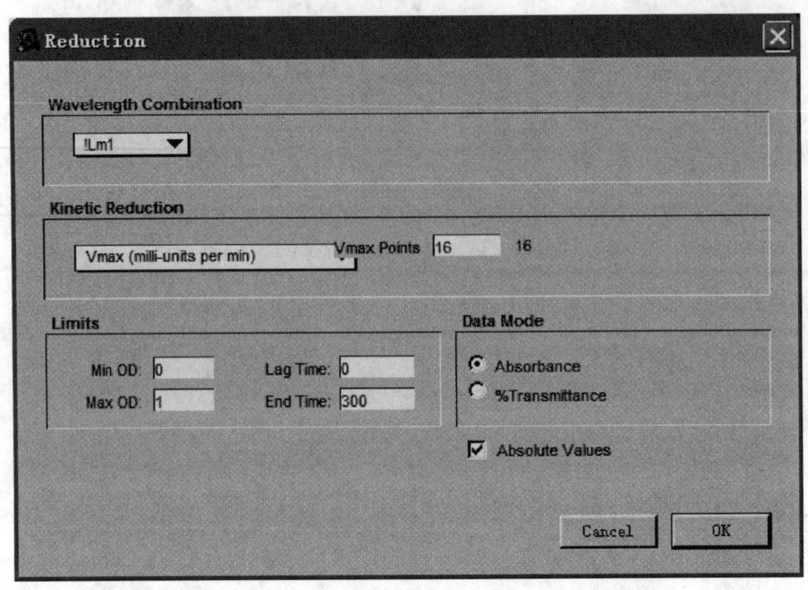

图 6-7　Softmax 软件内最终反应的单位设置

(5) 软件的基本设置完成，把待反应的微孔板放入酶标仪内，点击“read”，反应测定开始。当反应结束时，软件界面将可以看到每个孔内的反应速度，如果你执行了第三步的操作，软件会自行计算多个平行孔的平均值，并以表格的形式展现出来（图 6-8）。这时你可以直接将这些数值拷贝到 Excel 中做进一步的统计。当然你也可以按照(File→Import/Export→Export）的路径将数据输出为文本格式，然后用 Excel 打开。

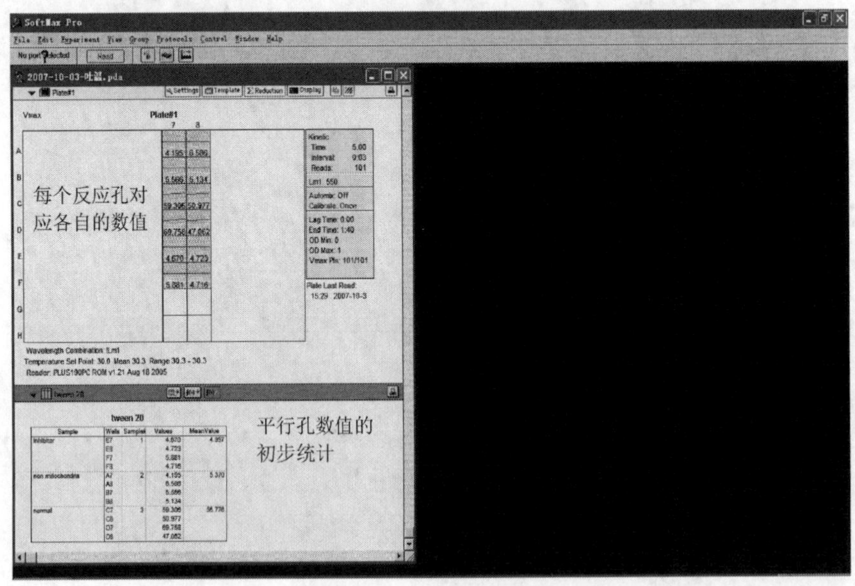

图 6-8　反应结束后 Softmax 软件计算的初步结果

二、酶活力单位与吸光值之间的换算

由于酶的活力单位一般被表述为单位时间内底物的减少量或产物的增加量，因此有必要将实验过程中得到的以吸光度为变化的速度值转变为相应的底物或产物的量的变化率。

我们按照下面的方法进行换算：首先做出一条标准产物或底物浓度和对应的光密度值的标准曲线，求得标准曲线的公式。将实际测得的待测样品线粒体的催化反应的速度值（每分钟内吸光值的变化率）导入标准曲线公式内就可以求出待测样品的以底物或产物表示的酶活性大小。具体操作如下所述。

（1）将购买的产物或底物（A）的标准样系列稀释 5～7 个浓度梯度，如 A1、A2、A3、A4、A5、A6、A7，使用溶剂作为空白对照。将已经加好这些不同浓度的标准样的 96 孔板放入酶标仪内，使用标准样对应的波长扫描得到一组吸光值：OD0、OD1、OD2、OD3、OD4、OD5、OD6、OD7，在作图软件中，设定浓度为 X 轴、吸光值为 Y 轴，我们可以得到下面这样一个标准曲线（图 6-9）。

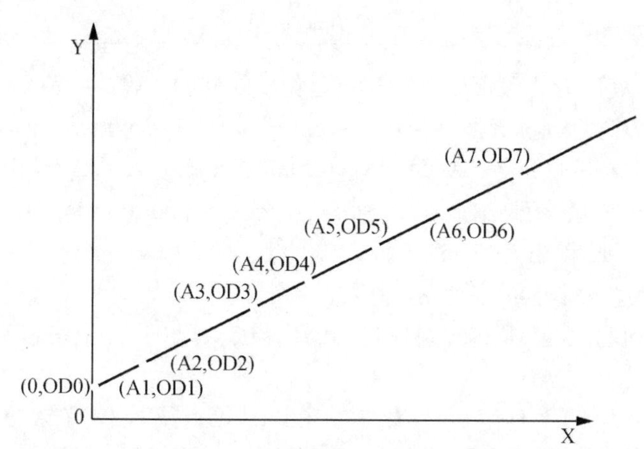

图 6-9　底物（或产物）浓度对反应速度（吸光值）的影响曲线图

（2）得到一个对应 $Y \rightarrow x$ 的一元方程 $Y=a+(b \cdot x)$。

（3）假设我们得到的速度为 $B=\triangle \mathrm{OD}/\mathrm{min}$，我们只需要使用公式 $Y=a+(b \cdot x)$，即可得到相对应吸光值的产物或底物的量的变化率，即每分钟内酶催化的产物生成或底物减少的量为：$x=(B-a)/b$。

三、体外线粒体氧化复合体功能的光谱学测定

（一）体外线粒体呼吸链复合体Ⅰ功能的光谱学测定[13,14]

线粒体呼吸链复合体Ⅰ（EC1. 6. 5. 3），又名 NADH-CoQ 氧化还原酶，它将 2 个

电子从基质中的NADH传递到膜内脂溶性载体CoQ，而还原性产物$CoQH_2$能够自由地在膜内扩散，与此同时，4个质子从基质内跨膜到内膜间隙。它催化的反应如下：

$$NADH + CoQ + H^+ \rightarrow NAD^+ + CoQH_2$$

检测原理：线粒体复合体Ⅰ催化产生的还原性的CoQ和DCIP发生定量非酶催化的化学反应，此时反应液的颜色会逐渐变淡，直至反应结束。

具体测定流程如下所述。

（1）按照表6-17配制10×反应液。

表6-17 线粒体复合体酶Ⅰ活性检测的10×反应液

序号	储备液	体积（最终10mL）	浓度
1	1mol/L Tris-HCl pH8.1	5mL	0.5mol/L Tris-HCl pH8.1
2	10%牛血清白蛋白（BSA）	3.5mL	3.5%BSA
3	1mmol/L抗霉素A	100μL	10μmol/L抗霉素A
4	2mol/L叠氮钠	10μL	2mmol/L叠氮钠
5	100mmol/L CoQ_1	50μL	0.5mmol/L CoQ_1（临用前加）
6	去离子水	1.34mL	

（2）其他反应液（分装保存于－20℃，避免反复冻融）。

2mmol/L还原型烟酰胺腺嘌呤二核苷酸（nicotinamide adenine dinncleotide reduced disodinm salt，NADH）：14.2mg NADH溶解在10mL 50mmol/L Tris-HCl pH8.1。

4mmol/L 2,6-二氯酚靛酚钠（2，6-Dichlorobenzenone-indophenol sodium salt，DCIP）：11.6mg DCIP溶解在10mL 50mmol/L Tris-HCl pH8.1。

抗霉素A、CoQ_1：溶解在无水乙醇中。

（3）打开酶标仪开关，提前预热仪器，温度设定为30℃（也可以选择你认为最佳的温度）。

（4）加样/孔（DCIP的使用终浓度：50μmol/L；线粒体终浓度：25μg/mL或50μg/mL）。

在96孔板内加上：25μL　0.4mmol/L DCIP，
20μL　10X反应液，
20μL　250μg/mL或500μg/mL线粒体，
115μL　去离子水。

（5）将96孔板在30℃保温5min；设定Softmax软件，扫描波长设定为600nm。

（6）将96孔板放入酶标仪样品槽内，以最快的速度每孔加入20μL 2mmol/L NADH启动反应，启动Softmax软件，记录扫描结果2～5min。

（7）按照前面介绍的软件使用方法保存，整理，统计数据。

（二）体外线粒体呼吸链复合体Ⅱ功能的光谱学测定[15,16]

线粒体呼吸链复合体Ⅱ（EC1.3.5.1），又名琥珀酸-CoQ氧化还原酶，将电子从琥

珀酸传递给 CoQ，它催化的反应是：琥珀酸＋CoQ＋H^+→延胡索酸＋$CoQH_2$

检测原理与线粒体复合体Ⅰ的检测类似，即酶催化产生的还原性的 CoQ 和 DCIP 发生定量非酶催化的化学反应，此时反应液的颜色会逐渐变淡，直至反应结束。FMN 或者 FAD 都不会直接与 DCIP 反应，而是通过 CoQ 在它们之间作为中间电子载体[17,18]。

具体测定流程如下所述。

（1）按照下表配制 10×反应液（表 6-18）。

表 6-18　线粒体复合体酶Ⅱ活性检测的 10×反应液

序号	储备液	体积（最终 10mL）	浓度
1	1mol/L 磷酸钾 pH7.8	5mL	0.5mol/L 磷酸钾 pH7.8
2	0.2mol/L EDTA	1mL	20mmol/L EDTA
3	10%BSA	1mL	1%BSA
4	3mmol/L 鱼藤酮	100μL	30μmol/L 鱼藤酮
5	1mol/L 抗霉素 A	100μL	10μmol/L 抗霉素 A
6	2mol/L 叠氮钠	10μL	2mmol/L 叠氮钠
7	20mmol/L ATP	1mL	2mmol/L ATP
8	100mmol/L CoQ_1	50μL	0.5mmol/L CoQ_1（临用前加）
9	去离子水	1.74mL	

（2）其他反应液（分装保存于－20℃，避免反复冻融）。

100mmol/L 琥珀酸钠：0.27g 琥珀酸钠溶解在 10mL 50mmol/L 磷酸钾 pH7.8。

4mmol/L DCIP：11.6mg DCIP 溶解在 10mL 50mmol/L 磷酸钾 pH7.8。

鱼藤酮，抗霉素 A，CoQ_1：溶解在无水乙醇中。

（3）打开酶标仪开关，提前预热仪器，温度设定为 30℃（也可以选择你认为最佳的温度）。

（4）加样/孔（DCIP 的使用终浓度：50μmol/L；线粒体终浓度：25μg/mL 或 50μg/mL）

在 96 孔板内加上：25μL　0.4mmol/L DCIP，
20μL　10×反应液，
20μL　250μg/mL 或 500μg/mL 线粒体，
115μL　去离子水。

（5）将 96 孔板在 30℃保温 5min；设定 Softmax 软件，扫描波长设定为 600nm。

（6）将 96 孔板放入酶标仪样品槽内，以最快的速度每孔加入 20μL 100mmol/L 琥珀酸钠启动反应，启动 Softmax 软件，记录扫描结果 2～5min。

（7）按照前面介绍的软件使用方法保存，整理，统计数据。

（三）体外线粒体呼吸链复合体Ⅲ功能的光谱学测定[19]

线粒体呼吸链复合体Ⅲ（EC1.10.2.2），又名还原型 CoQ-细胞色素 c 还原酶，含有 ubiquinol/ubiquinone 结合位点，$CoQH_2$的氧化发生在线粒体内膜间隙，而 CoQ 的还原发生在线粒体内膜的基质侧。它催化的反应是：$CoQH_2$ ＋2ferricytochrome C→CoQ＋2ferrocytochrome C＋$2H^+$。

检测原理：还原性 CoQ 还原细胞色素 c 的反应速率，这一反应速率通过检测反应介质中细胞色素 c 被还原的量来衡量。

具体测定流程如下所述。

（1）Decylubiquinol 制备的方法[20,21]。

①将 decylubiquinone 溶解在无水乙醇中，大约 25mmol/L，然后将其加入 6mL 含有 100mmol/L pH7.4 的磷酸钾和 250mmol/L 的蔗糖的混合溶液中，再往溶液中加入一定量的保险粉（连二亚硫酸钠）粉末，充分混匀，待混合物为无色时，再加入 1mL 环己烷混匀，静置待其分层为有清晰界限的两层。

②将已分层的环己烷层（上层）小心地移出到新的 EP 管（避免混入下层水相），取少量环己烷于原管内再萃取一下，混合两次萃取的得量。

③然后将这些环己烷溶液真空干燥，此时可以看到一些淡黄色类似糖浆的东西沉积在管底。然后用 0.1mol/L HCl 酸化的无水乙醇溶解沉淀，小份分装，冻存于－20℃。

（2）按照下表配制 10×反应液（表 6-19）。

表 6-19　线粒体复合体酶Ⅲ活性检测的 10×反应液

序号	储备液	体积（最终 10mL）	浓度
1	1mol/LTris-HCl pH7.8	5mL	0.5mol/LTris-HCl pH7.8
2	2mol/L 叠氮钠	10μL	2mmol/L 叠氮钠
3	2%吐温 20	2.5mL	0.5%吐温 20
4	10%BSA	100μL	0.1%BSA
5	50mmol/L decylubiquinol	100μL	0.5mmol/L decylubiquinol
6	去离子水	2.29mL	

（3）其他反应液（分装保存于－20℃，避免反复冻融）。

0.25mmol/L 细胞色素 c：30.56mg 细胞色素 c 溶解在 10mL 50mmol/L Tris-HCl pH7.8。

（4）打开酶标仪开关，提前预热仪器，温度设定为 30℃（也可以选择你认为最佳的温度）

（5）加样/孔（细胞色素 c 的使用终浓度：50μmol/L；线粒体终浓度：5μg/mL 或 10μg/mL）

在 96 孔板内加上：40μL　0.25mmol/L 细胞色素 c，
20μL　50μg/mL 或 100μg/mL 线粒体，
120μL　去离子水。

（6）将 96 孔板在 30℃保温 5min；设定 Softmax 软件，扫描波长设定为 550nm。

（7）将 96 孔板放入酶标仪样品槽内，以最快的速度每孔加入 20μL 10×反应液启动反应，启动 Softmax 软件，记录扫描结果 2～5min。

（8）按照前面介绍的软件使用方法保存、整理、统计数据。

（四）体外线粒体呼吸链复合体Ⅳ功能的光谱学测定[22]

线粒体呼吸链复合体Ⅳ（EC1.9.3.1），又名细胞色素 c 氧化酶，是膜结合的二聚体酶，处于有氧呼吸电子传递链的末端，偶联 4 个电子跨膜。它催化的反应是：4ferrocytochromeC$+O_2+4H^{+}+4e^{-}\rightarrow$4ferricytochromeC$+2H_2O$。

检测原理：还原型细胞色素 c 被氧化的速率。这一反应速率通过检测反应介质中还原型细胞色素 c 的变化量来衡量。

具体测定流程如下所述。

（1）还原性细胞色素 c 制备的方法。

①10mmol/L 细胞色素 c：将 124mg 细胞色素 c 溶解在 1000μL 50mmol/L 磷酸钾缓冲液（pH=7.0）中。

②加入 24μL 左右新鲜制备的 2mol/L 抗坏血酸钠盐（维生素 C），充分混匀，使还原反应彻底。

③用分光光度计检测还原的效率，取 5μL 已经还原好的细胞色素 c 加入 995μL 磷酸钾缓冲液中，在 550nm 测定吸光值。

④往测定杯的溶液中再加入 1μL 左右新鲜制备的 1mol/L 连二亚硫酸钠，在 550nm 测定吸光值，如果吸光值基本上不变，则进行第⑤步，否则重复②～④步，直至吸光值不变。

⑤此时已经得到了还原好的细胞色素 c 混合液，但是由于混有具有还原性的抗坏血酸钠盐，因此需要按照分离不同大小分子的办法将抗坏血酸钠盐从还原性细胞色素 c 溶液中分离出去。

葡聚糖凝胶层析分离。首先将 Sephadex-25 柱子用 50mmol/L 磷酸钾缓冲液（pH=7.0）平衡，然后加入细胞色素 c 混合液，分离得到纯化的还原性的细胞色素 c 溶液。（葡聚糖凝胶的使用请参照相关手册）。

Microcon 离心超滤装置。细胞色素 c 的相对分子质量大于 12 000，而抗坏血酸钠盐的相对分子质量小于 200，故而可以选用 Millipore 公司生产的 Microcon YM-3 或者 YM-10。（Microcon 系列产品使用方法请参照 Millipore 公司的手册）。

⑥还原性细胞色素 c 浓度的确定。取 5μL 已经还原好并去除抗坏血酸钠盐的细胞色素 c 加入 995μL 磷酸钾缓冲液中，在 550nm 测定吸光值，记录为 OD_{550red}。再往测定杯中加入 0.5～5μL 1mol/L 新鲜制备的铁氰化钾，记录为 OD_{550ox}。这时还原性细胞色素 c 的浓度就可以按照这个公式进行计算：［还原性的细胞色素 c］＝（$OD_{550red}-OD_{550ox}$）×100/21.1（单位 mmol/L）（100 为稀释倍数；21.1 为摩尔吸光系数）。

⑦将还原性细胞色素 c 分装保存于－80℃。

（2）按照下表配制 10×反应液（表 6-20）。

表 6-20 线粒体复合体酶Ⅳ活性检测的 10×反应液

序号	储备液	体积（10mL）	浓度
1	1mol/L 磷酸钾 pH7.0	5mL	0.5mol/L 磷酸钾 pH7.0
2	10%BSA	1mL	1%BSA
3	10%吐温 20	2mL	2%吐温 20
4	去离子水	2mL	

(3) 打开酶标仪开关，提前预热仪器，温度设定为 30℃（也可以选择你认为最佳的温度）。

(4) 加样/孔（还原性细胞色素 c 的使用终浓度：50μmol/L；线粒体终浓度：2.5μg/mL 或 5μg/mL）。

在 96 孔板内加上：20μL　10×反应液，
20μL　25μg/mL 或 50μg/mL 线粒体，
120μL　去离子水。

(5) 将 96 孔板在 30℃保温 5min；设定 Softmax 软件，扫描波长设定为 550nm。

(6) 将 96 孔板放入酶标仪样品槽内，以最快的速度每孔加入 40μL 0.25mmol/L 还原性细胞色素 c 启动反应，启动 Softmax 软件，记录扫描结果 2～5min。

(7) 按照前面介绍的软件使用方法保存、整理、统计数据。

（五）体外线粒体呼吸链复合体Ⅴ功能的光谱学测定[23,24]

线粒体呼吸链复合体Ⅴ（EC3.6.3.14），又名 ATP 合酶，具有 ATP-Pi 交换活性以及 ATP 水解活性。它由一个质子通道以及用于 ADP＋Pi 合成 ATP 的催化位点构成，虽然它并不属于线粒体呼吸链的一部分，但因为利用呼吸链电子传递过程中累积的质子梯度以及电化学梯度蕴含的能量来合成 ATP 的缘故，我们也称 ATP 合成酶为线粒体呼吸链复合体Ⅴ。

检测原理：ATP 合酶的活性检测采用的是酶级联反应的原理，即 ATP 合酶利用琥珀酸经过逐级酶催化反应产生的能量，在 ADP 以及无机磷酸存在的情况下，生成的 ATP 被己糖激酶用于合成 6-磷酸葡萄糖，随后葡萄糖-6-磷酸脱氢酶在 6-磷酸葡萄糖存在的情况下将 $NADP^+$ 转变为 NADPH，因此我们通过 NADPH 量的变化来反应 ATP 合酶的活力。

测定的具体流程：

(1) 按照下表配制 10×反应液（表 6-21）。

表 6-21 线粒体复合体酶Ⅴ活性检测的 10×反应液

序号	储备液	体积（最终 1mL）	浓度
1	1mol/L HEPES pH8.0	100μL	100mmol/L HEPES pH8.0
2	2mol/L 葡萄糖	100μL	200mmol/L 葡萄糖
3	3mol/L 氯化镁	10μL	30mmol/L 氯化镁
4	750mmol/L $NADP^+$	10μL	7.5mmol/L $NADP^+$

续表

序号	储备液	体积（最终 1mL）	浓度
5	2mol/L 琥珀酸钠	100μL	200mmol/L 琥珀酸钠
6	己糖激酶原液	*a*μL（现用现混）	50 个单位己糖激酶
7	葡萄糖-6-磷酸脱氢酶	*b*μL（现用现混）	25 个单位葡萄糖-6-磷酸脱氢酶
8	去离子水	(680-*a*-*b*) μL	

(2) 打开酶标仪开关，提前预热仪器，温度设定为 30℃（也可以选择你认为最佳的温度）。

(3) 加样/孔（线粒体终浓度：10μg/mL 或 25μg/mL）。

在 96 孔板内加上：20μL　10×反应液，

20μL　100μg/mL 或 250μg/mL 线粒体（溶解于 20mmol/L 琥珀酸钠溶液中），

140μL　14.3mmol/L 磷酸氢二钾。

(4) 将 96 孔板在 30℃保温 5min，设定 Softmax 软件，扫描波长设定为 340nm。

(5) 将 96 孔板放入酶标仪样品槽内，以最快的速度每孔加入 20μL 10mmol/LADP 启动反应，启动 Softmax 软件，记录扫描结果 2～5min。

(6) 按照前面介绍的软件使用方法保存、整理、统计数据。

如果采用的是亚线粒体颗粒作为 ATP 合酶来源，反应混合液中需要加入最终浓度为 11mmol/L 的 AMP，用于抑制腺苷酸激酶活性的干扰。

（罗　成）

第五节　分光光度法测定线粒体内重要脱氢酶的功能

细胞质内的糖酵解以及线粒体内的柠檬酸循环的脱氢酶能够催化碳水化合物产生多种蕴含能量的还原性物质，如 NADH、NADPH、$FADH_2$等。这些能量物质最终在线粒体呼吸链中经氧化磷酸化复合体催化传递产生 ATP。

下面我们主要介绍 4 种比较重要的脱氢酶的功能活性检测。

一、体外线粒体丙酮酸脱氢酶复合体功能的光谱学测定[25]

丙酮酸脱氢酶复合体是一种催化丙酮酸脱羧反应的多酶复合体，由三种酶［丙酮酸脱氢酶（E1；EC1.2.4.1）、二氢硫辛酰胺转乙酰基酶（E2；EC2.3.1.12）、二氢硫辛酰胺脱氢酶（E3；EC1.8.1.4）］组成。它催化的反应是：丙酮酸＋NAD^+＋HSCoA→乙酰 CoA＋NADH＋H^+＋CO_2。

检测原理：以硫辛酰胺脱氢酶作为中间电子受体，染料 2-p-iodophenyl-3-p-nitrophenyl-5-phenyltetrazolium cation（INT）被丙酮酸脱氢酶复合体催化产生的 NADH 还原生成 INT-formazan，反应的速率可以通过检测 500nm 光谱学变化来确定产物的变化，反映该酶的活力变化。

具体测定流程如下所述。

(1) 按照下表配制 10×反应液（表 6-22）。

表 6-22　丙酮酸脱氢酶复合体活性检测的 10×反应液

序号	储备液	体积（最终 10mL）	浓度
1	20mmol/L 焦磷酸硫胺素	1mL	2mmol/L 焦磷酸硫胺素
2	100mmol/L NAD^+	2.5mL	25mmol/L NAD^+
3	1mol/L 氯化镁	100μL	10mmol/L 氯化镁
4	3mmol/L 鱼藤酮	100μL	30μmol/L 鱼藤酮
5	1mol/L Tris-HCl pH7.8	5mL	500mmol/L Tris-HCl pH7.8
6	BSA	100mg	1%BSA
7	去离子水	1.3mL	

(2) 其他反应液。90mmol/L DTT：27.9mg DTT 溶解在 2mL 去离子水中，分装保存于−20℃，避免反复冻融。

150mmol/L 丙酮酸钠：165.06mg 丙酮酸钠溶解在 10mL 去离子水中。

DTT+丙酮酸钠混合液：90mmol/L DTT：150mmol/L 丙酮酸钠：去离子水按 1∶1∶1的比例混合。

10mmol/L CoA 钠盐：25mg CoA 钠盐溶解在 3.26mL 去离子水中，分装保存于−20℃，避免反复冻融。

6mmol/L INT：30mg INT 溶解在 10mL 去离子水中，4℃保存。

(3) 打开酶标仪开关，提前预热仪器，温度设定为 30℃（也可以选择你认为最佳的温度）。

(4) 加样/孔（线粒体终浓度：100μg/mL 或者 300μg/mL）

在 96 孔板内加上：2.5μL　10mg/mL 硫辛酰胺脱氢酶
25μL　6mmol/L INT，
25μL　10×反应液，
25μL　1mmol/L CoA 钠盐，
20μL　1mg/mL 或 3mg/mL 线粒体，
127.5μL　去离子水。

(5) 将 96 孔板在 30℃保温 5min，设定 Softmax 软件，扫描波长设定为 500nm。

(6) 将 96 孔板放入酶标仪样品槽内，以最快的速度每孔加入 25μL（DTT+丙酮酸钠混合液）启动反应，启动 Softmax 软件，记录扫描结果 2～5min。

(7) 按照前面介绍的软件使用方法保存，整理，统计数据。

二、体外线粒体顺乌头酸酶功能的光谱学测定[26]

顺乌头酸酶（EC4.2.1.3）催化柠檬酸和异柠檬酸之间进行可逆异构化，顺乌头酸在这个反应中起着中间介导的作用。它催化的反应是：柠檬酸→顺乌头酸→异柠檬酸。

检测原理：柠檬酸被顺乌头酸酶催化生成的异柠檬酸在 $NADP^+$ 存在的情况下，被异柠檬酸脱氢酶转化为酮戊二酸，以此同时生成 NADPH。这个反应的速率可以通过检测 340nm 光谱学变化来确定产物 NADPH 的变化，反映该酶的活力变化。

具体测定流程如下所述。

(1) 配制反应液。

50mmol/L 磷酸钾缓冲液 pH7. 25。

6mmol/L 氯化锰：7. 5mg 氯化锰溶解在 10mL 去离子水中。

10mmol/L 柠檬酸钠：29. 4mg 柠檬酸钠溶解在 10mL 去离子水中。

2mmol/L $NADP^+$：5mg $NADP^+$ 钠盐溶解在 3. 26mL 中，分装保存于－20℃，避免反复冻融。

100Unit/mL 异柠檬酸脱氢酶：100 单位异柠檬酸脱氢酶溶解在 1mL 25mmol/L 磷酸钾缓冲液（pH7. 25）中。

(2) 线粒体预处理。将线粒体稀释在含 0. 05% Triton X-100 的 25mmol/L 磷酸钾缓冲液（pH7. 25）中。

(3) 打开酶标仪开关，提前预热仪器，温度设定为 30℃（也可以选择你认为最佳的温度）。

(4) 加样/孔（线粒体终浓度：25μg/mL 或 75μg/mL）

在 96 孔板内加上：25μL　6mmol/L 氯化锰，
25μL　10mmol/L 柠檬酸钠，
2. 5μL　100Unit/mL 异柠檬酸脱氢酶；
25μL　0. 25mg/mL 或 0. 75mg/mL 线粒体，
147. 5μL　去离子水。

(5) 将 96 孔板在 30℃保温 5min，设定 Softmax 软件，扫描波长设定为 340nm。

(6) 将 96 孔板放入酶标仪样品槽内，以最快的速度每孔加入 25μL 2mmol/L$NADP^+$启动反应，启动 Softmax 软件，记录扫描结果 2～5min。

(7) 按照前面介绍的软件使用方法保存，整理，统计数据。

也可以使用荧光酶标仪替代普通酶标仪，将扫描波长设定为激发光为 340nm，散射光为 466nm。

三、体外线粒体 α-酮戊二酸脱氢酶复合体功能的光谱学测定[27]

α-酮戊二酸脱氢酶复合体是一种催化 α-酮戊二酸氧化脱羧反应的多酶复合体[28]，由三种酶（α-酮戊二酸脱氢酶（E1，EC1. 2. 4. 2)，二氢硫辛酰胺转乙酰基酶［（E2，EC2. 3. 1. 61)，硫辛酰胺脱氢酶（E3，EC1. 8. 1. 4)］组成。它催化的反应是：α-酮戊二酸＋NAD^+＋HSCoA→琥珀酰 CoA＋NADH＋H^+＋CO_2。

检测原理：α-酮戊二酸脱氢酶复合体催化产生的 NADH 的生成速率，可以通过检测 340nm 光谱学变化来确定产物的变化，反映该酶的活力变化。

具体测定流程如下所述。

(1) 按照下表配制 10×反应液（表 6-23)。

表 6-23 α-酮戊二酸脱氢酶复合体活性检测的 10×反应液

序号	储备液	体积（10mL)	浓度
1	1mol/L 磷酸钾缓冲液 pH7.25	3.5mL	0.35mol/L 磷酸二氢钾，pH7.25
2	2mol/L 叠氮钠	0.1mL	20mmol/L 叠氮钠
3	1mol/L EDTA	0.05mL	5mmol/L EDTA
4	100mmol/L 鱼藤酮	2.5μL	25μmol/L 鱼藤酮
5	1mol/L 氯化镁	0.5mL	50mmol/L 氯化镁
6	100mmol/L NAD^+	0.5mL	5mmol/L NAD^+
7	20mmol/L 焦磷酸硫胺素	1mL	2mmol/L 焦磷酸硫胺素
8	100mmol/L α-酮戊二酸钠盐	2mL	20mmol/L α-酮戊二酸钠盐
9	去离子水	2.35mL	

(2) 其他反应液。

10mmol/L CoA 钠盐：25mg CoA 钠盐溶解在 3.26mL 去离子水中，分装保存于−20℃，避免反复冻融。

(3) 线粒体预处理[28]将线粒体稀释在含有（20mmol/L 叠氮钠、5mmol/L EDTA、25μmol/L 鱼藤酮、5mmol/L 氯化镁、20mg/L 丙甲菌素、0.35mol/L 磷酸二氢钾，pH7.25）的缓冲液中。

(4) 打开酶标仪开关，提前预热仪器，温度设定为 30℃（也可以选择你认为最佳的温度）。

(5) 加样/孔（线粒体终浓度：100μg/mL 或 300μg/mL）

在 96 孔板内加上：25μL　10×反应液，
　　20μL　1mg/mL 或 3mg/mL 线粒体，
　　185μL　去离子水。

(6) 将 96 孔板在 30℃保温 5min，设定 Softmax 软件，扫描波长设定为 340nm。

(7) 将 96 孔板放入酶标仪样品槽内，以最快的速度每孔加入 20μL 0.5mmol/L CoASH 启动反应，启动 Softmax 软件，记录扫描结果 2～5min。

(8) 按照前面介绍的软件使用方法保存，整理，统计数据。

也可以使用荧光酶标仪替代普通酶标仪，将扫描波长设定为激发光为 340nm，散射光为 466nm。

四、体外线粒体苹果酸脱氢酶功能的光谱学测定[29]

真核细胞的线粒体以及胞质内均含有苹果酸脱氢酶（EC1.1.1.37），如心脏及肝脏细胞质内的苹果酸脱氢酶主要参与苹果酸一天冬氨酸穿梭途径转运细胞溶胶内的 NADH 的电子进入线粒体，而线粒体内的苹果酸脱氢酶则是柠檬酸循环的重要组成部分，催化草酰乙酸与苹果酸之间的相互转化。它催化的反应是：L-苹果酸＋NAD^+→草酰乙酸＋NADH＋H^+。

检测原理：线粒体内苹果酸脱氢酶的检测与丙酮酸脱氢酶复合体的活性检测类似，即以硫辛酰胺脱氢酶［或者吩嗪硫酸甲酯（PMS）］作为中间电子受体，染料 2-p-碘苯基-3-P-硝基苯基-S-苯基四氮唑阳离子（2-p-iodophenyl-3-p-nitrophenyl-5-phenyltetrazolium cation，INT）被苹果酸脱氢酶催化产生的 NADH 还原生成 INT-formazan，反应速率可以通过检测 500nm 光谱学变化来确定产物的变化，反映该酶的活力变化。

具体测定流程如下所述。

（1）按照下表配制 10×反应液（表 6-24）。

表 6-24　苹果酸脱氢酶活性检测的 10×反应液

序号	储备液	体积（最终 10mL）	浓度
1	1mol/L 磷酸钾 pH9	5mL	0.5mol/L 磷酸钾 pH9
2	10%BSA	1mL	1%BSA
3	3mmol/L 鱼藤酮	100μL	30μmol/L 鱼藤酮
4	100mmol/L NAD^+	0.5mL	5mmol/L NAD^+
5	去离子水	3.4mL	

（2）其他反应液。

100mmol/L PMS：30.6mg PMS 溶解在 1mL 去离子水中，分装保存于 4℃，避免反复冻融。

100mmol/L 苹果酸钠：196mg 苹果酸钠溶解在 10mL 去离子水中，分装保存于 4℃，避免反复冻融。

6mmol/L INT：30mg INT 溶解在 10mL 去离子水中，4℃保存。

（3）打开酶标仪开关，提前预热仪器，温度设定为 30℃（也可以选择你认为最佳的温度）。

（4）加样/孔（线粒体终浓度：25μg/mL 或 50μg/mL）

在 96 孔板内加上：2.5μL　10mg/mL 硫辛酰胺脱氢酶
25μL　6mmol/L INT，
25μL　10×反应液，
25μL　250μg/mL 或 500μg/mL 线粒体，
135μL　去离子水；

或

在 96 孔板内加上：50μL　1mmol/L PMS，
25μL　6mmol/L INT，
25μL　10×反应液，
25μL　250μg/mL 或 500μg/mL 线粒体，
87.5μL　去离子水。

（5）将 96 孔板在 30℃保温 5min，设定 Softmax 软件，扫描波长设定为 500nm。

（6）将 96 孔板放入酶标仪样品槽内，以最快的速度每孔加入 37.5μL 100mmol/L 苹果酸钠启动反应，启动 Softmax 软件，记录扫描结果 2～5min。

（7）按照前面介绍的软件使用方法保存，整理，统计数据。

（罗　成）

第六节　线粒体通透性转位孔检测

在许多病理条件如心脏病和中风导致的心肌缺血再灌注损伤阶段，神经兴奋性毒性以及神经退行性状态下，线粒体内外膜上相互连接的电压依赖的蛋白通道的开放呈上升的趋势，这个蛋白通道通常被称为线粒体通透性转位孔（mitochondrial permeability transition pore，MPTP）[30,31]。MPTP 主要由线粒体内膜上的腺嘌呤核苷酸移位酶（adenine nucleotide translocase，ANT）或磷酸盐载体（phosphate carrier，PiC），外膜上的电压依赖性阴离子通道（voltage-dependent anion channel，VDAC），基质中的亲环素 D（cyclophilin D）以及苯二氮受体（benzodiazepine receptor，PBR），己糖激酶（hexokinase，HK），肌酸激酶（creatine kinase ，CK）等组合而成[32,33]。在正常情况下，线粒体内膜对于大小在 1500Da 左右或更小的分子是不通透的，但是通透性转位孔的开放促使这些分子可以非选择性的自由渗透，进而导致线粒体肿胀、膜去极化、内容物丢失、氧化磷酸化产能能力下降，细胞发生坏死或凋亡。影响线粒体通透性转位孔开放的主要因素有：钙离子过载，无机磷酸盐增加，腺嘌呤核苷酸耗竭，氧化应激以及碱性环境，游离脂肪酸增多等[30]。我们可以通过检测线粒体肿胀，钙流等来分析体外分离的线粒体通透性，或者通过荧光染色的方法确定在活细胞上线粒体通透转位孔的变化。

一、线粒体水平检测线粒体通透性转位孔的开放

在体外分离的线粒体上检测通透性，我们可以采取以下几种方法[34]。

（1）通过光谱学方法在 540nm 下测定线粒体的肿胀变化，因为线粒体发生肿胀时它们的折射率发生改变，散射光减少。

（2）用荧光染料检测线粒体膜电位的变化。

（3）用染料检测钙流的变化。

（4）测定^{14}C 标记的蔗糖进入线粒体的情况。

由于（2)、(3）两种方法涉及检测到的变化不一定说明 MPTP 发生了开放，因而需要环孢素 A 的抑制效应补充评判，第 4 种方法需要比较专业设备，故而我们只介绍第一种方法。

具体测定流程如下所述。

（1）配制线粒体通透性检测缓冲液（表 6-25）。

（2）其他反应液。

10mmol/L 氯化钙：11mg 氯化钙溶解在 10mL 去离子水中。

表 6-25　线粒体通透性检测缓冲液

序号	名称	质量/（mg/10mL）	终浓度/（mmol/L）
1	甘露醇	391.7	215
2	蔗糖	243	71
3	HEPES（钠盐）	7.8	3
4	琥珀酸钠	8.1	5
5	调节 pH 至 7.4		

（3）线粒体预处理。将线粒体蛋白重悬在线粒体通透性检测缓冲液中。

（4）打开酶标仪开关，提前预热仪器，温度设定为 25℃（或者室温），设定 Softmax 软件，扫描波长设定为 540nm，扫描间隔为 30s。

（5）加样。将线粒体加入 96 孔板，再往其中加入终浓度为 100μmol/L 氯化钙溶液，随后 2min 内加入需要检测的各种化合物。

（6）将 96 孔板放入酶标仪样品槽内，启动 Softmax 软件，记录扫描结果 10～15min。

（7）按照前面介绍的软件使用方法保存，整理，统计数据。

二、细胞水平检测线粒体通透性转位孔的开放

在活细胞内直接检测线粒体通透转位孔的开放性[35,36]，而不仅仅测定线粒体的膜电位变化。当钙黄绿素乙酰氧基甲酯［acetoxymethyl（AM）ester of calcein，calcein AM］自由扩散进入细胞内以后，在胞质（包括线粒体）内聚集，无色且无荧光的酯酶底物 calcein AM 被细胞内酯酶剪切后释放出能够散发出强烈荧光的染料——钙黄绿素（calcein）。大量积累的钙黄绿素在一定的时间内无法透过线粒体膜或者质膜。当氯化钴进入细胞内后，能够淬灭胞质内的钙黄绿素荧光，但是氯化钴无法进入线粒体，故而线粒体内的钙黄绿素荧光依旧存在。钙离子载体如离子霉素（ionomycin），能够促使足够多的钙离子进入细胞，而过量的钙离子积累将促进线粒体通透性转位孔活化开放，从而使氯化钴进入线粒体，并淬灭其间的钙黄绿素荧光。环孢菌素 A 结合细胞内的亲环素 D（cyclophilin D）形成复合物，此复合物抑制离子霉素的钙离子载体作用，影响细胞内钙离子信号传导途径，从而阻止由于离子霉素促进的线粒体通透性转位孔的形成。

具体测定流程如下所述。

（1）细胞培养（培养过程中已经按照特定的实验要求进行了处理）：

①使用流式细胞仪检测的细胞直接种在细胞培养板上。

②使用荧光酶标仪检测的细胞直接种在黑色细胞培养板上。

③使用共聚焦荧光显微镜（Confocal）或者荧光显微镜检测的细胞种在培养板内的预处理的玻片上。

（2）溶液准备（不包含细胞培养所需的试剂）：

①预热的 HBSS 溶液：HBSS 溶液中含有 10mmol/L HEPES，2mmol/L 谷氨酰胺，100μmol/L 琥珀酸钠。

②100mmol/L 氯化钙：110mg 氯化钙溶解在 10mL 去离子水中。

③calcein AM 染料：50μg calcein AM 溶解在 49.7μL DMSO 中。

④离子霉素（ionomycin）：37μg ionomycin 溶解在 50μL DMSO 中。

⑤1mol/L 氯化钴：238mg $CoCl_2 \cdot 6H_2O$ 溶解在 1mL 去离子水中。

⑥染料处理溶液组：a. 预热的 HBSS 溶液组；b. 1μL calcein AM 染料稀释在 999μL 预热的 HBSS 溶液组；c. 1μL calcein AM 染料＋1μL 1mol/L 氯化钴稀释在 998μL 预热的 HBSS 溶液组；d. 1μL calcein AM 染料＋1μL 100mmol/L 氯化钙＋1μL 离子霉素＋1μL 1mol/L 氯化钴稀释在 996μL 预热的 HBSS 溶液组。

（3）吸除细胞培养液，用预冷的 HBSS 或者 PBS 清洗细胞数次，确保无残留的培养基（酚红以及血清将会干扰钙黄绿素的荧光，降低检测的灵敏度）。

（4）将各个染料处理溶液组加入细胞培养板内，细胞培养箱内温育 15～30min（37℃，5%CO_2），注意需要避光。

（5）吸除含有 calcein AM 的 HBSS 溶液，然后用新鲜的 HBSS 或者 PBS 清洗细胞多遍，去除残留的染料，减小背景荧光的干扰。

（6）将细胞样品送去检测（仪器荧光检测设定激发光 488nm、散射光 520nm）。

用于流式细胞仪检测的细胞需要使用胰酶消化，将细胞转移至 EP 管内，2000g 离心 5～10min，用 100～300μL PBS/HBSS 重悬细胞（细胞密度＞10^5 细胞/mL），用流式细胞仪检测。或者一开始将细胞消化并收集，染色，离心收集样品用于检测。

（7）线粒体通透性转位孔开放情况的变化主要比较第(2)部⑥染料处理溶液组中 b、c、d 之间的荧光强弱差异（染料处理溶液组主要作为背景参照用）。

（罗　成）

第七节　线粒体膜电位测定

一、简　　介

膜电位降低是线粒体功能衰退及细胞凋亡的早期指征。JC-1（5,5′,6,6′-tetrachloro-1,1′,3,3′tetraethylbenzimidazolylcarbocyanine iodide）是目前常用于测定线粒体膜电位的染料。JC-1 进入细胞后，在胞质中以单体方式存在，激发后可呈现出绿色荧光；在具有膜电位的线粒体内，以聚合体方式存在，激发后呈现红色荧光；细胞膜电位丧失后，JC-1 无法在线粒体内聚集，因此红色荧光变弱甚至消失。因此，可以通过红、绿荧光强度比值来反应同种细胞或线粒体在不同处理条件下线粒体膜电位的差异。样品以 JC-1 染色之后可用流式细胞仪，荧光显微镜或荧光酶标仪检测荧光强弱的变化[14,37]。通常在测定同时做 CCCP 处理的对照，(CCCP 是线粒体解偶联剂，与细胞或线粒体孵育后，线粒体膜电位丧失)，以确证 JC-1 对膜电位的特异性和敏感性（图 6-10）。

Jurkat 细胞在 37℃，5%CO_2 的条件下用 JC-1 染色 15min 后用流式细胞仪进行分析[488nm 激发，检测 530nm（绿光）及 585nm 发射光（红光）]。　（a）未处理细胞；（b）10μmol/L喜树碱 37℃处理 4h（线粒体膜电位降低）；（c）50μmol/L CCCP（羰基氰酯-3-

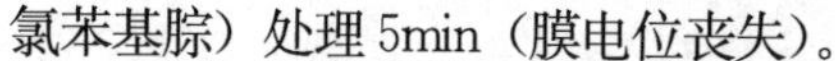
氯苯基腙）处理5min（膜电位丧失）。

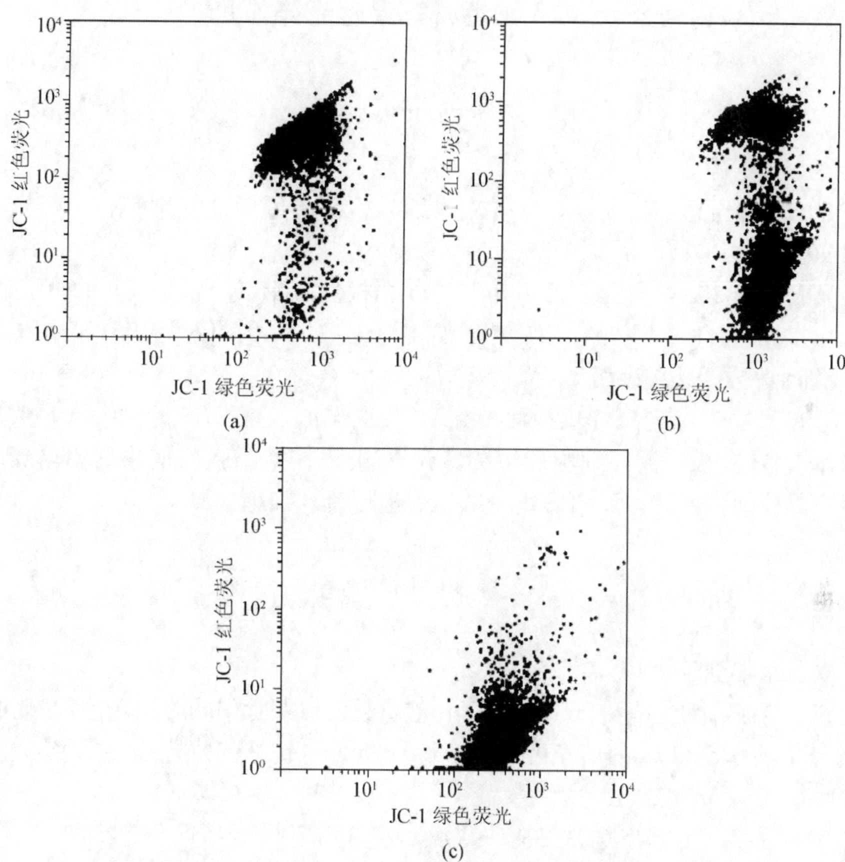

图 6-10 Jurkat 细胞以 2μmol/L JC-1 染色后的流式细胞仪检测散射图

二、试 剂 配 制

（一）JC-1（T4069，sigma，光敏性物质，请避光保存和使用）

JC-1（FW：652.23）储备液一般配制在DMSO中，终浓度在2～5mg/mL（3～7mmol/L），分装后于－80℃保存（半年内有效）。染色之前，用无血清培养基将JC-1储备液稀释1000倍，充分振荡混匀后，为了去除不溶解的部分，可以在4000r/min离心10min去除沉淀染料，取上清作为JC-1工作液（JC-1工作液应现用现配）。

（二）CCCP 配制

以DMSO作为溶剂，配制50mmol/L的溶液，小份分装于－80℃保存备用。染色前，按照1∶1000的比例稀释于JC-1工作液中，作为JC-1染色的阴性对照。

三、JC-1 染色（室温避光操作）

（一）单层贴壁细胞

（1）细胞培养至适当密度（如进行流式细胞检测，可用 6 孔细胞板；荧光酶标仪检测可用 96 孔板）。

（2）吸去培养液后，每孔加入 100μL（96 孔板）或 1mL（6 孔板）的 JC-1 工作液（对照孔中同时加入含 CCCP 的 JC-1 工作液），于 37℃，5%CO_2 的培养箱中孵育 15～60min（视细胞种类和状态而定）。

（3）①96 孔板，荧光酶标仪检测。弃 JC-1 工作液，用 PBS 清洗一次，然后加入 100μL PBS；②6 孔板，流式细胞仪检测。弃 JC-1 工作液，胰酶消化后用培养基重悬细胞，离心沉淀细胞，500μL PBS 重悬细胞后进行流式细胞检测。

（二）悬浮细胞

（1）取适量细胞于 400g 离心 5min。

（2）弃上清液，细胞用 0.5mL JC-1 工作液重悬（对照管中同时加入含 CCCP 的 JC-1 工作液），于 37℃，5%CO_2的培养箱中孵育 15～60min（视细胞种类和状态而定）。

（3）400g 离心 5min。

（4）弃上清液，用 PBS 清洗细胞一次后，接着用 500μL PBS 重悬待测。

（三）组织分离线粒体

（1）用线粒体分离液将线粒体稀释至 0.5mg/mL。

（2）取 20μL 线粒体加入至 180μL JC-1 工作液中（对照管中同时加入含 CCCP 的 JC-1 工作液），于 37℃，5%CO_2的培养箱中孵育 15～60min（视细胞种类和状态而定）。

（3）（可选）于 10 000g，5min 离心得到线粒体，弃上清后以 200μL PBS 重悬待测。

四、荧光检测

（一）流式细胞仪检测

（1）样品准备：单层贴壁细胞如上所述染色后胰酶消化、离心沉淀，PBS 重悬待测；或贴壁细胞首先以胰酶消化、离心沉淀后，用 JC-1 工作液重悬染色，之后操作同悬浮细胞的样品制备。细胞密度一般应不小于 10^6 细胞/mL。悬浮细胞或组织分离线粒体的样品制备如上所述。

(2) 仪器设置：激发波长488nm和633nm，发射光530nm、585nm及660nm。对比染色及未染色样本圈定细胞，以CCCP对照与JC-1染色细胞荧光确定R2、R3区域。

(3) 结果计算：根据粒子的红光、绿光平均荧光强度计算比值，膜电位强弱与比值成正比。

（二）荧光显微镜观察

样品准备：单层贴壁细胞可直接观察；悬浮细胞可取一滴于载玻片，覆盖玻片后观察。激发波长488nm，发射波长530nm、585nm。

（三）荧光酶标仪

(1) 样品准备：一般应在白色或黑色不透明酶标检测板中测定。样本准备基本与流式细胞仪检测中的样本制备相同（贴壁细胞染色后直接进行荧光酶标仪检测），在酶标板中每孔内加入100μL细胞或线粒体样本，激发波长488nm，发射波长530nm，585nm。

(2) 结果计算：根据样本红光、绿光平均荧光强度计算比值，膜电位强弱与比值成正比。

（龙建纲）

第八节　线粒体内钙离子浓度的测量

Rizzuto和他的同事在1992年开发出了用能够定向到线粒体中的发光蛋白——水母荧光素，测量活细胞中线粒体内钙离子浓度（$[Ca^{2+}]_m$）的方法[38]。后来其他的科研工作者又发展出荧光指示剂[39,40]，基因编码的荧光探针[41,42]。这些测量方法的出现，大大推动了对$[Ca^{2+}]_m$调控代谢、调控整个细胞钙信号的研究。目前用来持续监测活细胞或组织中钙离子的最常用方法包括：使用荧光指示剂法，如Fura-2；发光蛋白——水母荧光素法；以及近来出现的基因编码的荧光蛋白法，如基于绿荧光蛋白参比的pericam[43]等。下面分别介绍这几种常用方法。

一、钙荧光指示剂法

钙荧光指示剂法是目前应用最广泛的，能够较好的测定线粒体内Ca^{2+}浓度的方法。这种荧光指示剂对Ca^{2+}有高度选择性和高亲和力，能够检测低浓度的Ca^{2+}，并且应答迅速。根据激发或发射光谱的特征，可将它们分成单波长荧光指示剂和双波长荧光指示剂。

1982年，加利福尼亚大学的Tsien等合成出了第一代Ca^{2+}荧光指示剂，包括Quin-1、Quin-2、Quin-3。其中Quin-2的准确度以及对钙的亲和力较高，适用于静态细胞钙的测定，但其具有对温度敏感、激发波长较短、光稳定性差及离子选择性差等缺点，并且所需的Quin-2浓度较高，要达到0.5mmol/L才能高出背景荧光。

1985年，第二代钙荧光指示剂出现，包括Fura-1、Fura-2、Fura-3、Indo-1。Fura-2是典型的双激发荧光指示剂，与钙结合后导致荧光光谱移动。当被Ca^{2+}饱和后，340nm处激发荧光强度上升3倍，而380nm处激发荧光强度下降到原来的1/10，340nm/380nm的荧光强度比值能够更好的反映Ca^{2+}浓度，故准确度较高。与Quin-2相比，Fura-2分子中的呋喃环和噁唑环提高了它的离子选择性和荧光强度。Indo-1也是典型的双发射荧光指示剂，具有Fura-2的优点，不同的是350nm激发后的发射峰由游离态时的485nm移至饱和态时的410nm，410nm/480nm的荧光强度值与Ca^{2+}浓度成正比。

第三代钙荧光试剂Fluo-3，是典型的单波长指示剂。它的最大吸收波峰位于506nm，最大发射波长为526nm，可以在远离340～380nm波长测得荧光。Fluo-3结合Ca^{2+}后的荧光强度比游离态的高出35～40倍，从而避免了透镜吸收和细胞自身的荧光干扰。Fluo-3是一种长波指示剂，可作为激光共聚焦成像研究以及与其他类型荧光指示剂结合做双标记研究。由于Fluo-3的激发波长位于易于找到光源的可见光范围内，价格便宜，对Ca^{2+}反应灵敏，目前受到广泛的应用。

使用荧光剂测定细胞内Ca^{2+}的过程一般包括荧光剂负载、荧光强度测定和离子浓度计算三个步骤，线粒体中Ca^{2+}浓度的测定与其相似，不同之处主要在于荧光指示剂的负载和定位不同，并且要考虑细胞胞浆中Ca^{2+}的干扰。

（一）荧光指示剂的加载

要特异性的检测$[Ca^{2+}]_m$就必须解决几个问题：染料必须能够通过细胞膜，而且要能保留在细胞内，染料要能指示钙离子但又不能显著的干扰细胞的功能，染料必须确定的进入线粒体。在单个的组织细胞中，这些问题很难克服。为了将荧光指示剂能够定位到线粒体中，通常有如下三种方法可以实现。

（1）先将指示剂（如Indo-1），以乙酰氧甲基酯的形式加载到胞浆和线粒体中，然后将胞浆中Indo-1的荧光用Mn^{2+}灌注猝灭。

（2）控制荧光指示剂的加载条件，让指示剂大多数都加载到线粒体中[44]，即采用一种冷—热孵育方案，先在室温用染料孵育细胞，然后在37℃长时间孵育，让胞浆中的染料通过质膜阴离子通道丢失。

（3）使用能够在具有良好线粒体膜电位的线粒体中优先积累的指示剂[45]，如Rhod-2等。

但是这些方法都受到不同程度的质疑：第一种方法的问题是，无法确定胞浆中有多少Indo-1荧光被猝灭了，并且Mn^{2+}可能会干扰细胞的转运系统。第二种方法，胞浆中的Indo-1通过质膜阴离子通道移出细胞看起来很可靠，但是很难确保所有的胞浆染料都被移除。虽然这两种方法都有一定的缺点，这些方法在成年大鼠的心肌细胞中还是都给出了同样的结果：$[Ca^{2+}]_m$在一次收缩中不发生变化，但在去甲肾上腺素作用下心肌细胞受到刺激迅速跳动几十秒后 $[Ca^{2+}]_m$ 的确明显的升高了。有趣的是，当在豚鼠心肌细胞中使用移除 Indo-1 的方法进行测量时，发现在单次跳动中线粒体内钙离子存在明显的瞬变，表明线粒体的钙调控特性在不同的物种中有显著的差异[46]。在第三种方法中，指示剂由于线粒体膜电位的存在而得以优先积累，但实际上孵育条件会影响染料的分布，因而这一方法并不是那么简单有效。在心脏中，Indo-1、Fura-2、Rhod-2 在线粒体和胞浆中都有分布[47]，也有人发现[48] Rhod-2 在 37℃加载时可用来测量胞浆钙离子浓度。Lemaster 等[45]用 Rhod-2 和冷—热孵育条件将指示剂加载到了兔子心肌细胞的线粒体中，其他一些研究组[49−53]也成功地运用了这一方法。现在认为这一方法的缺陷主要在于：长时间的冷孵育比较耗费时间，可能会影响心脏的生理状况，并且染料也不是参比的。

（二）荧光强度的测定

(1) 测定仪器：目前常用的有荧光分光光度计、显微荧光光度计、激光共聚焦扫描显微镜以及荧光比率图像技术等。

(2) 影响因素：指示剂区域化、荧光衰减或光漂白、酯不完全水解、猝灭剂的干扰以及细胞荧光自身干扰等，都会影响荧光指示剂测量结果。

（三）Ca^{2+} 浓度的计算

对于单波长激发或发射的荧光指示剂，可按下式计算

$$[Ca^{2+}] = K_d (F - F_{min}) / (F_{max} - F)$$

式中，K_d 为荧光剂与 Ca^{2+} 形成配合物的解离常数；F_{min} 和 F_{max} 为最小荧光强度和最大荧光强度。

校正方法是：通过一种 Ca^{2+} 载体（如 A23187）使胞内 Ca^{2+} 饱和从而测得最大值；在荧光指示剂的猝灭剂 Mn^{2+} 存在下，猝灭荧光来求得最小值。

而对于双波长的荧光指示剂，用比值信号来求胞内游离 Ca^{2+} 浓度，不必校正。用下式计算细胞内游离 Ca^{2+} 浓度

$$[Ca^{2+}] = K_d (F_d/F_s)(R - R_{min}) / (R_{max} - R)$$

式中，K_d 为荧光剂与 Ca^{2+} 形成配合物的解离常数。F_d 和 F_s 分别表示荧光剂没有结合 Ca^{2+} 和被 Ca^{2+} 饱和时在 340～380nm（对于 Fura-2）处的荧光强度。R 为实验观察到的荧光比值。R_{min} 为胞内荧光剂最小量结合 Ca^{2+} 时的荧光比值，R_{max} 为胞内荧光剂被 Ca^{2+} 饱和时的荧光比值。R_{min} 和 R_{max} 可通过实验测定。

二、水母荧光素法

通过在细胞中引入定位于线粒体的水母荧光素（mAq：mitochondrially-targeted

aequorin）技术阐明了线粒体钙转运在调控全细胞钙信号和参与 ATP 合成方面的重要性[54,55]。在 2001 年，Robert 等[56]利用脂转染方法在新生鼠心肌细胞中表达了 mAq，但是只有 10%的细胞被转染上水母荧光素，之后 Griffiths 等[57]又利用构建腺病毒载体的方法成功地将 mAq 转染进新生的和成年的大鼠心肌细胞中，几乎所有细胞被成功转染。免疫定位研究以及洋地黄皂甙引发细胞透化后水母荧光素和线粒体标志酶——柠檬酸合酶的伴随共释放表明，水母荧光素可正确的靶向定位到线粒体。迄今为止，这是仅有的两个在心肌细胞中使用靶向水母荧光素的研究[56,57]，其主要的局限性在于 mAq 的表达水平低，并且在成年心肌细胞中，$[Ca^{2+}]_m$很低，即便是在一群细胞中也很低，因此信噪比非常低。目前应用水母荧光素表达法在各种细胞类型中检测$[Ca^{2+}]_m$都得到了理想的结果。

（一）操作过程

在测定线粒体钙浓度过程中，培养在 13mm 的盖玻片上的细胞长到大约 50%融合时，用 4μg mAq 或 0.5μg mims Aq 通过磷酸钙转染法转染细胞。在 mimsAEQ 转染细胞中，可能会有对转染细胞种群生长不利的一小部分高表达的细胞，解决这个问题的通常做法是减少转染的 DNA 量。在转染 36h 后，水母荧光蛋白会重组到修复基因上，此时将细胞洗涤后转移到测量系统的灌流腔。重组大约 2h 后，盖玻片安装于测量系统的灌流腔，用 Kerbs-Ringer 缓冲盐溶液灌流。对于$[Ca^{2+}]_m$的原始发光信号的校正，有人发展了一个推导公式，把光子发射的瞬间速率和由样品中的荧光素激发的总的光子数考虑进去。可以用含有 10mmol/L $CaCl_2$和去垢剂（100μmol/L 洋地黄皂苷）的低渗溶液通过灌流溶解细胞来进行测量样品中的激发光，在实验期间要确保所有的荧光素释放没有耗尽。

（二）水母荧光素法的优缺点

（1）优点：①细胞内选择性分布；②高信噪比；③低钙缓冲液的响应；④测量范围广泛；⑤可以和目的蛋白共表达。

（2）缺点：①低光发射；②在细胞或细胞器中非均质的情况下，钙的平均增加值容易会被高估的；③加载报告荧光素的操作过程复杂且有一定的局限性。

三、靶向荧光蛋白法

最新的$[Ca^{2+}]_m$测量试剂是一类基于钙敏感绿荧光蛋白衍生物的化合物：camgaroos、cameleons、pericams[58]。这些化合物的优势在于可以被设计成参比型探针，并且理论上讲可以被靶向定位到亚细胞水平上的任意区域。然而，这些化合物也有一定的局限性，尤其是在正确的靶向到线粒体这方面。Pozzan 的研究组[59]最近比较了一系列的荧光蛋白，发现各个蛋白成功定位到线粒体的能力差异显著，定位出错率从

10%～35%。将一种基于绿荧光蛋白的蛋白 cDNA 与细胞色素 c 氧化酶双引导序列融合，可以产生最有效的靶向作用。这种黄色变体是一种基于荧光共振能量转移的钙离子指示剂（它可以被一个波长激发，与 Ca^{2+} 结合后在两个发射波长处导致相反的效应），是一种可用于激光共聚焦显微镜的理想的参比指示剂，尤其是应用于双光子共聚焦显微技术。然而，即使是这种黄色变体，仍然有 10%的水母荧光素靶向定位失败。并且，进入线粒体后如果任何一个探针的靶向序列没有被切除，荧光特性将会受到严重影响。

线粒体靶向参比型探针 pericam 的使用越来越广泛：在内皮细胞[60]、胰腺 β 细胞[61,62]、新生大鼠心肌细胞[56]、成年小鼠心肌细胞[63]中均有成功的应用。在 Robert 等[56]的研究中，pericam 和 mAq 的使用得到了一致的结果，即每一次跳动过程总存在清晰的线粒体钙瞬变。Belke 等[63]，在过表达肌浆网钙泵的转基因小鼠心脏中以及对照动物心脏中直接注射转染 pericam，在分离心肌细胞前让动物恢复 4～5 天。以 1Hz 的频率同步在比静息值高的 $[Ca^{2+}]_m$ 水平上，持续几十秒钟，没有观察到 2 次搏动之间的线粒体钙瞬变。

操作过程

实验中将 8μg 由 GFP 标记的传感器 DNA 转染到培养在 24mm 直径大小的盖玻片上的细胞中，在培养箱中培养 36h（盖玻片放于 KRB 盐溶液中）。使用由 Meta Fluor5.0软件控制的允许进行快速溶液交换的微量灌流系统对细胞进行刺激。$[Ca^{2+}]$ 变化用高速宽场数字成像显微镜测定。

在 2 帧/s 的速度下通过 CCD 照相机能够记录 Cameleon（卡默莱昂，一种商品化的钙指示剂）的荧光变化（Cameleon 激发波长为 430nm，发射波长为 480nm 和 535nm。）。对于 $[Ca^{2+}]_m$ 的快速动力学检测，探针的激发波长为 410nm，用任意一个单色器就可以检测。成像要在 5～10 帧/s 的速度下用 BFT512 照相机获取。Pericam（一种钙指示剂）或 camgaroo 的双激活参比成像使用两个激发光，通过变换滤光片来改变波长。

现有的这些技术都存在着一定的问题，其中线粒体靶向参比型探针 pericam 看起来是最优的探针，因为它在线粒体中表达并且是可参比的。然而，目前已有的研究中，蛋白的正确靶向仍然需要再确认，并且构建病毒也很花时间。因此，荧光指示剂比如 Rhod-2，Fura-2，Indo-1 仍然是比较简单的选择，在技术上容易加载到细胞中，而且如果遵照正确的加载方案的话，也能够被主要的定位到线粒体中。

Ca^{2+} 在细胞功能调节上有重要作用，为了对其作用机制有更全面的了解，研究线粒体内 Ca^{2+} 浓度的变化是非常重要的。目前由于研究水平的限制，各种方法都有待完善，可以预计，随着测定技术和仪器装置的不断进步，以及新荧光剂的合成，一定会有更有效的方法出现。

（赵 琳）

参 考 文 献

[1] Dealtry G B, Rickwood D, Hames B D. Cell Biology LabFax. New York: Academic Press, 1992.

[2] Graham J, Rickwood D. Subcellular Fractionation, a Practical Approach. Oxford: IRL Press, 1997.

[3] Nedergaard J, Cannon B. Overview——preparation and properties of mitochondria from different sources. Methods Enzymol, 1979, **55**: 3-28.

[4] Harris J R, Graham J, Rickwood D. Cell Biology Protocols. New York: John Wiley & Sons Inc., 2006.

[5] Tzagoloff A. Mitochondria. New York: Plenum Publishing Corporation, 1982.

[6] Lash L H, Jones D P. Mitochondrial Dysfunction. New York: Academic Press, 1993.

[7] Zuurendonk P F, Tischler M E, Akerboom T P, et al. Rapid separation of particulate and soluble fractions from isolated cell preparations (digitonin and cell cavitation procedures). Methods Enzymol, 1979, **56**: 207-223.

[8] Kun E, Kirsten E, Piper W N. Stabilization of mitochondrial functions with digitonin. Methods Enzymol, 1979, **55**: 115-118.

[9] Greenawalt J W. The isolation of outer and inner mitochondrial membranes. Methods Enzymol, 1974, **31**: 310-323.

[10] Estabrook R W. Mitochondrial respiratory control and the polarographic measurement of ADP : O ratios. Methods in Enzymology, 1967, **10**: 41-47.

[11] Reed K C. An oxygen polarograph designed for undergraduate use. Anal Biochem, 1972, **50**: 206-212.

[12] Dealtry G B, Rickwood D. Cell Biology Labfax. Oxford: Bios Scientific/Academic Press, 1992.

[13] Janssen A J, Trijbels F J, Sengers R C, et al. Spectrophotometric assay for complex I of the respiratory chain in tissue samples and cultured fibroblasts. Clin Chem, 2007, **53**: 729-734.

[14] Long J, Ma J, Luo C, et al. Comparison of two methods for assaying complex I activity in mitochondria isolated from rat liver, brain and heart. Life Sci, 2009, **85**: 276-280.

[15] Ziegler D, Rieske J S. Preparation and properties of succinate dehydrogenase-coenzyme Q reductase (complex II) Methods Enzymol, 1967, **10**: 231-235.

[16] Hatefi Y, Stiggall D L. Preparation and properties of succinate: ubiquinone oxidoreductase (complex Ⅱ). Methods Enzymol, 1978, **53**: 21-27.

[17] Doeg K A, Krueger S, Ziegler D M. Studies on the electron transfer system. 29. The isolation and properties of a succinic dehydrogenase-cytochrome b complex from beef-heart mitochondria. Biochim Biophys Acta, 1960, **41**: 491-497.

[18] Daniel M. Ziegler K A D. Studies on the electron transport system. XLIII. The isolation of a succinic-coenzyme Q reductase from beef heart mitochondria. Archives of Biochemistry and Biophysics, 1962, **97**: 41-50.

[19] Li L Y, Luo L, Wang X D. Endonuclease G is an apoptotic DNase when released from mitochondria. Nature, 2001, **412**: 95-99.

[20] Rieske J S. Preparation and properties of reduced coenzyme Q-cytochrome c reductase (complex Ⅲ of the respiratory chain) Methods Enzymol, 1967, **10**: 239-245

[21] Hatefi Y. Preparation and properties of dihydroubiquinone: Cytochrome c oxidoreductase (complex Ⅲ) Methods Enzymol, 1978, **53**: 35-40.

[22] Errede B, Kamen M D, Hatefi Y. Preparation and properties of complex IV (ferrocytochrome c: oxygen oxidoreductase EC 1. 9. 3. 1). Methods Enzymol, 1978, **53**: 40-47.

[23] Pinchot G B. A rapid method for measuring phosphorylation coupled to the oxidation of reduced diphosphopyridine nucleotide. J Biol Chem, 1957, **229**: 11-23.

[24] Cross R L, Kohlbrenner W E. The mode of inhibition of oxidative phosphorylation by efrapeptin (A23871). Evidence for an alternating site mechanism for ATP synthesis. J Biol Chem, 1978, **253**: 4865-4873.

[25] Hinman L M, Blass J P. An NADH-linked spectrophotometric assay for pyruvate dehydrogenase complex in crude tissue homogenates. J Biol Chem, 1981, **256**: 6583-6586.

[26] Bulteau A L, Ikeda-Saito M, Szweda L I. Redox-dependent modulation of aconitase activity in intact mitochondria. Biochemistry, 2003, **42**: 14846-14855.

[27] Humphries K M, Szweda L I. Selective inactivation of alpha-ketoglutarate dehydrogenase and pyruvate dehydrogenase: reaction of lipoic acid with 4-hydroxy-2-nonenal. Biochemistry, 1998, **37**: 15835-15841.

[28] Stanley C J, Perham R N. Purification of 2-oxo acid dehydrogenase multienzyme complexes from ox heart by a new method. Biochem J, 1980, **191**: 147-154.

[29] Matic S, Geisler D A, Moller I M, et al. Alamethicin permeabilizes the plasma membrane and mitochondria but not the tonoplast in tobacco (Nicotiana tabacum L. cv Bright Yellow) suspension cells. Biochem J, 2005, **389**: 695-704.

[30] Bernardi P. Mitochondrial transport of cations: channels, exchangers, and permeability transition. Physiol Rev, 1999, **79**: 1127-1155.

[31] Gunter T E, Pfeiffer D R. Mechanisms by which mitochondria transport calcium. Am J Physiol, 1990, **258**: C755-786.

[32] Moon S, Cho S, Kim H. Organization and evolution of mitochondrial gene clusters in human. Genomics, 2008, **92**: 85-93.

[33] Leung A W, Halestrap A P. Recent progress in elucidating the molecular mechanism of the mitochondrial permeability transition pore. Biochim Biophys Acta, 2008, **1777**: 946-952.

[34] Halestrap A P, McStay G P, Clarke S J. The permeability transition pore complex: another view. Biochimie, 2002, **84**: 153-166.

[35] Petronilli V, Miotto G, Canton M, et al. Imaging the mitochondrial permeability transition pore in intact cells. Biofactors, 1998, **8**: 263-272.

[36] Petronilli V, Miotto G, Canton M, et al. Transient and long-lasting openings of the mitochondrial permeability transition pore can be monitored directly in intact cells by changes in mitochondrial calcein fluorescence. Biophys J, 1999, **76**: 725-734.

[37] Taylor S W, Fahy E, Zhang B, et al. Characterization of the human heart mitochondrial proteome. Nat Biotechnol, 2003, **21**: 281-286.

[38] Rizzuto R, Simpson A W, Brini M, et al. Rapid changes of mitochondrial Ca^{2+} revealed by specifically targeted recombinant aequorin. Nature, 1992, **358**: 325-327.

[39] Tsien R Y. New calcium indicators and buffers with high selectivity against magnesium and protons: design, synthesis, and properties of prototype structures. Biochemistry, 1980, **19**: 2396-2404.

[40] Tsien R Y. Fluorescent probes of cell signaling. Annu Rev Neurosci, 1989, **12**: 227-253.

[41] Pinton P, Rimessi A, Romagnoli A, et al. Biosensors for the detection of calcium and pH. Methods Cell Biol, 2007, **80**: 297-325.

[42] Griffiths E J. Mitochondrial calcium transport in the heart: physiological and pathological roles. J Mol Cell Cardiol, 2009, **46**: 789-803.

[43] Nagai T, Sawano A, Park E S, et al. Circularly permuted green fluorescent proteins engineered to sense Ca^{2+}. Proc Natl Acad Sci U S A, 2001, **98**: 3197-3202.

[44] Griffiths E J, Stern M D, Silverman H S. Measurement of mitochondrial calcium in single living cardiomyocytes by selective removal of cytosolic indo 1. Am J Physiol, 1997, **273**: C37-44.

[45] Trollinger D R, Cascio W E, Lemasters J J. Selective loading of Rhod 2 into mitochondria shows mitochondrial Ca^{2+} transients during the contractile cycle in adult rabbit cardiac myocytes. Biochem Biophys Res Commun, 1997, **236**: 738-742.

[46] Griffiths E J. Species dependence of mitochondrial calcium transients during excitation-contraction coupling in isolated cardiomyocytes. Biochem Biophys Res Commun, 1999, **263**: 554-559.

[47] Scaduto R C Jr. , Grotyohann L W. Hydrolysis of Ca^{2+}-sensitive fluorescent probes by perfused rat heart. Am J Physiol Heart Circ Physiol，2003，**285**：H2118-2124.

[48] Stamm C，del Nido P J. Protein kinase C and myocardial calcium handling during ischemia and reperfusion：lessons learned using Rhod-2 spectrofluorometry. Thorac Cardiovasc Surg，2004，**52**：127-134.

[49] Murata M，Akao M，O'Rourke B，et al. Mitochondrial ATP-sensitive potassium channels attenuate matrix Ca (2+) overload during simulated ischemia and reperfusion：possible mechanism of cardioprotection. Circ Res，2001，**89**：891-898.

[50] Rakhit R D，Mojet M H，Marber M S，et al. Mitochondria as targets for nitric oxide-induced protection during simulated ischemia and reoxygenation in isolated neonatal cardiomyocytes. Circulation，2001，**103**：2617-2623.

[51] Smart N，Mojet M H，Latchman D S，et al. IL-6 induces PI 3-kinase and nitric oxide-dependent protection and preserves mitochondrial function in cardiomyocytes. Cardiovasc Res，2006，**69**：164-177.

[52] Kim B，Matsuoka S. Cytoplasmic Na^{+}-dependent modulation of mitochondrial Ca^{2+} via electrogenic mitochondrial Na^{+}-Ca^{2+} exchange. J Physiol，2008，**586**：1683-1697.

[53] Belmonte S，Morad M. Shear fluid-induced Ca^{2+} release and the role of mitochondria in rat cardiac myocytes. Ann N Y Acad Sci，2008，**1123**：58-63.

[54] Rizzuto R，Pinton P，Brini M，et al. Mitochondria as biosensors of calcium microdomains. Cell Calcium，1999，**26**：193-199.

[55] Rutter G A，Rizzuto R. Regulation of mitochondrial metabolism by ER Ca^{2+} release：an intimate connection. Trends Biochem Sci，2000，**25**：215-221.

[56] Robert V，Gurlini P，Tosello V，et al. Beat-to-beat oscillations of mitochondrial [Ca^{2+}] in cardiac cells. EMBO J，2001，**20**：4998-5007.

[57] Bell C J，Bright N A，Rutter G A，et al. ATP regulation in adult rat cardiomyocytes：time-resolved decoding of rapid mitochondrial calcium spiking imaged with targeted photoproteins. J Biol Chem，2006，**281**：28058-28067.

[58] Filippin L，Abad M C，Gastaldello S，et al. Improved strategies for the delivery of GFP-based Ca^{2+} sensors into the mitochondrial matrix. Cell Calcium，2005，**37**：129-136.

[59] Pozzan T，Mongillo M，Rudolf R. The Theodore Bucher lecture. Investigating signal transduction with genetically encoded fluorescent probes. Eur J Biochem，2003，**270**：2343-2352.

[60] Malli R，Frieden M，Osibow K，et al. Sustained Ca^{2+} transfer across mitochondria is Essential for mitochondrial Ca^{2+} buffering，sore-operated Ca^{2+} entry，and Ca^{2+} store refilling. J Biol Chem，2003，**278**：44769-44779.

[61] Rutter G A，Tsuboi T，Ravier M A. Ca^{2+} microdomains and the control of insulin secretion. Cell Calcium，2006，**40**：539-551.

[62] Dufer M，Haspel D，Krippeit-Drews P，et al. The KATP channel is critical for calcium sequestration into non-ER compartments in mouse pancreatic beta cells. Cell Physiol Biochem，2007，**20**：65-74.

[63] Belke D D，Swanson E，Suarez J，et al. Increased expression of SERCA in the hearts of transgenic mice results in increased oxidation of glucose. Am J Physiol Heart Circ Physiol，2007，**292**：H1755-1763.

英文缩略词表

ABAD：Amyloid β binding alcohol dehydrogenase

AD：Alzheimer's disease

ADOA：Autosomal dominant optic atrophy

ADP：Adenosine diphosphate

AICAR：5-aminoimidazole-4-carbox amide ribonucleoside

AIF：Apoptosis inducing factor

AMD：Age-related macular degeneration

AMP：Adenosine monophosphate

AMPK：AMP-activated protein kinase

ANT：Adenine nucleotide translocator

Apaf 1：Apoptosis protease activating factor 1

apoE4：Apolipoprotein E4

APP：Amyloid precursor protein

ARE：Antioxidative response element

ATP：Adenosine triphosphate

BA：Bongkrekic acid

BACE：β-secretase

BIR：Baculoviral inhibitor of apoptosis repeat

CAD：Caspase activated deoxyribonuclease

CaMK Ⅳ：Ca^{2+}/calmodulin-dependent protein kinases Ⅱ

CAT：Catalase

CAT：Carnitine acetyl transferase

CCCP：Carbonylcyanide chlorophenylhydrazone

CL：Cardiolipin

CMT2A：Charcot Marie Toothneuropathy type2A

CPEO：Chronic progressive external ophthalmoplegia

CR：Caloric restriction

CREB：cAMP-response element binding protein

CsA：Cyclosporine A

CypD：Cyclophilin D

Cyt：Cytochrome c

DCM：Dilated cardiomyopathy

DIABLO：Direct IAP binding protein with low *p*I

DNP：Dinitrophenol

DR：Dietary restriction

Drp1：Dynamin like protein，or dynamin related protein

eNOS：Endothelial nitricoxide synthase

ER：Endoplasmic reticulum

ETFP：Electron transferring flavoprotein

FAD：Flavin adenine dinucletide

FCCP：Carbonyl cyanide p-trifluoromethoxyphenylhydrazone

Fe-S：Iron-sulfur proteins

FMN：Flavin mononucleotide

FRE：FoxO response element

GED：GTPase effecter domain

γ-GCL：Glutamyl cystein ligase

GLUT：Glucose transporter

GPX：Glutathion peroxidase

GSK-3：Glycogen synthase kinase-3

HCM：Hypertrophic cardiomyopathy

HD：Huntington's disease

HIF-1：Hypoxia-inducible factor 1

HO-1：Hemeoxygenase-1

Imp1/Imp2：Heterodimericinner membrane peptidase

KCO：Potassium channel opener
KSS：Keams-Sayre syndrome
LHON：Leber hereditary optic neuropathy
LS：Leigh syndrome
MAPK：Mitogen activated protein kinase
MCI：Mild cognition impairment
MDA：Malonaldehyde
MELAS：Mitochondrial encephalomyopathy with lacticacidosis and strokelike episodes
MERRF：Myoclonic epilepsy with ragged red fibell
mPT：Mitochondrial permeaility transition
mPTP：Mitochondrial permeability transition pore
MS：Microsatellite
MSI：Microsatellite instabitity
mtDNA：Mitochondrial DNA
mTOR：Mammalian target of rapamycin
mtTFA：Mitochondrial transcription factor A
NAD：Nicotinamide adenine dinucleotide
$NADP^+$：Nicotinamide adenine dinucleotide phosphate
NARP：Neurogenic muscle weakness，ataxia，and retinitis pigmentosa
NMR：Nuclear magnetic resonance
NQO-1：NAD（P）H quinineoxi doreductase 1
NRF：Nuclear respiratory factor
OCT：Ornithine carbamoyltransferase
OXPHOS：Oxidative phosphorylation
PBR：Peripheral benzodiazepine receptor
PCD：Programmed cell death
PD：Parkinson's disease
PEDF：Pigment epithelium-derived factor
PET：Positron emission tomography
PGC-1α：Peroxisome proliferator activated receptor coactivator 1α
PKD：Protein kinase D
PNA：Peptide nucleic acid
PNT：pyridine nucleotide transhydrogenase
Prx：Peroxiredoxin
RCM：Restrictive cardiomyopathy
ROS：Reactive oxygen species
RPE：Retinal pigmentepithelial
SIRT1：NAD-dependent deacetylase sirtuin 1
SIRT3：NAD-dependent deacetylase sirtuin 3
Sirtuin1：Silent matingtype information regulation 2 homolog 1
Smac：Second mitochondria derived activator of caspase
SOD：Superoxide dismutase
STS：Staurosporine
TBHP：Tert-butyl hydroperoxide
TCA：Tricarboxylic acid cycle
TIM：Translocase of inner membrane
TNF-α：Tumor necrosis factor-α
TOM：Translocase of outer membrane
TPR：Tetratricopeptide repeat
Trx：Thioredoxin
TrxR：Trxreducase
TUL：Tolerable upper level
UCP：Uncoupling protein
VDAC：Voltage dependent anion selective channel protein
VEGF：Vascular endothelial growth factor
XO：Xanthine oxidase
α-TOS：α-tocopheryl succinate
TRAIL：Tumor necrosis factor related apoptosis inducing ligand
$\Delta\mu H^+$：Proton electochemical gradient
ΔP：Proton motive force

索　引